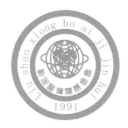

中国天柱养生茶文化

（上）

刘少雄　周淑华　编著

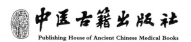

中医古籍出版社
Publishing House of Ancient Chinese Medical Books

图书在版编目（CIP）数据

中国天柱养生茶文化：上、下 / 刘少雄，周淑华编著 . —北京：中医古籍出版社，
2019.11

ISBN 978-7-5152-1918-9

Ⅰ . ①中… Ⅱ . ①刘… ②周… Ⅲ . ①茶叶—食物养生 Ⅳ . ① R247.1

中国版本图书馆 CIP 数据核字（2019）第 062828 号

中国天柱养生茶文化（上下册）

刘少雄　周淑华　编著

责任编辑　魏　铭　王益军
封面设计　映象视觉
出版发行　中医古籍出版社
社　　址　北京东直门内南小街 16 号（100700）
电　　话　010-64089446（总编室）010-64002949（发行部）
网　　址　www.zhongyiguji.com.cn
印　　刷　北京市泰锐印刷有限责任公司
开　　本　787mm × 1092mm　1/16
印　　张　43.25　彩插 3.25
字　　数　765 千字
版　　次　2019 年 11 月第 1 版　2019 年 11 月第 1 次印刷
书　　号　ISBN 978-7-5152-1918-9
定　　价　180.00 元（上、下册）

作者简介

刘少雄　主任医师，安徽省人民政府资深参事，安徽省文史研究馆馆员、香港华夏中医学院永久名誉院长、澳门中西医结合研究会名誉会长、安徽省医学保健养生研究会副会长、安徽中医药大学学术顾问、安徽省刘少雄博爱基金会会长。

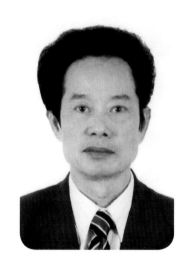

在五十年的从医生涯中，刘少雄先生融会百家，汇归经义，为继承、研究中国传统医学不懈努力，发表论文60余篇。他编著的《中国天柱医药文化与养生》丛书（12册）、《中国慈善文化与养生》《中国天柱历代养生家经验》以及主编的《农村医疗实用手册》《社区医疗实用手册》《居家医学保健养生指南》等均已出版。自20世纪80年代初，先后到19个国家和地区应邀访问讲学，受到国内外专家学者的重视和好评。医学上他博采众长，融中医、民间医学、养生保健为一体，在治疗常见病、疑难杂症等方面有丰富的临床经验，疗效独特；在"治未病"保健养生、抗衰老、提高人体免疫力等方面深受海外华人、华侨、港澳台同胞的欢迎，并先后为党和国家领导人及多国政府高层官员、国际知名人士医疗保健，享有较高的社会知名度。全国政协原副主席马万祺多次教导刘少雄要"弘扬祖国医药文化，服务于人类的健康事业"，并书赠"悬壶联谊，造福桑梓"，以资鼓励。

多年来，刘少雄先生把握出席国际学术会议、讲学的机遇，在欧美、澳洲、东南亚等19个国家和地区建立了友好协作平台，为安徽省招商引资 20 多亿元。刘少雄博爱基金会为"科技扶贫、抗洪赈灾、捐资助学、医药文化"等捐款 1000 多万元。在贫困山区兴建 33 所侨心小学,结对救助贫困学生 3800 多人;资助灾区(宿松县、望江县的水灾重灾区)建房工程 69 户;资助太湖县、岳西县修通扶贫公路 2 条,受到社会各界的好评。1999 年和 2004 年,第六次、第七次全国归侨侨眷代表大会,刘少雄被国务院侨办、国家人事部、中国侨联在北京人民大会堂授予"全国侨务工作先进工作者"荣誉称号,受到党和国家领导人的亲切接见和颁奖。

刘少雄先生胸怀大医精诚、慈善奉献的思想,在医药文史研究、传统养生文化、中医研究、慈善事业、华侨工作等方面作出了重要贡献。被《中国当代高级医师大全》《中国高级医师咨询辞典》《中华传统医学文库》《世界名人录》《中华人民共和国年鉴·医药卷》《世界教科文卫组织专家年鉴》《中国纪录年鉴》《中国政府参事工作制度》《中国侨界模范人物名典》《中国专家学者辞典》《共和国建设者》《中华儿女·国医大师(专刊)》《侨之光》《安徽省人民政府参事风采录》《安徽省政协委员风采录》等20 余部辞书收编入录,以及国内外数十家报刊杂志、电台、电视台等多次报道。中国华侨出版社于 2006 年出版的《记刘少雄悬壶联谊》一书全面记录了其服务社会的事迹。

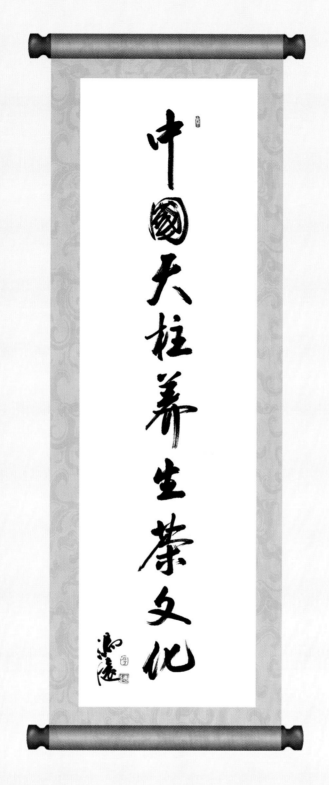

中央文史馆副馆长，中国文联副主席、党组成员、书记处书记，博士研究生导师，冯远教授为本书题写书名

天柱養生茶
為人民健康

爱新觉罗·溥光题词

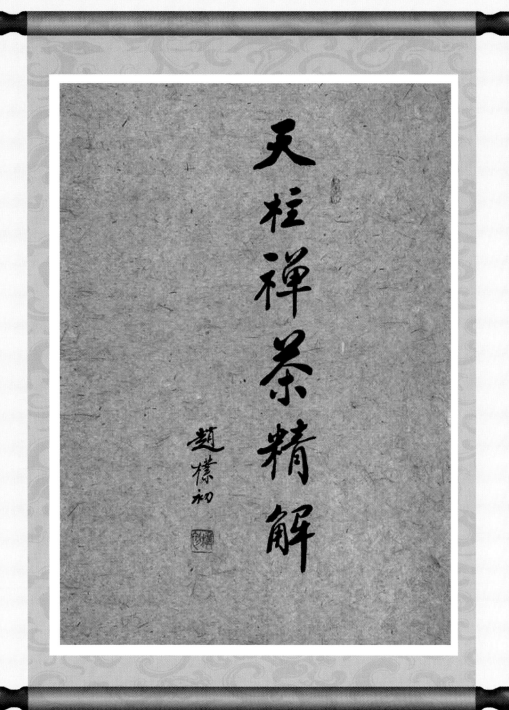

原全国政协副主席赵朴初题词

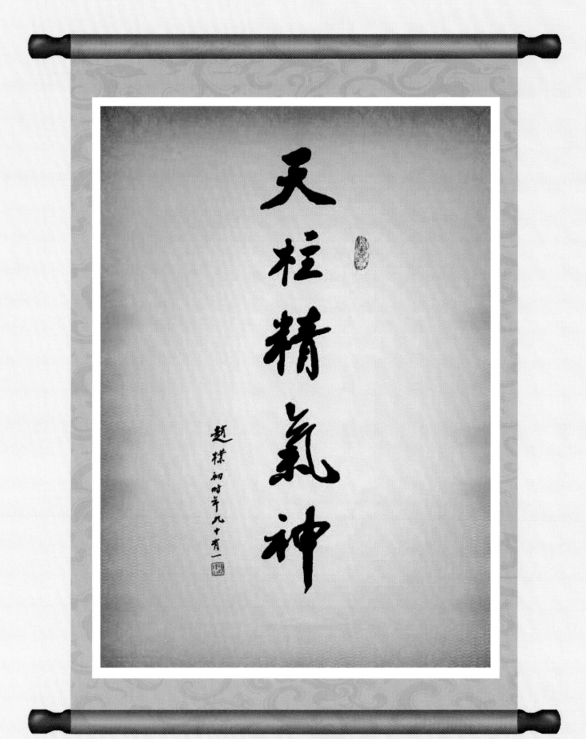

原全国政协副主席赵朴初题词

尊重知识 尊重人才
发展医学 造福人民

彭珮云

一九九四年二月

原全国人大常委会副委员长彭珮云题词

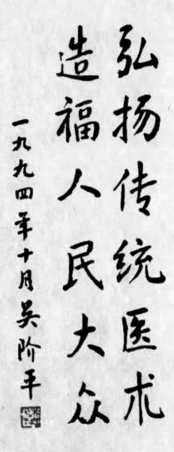

弘扬传统医术
造福人民大众

一九九四年十月 吴阶平

原全国人大常委会副委员长吴阶平题词

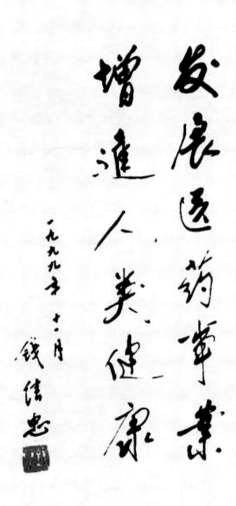

发展医药事业
增进人类健康

一九九九年十二月

钱信忠

原卫生部部长钱信忠题词

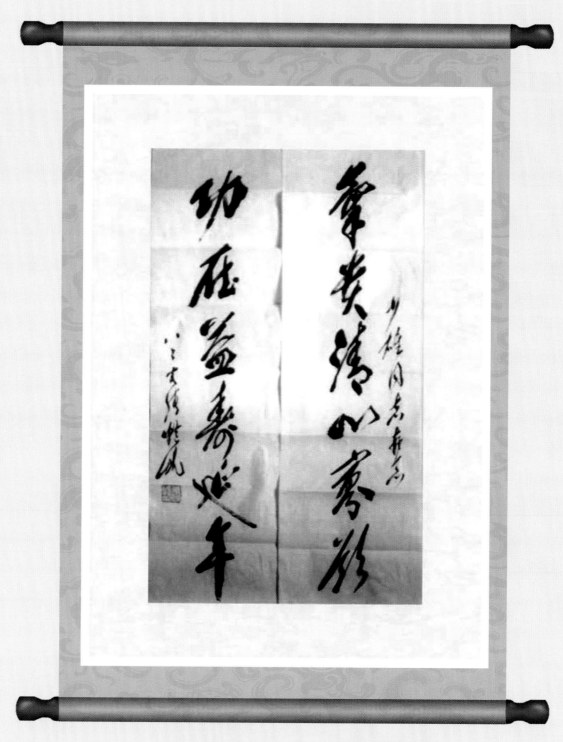

原安徽省政协主席、著名书法家张凯帆题词

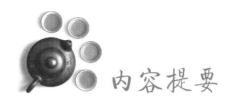

内容提要

　　天柱养生茶是在中医药学理论指导下，运用茶学、营养治疗学、烹饪学、营养卫生学、中医药养生学等有关知识，研究茶与药物和膳食饮料的古代养生经验配方，以及研究儒、释、道养生茶与历代宫廷膳食养生、抗衰延年、养生保健的方法。养生茶是我们祖先在与大自然、与疾病长期斗争过程中的经验总结和智慧结晶，是中国茶养生文化的一颗璀璨明珠，博大精深，源远流长。从古到今，历代茶学家、医学家、养生家、膳食营养专家都在茶的养生实践中研究运用，进一步阐明了养生茶的食疗、食养、食补的实用科学性。

　　《中国天柱养生茶文化》是一部中医茶医学文献的论著。全书分十二章，系统阐述了养生茶的文化渊源、养生茶的药用传承、养生茶的保健抗衰功能、养生茶与中医应用的特色、养生茶的四季保健功效以及适应各种体质的保健运用等。并针对个体体质的特殊性，科学地将茶、药、食物调配择方，按中医的辨证，合理摄取茶药膳食，扶正祛邪，调和阴阳，以达到强身健体、防治疾病、抗衰延年的功效。

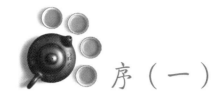

序（一）

　　天柱山峻拔高耸，山谷流泉，上接天气，下固水源，得天独厚，资源丰富。盛产名茶，早有所闻。茶是一种天然健康饮品，清香养人，消食提神，且解百毒。《神农本草经》载："神农尝百草，日遇七十二毒，得荼（茶）而解。"饮茶在我国历史悠久，有着丰富多样的饮茶习惯和风俗，而且文人墨客重视茶的精神品质。煮茶、沏茶、赏茶、闻茶、品茶，茶具、茶艺、茶道、茶礼、茶诗，以茶待客、以茶代礼，修身养性、陶冶情操，形成了内涵丰富的茶文化，反映了中华民族悠久的文明礼仪，是我国具有代表性的传统文化之一。

　　著名中医保健养生家，安徽省政府资深参事、省文史研究馆馆员刘少雄先生，热爱家乡，钟情山水，专注于养生事业。天柱名茶自然也就进入了他研究的视野之中，《中国天柱养生茶文化》就是刘先生的一部养生力作之一。该书辑录了历代具有代表性的养生茶及其应用的经验，侧重于茶的养生保健功能，紧紧抓住茶文化这一精髓，全面运用茶学、烹饪学、中医药养生学、营养治疗学、营养卫生学等有关知识，研究茶与药物及膳食饮料的古代配制秘方，阐述天柱养生茶防病抗衰老的药效和怡情养性的作用。内容包括调配择方、成分分析、功能特色、科学运用、方式方法、四季养生、文化渊源、诗词歌赋等诸多方面。全书融儒、释、道三家养生秘要于一体，凝聚了养生家、茶学家、医学家延年益寿的智慧，形成了天柱养生茶文化的独特体系。书中还特别突出中医应用特色，要求根据各人的不同体质，按中医辨证合理摄取药茶膳食，扶正祛邪，调和阴阳，以茶配药发挥药物之效，以达到强身健体、防治疾病、抗衰延年的作用，可以说是一部茶医学文献的论著。

天柱养生茶集天地之精华，富含茶多酚，清香淡雅，品茗一杯陶醉其中，不仅是一种精神享受，而且还有保健抗衰老、延年益寿的作用，何乐而不为？相信《中国天柱养生茶文化》能够在"健康安徽""健康中国"建设中发挥出应有的作用，为社会主义物质文明和精神文明建设作出新的贡献。

是为序。

安 徽 中 医 药 大 学 原 校 长
安 徽 省 中 医 药 学 会 理 事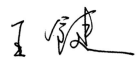
中华中医药学会学术流派传承分会会长

2019 年 11 月 2 日

4

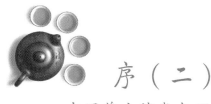

序（二）
——中国养生茶贵在哪

中医古籍出版社出版安徽省政府资深参事、文史研究馆馆员刘少雄先生编著的《中国天柱养生茶文化》与《中国天柱历代养生秘笈》两书，请我题诗写序。

刘少雄参事一再举荐，那我就带着这份殊荣试墨应考了。经我多年来对茶文化的研究，浅论点滴。

谈到养生茶，我觉得有香气的茶都是给人以愉悦的好茶，饭后茶消食，空腹茶心慌；午茶提神，晚茶失眠；隔夜茶伤脾，过量茶消瘦；淡茶温饮，清香养人。

所谓养生，养字是百人百解的；所谓生，也是生息关命的。许多伪命题的养生，讲的天花龙凤，我听了感觉不过瘾，因为，养生茶的主要施用，在于体会。

中国人会生孩子，不太会起名字，养生茶在泱泱华夏冰火两造，养生茶有哪些比较好的呢？

每一种茶都有其自己的功效，不管是哪种搭配也都有其自己的功效，所以养生茶有哪些比较好，其实还是看其主要的功效来定义，针对不同的功效就需要针对不同的搭配。

一时兴起，我提笔画出了美茶美境美曲美茗的妙不可言，让自己开心是一种智慧。

那与喝酒呢？"一时酒渴思吞海，几度诗狂欲上天"是有雅致在其中的。

　　我懂点中国文字源流，对中国汉字有那么点皮毛的研究，尤其是对茶的品相，它的养生在季，什么节气喝什么茶是深信不疑的。

　　饮茶是中国自古就有的生活习惯与交际礼节，而养生茶与普通茶不同之处在于，更侧重于茶的养生保健功效。并且大部分养生茶，是以茶之形，发挥药之效。含茶或以中药、或以药食同源的原料制成以养生保健为目的的茶，都统称为养生茶。

　　体质各异，饮茶也有讲究。燥热体质的人，应喝凉性茶；虚寒体质者，应喝温性茶。

　　专家建议：燥热体质者喝凉性茶；肠胃虚寒，平时吃点苦瓜、西瓜就感觉腹胀不舒服的人，应喝中性茶或温性茶；免疫力低下或久病初愈患者，可服用灵芝茶；老年人适合饮用红茶及普洱茶。我是走南闯北的人，故中国乃至世界不同地区的人喝茶习惯看除一壶一茶的讲究外，还有一季一茶的风范，最不考究的是坐一刻钟她给泡了九种茶，热情是够热情，但让我肠胃陈杂，体会不出茶魂抚慰我心之美。

　　茶，原为中国南方的嘉木，茶叶作为一种著名的保健饮品，它是古代中国南方人民对中国饮食文化的贡献，也是中国人民对世界饮食文化的贡献。

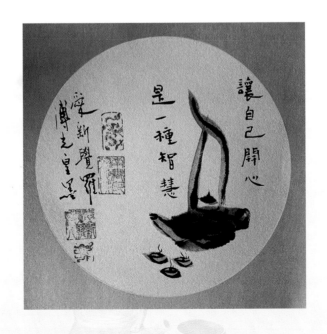

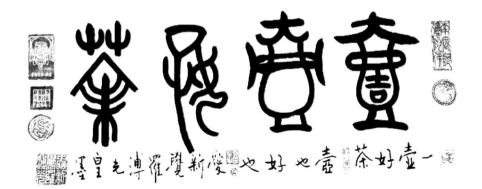

据悉，三皇五帝时代的神农有以茶解毒的故事流传，黄帝则姓姬名荼，荼即古茶字。

中国是茶树的原产地，茶树最早出现于中国西南部的云贵高原、西双版纳地区。

《神农本草经》是中国的第一部药学专著，自战国时代写起，成书于西汉年间。这部书以传说的形式，搜集自远古以来，劳动人民长期积累的药物知识，其中有这样的记载："神农尝百草，日遇七十二毒，得荼而解之"。

据考证：这里的"荼"是指古代的茶。大意是说，远在上古时代，传说中的炎帝，亲口尝过百草，以便从中发现有利于人类生存的植物，竟然一天之内多次中毒。但由于服用茶叶而得救。这虽然是传说，带有明显的夸张成份，但也可从中得知，人类利用茶叶，可能是从药用开始的。这也就是最早关于养生茶的记载。

茶作为一种饮料，从唐朝开始，流传到中国西北各个少数民族地区，成为当地人民生活的必需品，"一日无茶则滞，三日无茶则病"。中国是茶树的原产地，然而，中国茶业对人类的贡献，主要在于最早发现了茶这种植物，最先利用了茶，并把它发展成为中国和东方乃至整个世界的独特的茶文化。

如中国史籍所载：在未知饮茶前，古人"夏则饮水，冬则饮汤，恒以温汤生水解渴"。

以茶为饮则改变了人们喝生水的陋习，较大地提高了人民的健康水平。这些都充分体现了养生茶对重要性。

因此，并不是茶叶越贵，保健效果就越好。以减肥茶为例，茶叶的有效减肥成分是其中的多酚类和茶黄素类物质，所以在制作中要选择含这些物质量高的茶叶，而这些因素和价格无关。

专家建议，尽管中草药保健茶市场前景乐观，但是也要注意其所产生的副作用，防止品种单一造成某几种保健茶过于集中而使产品积压。从行业发展整体上来说，企业要根据国民的消费能力，使保健茶的价格不至于过高，以适应绝大多数消费者的需求。在市场培育方面，企业要引导正确消费，许多保健茶都含有中药成分，每一种中草药都有自己的功效，如果消费者没有根据自身体质来服用，很可能产生负面效应。

中国茶饮料在产量上已升至饮料业的第二位，达到年产二百多万吨，而建立在中国传统中医药学和现代健康理论基础上的保健养生茶产品更是受到市场的欢迎。

保健养生茶的特点可以归纳为"三低"：低热量、低脂肪、低糖。具有天然、健康、解渴、提神的特性。比碳酸饮料更爽口、解渴；比水饮料更怡人有味、清香淡雅，富含保健成分，符合国际饮料发展潮流，并且具有营养、保健及消暑解渴的功效，发展空间巨大。在行业发展的大背景下，中国保健养生茶行业只有科技创新才可提升保健茶叶产品在国际市场多以初级原料性产品为主的低附加值形象，推动产业跨越式发展，努力实现保健茶经济收入的高增长。

近年来，中国保健养生茶企业在生物茶树育种、无公害化、工业化茶园管理、茶产品深加工以及保健养生茶品牌建设等方面取得了可喜成绩。

但目前，广大茶企依旧为"企业规模小、实力差、粗放式经营、经济效益低"的行业现状深深困扰，更急需寻找一条科技创新之路。专家指出，国内保健养生茶企业应进一步加大科技创新力度，开发出更有竞争力的保健养生茶的新品，尽快摆脱保健养生茶低层次竞争的局面，并密切注意国际饮料市场的动态，紧跟全球茶产业朝着产品的多样化、创新化的方向发展。有专家预测，传统的茶叶在国内市场上仍将占主要地位，国内保健养生茶行业依托中国悠久的茶文化和中医药文化，必然有更为广阔的发展前景。

目前人们对养生的意识越来越强，养生茶便成为了我们生活中最多的选择，比较火的养生茶就有许多。

为此，我走进西双版纳、走进茶马古道、在凌晨与茶姑顶着星月采茶，亲眼看到什么是如火如荼的茶茶的样子。她们给我沏茶的那个仪式感，让我对茶有了敬畏之情。

我对禅茶的理解是：遇水舍己，而成茶饮，是为布施；除懒去惰，醒神益思，是为精进。

佛教养生与饮茶有很深的渊源。从唐宋元明清茶养生经验的传承，我也深有体会：养生茶文化是我国传统医学中的瑰宝，是我国独特的卫生资源、优秀的文化资源，具有原创优势的养生保健科学资源，是医学保健养护生命治未病的预防医学资源，更是潜力巨大的经济资源和重要的绿色生态资源。

纵观天柱养生茶文化的发展史，养生文化的精神伴随着天柱养生茶的发展始终，是渗透到中华传统文化骨子里的文化基因。经过一代又一代儒、释、道修炼高士对茶文化的经验积

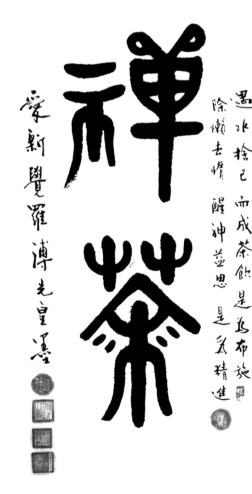

累，一辈又一辈茶学家、中医药茶养生家的实践探索，薪火传承、总结完善、创新发展，逐步形成了系统的养生茶文化理论体系。

以此论述及皇墨茶文化书道为序。并希望《中国天柱养生茶文化》一书的问世，将为人类的健康事业服务，中华传统养生茶文化的应用传承，将使这一宝贵的天柱养生茶文化、保健成就和精神财富发扬光大，千古流芳。

爱新觉罗·溥光

2019 年 10 月 19 日

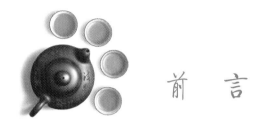

前　言

　　为贯彻落实《"健康中国 2030"规划纲要》的有关精神，习近平总书记在全国卫生与健康大会上发表重要讲话精神指出："没有全民健康，就没有全面小康。"这不仅充分体现了党"以人为本"的执政理念，亦是将健康中国的实现凝聚起更加磅薄的力量。为适应新时代传统养生文化服务于人民健康的需要，《中国天柱养生茶文化》辑录了历代具有代表性的养生茶及其应用的经验。书中论述了养生茶的起源与发展，如陆羽的《茶经》，茶的保健应用与养生，养生茶的中医理论，国内外茶药实验的研究，茶的营养成份，茶可养性怡情，以及儒、释、道茶文化与养生。另外，书中阐释了历代养生茶的特色与配制秘方，如四季养生茶的功效及茶保健的配方等，读者可根据自身的健康需求，汲取古人的养生思想和经验，为己所用，养生强体，使自己在增进健康、防病抗衰等方面，发挥人体潜在的功能作用，让健康生活更精彩，为家庭和谐幸福、社会文明发展做出积极的贡献。

　　天柱养生茶文化是中华民族传统医药、茶药膳食养生文化的重要组成部分。养生茶是对人的生命现象和生命历程的精心养护，其历史悠久，源远流长，博大精深。天柱养生茶文化的形成和发展历经了漫长的岁月，历朝历代养生家、茶学家、医学家、贤人高士、文人墨客和广大劳动人民通过长期的养生防病与保健抗衰老的实践，不断丰富和发展了天柱养生茶保健的内容，为人民健康生息作出了卓越的贡献。同时，天柱养生茶文化亦凝聚了儒、释、道古圣先贤养生家及茶学家、医学家的养生秘要和防病延年益寿的经验。《中国天柱养生茶文化》辑录古今茶药养生的资料，在中国传统医药学养生文化中留下了辉煌的篇章。天柱养生茶理论是与传统医学基础理论相互关联，故良相良医之择，上工治未病的养生防病思想，以及保健康复食疗，这一养生修性的理念是人们颐养文化素质的修养。在审视古人养生茶文化中，我们深知养生茶已成为古代贤人名仕的养生修养和生活内容，更是处世的慧语箴言。在不同的历史时代背景下，各家养生茶文化的诗赋，业已升华成为养生人士修身处世的至理名言。因此，天柱养生茶文化也蕴涵着千百年历代养生家整合的文化积淀和养生文化的因子，从而形成了天柱养生茶文化的独特体系。

因此，从史实及资料研究分析，天柱养生茶文化历史渊远，深厚博大，养生茶文化内涵极为丰富，是人类社会历史进程中创造的有关茶养生的物质财富和精神财富。中国从古至今对茶的养生文化广泛热衷，上至帝王将相、文人墨客、诸子百家，下至平民百姓，无不以茶为好。现代茶的保健发展已成为风靡世界的三大无酒精含量的健康饮料之一，饮茶嗜好遍及全球，故茶是一种饮品，也是一种文化，茶的养生，在儒、在道、在禅、在宫廷雅室，也在草庐柴舍，融入了人们生活。古人称喝茶为吃茶、饮茶、用茶、品茶，这是对茶的谦卑与珍惜，亦是寄品格禀赋于茶，寄哲思情爱于茶。我们对茶养生的认识与热爱，是对生命本体和大自然的认识与热爱，同时也是对生命高质量永恒的追求和对现实生活的安康与达观。养生茶文化，仿佛是一位谦谦君子，一位从容恬淡的智者，养生茶不卑不亢，不骄不躁，包含着中国传统文化的精神与本质。茶的养生文化高尚，也是人的修养高尚，茶的淡泊，也是人秉性淡泊。养生茶的品茗让人沉浸于茶中，也即沉浸在天人合一的自然境界之中。故天柱养生茶，在于其不同的性能和功效，用于调节生命的各种生理功能，养生防病，促进人体机能的健康及抗衰延年，其功效不可估量。经过一代又一代的茶学专家、一辈又一辈医家、养生家的实践探索，薪火传承，总结完善，创新发展，逐步形成了系统的养生茶理论体系。其独特的天柱养生茶配方，丰富的茶文化及实用的保健技术，具有"药食同源"的确切疗效。由于养生茶食疗、食养的应用安全，老少妇幼皆宜，在人们日常生活中，养生茶具有灵活、普适简廉和预防保健作用显著的巨大优势，在世界医学保健养生方面独树一帜。天柱养生茶为人类的养生文化进步与医药保健事业的发展，已经并正在发挥积极的作用。天柱养生茶的传承，将为人类的健康事业作出积极的贡献。

本书以提高人们健康生活质量、抗衰老、延年益寿等方面为旨意，介绍古今养生家的经验，读者一书在手，犹如请了一位家庭养生保健顾问，并便于随时参考查阅。《中国天柱养生茶文化》的出版发行，得到了安徽省人民政府参事室、安徽省文史研究馆领导的重视与支持。同时，对安徽省中医药科学院、中医养生康复研究所、安徽省医学保健养生研究会、中医古籍出版社为本书出版给予的大力支持也深表谢意。书中因内涵涉及面广，所引用的各家资料不再一一标明，在此谨对相关编者致以诚挚的谢意。书中恐有不完善或疏漏之处，祈请专家、学者及广大读者批评斧正，以期再版时修正。

刘少雄

2018 年 6 月于北京南池子工作室

各界对中医药养生文化的重视与支持

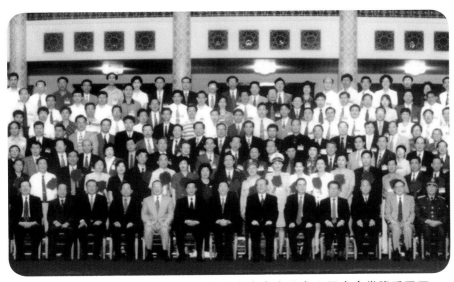

1999 年 7 月，第六次全国归侨侨眷代表大会在北京人民大会堂隆重召开。

江泽民、李鹏、朱镕基、李瑞环、胡锦涛、尉健行、李岚清等党和国家领导人亲切接见出席"六代会"的全体代表和侨界先进集体、先进个人，并和代表们合影留念。

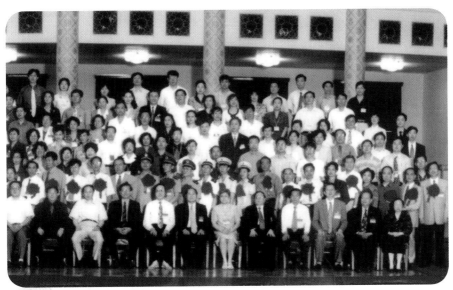

时任中共中央政治局常委、中华人民共和国副主席胡锦涛，在开幕式上代表党中央向中国侨联和国务院侨办联合表彰的侨界先进集体、先进个人代表颁奖。（第二排右六为刘少雄）

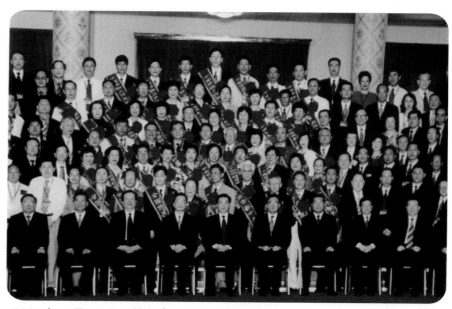

2004 年 7 月 20 日，第七次全国归侨侨眷代表大会在人民大会堂隆重开幕。

上午 9 时，胡锦涛、吴邦国、温家宝、贾庆林、曾庆红、黄菊、吴官正、李长春、罗干等党和国家领导人亲切接见出席会议的代表和应邀列席大会的国内外嘉宾，给受表彰的先进集体与先进个人代表颁发了荣誉证书和奖牌。（第二排左三为刘少雄）

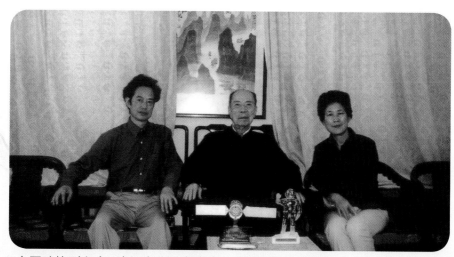

全国政协副主席、澳门中华总商会会长马万祺先生历来关心中医药的科学发展，多年来教导刘少雄要将"悬壶联谊"海内、海外的平台搭建，为建设和谐社会做贡献。对博爱基金会的义举，他说："善为至宝，一生用之不尽。心作良田，百世耕之有余。"要用实际行动、无私的奉献谱写弘扬爱国主义精神的新篇章。

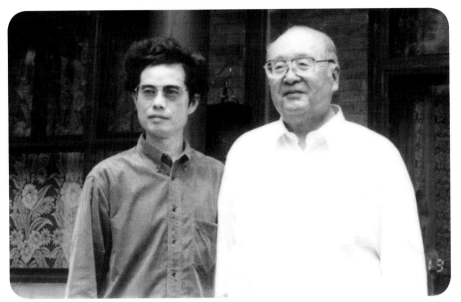

　　全国人大常委会副委员长王光英关心重视社会公益事业的健康发展，刘少雄多次聆听教诲，他说："国家强盛、社会和谐，匹夫有责。"（1993 年于北京）

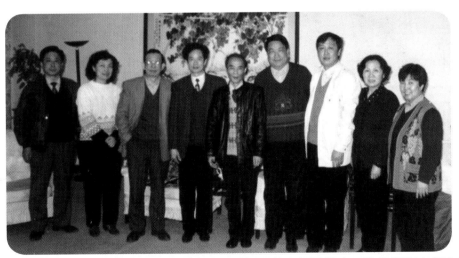

　　人民日报副总编兼海外版总编武春河、记者部主任丛林中、海外版记者部主任魏玉琴等采访出席加拿大国际养生会议的中国代表团代表刘少雄，他们指出要用现代科学的方法对中国传统养生文化加以研究，为增进国际学术交流做出有益的贡献。（1995 年于北京）

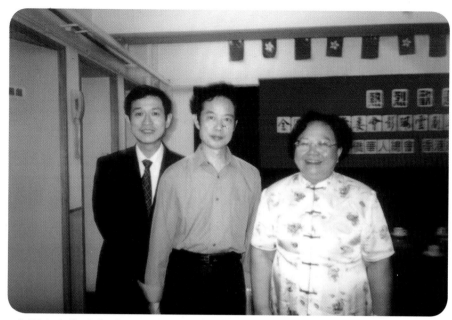

全国人大常委会副委员长彭珮云在香港华人华侨总会勉励刘少雄要以中医养生保健科学技术联谊海外,为祖国的经济建设服务,为增进世界的友好交往作出贡献。

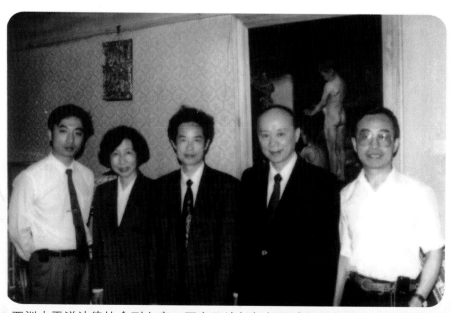

亚洲太平洋法律协会副主席、国家司法部部长周瑜关注保护中医药保健文化资源。他认为中医是世界上唯一保存完整、迄今仍发挥着巨大的保健、疗疾作用,要运用现代科学加以研究,发扬光大。

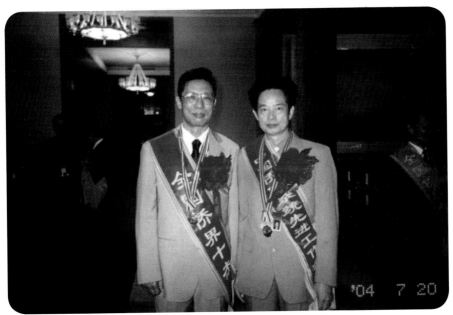

　　2004 年 7 月 20 日，第七次全国归侨侨眷代表大会期间，中国工程院院士，呼吸病学专家、教授、博士生导师钟南山（图片左）在人民大会堂对刘少雄博爱基金会为医疗进社区、新农村医疗卫生事业的调研资助，给予深切关心和支持。（图片右刘少雄）

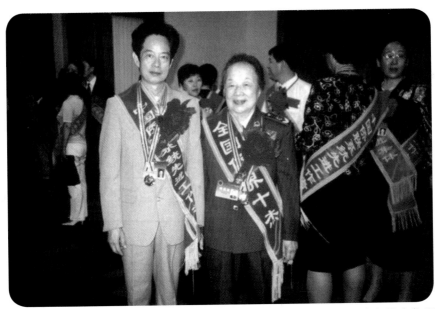

　　2004 年 7 月 20 日，第七次全国归侨侨眷代表大会期间，中国著名微生物学家、分子遗传学家、中国工程院院士、博士生导士黄翠芬（图片右）在人民大会堂对刘少雄博爱基金会为医疗进社区、新农村医疗卫生事业的调研资助，给予深切关心和支持。（图片左刘少雄）

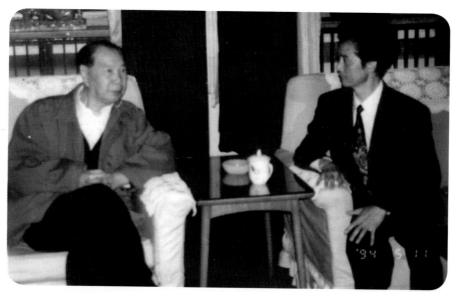

　　杨成武将军关心中医养生保健科学的健康发展。他教导刘少雄要将祖国医学的养生保健科学理念，用现代科学去论证，在继承、发展应用实践中，总结经验，服务于人类健康事业。（图片：左杨成武将军，右刘少雄，1994年）

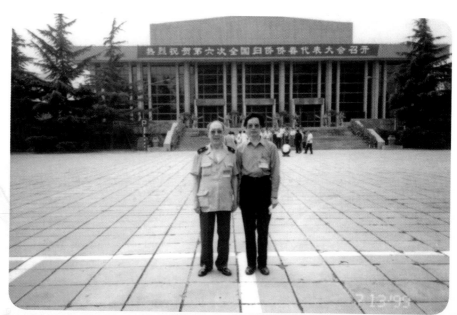

　　"模范医学专家"（中央军委授予）、中国科学院院士、博士生导士吴孟超教授（图片左），在第六届全国侨代会勉励刘少雄（图片右）要取中医养生保健之长，发挥优势，联谊海内外，技术上勇于攀登，服务上要讲奉献。

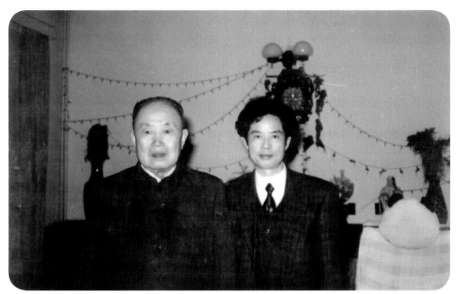

　　全国政协副主席马文瑞（图片左）关怀刘少雄中医养生保健科学的发展。并指出：要将中国医学服务于人类的健康事业，结合侨联群众工作的特点，将党的侨务政策宣传贯彻好，把群众的利益实现好、维护好、发展好，有机地结合在一起，为全面建设小康社会作出新的更大贡献。

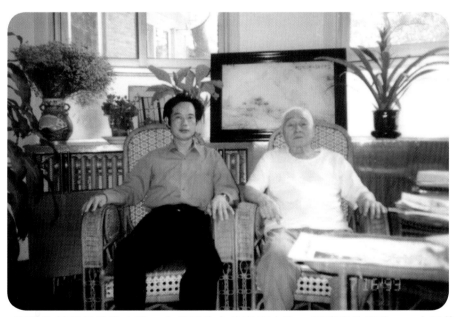

　　原卫生部部长钱信忠说：中华民族文化宝库中有一颗璀璨的明珠——中国传统医药保健。随着我国医疗保健体制改革的不断深化，人们的自我保健意识日益增强，就医观念也发生很大的变化。教导刘少雄中医保健大有可为，要为人民的卫生保健事业作出积极的贡献。（图片：右钱信忠，左刘少雄）

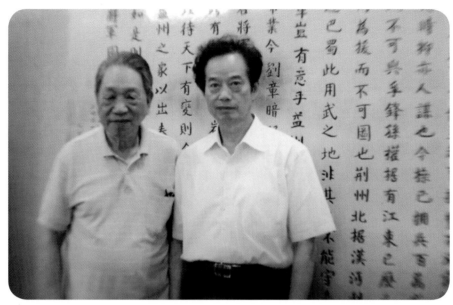

中国科学院院士，我国著名中西医结合专家、教授、博士研究生导师陈可冀（图片左）对刘少雄博爱基金会为医疗进社区、新农村医疗卫生事业的调研资助，给予深切关心和支持。（图片右刘少雄）

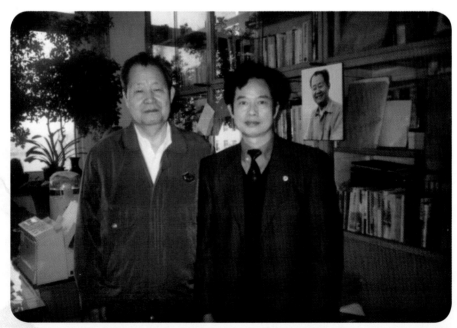

中国中医研究院博士生导师、著名医学专家李经纬教授（图片左）教导刘少雄（图片右）要整理、发掘、继承中国医药的宝贵遗产，用现代科学知识加以论证，去芜存精，使之发扬光大。（1998年北京）

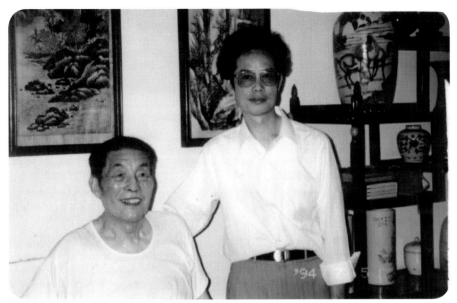

　　全国人大常委、中医泰斗董建华教授关心中医气功保健科学的健康发展，对传统的保健方法要与现代科学应用相结合。他提出要发挥中医养生保健的优势服务于社会。（图片：左董建华，右刘少雄，1993 年于北京）

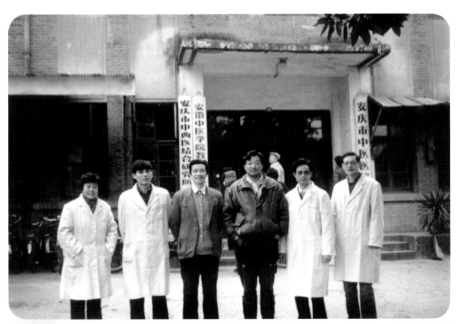

　　许海峰（右三），在第十一届亚运会荣获四枚金牌。1991 年冬，他代表国家队专程来安庆市中医院、中医研究所，看望并感谢在大赛期间为他们做医疗保健的刘少雄（右二）、中医院汪得来院长（左三）。

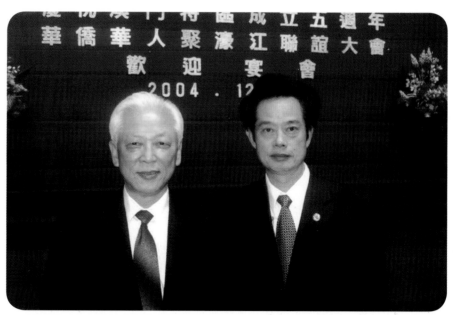

　　全国人大常委会副委员长周铁农（时任全国政协副主席，图片左），在庆祝澳门特区成立五周年，华侨华人聚濠江联谊大会上，接见刘少雄（图片右）时指出，要运用中国医学科学平台，联谊海内外，为侨胞服务，为经济建设服务。

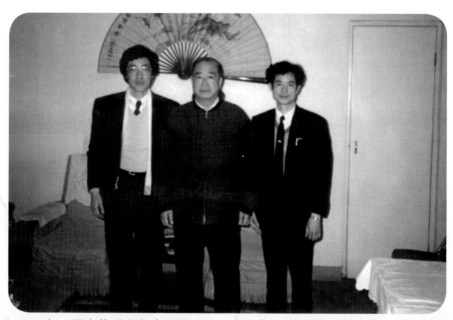

　　1987年，国家体委主任李梦华（图片中）多次接见刘少雄（图片右）、香港东方古代科学研究会主席陈敬德（图片左），对刘少雄为国家队运动员运用中医气功保健服务给予鼓励。

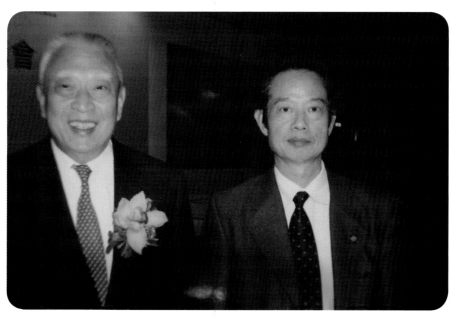

全国政协副主席董建华（图片左），在接见刘少雄（图片右）时指出，随着经济社会的文明发展，人们对卫生保健的需求提出了更高的要求。他认为要按照世界卫生组织所倡导的，人体要保持生理、心理与社会人际适应的完美状态，才是健康。要有良好的心理状态和社会活动能力，提高健康质量，才能延年益寿。

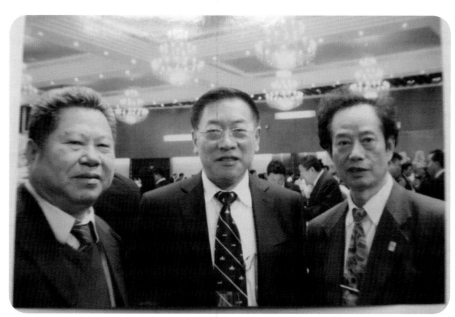

全国侨联主席林军（图片中），在参加会议期间向世界刘氏企业家联合会主席刘耕（图片左）、顾问刘少雄（图片右）提出，要整合侨胞资源，为侨胞服务，为经济建设服务；刘少雄博爱基金会要发挥优势，积极服务于"侨心工程"、服务于社会的公益慈善事业，为人民健康服务作出贡献。

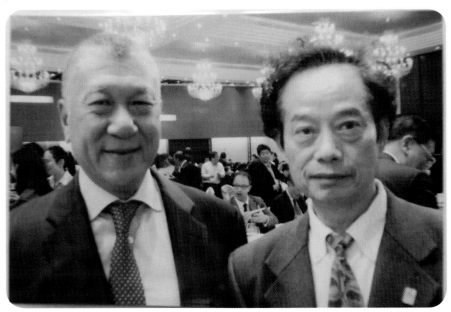

　　全国政协副主席何厚铧（图片左），在会见刘少雄（图片右）时指出，"社会救助与慈善事业，也是中国特色社会保障体系的重要组成部分，具有不可替代的促进社会和谐的特殊功能。"基金会要发挥医学专家的优势，为人们科学保健延年作出努力。

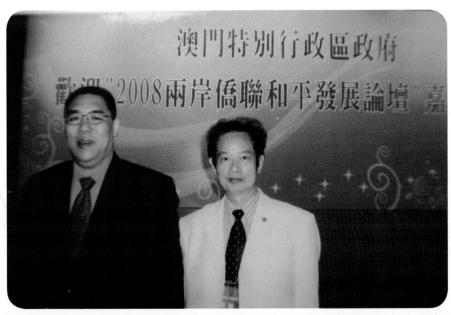

　　澳门特别行政区特首崔世安（图片左，时任特区政府文化司司长），在会议期间接见刘少雄（图片右）时提出，医药保健养生文化与健康服务的发展，关系人民的健康，关系千家万户的幸福，是重大的民生工程。基金会要按照国家的慈善政策，坚持以人为本，为维护人民的健康事业作出奉献。

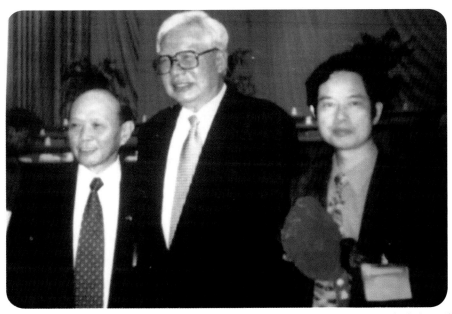

　　第六届全国归侨侨眷代表大会，致公党中央主席罗豪才在人民大会堂亲切接见了部分港澳同胞和受表彰的致公党党员。（图片中罗豪才主席、左香港华侨华人总会主席古宣辉、右刘少雄）

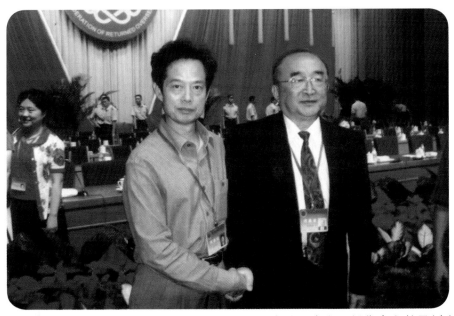

　　中央机关党委书记、原国家体委主任伍绍祖在第七次全国侨代会上教导刘少雄要以中医养生与体育保健科学相结合，"继承不泥古，发扬不离宗"，要为全民健身运动的开展努力工作，要为中老年人体育健身、延年益寿作贡献。（图片：右伍绍祖，左刘少雄，2004 年于北京）

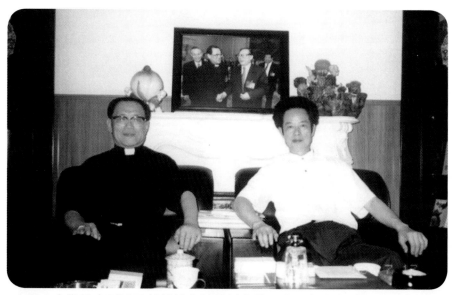

　　全国人大常委会副委员长傅铁山勉励刘少雄以中医养生保健服务平台为公益事业联谊海内外。他指出，要"先天下之忧而忧，后天下之乐而乐"，为人们提高健康水平作奉献，以爱国为荣。（图片：左傅铁山，右刘少雄，2002 年于北京）

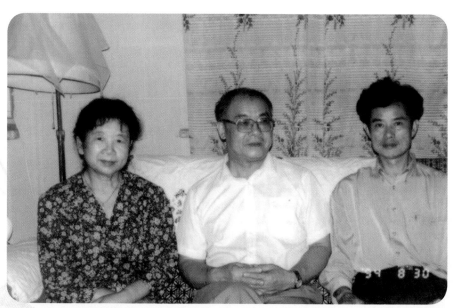

　　国家人事部副部长程连昌、国务院人事司司长黄淑兰关心重视中医养生保健科学人才的培养，勉励刘少雄要用现代科学去研究中医养生保健的应用，为健康事业作贡献。

2010 年 4 月 10 日上午，由北京市人民政府新闻办公室、澳门基金会、中国画报协会共同主办的"庆澳门回归十周年"专题图片展，由五大板块、20 多个专题、270 多幅图片组成，从不角度生动形象地反映了澳门回归祖国十年来社会发展、人民生活、文化建设、经济繁荣的崭新面貌和巨大变化。

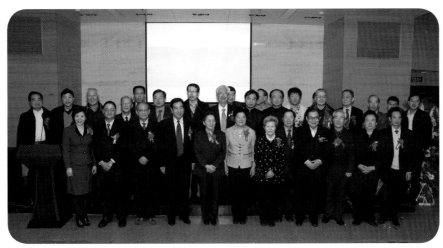

图片一：全国人大常委会原副委员长何鲁丽、顾秀莲，全国政协原副主席李蒙、全国妇联原副主席林丽韫、中宣部原副部长龚心瀚及有关部委、北京市政府有关领导、各新闻媒体出席开幕式合影。（前排右一刘少雄）

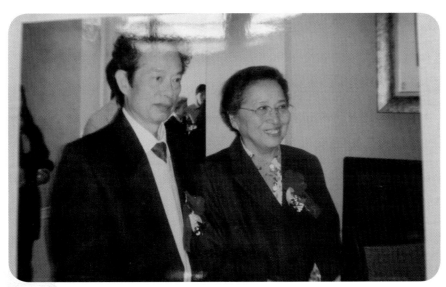

图片二：全国人大常委会原副委员长何鲁丽（图片右）与刘少雄（图片左）合影。

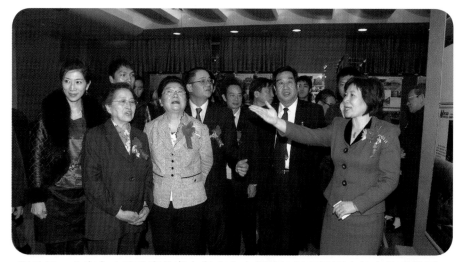

图片三：北京市人民政府外宣办负责人介绍澳门回归祖国十年来的成就展。

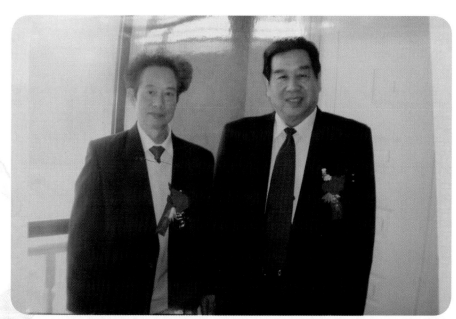

图片四：全国政协原副主席李蒙（图片右）与刘少雄（图片左）合影。

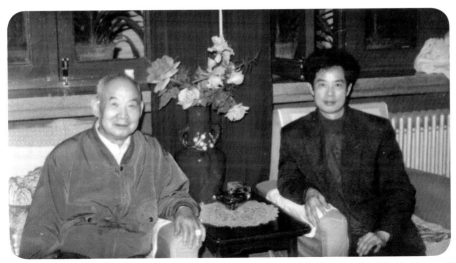

　　中国人民解放军副总参谋长何政文将军，关心、重视中医保健科学的科研工作。
（左何政文，右刘少雄，1995年）

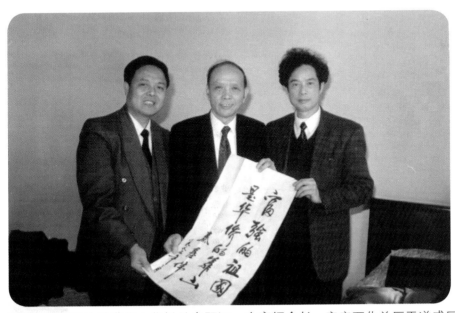

　　秦基伟将军给香港华人华侨总会题词。古宣辉会长、安庆石化总厂于道成厂长
与刘少雄喜迎香港回归，古会长说：少雄要将中医养生保健科学为香港侨界、广大
海外侨胞、港澳同胞的健康服务作出贡献。（1995年）

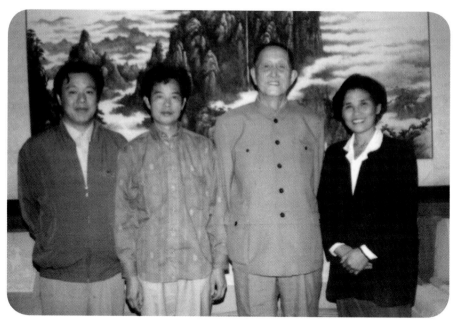

　　全国政协副主席洪学智将军关心重视中医保健科学的研究，他指出拓展海外联谊工作，要为发展安徽经济建设服务。（图片：右二洪学智将军，右一安庆市委副书记王树勤，左二刘少雄，1995 年）

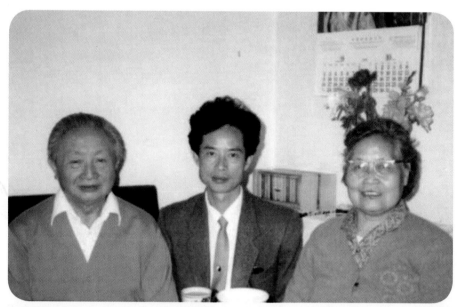

　　首都师范大学党委副书记、教育家施宗恕（左）前来安庆市中医气功研究所感谢刘少雄（中）在西安为其治疗所取得的疗效，并对人体生命科学的研究发展给予关心支持。（1991 年）

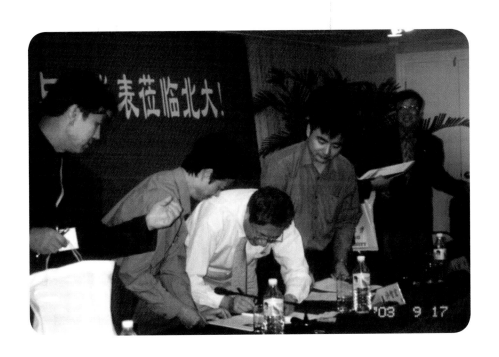

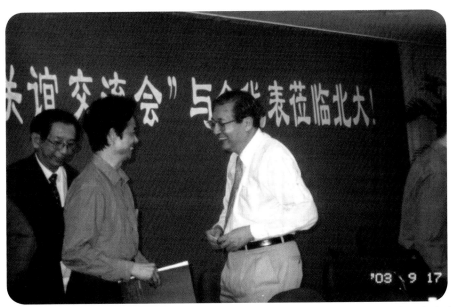

　　在北京大学联谊交流学习期间，全国人大常委、北大校长、中国科学院院士、第三世界科学院院士许智宏（图片右一）亲切接见刘少雄（图片左二），并提字书赠勉励他要弘扬祖国医学，造福于人类的健康事业，要发挥专业优势，为公益事业作出更大的贡献。

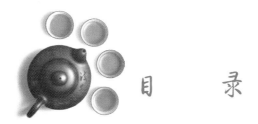

目　录

上　册

1

下　册

第一章 天柱养生茶文化概论

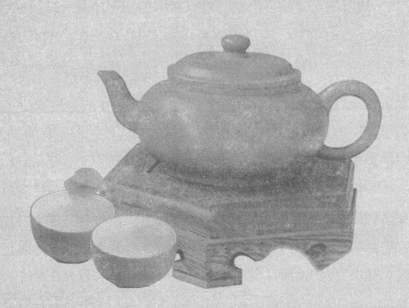

第一节 养生茶的文化渊源

中国茶的养生文化源远流长，研究茶的养生起源与发展，必然需要引用一些历史资料，以为旁证。古书所记载下来的事物，有些是很珍贵的史料，因为它经历了时间的记述和承传，是留给后人最大的文化财富。同时，捕风捉影、道听途说、相互抄袭和张冠李戴的错误记载，也是在所难免。尤其是民间长久流传的故事或神话，或有一人传虚、百人传实的误会等，如"神农一天遇七十二毒，得茶而解之"的故事，历代相接传载，而至今还未定论。

中国养生茶文化的历史悠久、博大精深。研究养生茶的现状和它的历史，古人辨不清的历史，今天随着科技日新月异的发展，凭现有的茶养生文化历史资料，用以论证茶的保健功效是有益于人体健康的养生特性。如我们加以分析论述，就能看出历代研究茶的保健养生成就，引出初步结论，古为今用，更进一步地明确茶对人类的健康事业具有不可估量的价值，是中华传统文化宝库中的一颗璀璨明珠。

一、养生茶的萌芽时期（远古—春秋）

相传，最早茶的药用及保健源自《神农本草经》，茶的起源也从"神农"说起，有些可能是传说，有些可能是神话，但事实可以找到文字根源，尤其是历代在书本上的记载，更可追溯其来源。上古时代还没有文字，当然也没有书籍，很多故事都是历代民间流传下来。茶的养生萌芽，经古人积累的经验总结与文字记载成为书籍。《神农本草经》就是民间流传很久的故事记载下来的，可称为世界上最早的药物学专著，是中华民族为人类创造的文化精神资源。

有关"神农尝百草，日遇七十二毒，得茶而解之"的记载有两种不同传说：一种传说，神农为人民治病，亲尝试探各种草木治病功效，在烧水时，偶然有茶鲜叶枝头飘入锅内，因此发现茶叶可作饮料。另一种传说，神农尝试草木治病的功效，尝到金绿色滚山珠中毒，死在树下，茶树上面的水流入口中，因而得救。无论如何，虽属"传说"，但都说茶树是在"神农"时代发现的，是可以置信的。

"神农"尝百草始作"方书"以疗民疾，可能是根据"方书"的传说或记载。假如"神农"是人们所想象的劳动人民的典型人物，可以推想上古时代有野生茶树的可能性，偶然被发现了，又偶然利用为饮料和药物，还是合情合理的。

如果根据相关的记载，茶叶从开始药用到现在已有四五千年了。英国贝利说："依照古书习惯和传说，多数药用植物及茶的发现，均归功于神农。推定茶的起源于神农，并非凭空的判断。"鲁迅曾说："中国的学者们，多以各种智识一定出于圣贤或者至少是学者之口，连火和草药的发明应用，也和民众无缘，全由古圣王一手包办：燧人氏、神农氏。"鲁迅坚决驳斥了这种唯心史观，指出："归功一圣，亦凭臆之说也。"（《汉文学史纲要》）认为世界上的一切文物都是无名氏所造成。因此说发现茶的药用保健作用，不一定是"神农"，可能是广大劳动人民，在历史长河中使茶文化从萌芽阶段、成形阶段到成形发展的繁富阶段。

二、养生茶与神农氏

人类的文化始于饮食文化。三皇五帝之说出于战国秦汉时期。所谓三皇五帝是指哪些人，虽其说不一，但神农氏都在其中。有的以燧人、伏羲、神农为三皇；有的以伏羲、神农、黄帝、尧、舜为五帝。神农是历代传说的中心人物之一。神农称呼有可能是原始社会后期部落联盟的首领名称。历代都有神农事迹的传说和记载，都与农业生产、养生保健、防治疾病有关。

周人传说，神农姓邰名弃，相传是帝喾的后代，他的母亲是陕西武功女姜嫄。在禅位时做农官，开始种稷和麦，因此尊他为神农，号称后稷。皇甫谧在《帝王世纪》说："炎帝神农氏，长于江水，始教天下耕种五谷而食之，以省杀生。"

南北朝时陶弘景（452—536年）的《本草集注》（齐东昏侯萧宝卷永元二年，即公元500年）说："然昔神农之王天下也，画易卦，以通鬼神；造耕种，以省杀害之弊；宣药疗，以拯夭伤之命，此三道者，历辟圣而滋彰，但轩辕以前，文字未传，如六爻指垂画象稼穑，而事成迹。"1915年陆尔奎等编著的《辞源》说："神农古帝名，始教民为耒耜，以兴农业，故称神农氏，以大德王，故又称炎帝，起于烈山，故亦曰烈山氏。都陈，后迁曲阜。始作"方书"以疗民疾。立市廛以通货财。在位140年而崩，传八世，凡520年。"1976年修订本简略为："神农传说，古帝名。古史称炎帝烈山氏。相传始教民为耒耜，以兴农业，尝百草为医药，以治疾病。"藏励和等人编写的《中国人名大辞典》（1931年，上海商务印书馆出版）说："神农上古帝，姜姓，始教民为耒耜，兴农业，故称神农氏。以大德王，亦以火纪官，故又称炎帝。起于烈山，故亦称烈山氏，亦曰连山氏，亦曰伊耆氏。尝百药而知寒温之性，君臣佐使之义，后世传为《神农本草》。又作《方书》以疗民疾。"李炳炎选注《孟子文选》（1957年，北京人民文学出版社出版）说："传说中，远古时，住在中部地区的羌族酋长——炎帝，姓姜，开始教民农作，被称为神农氏。神农学说先秦诸子中被列为九流之一——农家。主张种百谷，劝耕桑，以足民食。《汉书·艺文志》假托为神农之言。"

以上传说和记述都说有神农其人，认为神农是仰韶时代的帝王。神农时期结束后，黄帝、尧舜相继起来。仰韶文化是我国先民所创造的重要文化之一，距今有六千多年了。母系氏族公社大约在距今六七千年。氏族公社采集食物是主要生活来源，从采集经验掌握一些野生植物的生长规律，再从试种发现收获量比野生多，于是逐渐从采集走向了种植，农业生产就从此开始。

三、养生茶的防病与神农氏

茶的养生防病与神农尝百草日遇七十二毒，首见于《淮南子·修务训》（淮南王刘安与其门客集体编写《淮南子》二十一卷）。《汉志》有内外篇，今所传二十一篇其内篇也。刘恕《通鉴外记》因之，而解七十二毒为十二毒。《神农本草》说，神农尝百草，日遇七十二毒，得茶而解之。《神农本草》早已亡佚，世代相传，连续增广为《神农本草经》，亦说"日遇七十二毒。"《神农本草》比《淮南子》早，今传《淮南子》残缺不全，七十二毒作七十毒有误。农业与采药联系在一起，记载我国以中草药治病的开始。可以说神农作为群众的代表人物，不仅是农业生产的鼻祖，也是采药治病养生防病的鼻祖。或是说农业生产和采药治病都在神农时代开始，神农既教民种五谷，就有可能教民种植有治病养生功效的茶树。由此推论，可以说我国茶叶生产及以其养生保健已有六七千年的历史了。

这段传说记载，中外古今都认为神农发现茶树及其药用。唐朝陆羽（728—804年）的《茶经·七之事》开头说："三皇炎帝神农氏"。唐刘禹锡在《竹间自采茶》一诗中描写他"晨朝采缀灵芽"的欢乐情形，认为古人不如今人，他说神农虽然尝百草而偶及茶叶，但不知如何煎茶；桐君（黄帝时人，常入山采药求道）虽然饮茶，但不知茶味，知茶真味的是象陆羽那样爬山越岭采茶人。

根据历史资料，发现茶能解毒，可以说明是神农时期，先民集体采药治病集中反映，是否是神农首先发现的，未可定论。鲁迅说："我们一向喜欢恭维古圣人，以为药物是由一个神农皇帝独自尝出来的。他曾经一天遇到七十二毒，但都有解法，没有毒死。这种传说，现在不能主宰人心了。"鲁迅认为药物是人民群众在长期实践中积累经验的结果。他说："古人一有病，最初只好这样尝一点，那样尝一点，吃了毒的就死，吃了不相干的就无效，有的竟吃了对症的就好起来，于是知道这是对于某一种病痛的药。""日遇七十二毒，得茶而解之。"一天12小时，平均每小时要遇毒6次，而6次都以茶解之，这是不可能的。是传说的错误，而在神农时期群众尝百草疗疾，总共遇到七十二种毒草，完全可能。有毒的中草药何止七十二种，而且遇十二毒则有可能。根据现有资料，茶叶成分很复杂，依制法不同而异。制茶最多的有三百多种的化学成分，如酚类化合物或苯类化合物虽有解毒作用，但也不可能一日解七十二毒。如前面所引的传说，解金绿色滚山珠中毒，可能性比较大。

总之，有关神农日遇七十二毒，不是民间的神话，就是长时间流传的错误。《神农本草经》是何时所作，不仅各种史书考据不同，就是近人著作的《通史》说法也不同。如能查清肯定，茶叶药用起源就有依据，因此没有必要考证《神农本草经》是何时何人的著作，所以我们把这一阶段称为茶的药用防治疾病、茶的养生保健文化的萌芽阶段。

第二节　养生茶的药用起源

一、关于《神农本草经》的记载

《宋以前医籍考》内记《神农本经解故》，说："本经旧名本草，又名本草经，又名神农本草，又名神农氏本草，又名神农经，又名神药经，又名白字本草，又名朱字神农本经，又名神农本经，虽有数名，实皆一本草耳。故以单名本草者，古且正矣，而其名义，未甚明白。唯谢肇淛曰，神农尝百草以治病，故书亦谓之本草……而曰本草经者，自陶弘景始也，弘景有《名医别录》与《神农本草》，合而一之，所谓'本经'者，对夫'别录'而言耳。"有关资料说："实皆一本草耳"。据此出现二个问题：一、这本《神农本草》古书，是何年代的著作；二、《神农本草》与《神农本草经》是一种书，还是两种书，都未能明确肯定，还有必要加以考证，而释疑难。

唐长孙无忌著《隋书·经籍志》说："医方《神农本草》八卷，梁有《神农本草》五卷，又说医方《神农本草》四卷，雷公集注。"

宋郑樵著《通志艺文略》说本草："《神农本草》八卷，陶隐居集注。"陶隐居即陶弘景（452—536年）于齐东昏侯永元二年（500年）集注《神农本草》。梁武帝时（502—549年）著《名医别录》。

晋皇甫谧著《帝王世纪》说："炎帝神农氏，长于江水，始教天下，耕种五谷而食之，以省杀生。尝味草木，宣药疗疾。又岐伯黄帝臣也，帝使岐伯，尝味草木，典主医病，经方、本草、素问之书咸出焉。"

陶弘景《本草经集注》序说："旧说皆称《神农本草经》，余以为信。然昔神农之王天下也。画易卦，以通鬼神之情；造耕种，以省杀害之弊；宣药疗，以拯夭伤之命。此三道者，历辟圣而滋彰。但轩辕以前，文字未传，如六爻指垂画象稼穑，即事成迹。至于药性所主，当以识识相同，不尔何由得闻。至于桐雷，乃著在编简。此书应与《素问》同类。但后人多更修饰之尔。秦皇所焚，医方卜术不预，故犹得全录，而遭汉献（帝）迁徙，晋怀（帝）奔进，文籍焚靡，千不遗一。今之所存，有此四卷，是其本经。生出郡县（作者注：豫章、朱崖、赵国、常山、奉高、真定、临淄、冯翊等郡县名），乃后汉时制，疑仲景（张机）、元化（华佗）等所记。"从《历代医学姓氏上古圣贤》《医学入门》说："雷公名敩，黄帝臣也，善医术，著《至教论》及《药性炮炙》二册。"

宋寇宗奭于徽宗政和中（1111—1125 年）著《本草衍义》，其于序中说："本草之名，自黄帝、岐伯始，其补注总叙言，旧说本草经者，神农之所作，而不经见。平帝纪元始五年（公元 5 年）举天下通知方术本草者，所在轺传，遣京师，此但见本草之名，终不能断自何代而作。"《楼护传》说："护少诵医经、本草、方术，数十万言，本草之名，盖见于此，是尤不然也。《世本》曰，神农尝百草，以和药治人，然亦不著本草之名，皆未臻厥理。尝读《帝王世纪》曰，黄帝使岐伯，尝味草木，定《本草经》造医方，以疗众疾，则知草本之名，自黄帝岐伯始。其《淮南子》之言，神农尝百草之滋味，一日七十毒，亦无本草之说。是知此书，乃上古圣贤，具生知之智，故能辨天下品物之性味，合世人疾病之所宜。后之贤智之士，从而和之者。又增广其品，至 1082 名。"邵晋涵序孙星衍本《本草经》说："《汉书》引本草方术，而《艺文志》阙载，贾公彦引《中经簿》，有子仪（周末人）《本草经》一卷，不言出于神农。"孙星衍等辑《神农本草经》，于序中说："仲景、元化后，有吴普、李当之，皆修此经。当之书世少行用。《魏志》华佗传言，普从佗学。《隋书·经籍志》称，吴普本草，梁有六卷。"《嘉祐本草》说："普修《神农本草》，成四百四十一种。后晋刘昫著《唐书·经籍志》尚存六卷。今广内不复存。惟诸书多见引据其说，药性寒温五味，最为详悉。是普书宋时已佚。今其文唯见掌禹锡所引。"

《神农本草解故》说："兹考本经之所从来，盖昉于神农氏尝百草。然上古结绳为政，未著文字，以识相付，无有成书也。逮于先秦之时，有子仪者，乃扁鹊弟子，著《本草经》以垂于世，是为本草权舆。逮汉孝平帝徵天下通知本草者，而始见于天下，然诵本草者，楼君卿及方士七十余人耳，其他未之闻焉，则亦未广行于世也。所以《汉书·艺文志》佚其目。降至后汉，传者稍多。王逸采注《楚辞》苴專，高诱又释《淮南子》王瓜，而今之本草，绝无其语。则知王高二氏所引确为子仪《本草经》。及至魏曹之世，有李当之者出，修《神农本草》三卷，然后《本草经》始属神农氏。或疑当之所修者，即《李氏本草》，……今奋然断之曰，神农尝定，子仪辑录，李当之论广，而后《本草经》全矣。"

《神农本草经》是我国最早的药物学著作。对这本古书的写作时期古人各持己见，论说纷纷。凭手中历史资料，从茶叶药用保健作用的记载，加以分析研究，初步肯定为战国时期的著作。至于作者是否是子仪，或《子仪本草经》就是《神农本草》，尚待考证。

《淮南子》中有关神农尝百草的滋味，一日中七十次毒，医方从此兴起的记载，大概古来有神农尝草的神话，因而民间历代积累起来的药物知识都托名神农。淮南王刘安（公元前179年西汉文帝十七年至前122年安帝延光元年）是西汉武帝时期藩王，他和门客们集体编著《淮南子》一书，是"百家"的代表著作。《淮南子》综合诸子百家的思想，保有了不少的古代传说和神话。

《淮南子》记载，当然是在《神农本草》之后。《淮南子》保存了诸子百家的神话和传说，是相承战国时期的"百家"著作。这样可初步断定《神农本草》是西汉以前的著作。据龙伯坚编著《现存本草书录》说："'本草'这一名词，最初见于《汉书·郊祀志》，汉成帝刘骜建始二年

（公元前 33 年），方士使者副佐、本草待诏，70 余人皆归家。但是《汉书·艺文志》上却没有著录本草书，直到《隋书·经籍志》才著录有《神农本草》八卷。"

据范文澜著《中国通史简编》修订本第二篇述："自汉武帝（公元前 140 年至前 88 年）起朝廷召集方士，其中有本草待诏若干人。"汉武帝起召集本草待诏，成帝废本草待诏。由此可知，在汉武帝前就有本草这个名称，本草二字不是初见于《汉书·郊祀志》，而是在汉朝以前，至迟战国时期就有了。《隋书·经籍志》录有《神农本草》应该就是战国时期的"百家"著作，至隋朝才出现。余嘉锡《四库提要辨证》《神农本草经》百种录条，根据唐朝贾公彦《周礼疏疏》，说《神农本草经》是周末时期子仪所作的，其中有些地方是经过后人添改的。这与东汉郑玄（公元 127—200 年）《周礼注疏》五药（草、木、虫、石、谷），所以称为《本草》或《神农本草经》，两相符合。《周礼》是周公旦居斟摄以后所作，分天官、地官、春官、夏官、秋官、冬官六篇。汉河间献王于秦火后，得之工岩屋壁中，而失冬官一篇，因以考工记补之。汉光武帝（公元 25 年至 56 年）后，郑兴、郑众皆以《周礼解诂》著，郑康成乃集诸儒之说为《周礼注》，注中所引故书，乃初献于秘府之藏本，其居间传写不同者，则为今书。周朝极重四季郊外祭礼，茶叶是周朝主要祭品之一。周朝有设官掌茶，以供丧事之用的记载。从各方面记载联系起来看，神农发现茶树的神说，有可能是周末或春秋时期的记载，到战国时期乃写成《神农本草》一书。

战国时期，诸子百家齐出，出现百家争鸣的局面。古来有神农尝百草的传说或神话，当然毫无例外，经验丰富的医药家也就把古传的神农神话写成《神农本草》，是可以理解。茶叶作用，最初作祭品，所以龙伯坚说："'本草'两字最初见于《汉书·郊祀志》。"到了春秋时期，茶叶做饭茶，西汉才开始作药用治病。有了战国时期的《神农本草》才知道茶叶可作为治病药物，也是可以理解是促进茶叶成为西汉主要商品之一。认为是西汉的著作，谅必是根据西汉才发现一部本草的药物书。但是无论发现什么书的时期，都是在著作时期之后；没有前时的著作，就没有后时的发现。古时交通不变，传闻不易。印刷术未发明，写作隔几十年或百余年才流传民间，很有可能，有的甚至失传亡佚。

自汉武帝起，朝廷召集方士，其中有本草待诏若干人。楼护家世做医师，楼护诵习医经本草，方术书数十万字。说明西汉以前就有本草方术书。楼护家世做医师，就不是单靠西汉出现的本草药物书；楼护所诵习也不只是这本药物书。所以说，在西汉以前，就有《本草》和其他的医药书，只是《本草》流传下来，而其他医书失传。《汉书·艺文志》记载汉朝的著作，但不曾记录《神农本草》。如果是汉朝的著作，就可以找到写书人的姓名，但是这本古书是何人著作，至今还未查到。

说是秦朝的写作，秦朝时间很短，只有 26 年，著作很少；重要的著作都少见，记神话的著作少之又少。说是东汉的著作，谅必是根据郑玄注《周礼》五药，称为《本草》或《神农本草经》，郑玄是东汉人，就误会《神农本草》是郑玄写的。《周礼》则是周末的著作，而不是郑玄的著作，郑玄只是加以注解而已。西汉发现的本草药物书，书中多见东汉时期的地名。如果是西汉的著作，不应该有东汉时期的地名；如果是东汉的著作，就不可能在西汉出现。

孙星衍辑的《神农本草经》对茶叶的药用记录得很清楚："茶味苦，饮之使人益思，少睡，轻身、明目。"不仅比《神农本草》记录具体，而且比相传东汉华佗的《食论》中"苦茶久食，益思意"也较具体。由此可知《神农本草经》是华佗的《食论》之后的著作。如果说《神农本草经》是西汉（公元前 206 至公元 24 年）或东汉（公元 25 至 220 年）的著作，华佗必然会看到，在《食论》里，就不会把茶叶药用说得那么简单。由此可以断定《神农本草经》是在《食论》之后。

根据以上的研究分析，在未发现新的史料前，可以初步肯定《神农本草》是战国时期或以前的著作。郑玄注《周礼》五药，亦以本草为名，以致误传混淆为《神农本草经》。东汉医药家增广补充《神农本草》的内容，亦误传为《神农本草经》，把《神农本草》误会为东汉著作。《汉书艺文志拾补·方技略经方》说："按严氏全上古文编说《汉艺文技·经方家》有从神农皇帝食禁七卷，《周礼》引食禁作食经。"《汉书艺文志条理》卷六神农皇帝食禁，按御览 867 引《神农食经》，《隋书·经籍志》引《七录》有黄帝杂饮食忌二卷，食经、杂饮、食忌，即此食禁七卷之遗。至于《神农食经》是何时的著作，尚待考证研究。据《神农食经》说："茶茗久服，人有力，悦志。"是比华佗《食论》进一步说明茶的作用。可能是在华佗的《食论》之后，不如孙星衍的《神农本草经》说得那样具体，可能是在《神农本草经》之前，茶叶药用保健养生的发明是随时代的前进，越来越明显，随着历史的进化而发展。

二、有关本草书录的传承

有关《神农本草》或《神农本草经》的单行本早已亡佚，现存所见的都是明清时期的辑本。现存可靠的最早的本草著注是梁朝陶弘景撰的《本草经集注》，只是存有序录和正文四条的残卷。

据龙伯坚编著《现存本草书录》说：经文辑本有六种。

（一）《神农本经》三卷，不著撰人，明卢复万历年间（公元 1573 年至 1619 年）手录。可能是《神农本草》最早的抄本。日本宽保三年（1743 年）浪华冈田三郎右卫门重刊本。

（二）《神农本草经》三卷，附本草经佚文，吴宗本草十二条，诸药制使，魏吴普等撰，清孙星衍、孙冯翼同辑。清嘉庆刊《问经堂丛书》本。

（三）《神农本草经》三卷，不著撰人，清黄奭辑。此书与孙星衍辑本全同，惟末多补遗 22 条。黄奭年代在孙星衍之后，是黄氏抄孙氏版本。清光绪刊《汉学堂丛书》本。

（四）《神农本草经》四卷，不著撰人，清顾观光辑。清光绪九年（1883 年）刊武陵山人遗书本。

（五）《神农本草》三卷，不著撰人，清王闿运辑。清光绪十一年（1885）成都尊经书院刊本。

（六）《神农本经》不分卷，清姜国伊辑。清光绪十八年（1892 年）成都黄氏茹古书局刊姜氏《医学丛书》本；以及流散于民间的手抄及各时期刊本等。

第三节　茶圣——陆羽论茶

　　陆羽（733—804年），字鸿渐，唐代著名的茶文化养生家、茶学家。陆羽一生嗜茶，精于茶道，其以著述世界第一部茶叶专著《茶经》而闻名于世。他对中国和世界茶业的发展作出了卓越贡献，被誉为"茶仙"，尊为"茶圣"，祀为"茶神"。《全唐文》撰载的陆羽论茶，开启了一个茶的养生文化时代。在茶的养生方面，陆羽说："茶是一种性寒的饮品，助人内敛，适合修身养性，要是你感到身体不适，如燥热口干，胸闷头疼，四肢乏力或者周身气血不通，泡上一壶茶，沏上两三道，喝上四五口，就会立竿见影见功效；那个感觉啊，怎一个妙字了得，世间顶级美酒绝佳甘露都不见得能赶得上这茶汤的美妙。"

　　关于陆羽还有一则有趣的故事，距今1300年左右的唐朝唐高宗时代的某一天，在古称复州竟陵，今日叫作湖北天门市的一座名为龙盖寺的寺庙中，一位老和尚用禅杖指着墙上一个斗大的字问一个小和尚。这个斗大的字，字形就是"茶"。小和尚眯着小眼睛，眨巴了好半天，懒洋洋地说："这个字不就是茶叶的茶那意思吗？""乖乖，你，天才啊，告诉师父，你小子是怎么知道的？"老和尚登时扔下禅杖，一下扑到小和尚的跟前，像老鹰抓小鸡似的紧紧攥住小和尚的领子："快，实话告诉师父，你这小东西是从哪里学到的，要实话实说，不许瞎扯。"老和尚动作幅度大，一把就将小和尚拉到"茶"字的跟前。"师父大人，您、您真要我说实话？"小和尚挣扎着，努力给自己争取一点宽松喘息的机会。"难道说老僧我要你编瞎话、假话、空话、鬼话，说那些无用的废话、胡话、谎话和屁话？"老和尚松开小和尚的衣领，迅即捡起地上的禅杖，继续摆出他那说一不二的威严："说，老实说！""嗯哪，那，我说了实话您就……"小和尚诚惶诚恐地仰视着老和尚的脸。"对，你说了实话我就……"姜还是老的辣，老和尚一眼就看穿了小和尚脑壳里面的念头，他也故意不明说，这叫作天知地知你知我知。这师徒俩，心里有默契——老和尚曾经应允过小和尚一件事。"告诉您吧，师父大人，我是瞎蒙的，您知道，我整天砍柴、挑水、扫地、煮饭，而且还要早晚自修默记佛经，时常累得两眼昏花人迷糊，所以嘛，远处看字总是笔画模糊成团，少看了这字儿里面的一笔划，把它看成'茶'字了。嗯，不好意思，这就是我真真正正的大实话。"小和尚眨巴着亮晶晶的眼珠子，显得有点兴奋。因为这回师父大人该答应他那桩事了。

"啥？"老和尚听了这答案，木了大半天，那神情就好像突然撞上一道荤菜——晕菜！说时迟，那时快，小和尚见师父大人服了输，就拔腿直扑师父的茶室取下老和尚搁在案几上的大宝贝——一盒紫檀木茶叶罐，那厮惦记的是罐中那美名曰"明月"的茶叶。那玩意儿可不是寻常人家的普通货色，说出来，可是会让懂茶的内行人兴奋得热血沸腾，那茶叶，是当时天下的极品茶，是专为皇上秘制的贡品茶。据说，这种茶不但有助于解乏、解渴、解热、解酒、解毒、利大小便，而且还有四大神奇功能，那就是：强体、舒心、增食欲、提高智力水平。更关键的是，那茶味儿先苦后甜，回味无极限——滋味美妙，感觉爽极了。当初，老和尚为了让这小和尚早日成材，曾许下诺言："你小子要是有特殊好表现让我惊讶得说不出话来而晕了菜，我，就让你撮一小撮'明月'茶，让你嚯上几口爽一把。"这个小和尚终于如愿以偿，品尝到了常人做梦都不敢奢望的这种只有皇上和极少数人才能享受的养生茶。

这个有口福的小家伙，可不是一般的小人物，他乃被后人追捧为"茶圣"的陆羽——陆鸿渐先生。当然，以上叙述纯属笑谈。可是，当年陆羽将那"茶"字动手术，将中间的一横划给大刀阔斧地砍除，使"茶"字从此变成"茶"这一桩事，可是真真切切，史书也有确凿记载，说明"茶"这个字是有来历的。

一、茶之为饮与功效

回到神农尝百草这则传说，神农氏非常热衷于品尝野花野草的滋味，忽一日，遇上了大麻烦，因为对一种新见的草叶非常好奇，贪心与馋嘴一

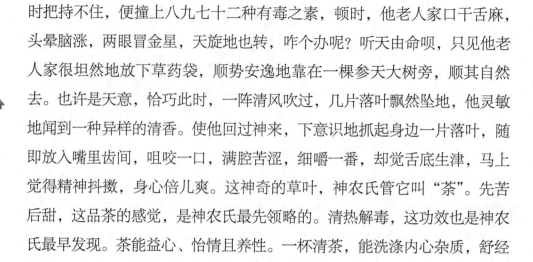

时把持不住，便撞上八九七十二种有毒之素，顿时，他老人家口干舌麻，头晕脑涨，两眼冒金星，天旋地也转，咋个办呢？听天由命呗，只见他老人家很坦然地放下草药袋，顺势安逸地靠在一棵参天大树旁，顺其自然去。也许是天意，恰巧此时，一阵清风吹过，几片落叶飘然坠地，他灵敏地闻到一种异样的清香。使他回过神来，下意识地抓起身边一片落叶，随即放入嘴里齿间，咀咬一口，满腔苦涩，细嚼一番，却觉舌底生津，马上觉得精神抖擞，身心倍儿爽。这神奇的草叶，神农氏管它叫"茶"。先苦后甜，这品茶的感觉，是神农氏最先领略的。清热解毒，这功效也是神农氏最早发现。茶能益心、怡情且养性。一杯清茶，能洗涤内心杂质，舒经络、调内气，使人在轻松愉悦之中，将自己的心境——正所谓仁者近茶。

茶能益智，茶安神又提神。三国时大名鼎鼎的神医华佗，曾深有体会地留言给后人："苦茶久食益意思。"这话的意思是：长期喝茶，那对思考能力的提高，是很有帮助的！的确，茶的养生保健怡神，能使人冷静思考；茶的提神，又能促进思维活跃。仁者近茶，智者亦近茶。茶还能益身体。正如以上所述，人们都知道，茶有5大解数：一解乏；二解渴；三解热；四解酒；五解毒。

说到茶，陆羽眉飞色舞，他曾在《茶经》这么透露道："茶之为用，味至寒，为饮，最宜精行俭德之人。若热渴、凝闷、脑疼、目涩、四肢烦、百节不舒，聊四五啜，与醍醐、甘露抗衡也。"这话的意思是，茶是一种性寒的饮品，助人内敛，适合修身养性，可要是你感到身体不适，比如燥热口干、胸闷头疼、四肢乏力或者周身气血不通，只需泡上一壶茶，沏上两三道，喝上四五口，就会立竿见影马上见效，那个感觉啊，怎一个妙字了得，世间顶级美酒绝佳甘露，都不见得能赶得上这茶汤的美妙。

唐代张又新在《煎茶水记》中记述，陆羽说："有人喜欢把葱、姜、枣、橘皮、茱萸、薄荷等物一股脑儿与茶混杂在一起煮得翻天覆地，接着，使器具在其中打圈圈狂搅一番，然后让茶汤自行平静，令清汤上浮，使茶水清澄，再去掉汤面的沫饽，这样折腾一番之后，这才持起袖口，恣意纵情地享用消受。"他认为：这种喝法貌似粗俗，妙处却实在得很，除了可以醒酒，还能刺激大脑，活跃思维。

在陆羽的生命中，有一个人物也许不算最重要，但却是最不容忽视的，这人就是浙江湖州妙喜寺的高僧皎然。当年，在陆羽最落魄的时候，正是他，朝陆羽伸出欢迎的双臂。由清人蘅塘退士编撰的《唐诗三百首》中，收有皎然先生的一首小诗，诗名是《寻陆鸿渐不遇》。

移家虽带郭，野径入桑麻。

近种篱边菊，秋来未著花。

扣门无犬吠，欲去问西家。

报道山中去，归来每日斜。

在这首小诗里，我们不难看出陆皎二人之间其淡如水、其深似海的君子之交。

话说陆羽客居妙喜寺的日子里，有一天，他与皎然二人前往寺院附近的林子中一山泉边，煮茶品茗赏菊花。那是仲秋时节一个晴爽的午后时分，秋风习习，泉水汩汩，树叶微黄，菊花正艳，一派好风光。在一片空地上，陆皎二人摆好茶具后，双双席地而坐，一边喝茶，一边赏景沐秋风，好不惬意。

喝到后头，茶汤渐淡，皎然突然觉得有些懊恼，因为他没多带些茶饼。这时，他却见陆羽仍喝得津津有味，皎然纳闷，这俗人，怎么连清汤白水也喝得有滋有味啊？他欠身引颈一瞧，这才发现了其中的奥妙，原来啊，陆羽那杯中泡着几朵菊花呐，嘉木有良心，良叶有好处，好花从来似佳茗，佳果之露堪比神仙饮——英雄莫问出处，地球上的好花好草好果子，样样皆可入茶谱进茶杯登录茶艺之道。比如菊花、玫瑰和桂花，还有人参、枸杞、胖大海，以及青豆、老姜和红枣，甚至桑叶、竹叶和柿叶，更有大麦、小麦、玉米须……解渴为饮品，生津乃佳饮。调气活血之饮，恰如修身保健茶；怡情养性之饮，宛如修心养生茶；赏心悦目之饮，犹如快活益寿茶。如下再谈花茶：

1. 玫瑰茶 世间最为浪漫的另类茶——在水晶般剔透的玻璃杯的呵护守卫之中，一汪清波之上，几瓣红艳艳的玫瑰花片儿，像是春心荡漾的多情种，在默默里顾盼着秋波暗送！玫瑰浓郁芳香，花色迷人，有洁白，有鲜黄，更有扰人心灵的紫红色。

玫瑰有灵性，既能理气活血，又具收敛之功，赏心悦目，是她的外表魅力；修身保健，是她的基本功力；修心养性，让品位抬升，也是她的拿手好戏——试一试吧。以怀梦的心情，去寻一些鲜香玫瑰花瓣，最好沾着露水，最好是从含苞待放的花儿上刚刚剥下，最好，就把她安放在水晶玻璃杯中（水晶杯显纯洁），然后，你一定要用最好的矿泉水，烧开，来温暖那可爱的红玫瑰，你要是尽心呵护她，她准能回报给你一汪极深极浓之情，用心呵护出的玫瑰茶，她会让你舒心、开心，而且醉心。

2. 桂花茶　桂花是大家闺秀，但她决不摆谱，八月桂花遍地开，当庶民百姓被三伏天的酷暑煎熬得叫苦连天的时候，清香怡人的桂花，就在农历八月间，撩开面纱，绽放起她那极具亲和力的甜美微笑。桂花香气宜人，拥有一身真功夫，既能镇静止痛，又能通气健胃。桂花为茶，提气养人，肠胃欠佳者，尤为适用。桂花的家族，佳丽辈出，个个姿色足以沉鱼落雁。金黄色的桂花叫作金桂，香蕉黄的桂花名为银桂，还有两位不可不提的丽人，她俩的芳名，分别叫作丹桂和月桂，其中的银桂姑娘，其香气最为高雅馥郁，因此也最适合投杯入水当茶饮。

桂花与茶叶窨制之后，也叫桂花茶，那是漓江边独秀峰下桂林城外的土特产。

3. 人参茶　一味滋补强身的保健茶，正儿八经的人参茶，是用人参鲜叶按照绿茶加工法经杀青、揉捻和烘干而烘制成的。随心所欲的人参茶，则是以人参根茎或其切片，任意冲沏而成的滋补饮品。

人参茶功力玄妙，抗疲劳，促镇静，滋阴壮阳。产妇喝了它，有利于顺利生产。老人喝了它，有利于延年益寿。小孩别喝它，喝了它会发育太快成熟太早。青壮年最好也别碰它，要是喝了它，就会精神亢奋，热血沸腾。

4. 枸杞子　比作是一位玲珑美女，红艳是她的绝色；小巧是她的妙身；甜蜜是她的魅力；滋润和体贴，那是她内在美德。枸杞子能提气补气、益肝肾，是一味经典的滋养补品，其性和气十足，能与多种植物共同入汤成佳饮。将她单独投放入杯，不但是一味绝佳饮品，也是一道靓丽风景——看白水清汤中点点红艳，有若含苞欲放的花蕾，早已不能自已！

5. 胖大海 外形酷似橄榄果，很可爱，当胖大海棕褐色的干果被投入水杯中时，很快，它就会因饱吸水分而变胖，体形骤然成倍增长，那胖乎乎的模样，有如一团温柔的海绵，其所富含的胖大海素，是黏膜炎的天敌，常喝胖大海茶，能治慢性咽喉炎。这种茶的饮用方法是：每回用上胖大海三四粒，以温水洗净，以开水冲泡，饮用时，最好加些冰糖佐味。

要是平时随便饮用，此茶便是保养咽喉的良饮，歌星或讲演师常饮最好，俗人或闲人但用无妨。

6. 老姜茶 家喻户晓，其制法是，取老姜15克，洗净切片后，伴随清水300毫升，同一锅煎煮，中途加入红糖20克，煮沸即可。

老姜茶可治风寒、祛寒气，雨淋之后，或者感冒之初，要是及时饮用老姜茶，捂在被窝里休息一两个小时，让全身出一把大汗，保准安然而无恙。

7. 红枣茶 此茶十分易得，每次用枣七八颗，破皮之后入茶杯，以沸水冲泡片刻，即成一道滋补养胃的家常保健饮品，不但物美价廉，更是身心皆受益——这是因为红枣不但富含糖类、有机酸和蛋白质，而且还饱含诸多维生素，比如维生素A、维生素B和维生素C，其性平和，能保养肠胃，其味甘甜，能取悦身心。

8. 青豆茶 要去浙江的杭州嘉定与湖州一带，才能本色品尝其好味。青豆茶的主料制法很特别：每年八、九月之间，摘取未熟之大豆荚，剥壳取其豆、搓洗去豆膜，然后和水入锅，加盐巴煮，不能煮老煮酥了，这是为了避免变色而走味。煮后的青豆要及时捞起，去卤汁，放在烘具上彻底烘干，这样，青豆茶的主料就此完成。

青豆茶的饮用方法很有趣，饮前先备好六样特殊佐料：细切成丝的兰花豆腐干，盐巴渍过的橘子皮，腌好的胡萝卜干，还有桂花瓣，炒熟的芝麻以及紫苏籽。

冲泡时，先将上述佐料与青豆一道，适量投入茶盅内，冲以沸水，热泡片刻，佳饮即成。一道味道鲜美、汤色斑斓的神仙水：绿色葱茏的是青豆；红颜迷人的是橘皮和胡萝卜；洁白如玉的是兰花豆腐干；褐色深沉的是紫苏籽；淡雅的米色是那芝麻的本色——真是秀色可餐，靓汤迷人。

9. 柿叶茶　山西特产，用新鲜柿子树叶加工而成，它富含维生素 C，对高血压有奇效，但便秘者最好要少服。

10. 竹叶茶　南方人的宠爱，制法是：取鲜竹叶 100 克左右，以泉水煎制，其味纯和清香，能清热利尿，能清凉解暑，是夏日解热佳饮。因为其中富含芦竹素、白芳素和其他三萜类物质，所以，竹叶茶又是美容佳饮。

11. 桑叶茶　又叫桑芽茶，以春天采摘的初萌桑叶芽，用做绿茶的方法烘制而成。桑叶茶滋味甘醇隽永，汤色嫩绿且明亮，饮时爽口，饮后留香，能治感冒咳嗽，以及头疼和发热——这是因为，它含有香豆素、氨基酸、生物碱，以及黄酮化合物。

12. 大麦茶　一种因韩流而风行的时尚茶饮，由大麦炒制，以沸水冲泡而成。滋味略带焦香，性温和养胃，饮时能助食欲，过后令人留恋。此茶起于推崇汉唐文化的韩国，却深受中国百姓的喜爱。

13. 小麦茶　又称玄米茶，同样源自酷爱美食的韩国邻居，它是由炒得喷喷香的小麦，与烘青茶坯拼和而成。品饮时，既有炒麦的焦香，又具绿茶的特殊清香，别有一番独特滋味。

小麦茶的拼配大有玄妙，每百克茶叶之中，只需加入 35 ~ 40 克炒麦即可，太少则缺香味，太多则无趣味。

14. 玉米须　甘平甜和，茶性十足，以其为茶饮，可降血糖，特别适用于糖尿病患者，在利尿消水肿方面，玉米须茶也能突显神奇功效。此茶制法特简单，取鲜玉米须 30 克左右，水煮即可。

15. 菊花茶　说了大半天，怎不见当初陆羽喝的菊花茶呢？菊花茶在哪儿呢？书上说：菊花茶宛若一素面朝天的淑女，她貌似清雅清高，内心里，满是一片温情——明目健胃，是她的温存内质；通气利尿，是她的热心表现。当你不慎患上感冒，别紧张，一杯热气腾腾的菊花茶，会以发汗的招数，让你在轻松的饮用过程中，愉快地斥退那个讨厌的病魔。方法非常简单：一杯热水中，只消泡入四五朵干菊花，这芬芳浓郁的菊花茶，回味甘醇，爽口舒心，浮躁的人儿要是尝到她的滋味，肯定会变得静心。

菊花茶的最佳用料，当数杭白菊和黄白菊。杭白菊，即杭州所产的菊花。黄白菊，乃是摘自黄山高坡上的白菊花。菊花茶还可以与枸杞子混饮，当然最好是单独清饮，那样的滋味，会让你忘记自我，就像当年陆羽在林中与皎然品茗时那样。

二、天柱养生保健茶单验方辑录

"舒州天柱茶，虽不峻拔遒劲，亦甚甘香芳美，良可重也。"（唐·杨华《膳夫经手录》）舒州潜山天柱茶甘香芳美，颇受时人看重，也引来诗人的赞美："天柱香芽露香发，烂研瑟瑟穿荻篾。"（唐·秦韬玉《采茶歌》）"偷嫌曼倩桃无味，捣觉嫦娥药不香。"（唐·薛能《谢刘相寄天柱茶》）"宣州鸭山茶，亦天柱之亚也。"（唐·杨华《膳夫经手录》）宣州鸭山（鸦山、丫山）茶与舒州天柱茶并列，唐时名重一时，远传京洛。

早在中唐，安徽茶不仅风行大江南北，而且流于塞外。建中二年（781年），常鲁出使吐蕃，吐蕃赞普取来茶叶若干，"此寿州者，此舒州者，此顾渚者，此蕲门者，此昌明者，此灉湖者。"（唐·李肇《国史补》卷下）唐代流入藏区的就有安徽寿州之霍山黄芽和舒州之潜山天柱茶。唐代，安徽不仅有名茶——歙州方茶、舒州天柱茶、寿州黄芽、宣州鸦山茶，更有名器——舒州风炉，名泉——庐州龙池岭水，因而造就了辉煌的安徽茶文化，产生了中国最早的茶艺表演大师——常伯熊。

以下着重介绍几种天柱养生保健茶。

1. 天柱降压降脂茶　适用于高血压、高血脂、肥胖症的保健应用。天柱山茶9克，山楂15克，决明子12克，荷叶15克等，煎汁代茶饮用，每日服用1剂。

实验表明，本茶有增强心肌的收缩力，增加心脏排血量，减慢心率的作用，可增大冠脉血流量，对急性心肌缺血有明显的保护作用。

2. 天柱强壮抗衰茶　天柱山茶6克，大枣15克，刺五加15克，三七 6 克等，煎汁代茶饮用，每日服用 1 剂。

实验表明，此茶含有大量维生素 C 和人体所需的营养成分，能防治贫血、营养不良及维生素缺乏症，能增强肌力，促进人体耐力及恢复体力、抗衰老的作用。

3. 天柱健脾养胃茶　天柱山茶 6 克，莲子 12 克，山药 12 克，茯苓 15 克，养胃果等，煎汁代茶饮用，每日服用 1 剂。

实验表明，本茶的生物碱具有抗自由基、延缓衰老的作用，并可使脂褐素（引起细胞损害的物质）下降。本品含糖类、蛋白质、脂肪，还有维生素 B_1、B_2、C、E 及胡萝卜素等丰富成分。据资料分析，还含谷甾酸、谷胱甘肽、生物碱及矿物质钾、钙、镁、铁、锌、硒等。

4. 天柱护肝养生茶　天柱山茶 9 克，赤小豆 30 克，大枣 12 克，三七 6 克，英雄草 15 克等，煎汁代茶饮用，每日服用 1 剂。上茶具有舒肝利胆、养血利湿之功效。

实验表明，本茶含糖类、蛋白质等物质丰富，还含有脂肪、粗纤维、维生素 B_1、维生素 B_2、烟酸、矿物质、钙、磷、铁等。

5. 天柱润肺养血茶　天柱山茶 9 克，白芝麻 15 克，胡桃仁 15 克，北杏仁 6 克等，煎汁代茶饮用，每日 1 剂。

据资料报道，芝麻有"维生素 E 宝库"之称，是脂溶性抗氧化剂，能改善血液循环，增强细胞活力，推迟细胞衰老，使人精力充沛，耐力持久。本茶含有白蛋白、多种球蛋白、氨基酸等，还含有木脂素类、糖类及维生素类、烟酸、卵磷脂、细胞色素 C、多种苷类、钙、磷、铁等。

6. 天柱滋补肝肾茶　天柱山茶 6 克，桑椹 30 克，甘枸杞子 15 克，大枣 3 枚，煎汁代茶饮，每日 1 剂。

本茶适用于头昏眼花、耳鸣、遗精、便秘等肝肾虚证。健康人经常食用能乌发明目，精力充沛。

7. 天柱清肺利咽茶　天柱山茶 6 克，橄榄 15 克，莱菔子 12 克，桑叶 12 克等，煎汁代茶饮，每日 1 剂。

本茶橄榄果实中含蛋白质、糖类、维生素、纤维素、鞣质、挥发油、香树脂醇及矿物质钙、钾、磷、铁、锌等，其中钙、钾的含量特别丰富。

实验表明，本茶具有清肺利咽、止咳等作用，对改善上呼吸道感染有一定疗效。

8.天柱合欢保健茶 天柱山茶6克，合欢花15克，大枣15克，柏子仁12克等，煎汁当茶饮，每日1剂。

本茶能解郁消忧，适用于中老年抑郁症表现脾虚肝郁者的调养。

9.天柱保健安神茶 天柱山茶6克，龙眼肉20克，酸枣仁30克，茯神20克，人参6克，甘草3克等，煎汁代茶饮，每日1剂。

本茶为天柱民间养生茶，适用于抑郁症、失眠、心悸乏力者饮用。

三、乾隆皇帝与茶

唐宋元明清，代代有绝色。神农识佳丽，陆羽编织美人谱。唐人嗜饼茶，宋人爱团茶，明太祖迎合老天爷口味下诏废旧俗，天下人从此回归自然迷上了叶儿茶。

这话题得倒过来，从中国最后一个王朝最有名的皇帝乾隆说起，这位君王不但精于书法诗作，而且还十分擅长茶艺。一生中，乾隆六次南下江南巡游，其中的头四次都特意君临杭州西湖的产茶区，去领略绿茶美味。

第一次南巡是在1751年，那是乾隆在位第十六年，那年，他首次抵达杭州，在天竺观茶区饮茶过后，又仔细地观察制茶过程，留下了一首《观采茶作歌》。诗中对炒茶的"火功"技艺有一番精到的描述："火前嫩，火后老，唯有骑火品最好。"

第二次南巡是6年之后的1757年，这一回他又到杭州来，还去看茶区，地点改作云栖一带，他饶有兴致地视察过之后，又写下一首同名诗作《观采茶作歌》，此诗当中他发现到了此地的茶叶行情，感悟道："雨前价贵雨后贱。"

第三次南巡，发生在5年之后的1762年，这一回，他来到龙井，品尝到了人间神仙饮——那以名泉龙井泉烹煎的龙井茶，彼时又留下了一首饮茶诗：《坐龙井上烹茶偶成》，诗中这位皇帝对龙井茶赞不绝口："何必凤团夸御茗，聊因雀舌润心莲。"这回，他将龙井册封为贡茶。

第四次南巡紧锣密鼓，1765 年，乾隆皇帝按捺不住对龙井的渴慕，再一次故地重游，又来到了三年前品龙井的老地方，再次用原汁原味的龙井泉，泡制那原味原香的龙井茶，兴奋之际，他即兴而做《再游龙井》，诗中畅谈饮后快感："斯真佳矣予无梦，天姥那希李谪仙。"意思是说：这一场快乐不是梦，老子快活堪比天仙和酒仙。

这一年，乾隆皇帝已经年届五十四，虽然已过知天命之年，但他对茶的痴迷依旧有增无减，大约又过了十几年之后，当乾隆游历到湖南洞庭湖，又被当地名茶"君山银针"所倾倒，再一次，他又用其皇上特权将那极品好茶以贡茶名义封之。

唐宋元明清，历代名茶总有此经历。比如，唐朝时期，记录在案的名茶大约有 50 余种（大部分是蒸青团饼茶，少量是散茶），其中的 1/3 就被皇帝纳为贡品茶。

第四节　茶文物与茶传播

我国是最早种茶、制茶、饮茶的国家，也是最早对茶进行研究并撰述著书的国家。茶之有专书，自唐朝开始。唐朝商业得到很大的发展，也是我国饮茶与制茶空前发展的时期，在此形势下陆羽的《茶经》诞生。唐朝李肇《国史补》中载有陆羽的事迹："竟陵僧有于水滨得婴儿者，育为弟子。稍长，自筮，得蹇之渐。繇曰，鸿渐于陆，其羽可用为仪。乃令姓陆，名羽，字鸿渐。羽有文学，多意思，耻一物不尽其妙，茶术尤著。"所言竟陵僧，即有名的智积禅师，是个茶迷。陆羽自幼就为智积煮茶，所以举凡与茶有关的事（如品种、煮法、贮藏、品尝等），绝早就在他的心灵中深深地生根，日月相积，陆羽也就成为茶文化的专家，在唐时期无人可及。

关于陆羽饮茶之妙，流传的故事很多。早在唐人的著作中就已经有记载，张又新《煎茶水记》（公元 825 年前后）载有陆羽辨水的事迹，曰："俄水至，陆以杓扬其水曰：江则江矣，非南零者，似临岸之水。使曰，某櫂舟深入，见者累百，敢虚绐乎。陆不言，既而倾诸盆。至半，陆遽止之。又以杓扬之曰：自此南零者矣。使大骇伏罪曰：某自南零赍至岸，舟荡覆半，惧其少，挹岸水增之。处士之鉴，神鉴也。"在《记异录》中还有智积禅师能辨陆羽手煮茶的故事。

陆羽相貌不扬，虽口吃，但善辩。自幼好学，虽放牛时亦不忘学习。他曾在湖北天门山邹夫子处读书。在安史之乱时，沿着汉水，渡过长江，来到浙江的苕溪（湖州）隐居。其后，还不断出外云游，到过江、浙、皖、赣各地茶区，增加了很多茶的知识。在唐德宗建中元年（公元780年），陆羽就在亲身实践、深入调查、博览群书的基础上，写成了中国第一部茶书——《茶经》。其书共分十篇，分别名为"一之源""二之具""三之造""四之器""五之煮""六之饮""七之事""八之出""九之略""十之图"，约七千字。所述的篇章，从篇名中可见茶文化内容广泛，可视为茶书的总目。其他单项茶书有《煎茶水记》《茶具图赞》《罗岕茶记》等。

陆羽由于对茶文化的贡献，在民间很早就受到人们的尊敬。据唐《国史补》："巩县陶者，多为瓷偶人，号陆鸿渐。买数十茶器，得一鸿渐。市人沽茗不利，辄灌注之。"可见，在唐时已有陆羽的偶像，再后来，就被奉为茶神了。陆羽在国外也很有影响。迄今，日本还用与"陆羽有关的名称"来命名新茶良种，以表彰他的功绩。

有关我国古代茶书，据1958年万国鼎的《茶书总目提要》的统计，至清末程雨亭的《整饬皖茶文牍》为止，共有97种。陈祖椝、朱自振编写的《中国茶叶历史资料选辑》中，将今日能查见的（包括辑引的残句、残本在内）茶书58种，全部收入，厥功甚伟。

一、养生茶的文物

有关茶的文物范围较广，与茶今日如此兴盛的发展的确相称。据史料载，在云南西双版纳的一株围可三米的野生大茶树，似可认为是与茶有关的极其珍贵的"活文物"。关于野生大茶树，据1940年8月日文刊物《茶》所载，曾在我国山东省发现一株粗为三人合抱、高达五丈有余的稀有树株，并附有照片。但是十分可惜的是，等到国内茶界前去调查的时候，竟被伐去了，不禁使人浩叹文物保存之难。在遗址方面，以陆羽井最为知名。据云，当年陆羽发现虎丘的地脉很好，便在那里挖了一口泉井，这就是陆羽井，又名观音泉。井口有一丈多见方，四旁镶以石壁，下连石底，泉水终年不断，清冽洁莹，甘甜爽口。元人顾瑛曾写诗赞陆羽井，有"雪霁春泉碧，苔侵石甃青"之句。其他经陆羽评定次序的泉水，将于下文中谈及。

在茶的文物中，现代保存最多的一类是茶具。1957年，在陕西西安出土了一批鎏金银茶托，上面刻有"左策使宅茶库"。可见，当时贵族之家还专设有茶库，收贮茶具、茶叶等。在新疆吐鲁番地区的唐代墓葬中，曾出土过一幅对棋图，上面画着一个侍女手捧茶托端着茶。《中国古代史常识·专题部分》附有一幅宋代的《煮茶图》，上列各种茶具，使人一目了然（见图1）。在唐、宋的出土墓葬壁画中，也每每可见饮茶的图像。因系贵族的生活写照，故茶盏多系垫有较高之茶托。饮茶所用之盏（即今之盌、杯之类，但较浅，敞口）各地出土文物中极多，而且不同地区的茶盏各有特色。唐代陆羽曾评以甲乙，认为"越州上，鼎州次，婺州次，岳州次，寿州、洪州次。或者以邢州处越州上，殊为不然"，认为南北朝时的越窑青釉刻花茶壶，极罕见。

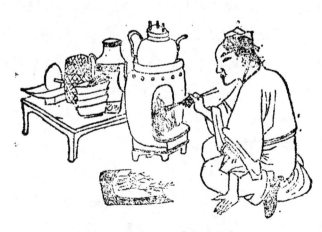

图1 宋代绘画《煮茶图》

其他有关茶的文物还很多，例如：各种不同版本的茶书；碑刻及其拓片，如唐碑中的不空和尚碑、怀晖碑与圭峰慧禅师碑等，均有茶字（后两碑已不作"茶"了）；古玺与汉印中的茶字；前人绘画及沱茶的书件（如尺牍、诗笺之类）；前代茶政或茶交易的文件等。各类茶的文物，亟需研究挖掘加以发现、整理、保存，这些茶文化中的文物都是中华民族的宝贵财富和骄傲。

生、长、壮、老、死是人类生命的自然规律。健康与长寿自古以来就是人类普遍的美好愿望。一提到"长生不老"，在人们的脑海里往往很容易联想神仙之类神秘的文化。其实，长生并非不死，只是延长生命的长度，也就是传统所谓的"延年益寿"。不老也类似于今日的"抗老防衰"，不过是保持健康，防止老年病的产生，力求永葆青春，使生命更具活力。所以，我们今日来看长生不老，不能把它绝对化来论述，它的实质，类似古人所谓"既寿且康"，拿现代语言来说，也就是"长寿健康"之意。长寿，当然也有尽时，那就是中医学所言的人类的"天年"，健康与青春的终极则转变为衰老。所以，如要认识"寿"的真谛，必须先从老与天年讲起。

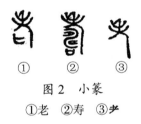

图 2 小篆
①老 ②寿 ③𠃓

我国的古代文字，有甲骨文、大篆、小篆等。其中，秦始皇"书同文"的小篆，是我国文字学史上的一次大统一。老与寿的小篆如图 2 之①与②。从文字学上说，老与寿同属"𠃓"部，篆文上都有图 2 之③形。当然，这在后来的楷书上就看不出来了，今日的简化字就相距更远了。𠃓形：下面从人，𠆢为侧面观的人形；上面从毛字，𠀉为头发蓬松的象形。显然，𠃓形是很形象的一位头发又长又白，体态伛偻、龙钟，并且伸手扶物（大半是杖）的老年人。寿字的𠃓形以下部分，是声符，即与畴字同音。至于它的意义，则是同老而更"久"的意思（见东汉许慎所撰《说文解字》）。

寿的期限，也就是"天年"，即人类自然生命的期限。在我国传统的医学典籍《黄帝内经》中就明确指出："而尽终其天年，度百岁乃去。"此外，在《尚书·洪范》中又认为"以百二十岁为寿"。可见，人寿与天年约在 100 ～ 120 岁之间，这个数据，是很正确的。它与近代的大量长寿人口调查、科学界盛传的动物"寿命系数"（Buffon 系数）以及从细胞分裂次数的推算，都比较接近。

二、养生与茶寿

在养生茶文化中有关于人类寿命"米寿"与"茶寿"之说，这是对长寿人的美称。人能活到 88 岁，则称"米寿"；如能活到 108 岁，则更晋级而称为"茶寿"了。这与我国的"八十曰耋""九十曰耄""百岁谓之期颐"等相类似。据称，在日本凡达米寿、茶寿者，亲友还要举行庆典。1982 年 3 月，赵朴初先生到日本京都清水寺访问 108 岁老人大西良庆长老，正逢茶寿之喜，即以茶祝寿，长老送赵木制茶盘一个，上刻长老手书"一"字及"吃茶去"三字印章。赵赋汉俳五首，中有"山茶地红，三年不见见犹龙，华藏喜重逢"等句。众所知，日本的文字最早是从我国传过去的，所谓米寿与茶寿，还得用中国字的"拆字"法来加以解释才行。米字，上下各有两点，分别当作八字看，中间夹进一个十字，所以自上而下连起来读就变 88 了。茶字，上面是草头，原是两个十字，现简化作艹，就是二十的意思，中间的人字，一撇一撩，也可拆作八字看；下面的木字，自然就是十八了；把以上数字加起来，20 加 88 正好是 108。因而米寿与茶寿的米、茶两字，不但是上述的拆字之巧，而且提示米与茶是人类健康长寿所需之物，巧再加上妙，才能深入人心，传之久远。据曾尔亢等人《湖北地区 129 例 90 岁以上长寿老人调查报告》显示，这些长寿老人大多以米作为主食。由于饮茶具有养生抗老、防治疾病的作用。因此，养生茶可以长寿的观点，已越来越被世界人民所认识，所以，米寿与茶寿的提出并形成传统文化，并非偶然。人，能达到米寿，已经可算长寿，如健康至茶寿，则达到尽享天年的福寿。

养生与茶寿似乎对饮茶之所以能长寿的科学道理加以说明，其中，牵涉到的问题与素材非常丰富，难以在文中逐一谈及。所以，这里先"蜻蜓点水"似地谈一两个问题，略作管中之窥吧。

我们是唯物论者，当然认为茶叶之所以能使人健康长寿是由于它所含的有效成分利于人体健康。科学分析茶叶中含有种类繁多的化学成分，有机物与无机物都有。其中，有些成分是人体所必需的，一旦人体缺少了这些成分就会显示出病态，形成缺乏症；另一些成分虽并非人体生理所必需，但可以借助它来防治某种疾病。我们可以把人体所必需的成分称为营养成分，而把后者称为药效成分。茶叶含有"三大物质"的比重很可观：蛋白质约15%~30%，碳水化合物约30%，类脂物质约2%~3%。此外，还有许多维生素（水溶性、脂溶性）、矿物质与微量元素等，均为维持生命所必需的元素。

另外，关于茶叶之防治疾病，据资料报道，法国著名老年病学者A. Cazalis提出："人的寿命取决于其血管的寿命。"的确，因血管（主要是心与脑）病变而致病的人占的比重很大。而茶以及它的药效成分茶色素、茶多酚等，对血管有增强韧性与抵抗力、促进纤维蛋白原溶解、抑制动脉粥样硬化、抗凝、降压等功能，所以常饮茶可以减轻心脑血管病变对人体的危害。

三、养生茶的对外交流

自古以来，我国不但出口茶叶，而且也向世界各国传播茶籽和种茶、制茶的技术。所以，常青的茶树，既可以看作是我国对世界文明的一大贡献，又可看作是我国与各国人民友好往来的友谊纽带。茶的外传与交流，可以从茶的语音来加以分析。茶的语音主要有两大类：一为四川称茶的"槚"音，即Cha或Ja；一为茶的古音，厦门话Te。前一类传播的时期较早，可能在中国输往西域的货物中就有茶；后一类外传则是在十六、十七世纪时期，经厦门、广州而由海路传播出去。

据云汉武帝时，曾渡海攻占朝鲜的乐浪、真番、临屯等地，汉文化这才大量传入朝鲜。当时，朝鲜王朝人士中已经有饮茶的嗜好了。公元828年（朝历兴德3年），朝鲜使者金大廉由中国带回茶籽，种子就播于智异山下的华岩寺周围，以后才逐渐散布开来。

隋唐时期，我国茶叶就传到一衣带水的友好邻邦——日本。据称圣武天皇元年（729年），在禁廷召僧侣讲经四天，天皇并赐茶给众僧，皆以为荣。公元805年，日僧最澄法师到浙江天台山国清寺留学，后把茶籽带回日本，在近江的台麓山地区种植，以后逐渐传到其他地区。传茶有功的日本僧人，还有空海、圣一国师、荣西、南浦昭明、明惠等人。此后，日本人民兴起饮茶的习惯，并形成了一整套具有理论、方法的"茶道"。

晋时张载的诗句"芳茶冠六清，溢味播九区"，随着中外文化广泛交流，我国茶叶与茶籽陆续传入世界各国。例如：1684年传入印度尼西亚，1839年传入斯里兰卡，1914年传入马来西亚。就是当今居世界产茶首位的印度，也是1780年由我国传去的。17世纪初，茶叶传到欧洲。所到之处备受称赞，很快就形成养生茶的社会风尚。从茶文化扩大到全世界而言，已知种茶的国家与地区如下：

亚洲：中国、印度、斯里兰卡、日本、土耳其、印度尼西亚、孟加拉国、伊朗、马来西亚、缅甸、老挝、泰国、越南、尼泊尔、韩国、柬埔寨、菲律宾。

非洲：肯尼亚、马拉维、乌干达、坦桑尼亚、莫桑比克、毛里求斯、津巴布韦、刚果、扎伊尔、卢旺达、喀麦隆、布隆迪、南非、埃塞俄比亚、马里、几内亚、留尼汪、摩洛哥、亚速尔群岛、塞舌尔群岛。

美洲：阿根廷、巴西、秘鲁、玻利维亚、哥伦比亚、危地马拉、厄瓜多尔、巴拉圭、圭亚那、牙买加、墨西哥、美国。

大洋洲：巴布亚新几内亚、斐济、澳大利亚。

欧洲：前苏联各地。

四、茶与水的鉴赏

在古代的著名文人中，有不少是嗜茶成癖的。所谓成癖，就是爱好之深以致入迷的意思，每一天的生活中也少不了茶。实践出真知，既然有了这么多的实践知识，又嗜之如命，爱之弥深，必然对它有深切的体会，是一般人所难以理解的。因而，自古相传不少验水与验茶的故事，听来似乎神乎其神。当然，在文人笔下有些夸张是难免的，但是，要彻底推翻可也没有根据。

上文曾引陆羽辨别南零水的故事，这里再引王安石的验水为辅。据称，王荆公素有痰火之疾，必得瞿塘中峡水烹阳羡茶方得小安。有一年，苏东坡因罪谪黄州。王荆公知苏东坡要返里（家在四川眉山），就托他舟过三峡时汲一瓮水送来。尽管荆公再三嘱咐，哪知东坡下三峡时被那奇丽的景色迷住了，直至下峡时才记起此事。因为水流湍急，难以回溯，只得汲一瓮下峡水冒充，心想这水还有不同么？送水到王府，荆公大喜，即命用水烹茶。可一待细品，感到茶味有异，当即指出并非中峡水。东坡大惊，问何以知之。荆公从容说："上峡水性急，下峡水性缓，惟中峡水性缓急得其适中。以三峡水烹阳羡茶，上峡味浓，下峡味淡，中峡恰好。此水味淡，必是下峡水。"东坡闻之，点头愧服。

宋朝，还有一位大文人又是大书法家，名叫蔡襄，字君谟，是个验茶的好手。据《茶事拾遗》记载，有一次君谟进京都，访王禹玉。禹玉知君谟饮茶甚精，遂命子弟烹极品茶待客。君谟捧杯在手略闻其香，还没口尝呢，就说："此茶极似能仁（今福建建瓯之能仁院）石岩白，公何从得之？"禹玉当然不相信，叫子弟取茶包来检验，果然如此，乃大叹服。又据《墨客挥犀》记载，某日，蔡叶丞邀请君谟共啜小团茶。未几，又来了一位客人，一起添杯再饮。君谟细品了以后说："非独小团，必有大团杂之。"丞呼侍童来问，便道："本碾造二人茶，继有一客至，造不及，乃以大团茶兼之。"

所谓验茶，除了茶叶本身的因素外，烹茶技术的好坏与特性也是能验出来的。茶神陆羽，自幼为他的师父智积法师烹茶，被赞为绝味。智积非陆羽烹的茶不饮。后来，陆羽出游四方，他就不再饮茶了。有一次，代宗皇帝请他进宫，命宫中茶师烹制御茶以呈，可是智积啜了一口就放下了。皇帝问知其故后，遂密召陆羽进宫烹茶。智积品尝一下后，眉开眼笑，一饮而尽。饮后，高兴地对皇帝说："这真像陆羽烹的茶呵。"代宗这才真正服了，叫出陆羽，彼此大笑。

第五节　养生茶的药用与传承

一、最初的茶文化

茶能解毒不仅经过历代医药界的证实，而且茶的养生保健功效也用之广泛。茶既最先发现可以解毒，当然视为养生保健防病的珍品。在周朝极重视岁时祭祀，就作为祭品。《周礼·地官》记载掌茶和聚茶，以供丧事之用。由此可知，早在三千年前，茶叶就扩大用途而为祭品与聚茶饮品保健。

茶作为祭品，历代沿用至今。南齐武帝萧颐永和十一年即公元493年遗诏："我灵座上慎勿以牲为祭，但设饼果、茶饮、干饭、酒脯而已。"新中国成立前，在华夏民间各地祭奠宗祖都是敬奉茶饮和干饭。辞书《尔雅》就提出茶为一种有用的植物。经过劳动人民不断地加深印象和概念，到了西晋郭璞总结，而描写茶树的特性特征后，茶叶生产就步步向前发展。到了西汉，茶叶就成为主要商品之一。时至今日，茶为世界大多数人们所需要，作为优良的三大保健饮料之一。

春秋时期（公元前722至491年）茶的应用有所发展。《晏子春秋·杂下》说："晏子相（公元前514年左右）齐景公（公元前547至489年），食脱粟之食，炙三弋，五卵苔菜耳矣。（注：三弋谓三禽。卵即鸡卵，又作卯，与茆通，《周礼》有茆菹之称。苔菜《云谷杂记》引此作茗菜。魏王《花木志》：老叶谓之荈，嫩叶谓之茗。）对公元前547至公元前514年这段的记载，可以说明公元前6世纪初，茶叶既是祭品，又是蔬菜，把茶叫作茗菜或苦菜。茶有苦味，既做饭茶，叫作苦菜是可以理解的。时至今日，还有一小部分劳动人民仍为菜食。如缅甸和湘西的少数民族仍泡茶为茶食，我国边区少数民族，不仅代替蔬菜，而且与粮食同等看待。吃茶的风俗延续至二千多年后的今天，还有吃茶的习惯。湖南洞庭湖一带，吃茶风俗尤为盛行，姜盐茶、芝麻豆子茶，把茶叶一起吃下去。湘西少数民族至今还流行吃芝麻糯茶、擂茶等，吃茶已成为少数民族的养生文化生活风味。

在历史上国内外都有些片面地曲解，说"苦荼"不是指茶，就引起争论。甚至否认茶的起源时期，贬低我国茶叶生产悠久的光荣历史。晋杜毓《荈赋》是茶在文学上突出表现，此后茶业诗文，像山泉一样，川流不息，历数代而不衰。有的借茶表露统治思想；有的借茶表现情绪，有的舞文弄墨造舆论。试看历史君臣政客和大小官僚以及文人学士很多与茶结了不解之缘。

新中国成立后，茶成为我国主要出口物资之一，增进了我国人民和世界人民的友谊，而不是休闲阶层的消遣品了，茶的养生文化的传播遍及海内外。

二、养生茶的药用起源

相传，早在神农时期，劳动人民发现野生茶树，就露出茶为劳动人民治病的萌芽。经过历代劳动人民不断地、反复地实践、认识，总结提高，经科学研究，茶的养生保健功效，是茶中有三百多种的化学成分，确为治病良药之一，以及是健康饮品。

据历代史书的记载，加以分析研究，茶中功效的发展大概可分为以下四个时期：

春秋时期，最早作为祭品；秦汉时期，逐渐演变为饭茶；隋唐时期，发展为药用；唐宋时期，最后作为普通饮料，为人家一日不可无。

论述茶叶药用起源，应从神农时期说起。但历史资料，神农时期以后，演变为祭品和饭茶，没有提及药用。到了《神农本草经》的出现，就转变为以药用为主。

《神农本草经》记载："神农尝百草以疗疾，日遇七十二毒，得茶而解之。"神农时期远在公元前二、三千年，当时尚无文字。历代传说相承，到了战国时期，诸子百家著书立说，形成类似总结性的记录。历代流传茶文化的故事，凭其所好，集约写成专书，《神农本草》是其中之一，是百家著作。《神农本草》是流传很久的故事，应解释为：在神农时期的一百多年，劳动群众尝草药疗疾，发现有毒性的草药共有七十二种。后来发现茶树的叶子可解这七十二种有毒草药。这样分析靠近现实。现今有毒的草药何止72种。茶中已知的化学成分有三百多种，能解72种有毒的草药，也有可能。这样解释就符合实际情况。西汉刘安《淮南子》也提及这个故事，在文字上只是七十与七十二之差。因此代代一脉相承，都相信有这回事，都认为茶树是神农所发现的，有治病的功效。

饮茶开始时期亦有争论。清刘献廷《广阳杂记》根据《汉书·赵飞燕别传》记载：汉成帝刘骜崩后，皇后梦成帝赐坐，命进茶，左右奏帝曰：侍者帝不谨，不合啜此茶。认为西汉已饮茶，非始于三国也。与王褒汉宣帝刘询神爵年《僮约》写道"武阳买茶"有联系。王褒是士大夫阶级，不是普通百姓，就是民间饮茶，也限于少数地区，未普及全国。《南窗记谈》的作者，根据《吴志·韦曜传》，记载孙皓以茶荈当酒密赐韦曜，认为三国时已知饮茶了。但那时仅是官廷中的高贵饮料，也不是民间普通饮料。东魏杨衒之《洛阳伽蓝记》（孝静帝元善见武定五年即公元547年成书）三说："饮茶始于梁武帝萧衍天监中。"与根据魏张揖的《广雅》制茶饮茶的记载，认为魏时开始饮茶，相距不远。六朝佛教盛行，寺庙争相栽茶，僧人普遍饮茶，是作为一般药物，兴奋神经，以利坐禅却睡，未为民间普通作为饮料。

到了唐朝"茶为人家一日不可无"。当然必须经过隋朝的推广普及和宣传茶叶的良好效用，家喻户晓，饮茶风盛一时。因此，从隋朝开始为民间普遍饮料，是较合理的。这样分期是指饮茶主要功用和普及广大群众而言，其实各个时期因地区不同和茶叶生产发展不同，互相交错，不能机械性的划分。

三、养生茶的药用发展

历代养生家、医药家都凭本人以茶治病养生的经验，总结著述在《本草》或医药书上。魏国时期，吴普《本草经》；唐代，李绩、苏恭《新编本草》，陈藏器《本草拾遗》；宋代，陈承《重广普注神农本草》；元代，王好古《汤液本草》，吴瑞《日用本草》；明代，汪机《石山医案》，张时彻《摄生众妙方》，陈时贤《经验良方》，李时珍《本草纲目》，缪希雍《神农本草经疏》，李中梓《本草通元》；清代，汪昂《本草备要》，张璐《本草逢元》，黄宫绣《本草求真》，孙星衍、孙冯翼同辑《神农本草经》；近代，丁福保《食物新本草》，谢观《医药大辞典》等都著有茶能治多种疾病及养生保健功效。

历代茶药书籍很多，摘其有代表性略述之。李时珍集诸药之说，在《本草纲目》概括为"茶，味苦甘，微寒，无毒，主治瘘疮、利小便，去痰热，止渴，令人少眠，有力悦志，下气消食"。李时珍又以辨证观点，首先指出"茶性，茶苦而寒，阴中之阴，沉也降也，最能降火"，然后指出"火有虚实，若少壮胃健之人，心肺脾胃之火多盛，故与茶相宜，若虚寒及血弱之人，饮之既久，则脾胃恶寒，元气暗损"。从而再以亲身体验，分析饮茶作用说"时珍早年气盛，每饮新茗，必至数碗，轻发汗而肌骨清，颇觉痛快；中年胃气稍损，饮之即觉为害，脘痞呕恶，即腹冷泄泻。故备述诸说，以警同好"。综上所述，结合临床实际来看，老年人常见的高血压、中风、失眠等病症多为真阴亏虚、虚火内烘所致。即便是慢性支气管炎、冠心病等属阴虚内热的也为数不少。既然老年人的体质偏于阴虚内热，而茶叶为清热之品，服之因人而宜。保健养生茶对老年人而言，素来有规律适量饮之，不少虚热病症，就会消失于品茗谈笑之中，对于纠正老年阴亏阳亢的体质，却病延年起到一定的作用。此说与李时珍说法不同，李时珍说，茶能降火也能升火；他壮年大量饮茶，身体很好，老年饮茶身体不好，似说老年人不宜饮茶或少饮茶，两说都不全面。老年人有胃气盛的也有胃弱的，老年人都宜饮茶或老年人都不宜饮茶，不可一概而论。

清朝赵学敏《本草纲目拾遗》说：口烂茶树根煎汤代茶，立效。泡过的烂茶叶干燥，治无名肿毒、犬咬及火烧成疮。经霜老茶叶治羊痫风；雨前茶产杭之龙井最佳，清咽喉、明目、补元气、益心神，通七窍；普洱茶味苦性刻，解油腻、牛羊毒，虚人禁用。清朝赵羽《檐曙杂志记》说：茶能降低胆固醇，保持体内酸碱度平衡，净化血液，促进新陈代谢。合理饮茶，对心血管系统的疾病患者，大有裨益。

古时也有人反对饮茶，如唐代綦母熙所著《饮茶》序中提到饮茶"释滞消壅，一日之利，暂佳；瘠气侵精，终身之害，斯大。获益则功归茶力，贻患则不谓茶灾，岂非福近易知，害远难见"。古人对饮茶的利弊都是依其感觉或传闻，并无科学依据。在现代高新科学的发展，科学检验和新的分析手段的运用，我们借鉴其研究结果，分析饮茶利弊原因，进一步探讨饮茶与健康关系，合理饮茶，更好地发挥茶的防病养生功效。

历代记载茶的保健功效，如益思少睡、清热降火、解毒止渴、兴奋解倦、消食除毒、去痰治痢、利尿明目、增加营养等，为人们日常主要健康饮料之一。经常饮茶可以治疗一般轻微疾病，我国历代医书都有记录。研究茶叶药用的起源，探讨茶叶治病养生的机理，都必须运用历代前人的经验论述，便于溯本求源，向前深入，古为今用。如以引用历史资料因陋就简，势必定走弯路，未跳出前人所言范围，不能发现前人所未发现的问题，只知其然而不知其所以然。时至今日，保健养生茶的应用，茶的科学研究正走向科学论证的新发展，既知其然，也必知其所以然。先有前人知其然，便于后人知其所以然。有人误认历史资料不是奇谈怪论，就是神话，如以已发现茶中的化学成分来说，都可以求其所以然。历史资料有的可嫌夸大，不可攻其虚玄。如唐朝卢同的《茶歌》所说，饮第七碗茶能飕飕然起飞，是不无道理。茶叶含氟量高能消身骨，饮茶消化脂肪减肥，二者都可轻身，故身轻走路就快，神清气爽怡神"飕飕然"也。

四、历代茶药保健验方简介

古时除专用茶叶治疗某些疾病外，茶与其他中草药配合验方治病也不少。由于其中有多量茶叶故称保健养生茶剂。民间流传的中草药配合验方，一般都是广大群众在与疾病作斗争的实践中总结出来的宝贵经验，对治病保健有一定的疗效。据李时珍《本草纲目》和历史有关的记录，搜集有关茶药配制验方，以作为研究茶药养生的参考。

魏张揖的《广雅》说："饼茶捣末置瓷器中，以汤浇覆之。用葱姜橘子毛之，其饮醒酒，令人不眠。"

陆羽在《茶经》中引《枕中方》说："疗积年瘘，苦茶蜈蚣，并炙令香熟，等分捣筛，煮甘草汤洗，以末敷之。"又引《孺子而 子方》说："疗小儿无故惊厥，以苦茶葱须煮服之。"

孟诜在《食疗本草》中说："茶治热毒下痢，腰痛难转。煎茶五合，投醋二合，炖服之，赤白痢下。以好茶一斤，炙捣末，浓煎一、二盏服。久患痢者亦宜服之。"孟诜是武则天垂拱初（公元 685 年）累迁凤阁舍人，中宗李显神龙初（公元 705 年）致仕归阳之山，《食疗本草》成业于武则天长安四年（公元 704 年）。唐兵部尚书李绛传唐薛弘庆文宗李昂大和（公元 827 年至 831 年）的《兵部手集方》说："久年心痛五年十年者，煎湖茶以头醋和匀，服之良。"唐郭稽中的《妇人方》说："产后便秘，以葱涎调蚵茶末为丸，服之自能。不可用大黄利药，利者百无一生。"

宋元时期：

宋太祖赵匡胤乾德二年（公元 964 年）正月乙己日，赐东城役兵姜茶治痢疾。宋英宗赵曙诒平中（公元 1064—1067 年）御太医令孙用和的《传家秘宝方》："治头风，满头作痛，川芎七钱，明天麻、雨前茶各一钱，酒一碗，煎六分，渣再用酒一碗，煎四、五分，晚服过夜即愈。"

申甫等十二人于徽宗赵佶政和七年（公元 1117 年）编《济总录》说："霍乱烦闷，茶末一钱，煎水，调干姜末一钱，服之即安。"

陈师文等奉高宗赵构敕于绍兴二十一年，即公元 1151 年订定《太平惠民和济方》说："川芎茶调散，治诸风上攻，头目昏重，止偏头痛。"又说："治小便不通，脐下满闷，用海金沙 60 克和茶叶 30 克研末，用生姜、甘草汤调下，频服。

朱端章于孝宗赵慎淳熙十一年，即公元 1184 年订立《卫生家宝方》，传孙用和配方附治杨梅疮，雄黄、雨前茶、生芝麻各四两，共为细末。黄末磨细，粉糊为丸桐子大，每早白汤下三钱。又用泡过茶叶，晒干为末，五倍子各等分、鸡子清调敷治豆毒。

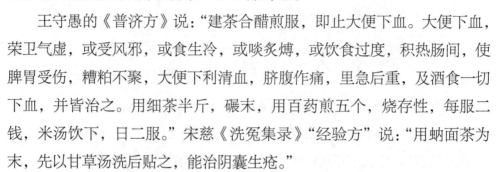

杨士瀛于理宗赵昀景定五年，即公元1264年写《仁斋直指方论》附遗方说："姜茶治痢，姜助阳，茶助阴。又能消暑解酒食毒。且一寒一热，调平阴阳，不论赤白冷热，用之皆良。生姜切细，与真茶等分，新水浓煎服之。"苏东坡以此治文潞公有效。又说："用蚵茶，赤痢以蜜水煎服，白痢以连皮自然姜汁同水煎服，二、三服即愈。"

王守愚的《普济方》说："建茶合醋煎服，即止大便下血。大便下血，荣卫气虚，或受风邪，或食生冷，或啖炙煿，或饮食过度，积热肠间，使脾胃受伤，糟粕不聚，大便下利清血，脐腹作痛，里急后重，及酒食一切下血，并皆治之。用细茶半斤，碾末，用百药煎五个，烧存性，每服二钱，米汤饮下，日二服。"宋慈《洗冤集录》"经验方"说："用蚵面茶为末，先以甘草汤洗后贴之，能治阴囊生疮。"

寺僧净业用福建南安盛产名茶"石亭绿"配合中草药制成莲花峰茶丸。莲花峰是九日山的主峰，产"石亭茶"。据说丰州九日山远在梁武帝时是中外通商的重要港口之一，通商贸易以茶叶为主要出口物资。莲花峰茶丸治急性胃肠炎、消化不良、胃脘胀痛、腹痛腹泻，用茶叶三钱，水一杯先煮开，加酱油半茶杯（约30ml）再煮开，炖服，每月二至三次。

元时期，孙允贤于英宗硕德八剌，至治元年即公元1321年写《医方集成》说："用上春茶末调成膏，置瓦盏内覆转，以巴豆四十粒，作二次烧烟熏之，晒干乳细，每服一字，别入好茶末，食后煎服，治气虚头痛立效。"元沙图穆苏于泰定帝也孙铁木儿，泰定三年即（公元1326年）订立《瑞竹堂经验方》说："啖咳喉口如锯，不能睡卧，好茶末一两，白僵蚕一两为末，放碗内，倾沸汤一小盏，用盏盖定，临卧温服。又米白糖一斤，猪板油四两，雨前茶二两，水四碗。先将茶煎至两碗半，再将板油去膜切碎，连苦茶、米糖同下，熬化听用。白滚汤冲数匙服之，消痰止渴。"元吴瑞写于1367年的《日用本草》说，茶同芎劳、葱白煎饮，止头痛。

明清时期：

明时期，喻嘉言于世宗朱厚熜嘉靖四十五年，即公元1566年写《医方集论》说："人肚（腹）胀，不思饮食，用五虎汤治之。核桃、川芎、紫苏、雨前茶，以上药先煎好，好时加老姜、砂糖在汤内，即服。"

陈仕贤 1566 年写的《经验良方》说："喘嗽齁齁（鼻急声），不拘大人小孩，用糯米泔少许，磨茶子滴入鼻中，令吸入口服之，口吹竹筒，少顷涎出如线，不过二、三次绝根，屡验。"

李时珍《本草纲目》说：茶作饮加茱萸、葱姜，破热气、除瘴气、利大小肠、清头目。治中风昏愦、多睡不醒。治伤暑。合醋治泻痢甚效。炒、煎饮治热毒赤白痢。同芎藭、葱白煎饮止头痛。浓煎吐风热痰涎。

《本草纲目》又说：治气虚头痛用上春茶末调成膏，置瓦盏内，覆转，以巴豆四十粒作二次烧烟熏之，晒干乳细，每服一字，别入好茶末，食后煎服，立效。

李时珍在《本草纲目》引宋《胜今方》说："治蠼螋尿疮，速用草茶或蜡茶具可，以生油润敷，药至痛乃止。"

引《简便方》说："芽茶白矾等分，碾末冷水调下，解诸中毒。"

引《经验良方》说："用蜡茶二钱，汤点七分，入麻油一蚬壳和服，须臾腹痛大下即止。一少年用之有效。一方：蜡茶末，以白梅肉和丸。赤痢甘草汤下，白痢乌梅汤下。又一方，建茶合醋煎服、即止大便下血。"

引《圣惠方》说："上气喘急，时有咳嗽，茶子、百合等分为末，蜜丸梧子大，每服七丸，新汲水下。"

引《鲍氏方》说："月水不通，茶清一瓶，入砂糖稍许，露一夜服，虽三个月胎亦通。"又引《摘玄方》说："风痰颠疾，茶芽、栀子各一两煎浓汁一碗服，良久探吐。"

李中梓（士才）《本草通玄》说："茶同姜治痢。"（李中梓于公元 1637 年写《本草通玄》，初见于 1667 年三余堂刊《士才三书本》，因避康熙讳，改为《本草通元》）

清时期，钱守和于高宗弘历乾隆六十年，即公元 1795 年写《慈惠小编》说："产后便秘，用松萝茶叶三钱，米白糖半钟，先煎开入水碗半，用茶叶煎至一碗服之，即通，神效。"又说："治五色痢，陈年年糕、陈雨前茶、冰糖、茉莉花共煎汤一碗，服之立愈。"

许克昌、毕法于宣宗旻宁道光十一年，即公元 1831 年合写的《外科治症全书》中说："治下疳，雨前茶、麻黄各一钱五分，用连皮纸方寸许，用铝粉钱半，擦于纸上，铺前二药，卷成筒子，火灼存性，研细加冰片各一分，研匀用之。"

鲍相璈于宣宗旻宁道光二十六年，即公元 1846 年写的《验方新编》中说："治尿不通，茶清一瓶，入砂糖少许，露一夜服，虽三个月，尿亦通，不可轻视。"

韦进德于文宗奕詝咸丰八年，即公元 1858 年写的《医药指南》中说："治肩背筋肉痛，槐子、核桃肉、细茶叶、芝麻各五钱，入磁罐内，二碗熬一半，热服神效。"

周复生于 1946 年写的《医药指南》中说："治外邪，在表无汗而喘者，麻黄、杏仁（去皮尖）各三钱，石膏五钱，甘草一钱，细茶一撮，谓之五虎汤。有痰加陈皮、生姜、葱水煎热服。加桑白皮一钱尤效。又方，用川贝母、茶叶各一钱，米糖三钱，共为末，滚汤下，能治咳嗽。又说，治风痰痫病，生白矾一两，雨前茶五钱为末，蜜丸梧桐子大，一岁十丸，茶汤下，大人五十丸，久服痰自大便出，断病根。"

茶的医药养生配方：

《梁氏集验》中说："治顽疮不收口，或触秽不收口。上好松萝茶一撮，先水漱口，将茶叶嚼烂，敷疮上一夜，次日揭下，再用好人参细末，拌油烟脂涂在疮口上，二、三日即愈。"

《保和堂秘方》中说；"诸毒努力不退，硫黄研细末敷上即退。再后用收口药，烂茶叶五钱，乌梅三个烧灰，共为末，再敷上即收。"

《药方集论》中说："升麻六钱，生地五钱，雨前茶四钱，黄芩一钱，黄连一钱，水煎服，治偏正头风。"

又说："治头风，百发百中，赤白乌首各一两，真川芎一两，藁本二钱，细辛一钱，苏叶一钱，此散邪风也。风寒甚者，可加川羌活、川乌服。以此邪散，不愈，便进后方。真雨前茶四钱，赤白乌首各二钱，北细辛四分，米仁一钱五分，炒牛膝八分，大川芎一钱五分，甘草五分，煎药时，令病者以鼻行药气，服后宜密室避风，至重者四贴痊愈。加金银花二钱更效。若生过杨梅疮者，加土茯苓四两，温汤煎服。"

在祖国医学文献里，用茶治疗眼科的方剂特别多。历代眼科医家经过长期临床实践经验总结有如下：

《眼海精微》有 32 方：如①神清散治眼生翳膜，食后清茶送下；②肝连丸治肝虚眼痛；③密蒙花散治肝胆虚损内障；④菊花散治眼流泪症；以上四方都用茶汁送下。

《银海指南》3 方：如补肝散治肝虚羞明流泪，用蜡茶调服。

《医宗金鉴·眼科心法》有 24 方：如①通明补肾丸治五风内障；②还睛丸治绿风内障；③护眼丸治胎患内障；三者均空心茶清送下；④止痛没药散治血灌瞳神，食后热茶清调下；⑤青葙丸治眼痛生翳，食后茶清调下；⑥涩翳还睛散治眼生涩翳，用细茶入药煎；⑦川芎茶调散治肝虚泪出，食后茶清调下。

《审视瑶函》36 方：如①九龙控涎散治中风双目上视，用蜡茶叶入药；②救睛丸主治青盲眼；③七宝丸治冰翳内障；上二方，食后茶清送下；④石决明散主治白内障，用茶清调下；⑤滋阴地黄丸治少血劳神眼目昏暗，食后茶汤送下；⑥消凝大丸子主治目中瘀血，用茶汤吞下；⑦磁石丸治头风内障，食前茶清送下。

茶叶治病经过唐宋医药界传播推广，遂为不可缺少的药物，而作为配方主要组成之一。尤其是宋朝以后，多种治病配方中都有茶叶。这些茶叶配方，多为治疗有效的良好经验总结，为古时治病良药组成部分。在西医西药东来之前，缺乏中医中药的地方，治疗杂病，以茶叶配方为主。茶中化学成分有治病功效，只是各种化学成分含量微少，见效不著。且茶类不同，化学成分也不同，必须严格选用。特别是新中国成立后，徽州松萝恢复生产，安徽是产茶大省，茶文化积淀厚重，为了供应我国华北各地的配方需要。安徽蚌埠药厂生产的咳嗽糖浆，其中有茶叶的成分，采用古时茶治咳嗽的配方。

茶叶是我国资源丰富的物质，成本较低，畅销国内外。如能研究推广茶的药用保健养生配方的有效成分，运用古时的配方，则可让民众少受其他药物毒副作用的伤害，特别是节约进口的配方药物。如近年来，中成药代替西药，功效比西药好，就是明显例子。为更好地发挥茶叶的经济价值，研究茶的保健养生配方，对发掘祖国中医中药宝贵遗产，为人类的健康将发挥积极的作用。

第六节　养生茶的保健医药疗效

一、我国医药界对茶的研究

从国内医药学家发表的有关茶叶与医药的论述摘要收载于后。

（一）全国中医药杂志发表的茶叶治病疗效

《新医学报》和《上海中医杂志》报道：取普通红、绿茶100g加冷水100ml，煎沸20分钟，过滤浓缩至75ml，冷却后，再加25%酒精25ml，即成100ml煎剂。50ml，日服三次，饭前服。治疗细菌性痢疾，无论急性慢性均属有效。据数十例至100例观察，急性菌痢治愈率为95%以上。

《山东医刊》报道：用100%茶叶煎剂5～10ml，日服三次者。5%煎剂单独灌肠较口服好，肠黏膜糜烂溃疡愈合，效果尤著。

《中华内科》报道：茶叶治疗细菌性痢疾机理有三：①具抗菌功效；②增强机体调节功能；③茶中儿茶多酚类化合物抑制细菌的活力。部分病例，服药后有失眠、心悸、恶心、多尿、便秘等反映，改用丸剂可显著减轻。采用灌肠法，则很少发生不良反应。

《武汉医学杂志》报道：茶叶治疗阿米巴痢疾，12病例，部分病例有效，经1～5个月追踪观察未见复发。

江西《医学科学论文集》和重庆《医学科学论文选集》报道：茶叶治疗急性肠炎往往奏效较快，于1～2天内诸症消失，大便恢复正常。慢性者服药4～21天后获效。

《军医大学资料汇编》第14集报道：茶叶治疗黄疸型肝炎30病例有效，与中医辨证论治对照，疗效大致相仿。

（二）全国各大医学院校研究成果

1. 南京铁道医学院

资料报道，窦国祥讲师说，青少年儿童以茶水漱口，或饮淡茶为好。青春期性发育旺盛，饮绿茶为宜。红茶偏温不可太浓。少年经期前后，情绪往往烦躁不安，或是更年期女性，则饮花茶以疏肝解郁，理气调经。老人喝红茶可减少便秘。有前列腺炎或前列腺肥大者宜饮花茶。体力劳动过程中选红茶，需要安静作文字工作时，绿茶更宜，茶之幽香发人深思。

2. 浙江中医药大学

马一民副教授，在茶叶对眼的健康与医疗作用的论文上说：茶叶中的维生素C，对眼的营养极其重要。眼内晶状体中维生素的含量比其他组织高得多，眼的晶状体对维生素C的需要量比其他组织要高，有不少眼科学者认为，维生素C摄入不足，晶状体可致混浊而形成白内障，饮茶对视力有针对性保健作用。根据中医理论，肝藏血，肝开窍于目，五脏六腑之精气皆上注于目。人体在新陈代谢过程中所产生的有毒物质很多是从小便排出的，茶能清热解毒，主要是通过小便起作用。毒邪从小便排出多了，血液和脏腑的精气就相对的纯净了，饮茶能利小便，对眼的视力功能也起保健作用。调查200个老年性白内障病例，男性有饮茶习惯者20人占10%，无饮茶习惯者50%。女性有饮茶习惯者45人占22.5%，无饮茶习惯者85人占42.50%。无饮茶习惯者，白内障的发病率比有饮茶习惯者要高一倍左右，而且病情前者比后者重，女的发病率比男的高，这也与饮茶量有一定关系。

茶叶除直接对眼病有治疗作用外，还有辅助其他药物的功能，在眼科文献中和民间单用茶叶治疗眼病的药方也很常见，例如溃疡性睑缘炎就可用茶叶半两煎汁洗眼，这方名洗烂弦方，用茶叶汁洗眼还可治疗急性结膜炎等眼病。

3. 浙江医科大学

朱寿民副教授研究饮茶对动脉平滑肌细胞增殖的抑制效应。从茶中提取儿茶多酚类化合物喂兔的实验结果表明：儿茶多酚类化合物能抑制培养的兔主动脉平滑肌细胞增殖。心血管疾病中最常见的病理变化是动脉粥样硬化。特征之一是动脉壁平滑肌细胞增生。

进一步的实验，取兔主动脉壁肌层体外培养传代后，用电子显微镜检，证实为平滑肌细胞，将这些细胞接种于小方瓶中（37℃）培养24小时，加入不同剂量茶叶提取液，培养48小时后，加入3H脱氧胸腺嘧啶核苷（3HTDR），再培养12小时，分离细胞体，进行放射性（液体闪烁计数）测量。显然，茶中儿茶多酚类化合物能抑制兔主动脉平滑肌的生长。儿茶多酚类化合物含量在2.5～160微毫克/3毫升的范围内，细胞掺入3H脱氧胸腺嘧啶核苷的量，随儿茶多酚类化合物剂量的平方呈直线下降，超过此范围时下降更显著。假定一人饮用了3克绿茶，将会喝进儿茶多酚类3×17.6% = 0.528克，又假定儿茶多酚类化合物总量的20%被吸收，则吸收总量为0.528÷5 = 0.1克，按此量平均分布于体重60公斤人体的细胞外液中，则每毫升细胞外液含儿茶多酚类化合物0.1÷[（60×20%）×1，000] = 0.0000083克或83微克，即每3毫升约为25微克，此值远超过上述抑制试验所到的范围。吸收和排泄的过程，至少可以认为，体外实验的茶中儿茶多酚类化合物浓度是饮茶者在体内实际上可达到的浓度。

4. 浙江医科大学二院

血凝研究组鲍军等对茶叶抗凝纤溶的实验研究。

茶叶抗凝实验。复钙时间测定表明：红茶20mg能抑制每ml纤维蛋白原1mg和混合血浆的凝固、各种绿茶（龙井、珠茶）须30～40mg才具有同样作用，老茶、茶根、茶茎抗凝较差，茶茎髓部无抗凝作用。凝血酶原时间测定也表明：20%茶叶煎剂0.1ml能对抗每毫升含20单位凝血酶0.1ml（即含凝血酶2单位）的促凝作用。

茶叶溶纤作用：用硫酸蛋白对凝固葡萄球菌聚集和纤维蛋白溶解等试验结果均表明茶叶煎剂有明显的促纤维蛋白原溶解的作用。以葡萄球菌聚集试验为例，每ml含纤维蛋白原2mg，混合血浆1ml，加入20%红茶煎汁（PH5）1ml，37%孵育，其葡萄球菌聚集滴定价5分钟1：32768，1小时为1：262144，以后迅速下降，10小时为0，表明茶叶煎剂能使纤维蛋白原迅速裂解为纤维蛋白裂解产物（FPD）开始产生X、Y碎片（对葡萄球菌聚集特别敏感），以后 X、Y 碎片进一步分解为 D、E 碎片（对葡萄球菌聚集不敏感），故滴度迅速下降。

5. 浙江医科大学附属二院

王振生副教授说，血栓形成的病理改变已关系到人类一系列疾病的发病机理。高凝状态是血栓形成的重要条件，纠正血液凝固状态异常，寻找对身体有利和有效的抗凝，溶栓药物将为身体健康和临床治疗开辟新的途径。

茶叶具有抗凝和促进纤溶的作用，能改变高凝状态，且没有一般抗凝药物的副作用，对增进健康和预防疾病有一定意义。

完整的血管内皮可作为血小板聚集的生理屏障而且血管壁能合成一种血小板聚集的抑制剂——前列腺环素，各种原因使内皮细胞的完整性损伤或破坏，可诱致血栓形成。这一过程包括血小板黏附、释放反应和可逆性血小板凝集，而血小板第 3 因子的释放则加速凝血过程。内皮下组织暴露能激活凝血过程，凝血酶产生不仅促使纤维蛋白质转变为纤维蛋白，而且能诱致血小板不可逆聚集和肌纤凝蛋白收缩，使血小板栓子加固。

我们对 10 种茶叶进行抗凝机理研究，证明茶叶具有抗凝和促进纤维蛋白溶解作用。

6. 浙江医科大学

卞如濂副教授论茶与癌说，Nagao 与 Sugimura 于 1979 年首先报道，日本市场销售的红茶、绿茶和焙茶 5 ~ 7g/200ml 浸出液经 Ames 试验证实这三种茶都含有诱变剂。

加入 Sq（每皿回变菌落数）混合物对三种茶的诱变作用有抑制，说明诱变物质可被大鼠微粒体酶灭活。1980 年 Brown 在对黄酮类致癌作用的研究中，发现了黄酮甙普遍存在于各种植物和茶叶中，黄酮类是诱变剂，而茶叶含有黄酮甙，加入黑曲霉中提得的分解酶 hesperdinase，使甙类水解为黄酮类，红茶和绿茶均能引 TA100 与 TA98 回变菌落增加。在加入 Sq 混合物条件下更显明，因此认为茶叶的诱变作用部分是黄酮类物质。

1981 年 Uyeta 进一步报道茶的浸出液，经 1NHCl 水解或经

Hesperidnise 与 Naringinase 分解，或经人类一起孵育后，均能使 TA100 与 TA98 的回变菌落数增加。

茶在动物肿瘤模型上证实有抗癌作用。Ryn 报道艾氏腹水癌小鼠喂以含有 5%、10% 乌龙茶、铁观音和绿茶饲料，均可抑制腹水癌的生长。其中有 2 个青茶乌龙 1 个铁观音可完全抑制癌的生长。采用六种发酵法（即制法不同）的制茶，它们之间抗癌作用无明显差异。

综上所述，体外 Ames 诱发试验，说明茶含有致突变物质，但迄今未发现茶在动物引癌阳性，临床上通过流行病学调查，认为茶与食道癌、乳腺癌以及乳腺纤维囊肿的发病无直接关系。目前有传"茶能引起癌症"的说法是无科学依据的。茶叶含有多种成分，在小鼠艾氏腹水癌模型上，反能证实茶具有较强的抗癌作用。

二、国外医药界对茶的评论

17 世纪初期，荷兰人侵入我国后，看见茶叶是我国人民的卫生饮料，就习饮茶。公元 1610 年运茶叶回国转销各地，于是饮茶风气逐渐风行欧洲。但基于个人的经验和饮茶过度的假说，发表饮茶有害的言论。如：说茶叶含有大量鞣质，饮用未经"发酵"的中国绿茶会把胃鞣质损坏等谎言，引起医药界极为重视，纷纷试验研究，经实验数据证实适量茶与人体有益无害，戳穿了谎言，认为茶是卫生的健康饮料，与我国古医药中所说相呼应。

20 世纪初，Malamunl 就说患糖尿病者，饮茶能使碳氮交换有良好影响。至今 60 年代才被日本医学博士蓑和田益及医学士小川吾木郎选择 30 年生的酽茶临床试验所证实《茶叶对糖尿病的显著疗效》。对早期国外论述，摘要节录，洋为中用，以供今后深入研究饮茶药理作用的参考。

（一）20 世纪前

1646 年，荷兰 Dr Med Tu ～ lpius 写长篇论文赞扬华茶对人体健康的利益。

1658 年，伦敦《政治报》发表华茶为所有医生所推崇的优良饮料。

1679 年，德国布登堡侍医荷兰 Dr Cornelins Bentehae 在《茶、咖啡、可可功效》文中推崇茶为不害于胃的饮料。

1757 年，英国文学家 Samoue Johnson 在《文学杂志》发表《冥顽无耻的饮茶》20 年来唯靠此有魔力的植物浸汁之力而得减省食物。

1772 年，英国 Dr Co Lettson 在《茶的医学性质》说："茶为养生妙品，百病药剂。物虽小而功用广且大，所以称茶有三德：一、坐禅时，通夜不眠；二、满腹时能助消化；三、为不发（抑制性欲》的药。"

1863 年，伦敦《Lancet》杂志发表茶在心理上的作用说："细胞组织受若干感情的影响而迅速损耗时，茶有改变的功效。"

1883 年，W. Gordon Stables 在伦敦出版的《茶，康健饮料》说："在午前或炎热时，饮一杯茶比饮酒更使人凉快、安静及增加活力，其作用且颇持久。"

1884 年，伦敦 Thomas Inman 引 Arthur Beade 在伦敦出版的《茶与饮料》说："饮茶可以减小疲劳。"同年，伦敦 Professor Edward. A. Parkes 也引上书说："饮热茶有抗寒抗热的功效，在炎热天气中，对消除疲劳尤为有效，且有使水清洁的效果。易于泡制携带，应作为士兵在勤务中的饮料。茶可以减少疾病的传染。"

（二）20 世纪后

1902 年，巴黎医生 Louie Le. mery 在巴黎出版的《食品论（ *A Treaties on Foods* ）》说："茶为补身饮料产生良好效果多，而不良影响少。于神经昏扰时，饮茶可恢复元气。"

1903 年，美国菲列得尔亚《药学杂志》发表博物馆员 WmB. Marshall 说："工作紧张，虚耗身体及精神能力殆尽时，饮茶有恢复元气的效果，支起萎垂的精神，而无不良效果。"

1904 年，伦敦《泰晤士报》发表 Jonathan Hutchinson 说："饮茶功用可以振作颓丧精神，使愤怒平静，防止头痛，而头脑适于工作，所以茶无异为神经营养剂。"

1906 年，纽约《先驱报》发表的关于饮茶有益无害的报道。伦敦皇家医学院 Yorke Davies 说："饮茶为温和而有益无害的兴奋剂……茶素（咖啡碱）有满足食欲的功效。茶还能缓和及消解酒精饮料所引起的刺激。"George F. Shrady 说："茶芳香油对于神经起温和的刺激作用，对于神经系统和消化系统有平静和镇定的效果，茶为最好的兴奋剂。"

华盛顿 Georgtown 大学治疗系 Liord Magrudar 说："茶为温和饮料，对普通人们都有益，整日工作疲乏，神经处于衰弱状态，饮一杯茶在数分钟内，就觉精神复原，是由于茶素作用。"Edward Anthony Spitzka 说："在讨论茶及过于沉溺于茶所生的可能影响时，须知暴饮的害，不限于茶。过度吸烟、饮酒或其他食物，对于神经系统也都发生不良影响。"纽约 Isaac Oppenheimer 说："仅就单宁而言，对人身无任何影响。"

1907 年，纽约《茶与咖啡贸易杂志（后简称贸易杂志）》发表伦敦皇家学院 Willian Slirling 在《食品与营养》中说："茶可促进脑筋作用，使精神能力活动，酒则相反。"

1907 年，纽约《Mc. clures 杂志》发表 Woods Hutchinson 文章说："茶为辅助食物。饮茶助消化，增进食欲。"

1908 年，美国陆军步兵联队长 Cari. Reichmann 在伦敦《Lancet》杂志说："两军日夜战斗，仅有少量睡眠和少许粮食，虽苦不气馁，饮茶一杯，复又前进。炎热中解渴，抑止空腹雷鸣，温暖冷僵的身体。在快到 36 小时无食物进口，恢复身体平衡，莫如饮茶一杯。"

1908 年，英国陆军军医总监 De Renzy 说："当军队在长期行军而极度疲苦时，一杯红茶能使士兵体力增加及持久。"同年，C. W. Saleeby 在纽约出版《健康·体力及快乐》说："饮茶能使头脑清醒，而咖啡则否。茶中咖啡碱纯粹兴奋剂，无别作用。"

1911 年，Carlsbad 的日光浴医生 Arnold Loramd 说："饮茶一杯后，感觉无限快乐，疲劳渐减。此为 Koch 和 Kraepelin 所发现的芳香油和茶中咖啡碱的联合作用。"

1912 年，《贸易杂志》报道 Medicochirurgical 药物学系 H. C. Wood

说："茶中咖啡碱在脊髓内对神经中枢作为兴奋剂，使肌肉收缩更有力，而无副作用，所以肌肉活动的总和较无咖啡碱影响为大。"同年，《贸易杂志》报道，美国南方药物学院生物系 M. Niles 说："年老胃的活动机能变弱时，常使消化器官难以供给充足热量和能力，而茶则能改善这种机能，以增加胃所需的能量。"此外，《贸易杂志》报道 Kansas 医学院神经系 G. Wilse Robinson 说："每日一杯茶，其量虽少，亦为神经和肌肉兴奋剂。茶中咖啡碱作用于神经系的通常结果，是使大脑外皮更易受反射刺激，改良心脏的机能，能使思潮敏捷，所有各种意识的起始刺激减低，疲劳的感觉消失，醒觉继续，心智及体力的惰性消失。"

1913 年，Michigan 大学医学院院长 V. C. Vaughn 在《咖啡碱饮料的利益》一文中说："茶中咖啡碱为饮料而适度饮用，对大多数成人不但无害，而且有益。茶中咖啡碱为生理的兴奋剂，使吾人常在醒觉和良好状态中。"

1916 年，罗马大学 A. Montuori 和 R. Pollitzer 引 F. H. Frankel 在《茶中咖啡碱为身体的暖器》一文中说："茶中咖啡碱为理想的兴奋剂，在极端寒冷时，维持体温。茶中咖啡碱直接作用于神经，使之兴奋，而克服在极端寒冷中所引起的衰弱。"

1921 年，《纽约医学》报道哥伦比亚大学神经系 M. A. starr 说："大量饮茶辅助肌肉运动，所以各大学运动员在运动前饮浓茶，已成习惯。瑞士阿尔卑斯山向导亦携带茶叶，强调饮茶对于爬山的功用。"同年，伦敦《医学杂志》报道伦敦大学生理系 R. J. S. Mc Dowall 在《茶的生理》一文中说："适度饮用正常制造的茶，而与膳食同时饮用，则可抵抗膳后的睡意。"

1923 年，《贸易杂志》报道美国陆军军医总监 J. G. Mc Naught 说："伤寒病菌在纯粹培养中放入茶汤内，经 4 小时，能减少其数量，20 小时，在冷茶中再无发现。"

1924 年，日本三浦政太郎实验，以缺乏维生素 C 的混合饲料，加新鲜的茶汤饲养豚鼠，可避免坏血病。需要量为每日新茶 0.04～0.6g，1 年陈茶 0.75g，2 年陈茶 1 克，3 年陈茶无明显效用。

1924 年，《波士顿邮报》报道 Martin Edwards 说："人体的精神浪潮，一日内有两次低落，一在早晨，一在黄昏，此时饮茶甚为适当。"

1924 年，《贸易杂志》报道慕尼黑大学心理系 R. Pauli 说："茶在心理作用为加速对于现象的意识，如增加回忆、选择、作诗、计时间关系的会晤、注意力的活动、区别差异等，这些影响在 40 分钟后达最高点，再过 30 分钟乃消减。"又说："在精神劳动疲乏时，饮茶可亢进作业，有减少疲劳的良好影响。"同年，《贸易杂志》报道芝加哥 Hahnemann 医学院院长 Daniell R. Hodgdon 说："好茶照通常方法冲泡，为最美味而经济的饮料。适度饮用对各系统有保健的效果，兴奋身体的器官，并解除疲劳。老年人多好饮茶，以助消化。"

1925 年，《贸易杂志》报道纽约市健康委员会 Royal S. Copeland 说："合理饮茶对于成人无害。泡茶不宜浓至如单宁的结合物状，但刚泡的茶则可每日饮 2 次而无损健康。一日最疲倦为午后 4 时至晚餐之间，在此时饮茶一杯，可增无限舒适和愉快。餐后饮茶最为合宜，因其能助消化。"同年，《贸易杂志》报道哥伦比亚药物学院院长 H. H. Busby 说："茶直接增进脑的活动，且刺激其故有机能，所以精神的平衡得以保持，增加心智活动，而不影响其机能。"

1928 年，《贸易杂志》报道，伦敦新健康会、世界大战时食品部的科学顾问 J. Campbell 说："茶为兴奋而无害的饮料，为现代生活必需品。在日间最需要时，可刺激头脑和心脏。茶的香气最受欢迎，适度饮用优良方法制成的茶，绝不致产生神经衰弱、心脏病或消化不良影响。"

1942 年，德国 Baron Justus Von Liebig 说："茶中咖啡碱为有补于肝脏的饮料，因其所含的成分使肝脏完成其功能。"

日本《茶》1965 年第 9 期报道。据东京大学的两名研究人员的报道，在广岛原子弹爆炸事件中，凡有长期饮茶习惯的人存活率高，而且在爆炸后感觉良好。

苏联乌克兰科学院进行试验，把小鼠先辐射处理，然后一组喂饲儿茶多酚类化合物浓缩物，一组不喂，结果前一组大部存活，后一组全部死亡。认为儿茶多酚类化合物可以中和锶[90]等放射性物质的伤害。因此在日本报纸上有把茶叶称为"原子时代的饮料"，宣传"茶叶可以把你从辐射中拯救出来"。

据日本资料报道，茶叶可以缓和肠胃和肌肉的紧张，镇静肠胃蠕动，同时有保护肠胃的作用。此外，还可防止血液中及肝脏中烯醇（$C_{26}H_{13}OH \cdot H_2O$）与中性脂肪的累积，故有预防动脉硬化的作用。

日本原静冈县岛田保健所所长平出光医学博士，在该县内对茶叶产区与非产区调查脑溢血中风致死情况，结果产区的居民由于经常饮茶，脑溢血中风死亡率比非产区低。脑溢血中风如以全国指数为100，川根茶叶产区，男性60.1，女性为63.3。安培非产茶区，男性79.8，女性为73.4，天童地区，男性为69.7，女性为94.9。非茶叶产区中伊地方，男性为14.4，女性为105.1，非茶叶产区严重得很。

1975年 J. A. Scala 在斯里兰卡《茶叶季刊》1、2期发表"茶能解郁"说，中国人所说的茶"和胃"即茶对肠胃生理功能的作用。近代全世界饮茶者都公认茶是醇和、适胃而令人愉快的饮料。生理学家已证明，饮茶不会引起消化不良或其他不快之感的胃酸、气体和肠胃分泌液的增加。试验证明，吃一杯热茶并不比吃一杯开水对胃分泌物的影响大。但是纯的咖啡碱却对胃有相当大的刺激，而茶叶中的咖啡碱与茶红素的化合物中和，形成络合物，在胃中的咖啡碱失去了它原有的活性。但络合物进到小肠的碱性环境时，咖啡碱又释放出来被血液所吸收，又发挥其刺激作用。

茶助胃的消化很快，空腹就使过多的唾液和痰不会进入消化系统，茶使之较尽快排出，有利于消除伤风感冒所带来不适之感。

茶红素的收敛性，使胃病患者不仅因有利于食物排出减轻，而且还由于胃薄膜的收紧抑制了胃分泌物，使胃负担减轻。（钟培竹译）

印度 Vellore 医科大学医院肠道病毒实验室 T. 爵柯伯等的茶叶的抗病毒特性的研究报道，各种茶叶和茶末的水浸出液对多种人体肠道病毒的生长有抑制效应。用稀释一倍的茶汤和不同稀释度的病毒一起培养后，然后接种在猴肾脏的细胞培养物上，观察其细胞病理效应。据9种病毒的研究结果，其中3种病毒脊髓灰质炎病毒（Poliovirus）类型2、类型3、柯萨克肠道系病毒（Coxsackievirus）B类型1、类型2、埃可病毒（Echovirus）类型11的抑制在99.75%以上。进一步试验，结果表明可可碱和茶碱对病毒生长无抑制效应，而咖啡碱、儿茶多酚类化合物等茶汤中的组成成分，具有抗病毒特性。凡能被茶汤抑制的病毒，其种类同样不同程度地也可被茶汤所抑制。0.1%（重量/体积）多酚类化合物可引起95%以上，咖啡碱2%可引起95%以上，均可抑制上述病毒。（陈宗懋译自印度《科学近讯》1978年47卷第5期）

印度《阿萨姆茶叶评论》1970年第6期发表"茶叶对人体生理效应"1. 降低血压。茶叶中含有儿茶多酚类、维生素等物质，它与维生素P作用近似，具有增强心肌和血管壁弹性的作用。据实验：一组喂饲若干天儿茶多酚类的小鼠，另一组不饲，然后同时放入低压的小室中，结果未喂饲儿茶多酚类全部死亡。死鼠经解剖因压力骤降，发现血管破裂，而一组正常。如同时喂饲维生素C，效果更为显著。由于儿茶多酚类等物质具有增强血管弹性的作用，对某些类型的高血压病有一定疗效。

据苏联资料报道，曾对80名高血压患者进行临床实验，结果有30%患者在用茶叶进行治疗后5天动脉血压恢复正常，血液中胆固醇含量下降，绿茶的效应又优于红茶。

据报道茶叶对大肠杆菌、链球菌和肺炎菌的发育有抑制作用。茶叶对痢疾、慢性肝炎、肾脏炎等病有一定疗效。

据苏联一个流行病和保健研究所的临床试验，证明茶叶对痢疾有一定的疗效，并通过调查，在苏联经常饮茶的少数民族地区痢疾很少发生。目前苏联莫斯科医院已正式将茶叶作为痢疾的治疗药物之一。此外对风湿性关节炎也有抑制效果。

日本静冈县茶叶工商联公司，为供茶叶对消费者宣传，委托该县药科大学林荣一博士进行茶叶药理的研究，林博士首先介绍有关文献。

1. J. O. Kranz认为饮茶所起药理作用，主要是咖啡碱。缓慢的利尿作用，胃肠的收敛、肌肉活动性的增强及精神的刺激是其主要作用。

2. G. W. Halpenny 等首先用茶、咖啡碱、单宁各个单独试验，只有茶几乎没有给人体任何有害的影响。所谓认为茶单宁与单宁酸是相同的，这种假设出发，说茶对于消化器官有害，是完全错误的（为澄清这个问题，以后引文所有单宁都改为多酚类化合物，以免误会——作者注）他们亦指出茶的浸出液是混合物与各种单独使用时有不同作用，这点亦很对。

3. C. W. Wirts、M. E. Rehfus 等认为饮茶是多酚类化合物和咖啡碱的作用，而且多酚类化合物与蛋白质、明胶质相结合会使其沉淀，具有收敛性、鞣剂、胃朊酶非活性剂的作用，但由于大部分茶单宁所形成的"假性单宁"，这些作用是非常弱的。对于胃肠都不会起有害作用，认为茶的作用能促进胃液分泌与胃的运动，有促进排出之效，而且热的比冷的更有效果。饮茶胃的排出速度既稳且快，茶汤温度对于胃的排出速度亦有影响。

饮茶对胃的肌肉组织的影响力，加速胃里物质的排出。胆汁、胰液及肠液分泌亦随而提高。这些功能都是因饮茶而起。古时传下饭后饮助消化，减轻食后不适之说，证明具有充分道理。

4. W. C. Stanley 认为饮茶可改善单纯听觉反应时间，增加行动敏捷和判断速度。但对于疲劳的自觉度、注意力、握力，视觉刺激，不认为有差别。

5. M. G. Eggleston 研究茶本身对于心脏、血管及肾几乎没有作用。茶的利尿效果，若与同量的水比较，茶多 1.55 倍，而且氯化物的排出多2.5 倍。

这五个有关茶的药理方面的文献，不是系统的研究，缺乏基础的实验根据的明确性。林荣一研究的基本方针是首先进行茶浸出液中各种成分的定量分析，然后进行茶浸出液的药理学的实验，研究结果转载于后各节。

林荣一在《茶》33 卷 9-12 号"茶的药效"，赖明志译，《茶叶科技》1983 年第 2 期摘述如下：茶叶中含量最多的成分是咖啡碱类、维生素 C、儿茶多酚类，也有氨基酸、无机金属盐类。速效的是咖啡碱，其中绿茶、红茶、青茶乌龙最为普遍，但绿茶中含着大量维生素 C，其他茶类尽管随茶类的不同，差别却不太大。

饮茶是沸水冲泡的茶汤。茶汤是很复杂、变化很快的液汁，化学成分显然与干茶不同，研究饮茶效用，不仅要分析干茶的化学成分，也要分析茶汤的化学成分。如干茶 3g 冲泡沸水 200ml 3 分钟，过滤后，分析茶汤中的三种主要成分与农林省茶业试验场测定对比见表 1-1。

化学成分＼茶样	干茶成份 100g			茶汤成份 100ml		
	咖啡碱（g）	多酚类化合物（g）	维生素 C（mg）	咖啡碱（mg）	多酚类化合物（mg）	维生素 C（mg）
上等煎茶	30	14.5	400	60	150	6.0
普通煎茶	2.4	14.6	250	39	95	4.3

把干茶换算成 3g，咖啡碱为 90mg。多酚类化合物为 430mg，维生素 C13mg。茶汤 3g，干茶所泡出的成分含量，咖啡碱 120mg，多酚类化合物 100mg，维生素 C12mg。这是相对而言不一定正确。从比较数值来看，沸水泡茶，第一次冲泡，维生素 C 或咖啡碱几乎均溶于水。按照泡茶的条件，冲泡一次时，其数值全量的 80%～90%，到第二次冲泡时，仅余无几，所以作为药效是不能期待第二次冲泡。从表 1-1 可知：上等茶和普遍茶不仅香味有异，且各成份也有差别，品质不好所含成分就减少，多酚类化合物第一次冲泡可泡出五分之三左右。如经五次冲泡，还有微量。无论什么茶，一天冲泡十多次，就无药效。

茶叶由各种成分混合，各种成分互相平衡，对人们身体机能有着复杂的影响，饮茶效果不能仅以咖啡碱或维生素 C 的单独作用来衡量，茶叶是含有几十种成分极其复杂的饮料，显示了对人们身体机能有种种影响。

日本静冈药科大学生物化学研究室（1980 年）对青茶的界面活性、脂肪分解作用，与其对脂肪分解酶的活性的影响研究，得知青茶浸出液的表面张力比水（72.75dyn/cm）低，具有界面活性效果。对食物中脂肪乳化有促进作用。当茶汤浓度增加时，则表面张力更低。红、绿茶也具有这种作用，表面张力降低是由于浸出的皂角苷的作用。见表1-2。

表1-2　茶浸出液的表面张力

浓度	青茶（安溪色种）（S-101a）	绿茶（煎茶a）	红茶（混合茶）
×10	52.5±0.4	54.8±0.8	53.6±0.4
×5	51.9±0.2	55.7±0.2	57.2±0.2
1	57.5±0.7	60.9±0.7	57.8±0.9
×1/3	61.9±0.3	65.4±0.7	63.1±0.6
×1/6	67.8±0.4	68.3±0.4	68.3±1.0
×1/12	68.6±0.3	69.5±0.1	70.8±0.1

注：水在20℃时的表面张力为72.75dyn/cm。

青茶浸出液不具有直接分解脂肪（甘油三酸酯）的作用。通常饮用浓度茶对胰脂肪分解酶没有直接影响，有绿茶（煎茶）及红茶有抑制胰脂肪分解酶的作用。见表1-3。

表1-3　茶叶对胰脂肪分解酶的影响

茶叶种类		浓度	胰脂肪分解酶活性（%）
对照		—	100
青茶（安溪色种）	S-101 a	×2	97
	S-101 b	×2	95
	S-103	×2	99
	K-100	×2	100
	K-103	×2	86
绿茶	煎茶 A	×2	45
	煎茶 B190	×2	60
	煎茶 C	×2	61
	上番茶	×2	97
	焙茶	×2	95
红茶	Royal Dajeeling	×2	65
	乌伐	×2	62
	英德	×2	63

又根据体外实验结果，说明饮用青茶比饮用绿茶、红茶对消化脂肪有更良好的作用。

从17世纪初期后，我国茶叶不断地输入西方各国。饮茶风气逐渐养成习惯。饮茶与人体健康引起医药界、科学界热烈争论。绝大多数都说饮茶可以卫生，仅有极少数人怀疑反对。

二十世纪以前，对饮茶作用都是片面的、感性的认识。随着科学的发展，逐渐从心理上、生理上、医药上阐述饮茶的作用，尤其是对咖啡碱论述较多。人们今天对饮茶作用的认识，与这些评论不无联系。我国是茶树原产地，茶叶生产有数千年的历史，饮茶作用的研究，到新中国成立后才开展，历史很短，与悠久的生产历史很不相称。

以上摘引的国外论述，除阐述饮茶的药理作用外，还涉及饮茶方法。

（1）要饮真茶。当时外商输入中国茶叶，获利很大，因而制造假茶冒充真茶很盛行，饮假茶致生各种疾病，引起有些人强烈反对饮茶。新中国成立前，我国非产茶地区，采柳芽叶、枸杞叶、蚕豆叶制成代用茶。奸商收购混入茶中，增加重量以图利，大大影响华茶在国外的信誉。

（2）要科学饮茶。要达到饮茶的良好作用，对冲泡方法和时间都要研究。

（3）饮茶要节约不要浪费。饮茶要适时适量，不要过度，不要多饮浓茶。

（4）强调成人饮茶无害，而未提及小孩饮茶的利害关系，很值得深思而加以研究。

通过长时期的争论，消除饮茶有害的错误观念，西方各国饮茶风气迅速盛行，茶叶成为主要饮料之一。而中国茶叶外销也蒸蒸日上。

据福建中医学院盛国荣在《茶叶与健康》（1977年）一文中谈到云南普洱茶、福建武夷岩茶、安溪铁观音、歙县松萝、安徽六安茶、杭州雨前龙井等茶叶的医疗作用如下：

普洱茶：苦涩无毒，清胃，生津，消食，化痰，刮肠，通泄，醒酒，解油腻，解毒，治喉颡热。王孟英说："产普洱者，味重力峻，善吐风疾，消肉食。"口破饮之，如因受伤，擦破皮白者，外敷即效，腹胀受寒，同姜煎服，取汗。

武夷茶：温而不寒，久藏不变质，味厚不苦不涩，香胜白兰，芬芳馥郁。提神，消食，下气解酒，性温不伤胃。

铁观音：提神，利尿，清凉解毒，助消化，增进血液循环。

松萝茶：清火，下气，消积滞油腻，治头疯，羊角风，半身不遂，水气，顽疮不敛，小儿牙疮等。

六安瓜片：治骨中浮热，同金银花为末，终身不出天花。

雨前龙井：明目，利咽下逆气，补元气，益心神，通七窍，消宿食，清六经火，治风寒无汗，三阴疟疾，正头痛，气虚头痛，肩背筋骨痛，气痰痫病，羊角风，腹胀，五色痢，远年陈痢等病。

日本学者将积祝子在日本山田家政短期大学研究纪要第 10 集（1984年）中报道，通过对日本蛭各地区饮用黑茶的情况调查以及对老鼠进行的试验表明：长期饮用黑茶，使该地区中、老年人的胆甾醇总值及血压较其他地区低。

法国巴黎圣东安尼医学系临床教学主任艾米尔卡罗比医生的研究证实，沱茶可能对人体具有二种医药作用。一是在无限制饮食规定下，或食欲减退的情况下，研究这种茶对于人体体重的作用。另一是研究其抗类酯化合物的作用。

巴黎第 15 区一所实验室对云南沱茶实验 40 例，有 40% 都有不同程度的体重减轻的效果。对于 40～50 岁的病例体重减轻的效果更显著。沱茶对于人体中类脂化合物所含比例，胆固醇所含比例，三酸甘油酯所含比例有影响作用，1、对 15 病例的实验，有 34% 效果好的，33% 效果中等的，无效果占 33%。2、对于人体所含三酸甘油酯比例之影响：13 个病例其中 10 个病例服用沱茶后显著地降低含量。3、对于胆固醇 16 个病例饮用沱茶后其中 8 个人胆固醇都有所下降，效果最好占 12.5%。6 个病例饮用沱茶对降低人体的血尿酸比例也起一定的作用。

三、常用茶药的保健配方

腊茶散

腊茶、五倍子各五钱，腻粉少许，研为末，先用葱椒煎汤洗，后香油调敷。治小儿阴囊生疮、疼痛水出。

孩儿茶

以细茶末入竹筒内，坚塞两头，埋污泥沟中，日久取出，捣汁熬之，以块小而润泽为佳，大而焦枯者次之。苦涩平无毒，化痰，生津，止血，收湿，清上膈热，治鼻渊流水，涂之疗一切疮。

三根汤

老茶根、榆树根各一两，茜根五钱，每日一剂，水煎服，每四周一疗程，在服用药期间停用其他药物。

止泻茶

四川绿茶三钱，玫瑰花二钱，茉莉花一钱，金银花三钱，陈皮二钱，甘草一钱，每天可分三至五次，用沸水浸泡（应加盖封闭，勿令泄气）10～20分钟后，方可服用，频频饮之，小孩用量酌减。

此茶有消炎抗菌，收敛固肠，理气止痛，消化肉积，活血止血，强心利尿，清热解毒等功能，主治胃肠疾病，常用于治疗急慢性胃肠炎、细菌性痢疾、泄泻、消化不良等症，外科可用于洗涤各种皮肤感染、疮疖热毒等病症。

莲花峰茶丸

茶叶、公丁香、陈皮，桔梗、半夏、藿香、扁豆、豆豆叩、车前子、莲来草、鬼针草、甘草、夏枯草、肉桂草、麦芽、谷芽等。祛暑利湿，健脾开胃，祛痰止咳，理气和中。主治：四时感冒，伤暑中暑，心烦口渴，小便不利，嗳气吐酸，呕吐泄泻，酒食内停，咳嗽痰多等症。

第七节　历代名茶录

1. 唐代名茶一览表

序号	茶名	别称	古产地	今地名	说明
1	顾渚紫笋	顾渚茶、紫笋茶	湖州	浙江长兴	贡品
2	阳羡茶	又兴紫笋	常州	江苏宜兴	贡品
3	寿州黄芽	霍山黄芽	寿州	安徽霍山	贡品
4	蕲门团黄		蕲春	湖北蕲春	贡品
5	蒙顶石花	蒙顶茶	剑南雅州	四川雅安蒙山顶	贡品
6	神泉小团		东川	云南东川	
7	昌明茶		绵州四剑阁以南	四川绵阳安县	
8	兽目茶		西昌昌明神泉西山	四川江油	
9	碧涧		峡州	湖北宜昌	贡品
10	明月		峡州	湖北宜昌	贡品
11	芳蕊		峡州	湖北宜昌	贡品
12	茱萸		峡州	湖北宜昌	贡品
13	方山露芽	方山生芽	福州	福州	贡品
14	香雨	真香、香山	夔州	四川奉节、万县	贡品
15	楠木茶	楨木茶	荆州江陵	湖北江陵	贡品
16	衡山茶		衡山	湖南衡山	
17	湖含膏		岳州	湖南岳阳	贡品
18	东白		婺州	浙江东阳东白山	贡品

中国天柱养生茶文化

序号	茶名	别称	古产地	今地名	说明
19	鸠坑茶		睦州桐庐峪	浙江淳安	贡品
20	西山白露		洪州	江西南昌西山	贡品
21	仙崖石花		彭州	四川彭县	
22	绵州松岭		绵州	四川绵阳	
23	仙人掌茶		荆州	湖北当阳	属蒸青散茶,似人掌状
24	夷陵茶		峡州	湖北夷陵	
25	茶牙		金州汉阳郡	陕西安康、汉阴	
26	紫阳茶		紫阳	陕西紫阳	
27	义阳茶		义阳郡	河南信阳南	
28	六安茶		寿州盛唐	安徽六安	其中最出名的是"小观音"
29	天柱茶		寿州霍山	安徽霍山	
30	雅山茶		宣州宣城	安徽宣城	
31	天目山茶		杭州天目山	杭州天目山	
32	径山茶		杭州	浙江余杭	
33	歙州茶		歙州婺源	江西婺源	
34	仙茗		越州余姚瀑布泉岭	浙江余姚	贡品
35	腊面茶	建茶、武夷茶研膏茶	建州	福建建瓯	
36	横牙		蜀州的晋源	四川温江灌县一带	是著名的蒸青散茶
37	雀舌		蜀州的洞口横源	四川温江灌县一带	是著名的蒸青散茶
38	鸟嘴		蜀州的味江	四川温江灌县一带	是著名的蒸青散茶

序号	茶名	别称	古产地	今地名	说明
39	麦颗		蜀州的青城	四川温江灌县一带	是著名的蒸青散茶
40	片甲		蜀州的青城	四川温江灌县一带	是著名的蒸青散茶
41	蝉翼		蜀州的青城	四川温江灌县一带	是著名的蒸青散茶
42	邛州茶		邛州的临邛、临溪、思安	四川温江地区	
43	泸州茶	纳溪茶	泸州纳溪	四川宜宾泸县	
44	峨眉白芽茶		眉州峨眉山	四川乐山	
45	赵坡茶		汉州广汉	四川绵竹	
46	界桥茶		袁州	江西宜春	
47	茶岭茶		夔州	四川奉节、巫溪、巫山、云阳等地	
48	剡溪茶		赵州剡县	浙江嵊县	这是陆羽喜爱的茶。贡品
49	蜀冈茶		扬州江都	扬州江都	
50	庐山茶		江州庐山	江西庐山	
51	唐茶		福州	福州	
52	柏岩茶	半岩茶	福州鼓山	福州鼓山	
53	九华英		剑阁以东蜀中地区		
54	小江园		剑州小江园	福建南平	

第一章 天柱养生茶文化概论

以上的54种唐代名茶中，有接近1/3，数量达18种被皇宫纳为贡品，它们当中，名气较大者为：顾渚紫笋、阳羡茶、蒙顶茶、团霍山黄芽、剡溪茶。

2.宋代名茶一览表

序号	茶名	别称	古产地	今地名	说明
1	顾渚紫笋		湖州	浙江长兴	也是唐代名茶
2	阳羡茶		常州义兴	江苏宜兴	也是唐代名茶
3	日铸茶	日注茶		浙江绍兴	
4	瑞龙茶			浙江绍兴	
5	谢源茶		歙州婺源	江西婺源	
6	双井茶	洪州双井、黄隆双井、双井白芽	分宁、洪州	江西的修水、南昌	属芽茶（散茶）
7	雅安露芽		四川蒙顶	四川雅安	
8	蒙顶茶		四川蒙顶	四川雅安	也是唐代名茶
9	临江玉津			江西清江	
10	袁州金片	金观音茶		江西宜春	
11	青凤髓		建安	福建建瓯	
12	纳溪梅岭		泸州	四川泸县	也是唐代名茶
13	巴东真香			湖北巴东	
14	龙芽			安徽六安	
15	方山露芽			福州	也是唐代名茶
16	五果茶			云南昆明	
17	普洱茶	普洱		西双版纳	集散地在普洱，故名
18	鸠坑茶			浙江淳安	也是唐代名茶
19	瀑布岭茶			浙江嵊县	也是唐代名茶

序号	茶名	别称	古产地	今地名	说明
20	玉龙茶			浙江嵊县	
21	真如茶			浙江嵊县	
22	紫岩茶			浙江嵊县	
23	胡山茶			浙江嵊县	
24	鹿苑茶			浙江嵊县	
25	大昆茶			浙江嵊县	
26	小昆茶			浙江嵊县	
27	细坑茶			浙江嵊县	
28	焙坑			浙江嵊县	
29	径山茶			浙江余杭	
30	天台茶			浙江天台	
31	天尊岩茶		分水	浙江桐庐	
32	西庵茶			浙江富阳	
33	石笕岭茶			浙江诸暨	
34	雅山茶	明月峡茶	蜀州横海	四川温江	
35	鸟嘴茶	明月峡茶	蜀州横海	四川温江	贡品
36	宝云茶			浙江杭州	
37	白云茶	龙湫茶		浙江乐清雁荡山	
38	月兔茶			四川涪州	
39	花坞茶		越州兰亭	浙江绍兴	
40	仙人掌茶			湖北当阳	也是唐代名茶
41	紫阳茶			陕西紫阳	也是唐代名茶

序号	茶名	别称	古产地	今地名	说明
42	信阳茶			河南信阳南	也是唐代名茶
43	黄岭山茶			浙江临安	
44	龙井茶			浙江杭州	
45	虎丘茶	白云茶		苏州虎丘山	
46	洞庭山茶			苏州	
47	灵山茶			浙江宁波鄞县	
48	沙坪茶			四川青城	
49	邛州茶			四川温江邛县	
50	峨眉白茶	雪芽		四川峨眉山	属散芽茶
51	武夷茶		福建武夷山		
52	卧龙山茶		越州	浙江绍兴	
53	修仁茶		修仁	广西荔浦	

在上述53处名茶中，浙江茶占据26种，几乎占据半壁江山。

上述名茶中，由唐代传袭下来的大约有10种。

3.元代名茶一览表

序号	茶名	别称	古产地	今地名	说明
1	头骨		剑州、建州	福建南平、建瓯	
2	金骨		剑州、建州	福建南平、建瓯	
3	次骨		剑州、建州	福建南平、建瓯	
4	末骨		剑州、建州	福建南平、建瓯	
5	粗骨		剑州、建州	福建南平、建瓯	

中国天柱养生茶文化

序号	茶名	别称	古产地	今地名	说明
6	泯片		虔州	江西赣县	
7	金片		袁州	江西宜春	
8	绿英		袁州	江西宜春	
9	早春		歙州	安徽歙县	
10	华英		歙州	安徽歙县	
11	来泉		歙州	安徽歙县	
12	胜金		歙州	安徽歙县	
13	独行		潭州	湖南长沙	
14	灵草		潭州	湖南长沙	
15	绿芽		潭州	湖南长沙	
16	片金		潭州	湖南长沙	
17	金茗		潭州	湖南长沙	
18	大石枕		江陵	湖北江陵	
19	大巴陵		岳州	湖南岳阳	
20	小巴陵		岳州	湖南岳阳	
21	开胜		岳州	湖南岳阳	
22	开卷		岳州	湖南岳阳	
23	小开卷		岳州	湖南岳阳	
24	生黄翎毛		岳州	湖南岳阳	
25	双上绿芽		澧州	湖北澧县	
26	小大方		澧州	湖北澧县	
27	东首		光州	河南潢川	
28	浅山		光州	河南潢川	
29	薄侧		光州	河南潢川	
30	清口		归州	湖北秭归	
31	雨前		荆湖	武昌至长沙一带	

第一章 天柱养生茶文化概论

63

序号	茶名	别称	古产地	今地名	说明
32	雨后		荆湖	武昌至长沙一带	
33	杨梅		荆湖	武昌至长沙一带	
34	草子		荆湖	武昌至长沙一带	
35	岳麓		荆湖	武昌至长沙一带	
36	龙溪		淮南	扬州至合肥一带	为散茶
37	次号		淮南	扬州至合肥一带	散茶
38	末号		淮南	扬州至合肥一带	散茶
39	太湖		淮南	扬州至合肥一带	散茶
40	茗子		江南	江苏江宁至江西南昌一带	
41	仙芝		饶州	安徽浮梁、贵池青阳九华山一带	
42	嫩蕊		饶州	安徽浮梁、贵池青阳九华山一带	
43	福合		饶州	安徽浮梁、贵池青阳九华山一带	
44	禄合		饶州	安徽浮梁、贵池青阳九华山一带	
45	运合		饶州	安徽浮梁、贵池青阳九华山一带	
46	庆合		饶州	安徽浮梁、贵池青阳九华山一带	
47	指合		饶州	安徽浮梁、贵池青阳九华山一带	
48	龙井茶			杭州	属散芽茶，也是宋代名茶
49	武夷茶			福建武夷山	也是宋代名茶
50	阳羡茶			江苏宜兴	也是唐宋代名茶

4. 明代名茶一览表

序号	茶名	别称	古产地	今地名	说明
1	蒙顶石花		剑南	四川雅安蒙山	
2	玉叶长青		剑南	四川雅安蒙山	
3	顾渚紫笋		湖州	浙江长兴	
4	碧涧		峡州	湖北宜昌	
5	明月		峡州	湖北宜昌	
6	火井		邛州	四川温江邛县	
7	思安				
8	芽茶				
9	家茶				
10	孟冬				
11	銕甲				
12	薄片		渠江	四川广安至达县一带	
13	真香		巴东	四川奉节东北	
14	柏岩		福州	福州	
15	白露		洪州	江南南昌	
16	阳羡		常州	江苏宜兴	
17	举岩		婺州	浙江金华	
18	阳坡		了山	安徽宣城	
19	骑火		龙安	四川龙安	
20	都濡		黔阳	四川泸州	
21	高株		黔阳	四川泸州	
22	麦颗		蜀州	四川成都雅安一带	

序号	茶名	别称	古产地	今地名	说明
23	鸟嘴		蜀州	四川成都雅安一带	
24	云脚		袁州	江西宜春	
25	绿花		湖州	浙江吴兴	
26	紫英		湖州	浙江吴兴	
27	白芽		洪州	江西南昌	
28	瑞草魁		了山	安徽宣城	
29	小四岘春		六安州	安徽六安	
30	荣萸		峡州	湖北宜昌	
31	小江团		峡州	湖北宜昌	
32	先春		建州	福建建瓯	
33	龙焙		建州	福建建瓯	
34	石崖白		建州	福建建瓯	
35	绿昌明		建南	四川剑阁以南	
36	苏州虎丘		苏州	苏州	
37	苏州天池		苏州	苏州	
38	西湖龙井		杭州	杭州	
39	皖西六安			安徽六安	
40	浙西天目			浙江临安	
41	罗岕茶	岕茶		浙江长兴	与顾渚紫笋类同
42	武夷岩茶			福建武夷山	
43	云南普洱			云南版纳	
44	歙县黄山	典山云雾		安徽歙县黄山	

中国天柱养生茶文化

序号	茶名	别称	古产地	今地名	说明
45	新安松罗	徽州松罗 琅源松罗		安徽休宁北乡松罗山	
46	余姚瀑布茶			浙江余姚	
47	童家岙茶			浙江余姚	
48	石埭茶			安徽石台	
49	瑞龙茶		越州卧龙山	浙江绍兴	
50	日铸茶		越州	浙江绍兴	
51	小朵花				
52	雁路茶				
53	石笕茶			浙江诸暨	
54	分水贡芽茶		分水	浙江桐庐	
55	后山茶			浙江上虞	
56	天目茶			浙江临安	
57	剡溪茶			浙江嵊县	
58	雁荡龙湫茶			浙江乐清雁荡	
59	方山茶			浙江龙游	

5. 清代名茶一览表

序号	茶名	别称	古产地	今地名	说明
1	西湖龙井			浙江杭州	
2	武夷岩茶			福建武夷山	
3	黄山毛峰			安徽黄山	
4	徽州松罗		琅源松罗	安徽休宁	
5	普洱茶			云南西双版纳	

中国天柱养生茶文化

序号	茶名	别称	古产地	今地名	说明
6	闽红工夫红茶		福建		
7	祁门红茶			安徽祁门	
8	婺源绿茶			江西婺源	
9	洞庭碧螺春			苏州太湖洞庭山	
10	石亭绿豆			福建南安石亭	
11	敬亭绿雪			安徽宣城	
12	涌溪火青			安徽泾县	
13	六安瓜片			安徽六安	
14	太平猴魁			安徽太平	
15	信阳毛尖			河南信阳	
16	紫阳毛尖			陕西紫阳	
17	舒城兰花			安徽舒城	
18	老竹大方			安徽歙县	
19	泉岗辉白			浙江嵊县	
20	庐山云雾			江西庐山	
21	君山银针			湖南岳阳君山	
22	安溪铁观音			福建安溪	
23	苍梧六堡茶			广西苍梧六堡乡	
24	屯溪绿茶			安徽休宁	
25	桂平西山茶			广西桂平西山	
26	南山白毛茶			广西横县南山	
27	恩施玉露			湖北恩施	
28	天尖			湖南安化	

序号	茶名	别称	古产地	今地名	说明
29	政和白毫银针			福建政和	
30	凤凰水仙			广东潮安	
31	闽北水仙			福建建阳、建瓯	
32	青城山茶			四川灌县	
33	沙坪茶			四川灌县	
34	名山茶	蒙顶茶		四川雅安名山	
35	雾钟茶	蒙顶茶		四川雅安名山	
36	峨眉白芽茶			四川峨眉山	
37	务川高树茶			贵州铜仁	
38	贵定云雾茶			贵州贵定	
39	湄潭眉尖茶			贵州湄潭	
40	严州苞茶			浙江建德	
41	莫干黄茶			浙江余姚	
42	富阳岩顶			浙江富阳	
43	九曲红梅			浙江杭州	
44	温州黄汤			浙江温州平阳	

第一章 天柱养生茶文化概论

第二章
儒家茶文化与养生

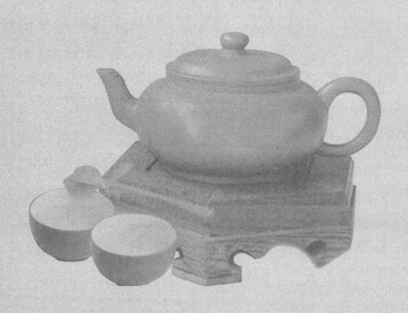

在浩瀚宇宙和神奇的大自然中，中国茶文化博大精深。中国茶道多方面体现了儒家中庸之温、良、恭、俭、让的精神，并寓修身、齐家、治国、平天下的伟大哲理于品茗饮茶的日常生活之中。因儒学认为天地人都在情感理性群体和谐相处之中。"体用不二""体不高于用""道即在伦常日用，工商稼耕之中"，在自然界生生不息的运动之中。人有艰辛，也有快乐，一切顺其自然，诚心诚意对待生活，不必超越时空去追求灵魂不朽，"反身而诚，乐莫大焉"，这就是说，合于天性，合于自然，穷神达化，便可在日常生活中得到快乐，达到人生极致。我国茶文化中清新、自然、达观、热情、包容的精神，即是儒家思想最鲜明、充分、客观而实际的表达，因此，中国茶文化的主调可以说是以儒家茶道为主。因茶道中充满着自己的精神追求，也有其他人际的热情，饮茶对自己养浩然之气，对他人又博施济众，大家分享快乐，清醒、达观、热情、亲和、包容又构成儒家茶道的共享和谐的茶文化。在儒家茶道中既承认苦，又争取乐，是比较的"中庸"，易为大众与社会广泛应用。因茶文化意为饮茶活动过程中形成的文化特征，包括茶道、茶德、茶精神、茶医药、茶联、茶书、茶画、茶具、茶学、茶故事、茶艺等与茶相关的众多文化现象。

在儒家茶道应用方面，被儒家推为五经之首的《周易》认为，水火完全背离是"未济"卦，什么事都办不成；水火交融才是成功的条件，叫"既济"卦。茶圣陆羽根据这个理论创制的八卦煮茶风炉就运用了《周易》中三个卦象：坎、离、巽来说明煮茶中包含的自然和谐的道理。因为，坎（☵）在八卦中为水，巽（☴）代表风，离（☲）代表火。在风炉三足间设三空，于炉内设三格，一格书"翟"（火鸟），绘离的卦形；一格书"坎"，绘坎的卦图样；另一格书"彪"（风兽）给巽卦。其总的意思是表示风能兴火，火能煮水，并在炉足上写"坎上巽下离于中，体均五行去百疾"，中国茶道在这里把儒家思想体现得淋漓尽致，特别是在民间茶礼、茶俗中儒家的欢快精神表现得特别明显。

第一节　儒家以茶致"和"之道

中华民族是一个十分强调和谐统一的民族，处在春秋时期的儒家代表人物孔子就在社会生活实践中体会到"和"的作用。《论语·学而》曰："礼之用，和为贵，先王之道斯为美。"这句话概括了"礼"的基本精神，那就是"贵和"，即崇尚、注重和追求"和谐"。这一基本精神决定了"礼"的社会功用，那就是协调社会各阶层的关系，达到整个社会的和谐有序。"君子和而不同，小人同而不和"则代表了儒家和谐观的主要思想，它对两千多年来中国人处理人与人的关系产生了深远的影响。

从文字诞生及演化角度看，在殷代的甲骨文中，就有了"和"这个字。据郭沫若考证，"和"的本义为乐器，系一种古乐器的形象，后来被引申为和声之义，和古"乐"字的演化相似。这就使得"和"字由标示具体之物变成一种具有精神性的审美认识。从"和"的本质来看，是多种不同因素的相济相成构成的统一体，是多样性、差异性的统一，而不是简单的统一。只有多种不同因素的互济互补、相互协调，达到多元的统一，才能形成美好的东西，才能产生新的事物，并使事物健康发展。"和"不仅是中国传统文化的道德范畴，同时也是美学境界。"和"在儒家哲学中有相当丰富的内涵，它不但显示了儒家的理想境界，也体现了儒家的艺术情调。"和"可用于自然、社会、人生各个方面，是处在"礼崩乐坏"的春秋时代的儒家代表人物孔子理想中拯救社会的一剂良方。

儒家以"修身、齐家、治国、平天下"作为人生信条和奋斗目标，这种积极入世的思想，使得文人非常关注社会秩序的稳定与人际关系的和谐，高度重视道德教化和人格理想建设。讲究个人的和谐、个人与社会的和谐，这一儒家思想经过秦汉和宋明时代的不断强化，已经深入了国民的骨髓而成为重要的国民修养。

以茶致和是中国茶道的核心。"和"意味着天和、地和、人和，意味着宇宙万事万物的有机统一与和谐，并因此产生实现天人合一之后的和谐之美。"和"字不但囊括了所有敬、清、廉、俭、美、乐、静等意义，而且涉及天时、地利、人和诸层面，最能突出中国茶道精神。茶之为物，最为高贵醇厚，而茶人、茶事也是相应的纯洁平和，茶文化之中更是处处渗透着和的思想，可以说讲究和谐已成为中国茶文化应有的内在特质。茶壶里装着天下宇宙，壶中看天，可以小中见大。通过煮茶品茶能平和人的心情，茶的审美境界能消除人的烦恼，因而茶作为一种平和的饮料历来受到人们的青睐。

西晋杜育的《荈赋》中写道茶能"调神五内"。陆羽也曾提出谐调五行的中道之和，他在《茶经》中也认为茶可令人"体均五行去百疾"，可见茶有致和的功用。唐代斐汶《茶述》中有"其性精清，其味淡洁，其用涤烦，其功致和"，即饮茶能平和人的心情，并能"至其冲淡、简洁、高尚、雅清之韵致"。宋徽宗赵佶在《大观茶论》中也认为茶因禀有山川之灵气，因而能"祛襟涤滞，致清导和"，可见茶道以"和"为最高境界。如果说"和"可以代表茶性的核心，那么这个"和"充分说明了茶人对儒家和谐或中和哲学的深切把握，对自然与人文统一的追求。如，宋子安的《东溪试茶录》中也写到了"和"在茶中的地位："凤山高不百丈，无危峰绝嶂，而岗阜环抱，气势柔秀，宜乎嘉植灵卉之所发也。又以建安茶品甲于天下，疑山川至灵之卉，天地始和之气，尽此茶矣。"

明代学者许次纾的《茶疏》中写道："茶滋于水，水藉乎器，汤成于火，四者相须，缺一不可"，表达了茶、水、器、火四者相辅相成、和谐共处；又有"惟素心同调……始可呼童篝之火"，认为茶人和同。已故茶学专家浙江大学的庄晚芳教授明确主张"发扬茶德，妥用茶艺，为茶人修养之道"，提出中国的茶德应是"廉、美、和、敬""廉俭育德，美真康乐，和诚处世，敬爱为人"。其中对"和"的解释是：德重茶礼，和诚相处，搞好人际关系。

综合以上各家所述，茶文化中的"和"，主要是指人与人之间的和敬，人与环境、人与器具的和谐，以及物与物间的协调。儒家茶人正是通过茶事活动，从茶中参悟"和"之真道，力求达到人与自然、人与社会、人与人的友善与和谐的境界。

中国天柱养生茶文化

在中国历代的茶文化艺术作品中，我们可以看到处处都流露出和谐精神。比如宋代苏汉臣的《长春百子图》中，有一大群孩童，一边调琴、赏花、欢笑嬉戏，一边拿了小茶壶、茶杯品茶，正是比喻了中华民族大家庭，孩子虽多却能呈现一派和谐。还有一幅以《同胞一气》命名的俗饮图，把茶壶、茶杯称为"茶娘""茶子"，更为直接地表达了这种亲和的态度。清代茶人陈鸣远所造有一把别致的茶壶，由三个老树虬根，同一束腰结为一体，左边的分枝即为壶嘴，右边的分枝为把手，三根与共，同含一壶水，同用一支盖，立意鲜明，取"共饮一江水"等古意，此壶被命名为"束柴三友壶"，是以茶文化、茶艺术表明了人文和谐的主题。

第二节　茶文化与民俗茶事修养

中国的儒学，即使在它走向保守以后，仍然是入世而不是避世。当儒家文人介入茶事活动后，发现茶的特性与儒家学说的主要精神很接近，是儒家思想在人们日常生活中的理想载体之一，他们不但自己陶醉于茶事之乐，而且将茶道发扬光大，让更多的人从茶事活动中得到生活乐趣。同时也受到儒家思想的教化，中国的知识分子从来主张"以天下为己任""为生民立命""为天地立心"，很有使命感和责任心，中国茶文化恰好吸收了这种优良传统。上风下渐，逐渐传播并渗透至民间，从而形成一种习俗，同时，茶在其他民俗中的地位及作用，也是这样逐渐产生的。可以看到，表面上茶人们松风明月，但大多数人却时时不忘家事、国事。茶人们从饮茶中贯彻儒家修、齐、治、平的大道理，大至兴观群怨、规矩制度、节仪，小至怡情养性，无一不关乎时事。儒家向来主张一张一弛，文武之道，不必终生、终日都绷着脸，当进则进，当退则退，闲居野处，烹茶论茗，鸿儒笑谈。

儒家思想是一种平和入世、积极有为的思想。可以说茶文化产生之初是由儒家积极入世的思想开始的，儒家茶文化有"化民成俗之效"，并使文化与茶事结合，使茶道成为一门雅俗共赏的室内艺能。中国的茶文化能成为一种极其广泛和普遍的社会文明，成为人们精神生活的重要部分，与它能深入到社会的各个层次有很大关系。品茗和喝茶是国人主要的两种饮茶方式，品茗重在意境，以鉴别香气、滋味，欣赏茶姿、茶汤，观察茶色、茶形为目的，自娱自乐。凡品茗者，得以细啜缓咽，注重精神享受。喝茶则是在劳动之余，或炎夏暑热，以清凉、消暑、解渴、满足生理需求为目的。可以说，历代除了宫廷层面和上流社会、文人之间茶风极盛，底层人民同样深受儒家思想影响，同样能够把握茶的高洁、廉俭、朴素、平和的实质。"大智隐于市"，加上民间人多面广，茶文化所呈现的多样性也是自然的，这种世俗性的升华，体现了中国历代儒家知识分子积极入世救世的抱负。

最能形象地反映茶道入世精神的是宋人《审安老人茶具图》中十二器之名：烘茶焙笼称为"韦鸿胪"、茶槌称为"木侍制"、茶碾称为"金法槽"、茶帚称为"宗从事"、茶磨称为"石转运"、茶瓢称为"胡员外"、茶罗合称为"罗枢密"、茶巾称为"司职方"、茶托称为"漆雕秘阁"、茶碗称为"陶宝文"、茶注子称为"汤提点"、茶筅称为"竺副帅"，书中每一件茶器都冠以职官名称，充分体现了茶人以小见大，以茶明礼仪、制度的思想。到了明代，国事艰难，更是继承了这种传统，竹茶炉称为"苦节君像"，都篮称为"苦节君行省"，焙茶笼称为"建城"，贮水瓶称为"云屯"，炭笼称为"乌府"，涤方称为"水曹"，茶秤称为"执权"，茶盘称为"纳敬"，茶巾称为"受污"。

由于茶贴近老百姓的生活，在长期的社会生活中逐渐形成了以茶为主题或媒介的风俗习惯，即茶俗。茶俗是关于茶的历史文化传承，是人们在农耕劳动、生产生活、文化活动、休闲交往的礼俗中所创造、享用和传承的生活文化。可想而知，饮茶成为风俗，远比酒或其他风俗，更能体现"敦风化俗"的儒家之道。茶文化的兴起，对整个社会的敦风化俗之功效是显而易见的，这一点从唐代诸多著作中可以得到明证。

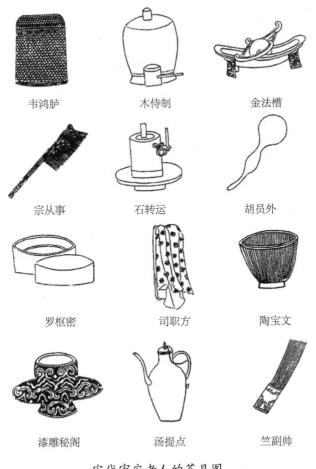

韦鸿胪　　木侍制　　金法槽

宗从事　　石转运　　胡员外

罗枢密　　司职方　　陶宝文

漆雕秘阁　　汤提点　　竺副帅

宋代审安老人的茶具图

陆羽的《茶经·六之饮》中有"滂时浸俗，盛于国朝"之说，可见当时饮茶风尚大盛，而"比屋之饮"更说明在民间饮茶风俗也极为普遍。根据斐汶的《茶述》，当时已形成较为广泛的饮茶风尚，其中还记录了一些具体的茶事风俗以及相关情况。封演的《封氏闻见记》中有丰富的茶史资料，清楚地记载了饮茶风俗兴盛于唐代开元年间，特别是《茶经》的问世对整个社会饮茶风尚的普及起到了很大的作用，以致"王公朝士，无不饮者""穷日尽夜，殆成风俗"。其时茶叶市场贸易呈现一派繁荣景象，从"其茶自江淮而来，舟车相继，所在山积，色额甚多"中可以反映出来。唐代李肇的《国史补》中也记载道："风俗贵茶，茶之名品益众。"对当时的茶俗茶风有比较完整而准确地反映，也体现出《茶经》对树立饮茶风尚的不可或缺的作用。还有杨华的《膳夫经手录》，叙述了唐代茶风兴盛、饮茶普及、茶业大兴的景况，并回顾了自晋代以来饮茶逐渐普及的发展历程。

儒家认为茶可以协调人际关系，饮茶营造了一个强调人与人之间和睦相处的和谐空间，这正是代表了儒家茶文化真实的理想。茶在民间作为习俗出现，首先是相互交往、互敬互重、增进友谊的象征。饮茶风俗作为睦邻之道，可以从钱塘吴自牧的《梦粱录》一书中找到相关的记录："杭城人皆笃高谊……或有新搬来居止之人，则邻人争借动事，遗献汤茶……朔望茶水往来……亦睦邻之道，不可不知。"

"千里不同风，百里不同俗"，茶俗也是随着社会政治、经济、文化形态的变化而纷繁多姿。因此，茶俗具有地域性、社会性、传承性、播布性和自发性，涉及社会的政治、经济、信仰、文化等各个层面。由于中国地域辽阔，受到历史文化、地理环境、民族风情影响的饮茶风俗不一而足，以沏茶方法而论，有烹茶、点茶和泡茶之别；以饮茶方式而论，有品茶、喝茶和吃茶之别；以用茶的目的而论，又有生理需要、传情联谊和精神追求之说。若将沏茶方法、饮茶方式和用茶目的结合起来，就形成了多种多样的饮茶习俗。而茶已渗透到我国的各个角落、各个阶层、各个方面，已经成为与各族人民的生活紧密结合的举国之饮。

20 世纪 30 年代，林语堂先生就断言："从人类的文化和幸福的观点上看来，我并不觉得人类史上有一样比吸烟、饮酒与喝茶更有意义，更重要，而且对闲暇、友谊、交际与谈话的享受更有直接贡献的发明了。"林先生还深刻指出："对于烟、酒、茶的适当享受，是只有在闲暇、友谊与亲睦的氛围中才得有所发展的。因为只有具有伴侣生活感觉，慎交友，爱闲暇的人，才能享受烟、酒和茶的，没有了社交的本质，那么这些东西便也没有什么意义了。享受这些东西与欣赏月亮、白雪，以及花草一样，必须要有相当的友伴，因为这一点我是觉得便是中国的生活艺术家们往往所最坚持的。"

通过清茶一杯，可以更多地审己、自省，清清醒醒地看待自己、认识别人。各自内省的结果，是加强理解，促进和谐，增进友谊，其间蕴含的宽容平和与绝不强加于人的心态，恰恰是人与人之间、国与国之间、人与自然之间相互尊重、和谐共处之道，这恰恰又正是最具有现代意识的宇宙伦理、社群伦理和人道原则。

第三节　茶与历代儒士修身养性

早在汉代，人们开始把茶作为一种饮料，史籍中便有了不少文人饮茶的记载，如杨雄、司马相如、王褒等人，都可算是当时饮茶的先行者。三国时，崇茶之风有所发展。到了两晋、南北朝，饮茶相效成风，茶叶开始以一种普通饮料的姿态走入千家万户。对于当时的儒士来说，或终日清谈，或品茗赋诗，或逃避现实，茶都成为不可或缺之物。客来敬茶，以茶会友，已成为一种社交礼仪，并为一些文人雅士用来象征养廉、雅志、修身的美德。

儒士们把品茶看作是品味人生、享受人生的过程。偷得浮生半日闲，放松自己，从枯燥的人生中创造出一种隽永的情调，使生活变得富有情趣。而对清高人格的追求，使得儒士群体在茶事活动中追求以"清"为美的表现形式，升华了中国茶道的美学意境。他们还以诗画助茶，增茶道之清新；以茶辅雅事，添茶人之清兴；以茶讽世，显儒士才子之清傲；以茶会友，表平淡脱俗之清谊。清于俗尘，清于高洁，清于香馨，方可脱逸超然，从而感悟自然，寄情山水。

"琴棋书画诗酒茶"，在儒士眼中，茶可以醒诗魂，解酒困，添画韵，增书香。正是这样，茶通六艺，茶使六艺添趣增色，而六艺助茶，形成了多姿多彩、不拘一格的茶艺表现形式，茶道也通过六艺的渲染而更加普及，使得历代茶人都愿将生命"付与杯中绿"。

传统儒士有两种最高境界的生命价值观：学而优则仕，不仕则后隐。但无论为仕还是隐逸山林，茶都是他们的忠实伴侣。"借酒浇愁愁更愁，抽刀断水水更流"，唯有淡淡茶香，可以使自己心平气静，偷闲一时。因而常见儒士不能一日无茶，其言也不能不以茶为喻。闲适人生也是儒士茶人的品茗追求。"平生茶炉为故人，一日不见心生尘""买得青山只种茶，峰前峰后摘春芽",无数美文佳句,写尽茶情风骨。

　　在茶文化发展的历史长河中,有无数儒士通过他们的文学作品,向我们展示了他们对茶的美好感情。受篇幅所限,这里只能撷取唐代以后的少数代表,从他们的思想或文字中进一步感受茶与儒的深厚渊源。

一、唐代文人雅士"茶道大行"

　　在唐代,我国的茶叶生产有了较大的发展,饮茶风尚也在社会上逐渐普及开来,达到中国茶文化发展的第一座高峰。盛唐的茶文化格局,深刻影响和界定了今天的中国乃至世界茶文化格局,唐代茶文化具有高度的完整性、系统性和可操作性,并且创造了完整的茶艺形式,使单纯的饮茶活动一变而为精神的活动。

　　唐代"茶道大行",除茶圣陆羽其功不朽外,以文人士大夫为代表的儒士的推波助澜也是一个重要因素。儒家将饮茶视为一种能够显示高雅素养、寄托感情、表现自我的艺术活动,不断地雅化茶事,从而形成了以"品"为主体的饮茶艺术。士人相聚,必以烹茶,品茗清谈;迎宾待客,则举行茶宴、茶会、茶集,吟诗联句,其乐无穷;朋友之间,还时常不远千里,寄赠佳茗,共同品尝大好茶味。当时以古都长安为中心,荟萃了大唐的文人雅士和茶界名流,如诗人李白、杜甫、白居易,书法家颜真卿、柳公权,画家吴道子、王维,音乐家白明达、李龟年等。他们办茶会、写茶诗,品茶论道,以茶会友,大大促进了唐代茶文化的繁荣。

1. 李白

　　李白(701—762年)继承前人传统以文修性的雅韵,并形成独特风格,创造了古代积极浪漫主义文学高峰。其为唐诗的繁荣与发展开创了新局面,他的歌行体和七绝达到了后人难及的高度,亦是中国古典诗歌的黄金时代。李白虽未参加过科举,却接受了一套正统的儒家文学经典,也受儒家"学而优则仕"的思想影响,曾发出"达则兼济天下,穷则独善其身"的人生理想。

　　李白善饮,这不用怀疑,千年以降,饮者留名,唯有李白。但是酒仙也喝茶，非但喝茶，还写有茶之名篇，留与后人。李白的《答族侄僧中孚赠玉泉仙人掌茶》，写得浪漫飘逸、别有韵味，是名茶入诗著名的诗篇。作者用雄奇豪放的诗句，把仙人掌茶的出处、品质、功效等，作了详细的描述，因此这首诗成为重要的茶叶历史资料和咏茶名篇：

常闻玉泉山，山洞多乳窟。

仙鼠白如鸦，倒悬清溪月。

茗生此中石，玉泉流不歇。

根柯洒芳津，采服润肌骨。

丛老卷绿叶，枝枝相接连。

曝成仙人掌，以拍洪崖肩。

举世未见之，其名定谁传。

宗英乃禅伯，投赠有佳篇。

清镜烛无盐，顾惭西子妍。

朝坐有余兴，长吟播诸天。

李白比陆羽要大32岁，李白写《答族侄僧中孚赠玉泉仙人掌茶》时，是748年前后，那时候陆羽16岁。而陆羽的《茶经》是760年前后写成，可见用"茶"字指代木本植物茶树，在陆羽《茶经》以前已经有了，李白这首诗可以为证。

李白另外的一首诗中也写到了茶，那就是《陪族叔当涂宰游化城寺升公清风亭》。此诗于天宝十四载（755年）夏作于当涂（今安徽当涂）。诗中说："茗酌待幽客，珍盘荐雕梅。"意思是对待幽客雕梅这等的贵宾（指县令及随从），僧人奉上了佳茗和珍果招待，可见那时候，安徽一带饮茶养生文化已经比较普遍。

2. 杜甫

杜甫（712—770年）的思想核心是儒家的仁政思想，有着"致君尧舜上，再使风俗淳"的宏伟抱负。他热爱生活，热爱人民，热爱大好河山；他嫉恶如仇，对朝廷的腐败、社会生活中的黑暗现象都给予批评和揭露；他同情人民，甚至幻想着为解救人民的苦难甘愿做自我牺牲；他的诗反映了当时的社会矛盾和人民疾苦，被称为"诗史"。

茶对于杜甫来说应该说是非常重要的，他不但爱茶如命，还经常亲自前往崇州、大邑、西岭雪山采茶制茶，至今这些地方还留有许多杜甫与茶的实地记录遗迹。

在全唐诗库中有杜甫的五首茶诗，在他的众多作品中独树一帜，写得别致、有韵味，也是今人了解唐人生活的一条渠道。其中的《重过何氏五首（之三）》情景交融，意境清幽，正是诗人喝着新采的春茶，诗兴大发，茶与诗交融，情绪与环境交融，构成一幅绝妙的"饮茶题诗图"：

落日平台上，春风啜茗时。

石阑斜点笔，桐叶坐题诗。

翡翠鸣衣桁，蜻蜓立钓丝。

自逢今日兴，来往亦无期。

3. 韦应物

韦应物（737—792年）少年时以三卫郎事玄宗，后为滁州、江州、苏州刺史，世称"韦江州"或"韦苏州"。他在历任官职中都想努力做一个清廉刚直的地方官，同时，他也是中唐艺术成就较高的诗人，常在诗中对民间疾苦表示关怀，颇富有同情心。

韦应物对茶热爱无比，写下了不少田园风格的诗，这些诗不光是寄托洁身自好、乐天知命的思想，还常常流露出关心劳苦人民的情怀。在他的一首著名的茶诗《喜园中茶生》中，作为一个茶人的他，在诗中将茶之雅洁比作人之高洁：

洁性不可污，为饮涤尘烦。

此物信灵味，本自出山原。

聊因理郡余，率尔植荒园。

喜随众草长，得与幽人言。

4. 刘禹锡

刘禹锡（772—842年）有"诗豪"之称，是我国中唐时期对中国诗歌史做出了卓越贡献的杰出诗人。他以丰富的社会生活体验和深厚的艺术修养，在乐府诗创作中求新求变，不断拓展新的题材领域，使乐府诗更贴近现实生活，更具艺术感染力，取得了超越前人的成就。刘禹锡在仕途中虽屡遭挫折，但始终保持着积极入世的进取精神，这与刘禹锡一直崇奉儒家学说是有关系的。他写的《许州文宣王新庙碑》《国学新修五经壁本记》等篇，充分表达了对孔子的敬仰和对儒经的尊奉。在地方任职时，刘禹锡正是以"救陵夷"的精神，赈灾济众，继承了儒家重人道的传统，辅时及物，利国安民，为百姓做了不少好事。

刘禹锡任朗州（今湖南常德）司马时作有一首赞茶诗《西山兰若试茶歌》，是茶文化历史上，特别是制茶技术史上一篇重要的文献。诗人嗜茶，他在常德十年，盛赞西山寺背北竹阴处生长的好茶，把茶的采、制、煮、饮及其功效都描述得生动形象。诗中有"斯须炒成满室香"一句，说明唐代少数地区出现了炒青绿茶工艺；对茶树栽培环境除肯定"阳崖阴岭各殊气"外，提出"未若竹下莓苔地"之说；对茶的香型指出"木兰沾露香微似"；对茶效指出要使"宿醒散"靠的是茶的香气悠扬喷鼻，要使"烦襟开"，靠的是茶味"清峭彻骨"，诗中处处可见诗人对饮茶的感悟。

刘禹锡还写有一首七言绝句《尝茶》，算是以茶诗来表现茶之品饮的代表作品："生怕芳丛鹰嘴芽，老郎封寄谪仙家。今宵更有湘江月，照出霏霏满碗花。"此诗除题外，通篇没有茶字，只有首句的"鹰嘴"和最后一个"花"字前后辉映。写的是诗人得到老郎寄与的茶叶后，于夜间煎饮，因月色明亮，照在茶碗里，茶汤的色泽更好看。

5. 白居易

白居易（772—846年）自号香山居士，是杜甫之后唐代又一杰出的现实主义诗人，也是中国文学史上负有盛名且影响深远的诗人和文学家。他的诗歌题材广泛，形式多样，语言平易通俗，有"诗魔"和"诗王"之称。白居易是在深厚的儒学背景的影响下，以文儒自期而走上从政之路的。在政治上，他以儒家的《大学》之义为基准，提出"推诚""勤政""慎始""以天下心为心，以百姓欲为欲"的思想，立身行事遵循儒家"达则兼济天下，穷则独善其身"。

白居易同时也是一个很有品位的茶客。他年轻时在苦读之余就开始接触茶事，了解当地的制茶活动，开始走上了一条"别茶人"之路。《题施山人野居》，就是最佳例证：

得道应无着，谋生亦不妨。

春泥秧稻暖，夜火焙茶香。

水巷风尘少，松斋日月长。

高闲真是贵，何处觅侯王。

白居易一生写了2000多首诗，其中有64首提及茶事，应居唐朝诗人之冠。每每精读白居易茶诗，伴着一丝半缕茶香，不禁遥想大唐之茶韵，领悟香山居士之茶魂。当时甚至有人传抄他的诗拿去换茶喝，而且商人们又求之甚切，其价高达一篇抵一金，这也说明当时饮茶之风已遍及民间，茶成了人们生活的必需品。

在《琴茶》这首诗里，白居易认为能够与自己相依相伴的，唯有琴和茶了："琴里知闻唯渌水，茶中故旧是蒙山。穷通行止长相伴，谁道吾今无往还？"在白居易的日常生活中，尤其是在写作中，几乎是离不开茶的，在《晚春闲居杨工部寄诗杨常州寄茶同到因以长句》中他写道："闲吟工部新来句，渴饮毗陵远到茶。"白居易饮茶十分讲究，对茶叶、水、茶具的选择和煎茶的火候等都有特别的讲究，这一点可以从《山泉煎茶有怀》中看出："坐酌泠泠水，看煎瑟瑟尘。无由持一碗，寄与爱茶人。"他烹茶喜用山泉，但最爱的水是雪水，在《吟元郎中白须诗兼饮雪水茶因题壁上》中他写道："吟咏霜毛句，闲尝雪水茶。"

在白居易看来，饮茶有着许多妙趣。首先，是以茶激发文思，对茶激发诗兴的作用，他说得比较实在："起尝一瓯茗，行读一卷书""夜茶一两杓，秋吟三数声""或饮茶一盏，或吟诗一章"，这些是说茶助文思，茶助诗兴，以茶醒脑的。其次，是以茶加强修养，以茶陶冶性情，于忧愤苦恼中寻求自拔之道。他在《何处堪避暑》中写道："游罢睡一觉，觉来茶一瓯……从心至百骸，无一不自由……虽被世间笑，终无身外忧。"第三，是以茶交友。白居易得茶后常邀好友共同品饮，也常应友人之约去品茶。从他的诗中可看出，白居易的茶友很多，尤其与李绅交谊甚深，他在自己的草堂中"趁暖泥茶灶"，还说："应须置两榻，一榻待公垂。"看来偶然喝一杯还不过瘾，二人要对榻而居，长饮几日。白居易还常赴文人茶宴，比如湖州茶山境会亭茶宴是庆祝贡焙完成的官方茶宴，而太湖舟中茶宴则是文人湖中雅会。从他的诗中可以看出，中唐以后，文人以茶叙友情已是寻常之举。

6. 元稹

元稹（779—831年）与白居易并称"元白"，同为新乐府运动倡导者。元稹的创作，以诗成就最大，其诗辞浅意哀，仿佛孤凤悲吟，极为扣人心扉，动人肺腑。他从小饱读儒家经典，接受孔孟学说较多，其人生理想是"安人活国，致君尧舜，致身伊皋"。

元稹与白居易交好，常常以诗唱和。与白居易一样，元稹也是一个嗜茶之人，他的以"茶"为题的一言至七言的宝塔诗，此种体裁，不仅在所有茶诗中很少见，就连其他诗词中也属不可多得，其为茶心意可见一斑。此诗格局构思奇妙，先后表达了三层意思：一是从茶的本性说到了人们对茶的喜爱，二是从茶的煎煮说到了人们的饮茶习俗，三是就茶的功用说到了茶能提神醒酒。

> 香叶，嫩芽。
>
> 慕诗客，爱僧家。
>
> 碾雕白玉，罗织红纱。
>
> 铫煎黄蕊色，碗转曲尘花。
>
> 夜后邀陪明月，晨前命对朝霞。
>
> 洗尽古今人不倦，将知醉后岂堪夸。

7. 杜牧

杜牧（803—852年）的诗在晚唐成就颇高，其出生于儒学世家，受儒家的影响十分明显，他的思想主要属于儒家思想，这一点在学界已无争议，而他的许多诗歌都是在希望拯世救国、振兴大唐的背景下书写的。

杜牧也是一位爱茶之人，曾主动请求出任湖州刺史，任内除了督制贡茶，还不忘游春赏景、品茗赋诗，写下了不少茶诗。《题茶山》算得上是茶诗中的洋洋大篇，反映了当时浙江长兴顾渚山上加工紫笋茶的盛况。全诗分四个方面来描述，一是说作者因何来到茶山，二是茶山修贡时的繁华景象，三是茶山的自然风光，四是紫笋茶的入贡，写得十分雄伟壮丽，为后人所欣赏和钟爱：

山实东吴秀，茶称瑞草魁。

剖符虽俗吏，修贡亦仙才。

溪尽停蛮棹，旗张卓翠苔。

柳村穿窈窕，松径度喧豗。

等级云峰峻，宽平洞府开。

拂天闻笑语，特地见楼台。

泉嫩黄金涌，芽香紫璧裁。

拜章期沃日，轻骑疾奔雷。

舞袖岚侵润，歌声谷答回。

磐音藏叶鸟，雪艳照潭梅。

好是全家到，兼为奉诏来。

树阴香作帐，花径落成堆。

景物残三月，登临怆一杯。

重游难自克，俯首入尘埃。

脍炙人口的《入茶山下题水口草市绝句》虽然只寥寥四句，却紧紧围绕作者到水口顾渚山监制贡茶一事，以诗人的灵感、丰富的辞藻、形象的笔墨，艺术地描绘了作为紫笋茶集散地水口的地理方位、优美景色和繁华集市：

倚溪侵岭多高树，夸酒书旗有小楼。

惊起鸳鸯岂无恨，一双飞去却回头。

杜牧与茶的缘分一生未断，直到老年还写有《题禅院》一诗：

觥船一棹百分空，十岁青春不负公。

今日鬓丝禅榻畔，茶烟轻飏落花风。

诗中描绘的是自己在禅院煎茶饮茶时，追忆青春岁月如觥船中的美酒逝去了，岁月并未埋没自己，如今人老了，鬓丝渐稀，面对茶烟，不胜感慨。诗中烹茶的袅袅细烟随风飘拂，引起多少文人如痴如迷，因而"鬓丝茶烟"句常为后人引用。

8. 皮日休与陆龟蒙

皮日休（约 834—902 年），晚唐文学家、散文家。他的不少著作反映了晚唐的社会现实，暴露了统治阶级的腐朽，反映了人民所受的剥削和压迫。有学者认为皮日休是"一位忧国忧民的知识分子""是一位善于思考的思想家"。陆龟蒙（？—881年），唐朝诗人、文学家，同时也是中国农业史上著名的农学家。他们在苏州相识后，便时常以诗唱和，时日一久，彼此就成了很要好的朋友，被人戏称为"皮陆"，二人的小品文被鲁迅誉为唐末"一塌糊涂的泥塘里的光彩和锋芒"。

皮日休和陆龟蒙算是唐朝文人中十分地道的茶客了，在他们大量的唱和诗中，所涉及茶的皮日休有十首之多，他在《茶中杂咏》诗的序中，对茶叶的饮用历史作了简要的回顾，并认为历代包括《茶经》在内的文献中，对茶叶的各方面的记述都已是无所遗漏，但在自己的诗歌中却没有得到反映，实在引以为憾，这也就是他创作《茶中杂咏》的缘由。皮日休将诗送呈陆龟蒙后，便得到了陆龟蒙的唱和，即《奉和袭美茶具十咏》。他们的这十首唱和诗，分别有茶坞、茶人、茶笋、茶籝、茶舍、茶灶、茶焙、茶鼎、茶瓯、煮茶等十题，几乎涵盖了茶叶制造和品饮的全部，他们以诗人的灵感、丰富的辞藻，艺术、系统、形象地描绘了唐代茶事，对茶叶文化和茶叶历史的研究，具有重要的意义。就这样的一唱一和，把中国的茶文化表现得妙趣横生，更把彼此间那种品茗的意趣刻画得入木三分。

皮日休在《煮茶》诗中这样唱道：

> 香泉一合乳，煎作连珠沸。
> 时看蟹目溅，乍见鱼鳞起。
> 声疑松带雨，饽恐生烟翠。
> 尚把沥中山，必无千日醉。

陆龟蒙是这样应和的：

> 闲来松间坐，看煮松上雪。
> 时于浪花里，并下蓝英末。
> 倾余精爽健，忽似氛埃灭。
> 不合别观书，但宜窥玉札。

唐人饮茶已很讲究水质，常常不远千里地把有名的泉水取来煎茶，这时的惠山泉水已很出名，皮日休有《题惠山二首》，其第一首为："丞相长思煮泉时，郡侯催发只忧迟，吴关去国三千里，莫笑杨妃爱荔枝。"诗中的丞相为李德裕，为了用惠山泉水煮茶，命令地方官吏从三千里路外的江苏无锡惠山把泉水送到京城里来，皮日休的这首诗在"讽喻"之余也说明了其时茶的品饮文化所到达的高度。陆龟蒙《谢山泉》诗中有"决决春泉出洞霞，石坛封寄野人家"，另二诗中也提到"茶待远山泉""茶试远泉甘"。

二、宋代文人高雅的茶情

宋代蔡绦《铁围山丛谈》载："茶之尚，盖自唐人始，至本朝为盛；而本朝又至佑陵时益穷极新出，而无以加矣。"由于宋王朝的历任帝王对茶的喜爱，茶业在宋朝走向了兴盛，饮茶之风更炽，茶成了人们日常生活中不可或缺之物。东西南北民族大交融带来了品饮习俗大传播，茶事已深入到社会的各个阶层。

宋代茶文化在精神层面上承上启下，由宋理学观念导致的内省方式渗透茗饮，茶与儒家学说结合得更紧密。以文人士大夫为代表的儒士群体在茶叶种植、加工、品饮方面更加精益求精，对饮茶倾注更大的热情，把饮茶当作一种高雅的生活艺术，引领茶文化潮流，规范了茶文化的发展方向。对于他们来说，制新茶、饮佳茗、吟茶诗、作茶赋、著茶书，成为生活中的一项重要内容。宋代涌现出了众多的茶文学作品，其中所蕴含着的文人茶情，尽在不言中。

1. 范仲淹

范仲淹（989—1052 年）是一个儒家学问的大成就者，其道德文章为历代称道，被誉为"千古一范"。其勤奋、正直，为国为民的精神激励了一代又一代国人，而"先天下之忧而忧，后天下之乐而乐"的品格也成为中华民族品德的代表。他在政治、军事和文化教育等方面的成就是他实践儒家学问所取得的成果。宋仁宗庆历前后，宋儒理学家的兴起，大部分是受其影响，或经他的培养推重而成名的。

范仲淹曾写过一首在茶文化史上具有相当地位的著名茶诗——《和章岷从事斗茶歌》，简称《斗茶歌》。全诗可分三个层次，开头部分描述了建溪水边、武夷山下珍奇仙茗的采制过程，并点出建茶的悠久历史："武夷仙人从古栽"；中间部分描写热烈的斗茶场面，写到斗茶分斗形、斗味、斗香和斗色，胜败如何，事关茶主的荣辱；结尾部分写得最为生动，诗人用夸张的手法，以一气呵成的一组排比，把对茶的赞美推向了高潮，并多处引典，衬托茶的神奇功效："众人之浊我可清，千日之醉我可醒……长安酒价减百万，成都药市无光辉。不如仙山一啜好，泠然便欲乘风飞。"这首在历代茶诗中享有盛誉的《斗茶歌》，被列为歌吟武夷茶的第一名篇，广为流传。

除了《斗茶歌》，范仲淹还写过另一首茶诗——《潇洒楼》六首之五《茶鸠坑》，其中对闻名遐迩的鸠坑茶作了赞美："潇洒桐庐郡，春山半是茶。轻雷何好事，惊起雨前芽。"这四句清新明快、琅琅上口的诗句，简直就是一幅令人神往的春雨江南茶山图。更富有感染力的是，诗人以拟人笔法，写出满山葱翠的茗芽，是隆隆春雷催出来的，可谓有景有画，有声有色，体现出诗人高深的文学造诣，以及高远的人文情怀。

2. 欧阳修

欧阳修（1007—1073 年）在我国文学史上有着重要的地位。他继承了韩愈古文运动的精神，作为宋代诗文革新运动的领袖人物，他的文论和创作实绩，对当时以及后代都有很大影响。欧阳修一生服膺儒道，始终把先秦原典时期的儒家学说视为安身立命、实现生命价值的航标。他的儒家情怀与入世精神令人推崇，他的许多作品与一生经历，都向世人彰显了他对真、善、美的高尚精神追求。

欧阳修是一个非常爱茶的人，曾有"茶为物之至精"之说。他主张"闲和严静趣远"的高逸境界，这与他是一个茶人多少有些关系。他曾参与茶法改革，起草《通商茶法诏》，还曾在金銮殿上品尝过贡茶的欧阳修还得到了宋仁宗赐予的小龙团茶，这是他企盼二十多年才得到的，不舍得品饮，只是偶尔捧玩一番，"每一捧玩，清血交零而已"，可见其珍惜的程度。

对茶的全身心的热爱，使他愿意投入精力研究茶，并写下不少诗文，他曾为蔡襄《茶录》作序，在《尝新茶呈圣谕》一文中将茶盛赞为世间灵物："唯在此树先萌芽，乃知此为最灵物，宜其独得天地之英华。"

欧阳修品茗，是极其讲究的，他认为品茶必须是新茶芽、水甘洌、器洁美、天气好、宾客佳，有如此"五美"俱全，才可达到"真物有真赏"的至高境界。他对茶不仅讲究其色、香、味，更对茶叶的采摘、烘焙、碾压、收藏和制茶的茶器、品茶的茶具等，都十分在乎，决不马虎。

欧阳修还曾写下论茶水的专文《大明水记》，其中认为《煎茶水记》中将天下之水所作的排名不足以信，因为水味尽管有"美恶"之分，但把天下之水一一排出次第，这无疑是"妄说"。在他看来，陆羽的论水之理比较正确："羽之论水，恶淳浸而喜泉流，故井取及汲者，江虽云流，然众水杂聚，故次于山水，惟此说近物理云。"

在其著名的长古诗《双井茶》中，欧阳修还借茶喻德，以歌颂人的高贵品质、高风亮节，其中不乏茶人传颂的名句：

西江水清江石老，石上生茶如凤爪。

穷腊不寒春气早，双井茅生先百草。

白毛囊以红碧纱，十斤茶养一两芽。

长安富贵五侯家，一啜尤须三日夸。

宝云日注非不精，争新弃旧世人情。

岂知君子有常德，至宝不随时变易。

君不见建溪龙凤团，不改旧时香味色。

欧阳修仕宦四十年，上下往返，窜斥流离。晚年他作诗自述，欲借咏茶感叹世路之崎岖，却也透露了他仍不失早年革新政治之志："吾年向老世味薄，所好未衰惟饮茶。"当然，这里更直接的是述说了他一生饮茶的癖好，到老也没有丝毫改变。

3. 蔡襄

北宋一代名臣蔡襄（1012—1067 年），不仅是政治家、文学家、书法家，而且也是茶学家。蔡襄为官清正，以民为本，讲究信义，而且学识渊博，书艺高深，书法史上论及宋代书法，素有"苏、黄、米、蔡"四大书家的说法。世人评他的书法是行书第一，小楷第二，草书第三。

在文彦博提出的"与士大夫治天下"的政治环境中，宋王朝通过优礼政策、开科取士等一系列措施，极大地激发了士大夫"兼济天下"之志，士大夫投身政治的热情空前高涨。蔡襄正是在这一历史背景下开始他的宦海茶墨人生，纵观其 56 年短暂的生涯，堪称是位才学广博的名儒贤臣。

蔡襄是宋代茶文化史中一个很重要的人物，据说，当时论茶者，没人敢在蔡襄面前发言，恐班门弄斧，自讨没趣。他主要有两大突出的贡献，一是创制了"小龙凤团茶"，二是撰写了《茶录》。

小龙凤茶在宋代是很名贵的茶，时人说它"始于丁谓，成于蔡襄"。在庆历年间，蔡襄任福建转运使时，改造了丁谓大团茶制作工艺，造小片龙茶进奉宋仁宗，由于质量精绝，得到了宋仁宗的称赏，也为自己赢得了极大的声誉。宋人王辟之《渑水燕谈录》云："惟郊礼致斋之夕，两府各四人共赐一饼，宫人剪金为龙凤花贴其上，八人分蓄之，以为奇玩，不敢自试，有嘉宾出而传玩。"欧阳修《归田录》卷二载：该茶"凡二十饼重一斤，其价值金二两"，可见龙凤团茶之珍贵。

蔡襄在茶文化史上留下的另一大标志性作品就是他撰写的《茶录》，虽然只千余字，却非常系统。全文分为两篇，上篇论茶，分色、香、味、藏茶、炙茶、碾茶、罗茶、候汤、熁盏、点茶十目，主要论述茶汤品质和烹饮方法；下篇论器，分茶焙、茶笼、砧椎、茶钤、茶碾、茶罗、茶盏、茶匙、汤瓶九目。该文从理论上总结斗茶的五要素：一是茶叶选择，二是器具选用，三是注意水品，四是重视火候，五是强调注水比例。这是对唐代煎茶法的更新发展，开撮泡法之先河，《茶录》因此成为继陆羽《茶经》之后的茶学扛鼎之作。

其实在《茶录》之前，蔡襄根据自己在北苑督造贡茶工作中的所见，就曾写下了《北苑十咏》。这首诗综述了北苑山水和贡茶采制品尝等盛况，通篇读来，仿佛把我们带进了这个宋代茶业的重镇，令读者身临其境。

蔡襄爱茶，所以留下了许多与茶有关的趣事。因他喜欢与人斗茶，一次在与苏舜元斗茶时，蔡襄使用的是上等精茶，水选用的是天下第二泉惠山泉，而苏舜元选用的茶劣于蔡襄，用于煎茶的却是极好的竹沥水。结果，在这次斗茶中，蔡襄输给了苏舜元。恰恰是印证了后代明人张大复所说的："茶性发于水，八分之茶，遇十分之水，茶亦十分矣；八分之水，试十分之茶，茶只八分耳。"

还有一则趣闻与欧阳修有关。一次欧阳修要把自己的书《集古录目序》石刻，因此就去请蔡襄帮忙书写，虽然他俩是好朋友，蔡襄却向欧阳修索要润笔费，欧阳修知道他是个茶痴，就说钱没有，只能用小龙凤团茶和惠山泉水替代润笔，蔡襄一听，顿时欣喜不已，说道："太清而不俗。"可见其对茶的推崇。

蔡襄一生爱茶，实可谓如痴如醉。到了晚年，力不能支，且患病忌茶。但此时他什么事都可以不去考虑，唯有佳茗茶事不能忘情："衰病万缘皆绝虑，甘香一事未忘情。"此时的蔡襄虽不能再饮茶了，但他每日仍烹茶玩耍，甚至是茶不离手，只为闻闻那股香味，煮茶已成了他的生活习惯。

4. 王安石

作为一名中国传统的士大夫，王安石（1021—1086年）始终以一名儒士自居。王安石的儒学思想，是伴随王安石变法而兴起的，它同样成为王安石政治实践活动的理论依据，也成为王安石统一思想、培养人才的工具。他对传统儒学的大胆超越与创造性发展，其最终的目的并不是为了背离传统儒学，而是为了进一步完善和维护传统儒学的大义。

据冯梦龙著《警世通言》中的《王安石三难苏学士》所讲，在苏东坡被谪迁黄州团练副使时，王安石与他饮酒话别，并告诉苏东坡自己患"痰火之症"，唯有用长江三峡的瞿塘峡中峡之水烹煮阳羡茶才有效果。阳羡茶已有，想请苏东坡代汲瞿塘峡水一瓮。不料苏东坡从四川返回时沉湎于三峡壮丽风光，直到船至下峡时才想起王安石汲水之托，无法回溯，只好在下峡汲水一瓮，给王安石送去，自以为王安石难以分辨。王安石煮水

中国天柱养生茶文化

冲泡阳羡茶后立即指出此水并非自瞿塘中峡，而是取自下峡，并解释道："上峡之水性急，下峡之水则缓，唯有中峡水缓急相半。太医以为老夫此病可用阳羡茶治愈，但用上峡水煎茶味太浓，下峡水煎则太淡，唯有中峡水适中，恰到好处。如今见茶色半晌才出，便知是下峡水了。"从中可见他是一位精通茶艺之人。

王安石曾官拜宰相，有机会得到极品贡茶。他得到建安北苑产的龙团不忘与其弟分享，并写有《寄茶与平甫》。当时其弟在洛中，他便戏言在洛中饮此茶可成仙，还嘱咐其弟煎、品贡茶的要领，独自品饮宜小口慢饮，在金谷园赏花游览时煎茶莫忘及时熄火，注意掌握火候：

碧月团团堕九天，封题寄与洛中仙。

石楼试水宜频啜，金谷看花莫漫煎。

另外，王安石对国家榷茶立法方面也有积极的探索，在《议茶法》一文中强调了立榷茶之法"于方今实为便"，要改变当时在茶叶交易上出现的"夺民之所甘""私贩"的弊端，并制定"善法"以治之。这不仅有利于人民的生产和生活，而且有利于当前的富国强兵，与其解决当时"财力日以穷困，风俗日以衰坏"的政治、经济等状况的最终变法改革目标是一致的。

5. 苏轼

苏轼（1037—1101年）是中国文学艺术史上罕见的全才，也是中国数千年历史上被公认文学艺术造诣最杰出的大家之一。其散文与欧阳修并称欧苏，诗与黄庭坚并称苏黄，词与辛弃疾并称苏辛，书法名列"苏、黄、米、蔡"北宋四大书法家之一，其画则开创了湖州画派。对苏轼影响最大的儒家思想是其政治人格，他时刻把儒家积极入世思想作为自己立世的标准，"不独独善其身，又兼兼济天下"成为他一生行为的信条。

苏轼不仅是一位大文学家，也是一位熟谙茶道的高手。他一生与茶结下了不解之缘，并为人们留下了不少隽永的咏茶诗联、趣闻轶事。在品评尽了天下名茶后，他感叹道："从来佳茗似佳人。"他对品茶有独到的理解，认为品茶的最高心境是"静中无求，虚中不留"。对茶的养生作用也十分注重，他在《物类相感志》一文中说："吃茶多腹胀，以醋解之。"

苏轼在一首《水调歌头》的词中，记叙了从采茶、制茶、点茶直至品茶的妙境：

> 已过几番雨，前夜一声雷。
>
> 旗枪争战，建溪春色占先魁。
>
> 采取枝头雀舌，带露和烟捣碎，结就紫云堆。
>
> 轻就黄金碾，飞起绿尘埃。
>
> 老龙团，真凤髓，点将来。
>
> 兔毫盏里，霎时滋味舌头回。
>
> 唤起青州从事，战退睡魔百万，梦不到阳台。
>
> 两腋清风起，我欲上蓬莱。

苏轼对烹茶十分精到，认为"精品厌凡泉"，好茶必须配以好水。他对烹茶煮水时的水温掌握十分讲究，不能有些许差池。有《试院煎茶》一诗为证：

> 蟹眼已过鱼眼生，飕飕欲作松风鸣。
>
> 蒙茸出磨细珠落，眩转绕瓯飞雪轻。
>
> 银瓶泻汤夸第二，未识古人煎水意。
>
> 君不见，昔时李生好客手自煎，贵从活火发新泉。

对煮水的器具和饮茶用具，苏轼也有讲究，曾写出"铜腥铁涩不宜泉""定州花瓷琢红玉"等诗句。苏轼在宜兴时，还设计了一种提梁式紫砂壶，后人为纪念他，把此种壶式命名为"东坡（提梁）壶"。"松风竹炉，提壶相呼"，便是苏轼用此壶烹茗独饮时的生动写照。

苏轼所写的《叶嘉传》是一篇以拟人手法为茶写的传记，被誉为难得一见的以茶化俗的佳作。这篇传记在标题上就蕴含深意，"叶"即茶叶之"叶"，"嘉"取的是美好之意，美好的风气与茶饮结合便形成了良风美俗。文章中刻画了一个饱含济世之才而胸有大志、资质刚劲挺立的高洁之士，歌颂了儒士那种既风雅又刚健、既淡泊又豪迈的伟岸人格与品质。此外，作者还通过"管山海之利，自嘉始也""一切与民，嘉为策以榷之""植功种德，遗香后世"等名句表达了借茶励志、敦风化俗的宏愿。《叶嘉传》在苏轼在世时就广为流传，起到一定的敦风成俗的作用。

6. 黄庭坚

盛极一时的江西诗派开山之祖黄庭坚（1045—1105年），擅文章、诗词，尤工书法。诗风奇崛瘦硬，力挽轻俗之习，开一代风气。早年受知于苏轼，与张耒、晁补之、秦观并称"苏门四学士"。

黄庭坚一生嗜茶，曾以茶代酒二十年，堪称茶人佳话。正因有此生活经历，在他所取得的文学成就中，以茶为题、以茶为载体的咏茶诗词达64首，其中茶诗53首，茶词11首，在北宋作家中名列首位。正如明王士祯《花草蒙拾》所云："《草堂》载山谷《品令》《阮郎归》二阕，皆咏茶之作。按黄集咏茶诗最多最工。"

黄庭坚的60多首咏茶诗词，多数写于其任职大名府国子监教授七年的馆阁时期。当时黄庭坚常与苏轼兄弟、张拘、张耒、钱加、邢停夫、谢棕等饮茶晤聚，诗词唱酬，生活颇为闲适，留下了不少咏茶之作。如《品令·茶词》，把人们当时日常生活中心里虽有而言下所无的感受情趣，表达得十分新鲜具体，巧妙贴切，耐人品味：

> 凤舞团团饼。恨分破，教孤令。金渠体静，只轮慢碾，玉尘光莹。汤响松风，早减了二分酒病。
>
> 味浓香永。醉乡路，成佳境。恰如灯下，故人万里，归来对影。口不能言，心下快活自省。

黄庭坚自幼好学，博闻强记，很早就进入皇城做官，这使他有机会接触到更多的好茶，特别是对北苑贡茶有了更多的了解。家乡茶、贡茶、天下名茶，造就了他深厚的"名茶情结"。围绕名茶，黄庭坚不仅写下了《双井茶送子瞻》《以双井茶送孔常父》《用公择前韵戏嘲双井》等咏赞家乡名茶的诗，还结合对各地名茶的鉴赏，写下了《谢送碾壑源拣芽》《奉谢刘景文送团茶》《碾建溪第一奉邀徐天隐奉议并效建除体》等20余首名茶诗词，可见他对名茶的钟情非比常物。

黄庭坚对茶的功效十分推崇，认为茶能增目力、治眼疾，有神功奇效。他在《谢刘景文送团茶》中写道："鹅溪水练落春雪，粟面一杯增目力。"还在《寄新茶与南谦禅师》中写道："筠焙熟茶香，能医病眼花。"

黄庭坚早年嗜酒，中年因病止酒，越加爱茶，"颇与幽子逢，煮茗当酒倾"，正是黄庭坚以茶代酒的例证。戒酒第四年，黄庭坚收到友人所赠的煎茶瓶，答诗曰："茗碗有何好？煮瓶被宠珍。后交谅如此，渝被长日新。"是说以茶代酒后，茗饮涤除旧习和垢秽，日益见效。

黄庭坚还在宋代书坛上，以鲜明的个人风格与杰出的书法技巧而站在创新的前列。其书法面貌有着强烈的宋代书法尚意的时代特征，并在传世书作中还有涉及茶事者。比如书诗《奉同公择尚书咏茶碾煎啜三首》，即兴于胸中的茶情，势不可遏，在文思构想间随意而出，属于作者晚年得意之笔。还有在宋哲宗举行宫廷茶宴时的应景之作《茶宴》，达到了行书的成熟精到与得心应手的绝妙境界。

7. 晁补之

北宋文学家晁补之（1053—1110 年），曾任吏部员外郎、礼部郎中、兼国史编修、实录检讨官等职。十几岁的时候就受到苏轼的赞赏，成为"苏门四学士"之一，号称散文诗词皆工。

晁补之与茶结缘的记载虽然不多，但在一次与苏东坡的饮茶经历之后有感而发，写下了《次韵苏翰林五日扬州石塔寺烹茶》，其中有许多著名的诗句，使他在茶文化史上留下精彩的一笔：

> 唐来木兰寺，遗迹今未灭。
>
> 僧钟嘲饭后，语出饥客舌。
>
> 今公食方丈，玉箸摅噎噎。
>
> 当年卧江湖，不泣臣逐玦。
>
> 中和似此茗，受水不易节。
>
> 轻尘散罗曲，乱乳发瓯雪。
>
> 佳辰杂兰艾，共吊楚累洁。
>
> 老谦三昧手，心得非口诀。
>
> 谁知此间妙，我欲希超绝。

持夸淮北土，汤饼供朝啜。

在这首长诗中，茶被称为"玉茗"，足见其珍贵。这样珍贵的玉茗可比儒家的精神境界，如同苏轼具有很高的修养，即使在恶劣的逆境中，也丝毫不会改变自己的品性与节操。

8. 陆游

南宋时著名爱国诗人陆游（1125—1210年），创作诗歌很多，今存九千多首，内容极为丰富。诗中多抒发政治抱负，反映人民疾苦，风格雄浑豪放，抒写日常生活，也多清新之作。词作量不如诗篇巨大，但和诗一样贯穿了气吞残虏的爱国主义精神。

陆游对茶一直怀有深情，他出生茶乡，当过茶官，晚年又归隐茶乡。他一生曾出仕福州，调任镇江，又入蜀、赴赣，辗转各地，使他得以有机会遍尝各地名茶，并裁剪熔铸入诗。比如"舌本常留甘尽日，鼻端无复鼾如雷"，这是得到建茶后的美味；而"遥想解醒须底物，隆兴第一壑源春"，则是品啜了壑源春茶。

陆游一生有茶诗300多首，是历代诗人写茶最多的一位。在他的茶诗中，最有名的当属这首《临安春雨初霁》：

世味年来薄似纱，谁令骑马客京华。

小楼一夜听春雨，深巷明朝卖杏花。

矮纸斜行闲作草，晴窗细乳戏分茶。

素衣莫起风尘叹，犹及清明可到家。

从陆游的诗句中不难看出，他爱茶至深，已近乎癖。由于深谙茶的烹饮之道，他总是以自己动手烹茶为乐事，一再在诗中自述："归来何事添幽致，小灶灯前自煮茶""山童亦睡熟，汲水自煎茗""名泉不负吾儿意，一掬丁坑手自煎""雪液清甘涨井泉，自携茶灶就烹煎"。

陆游爱茶嗜茶，是他生活和创作的需要。诗人特别中意茶有驱滞破睡之功："手碾新茶破睡昏""毫盏雪涛驱滞思"。常常是煎茶熟时，正是句炼成际："诗情森欲动，茶鼎煎正熟""香浮鼻观煎茶熟，喜动眉间炼句成"。他不仅"自置风炉北窗下，勒回睡思赋新诗"，在家边煮泉品茗，边奋笔吟咏；而且外出也"茶灶笔床犹自随""幸有笔床茶灶在，孤舟更入剡溪云"，真是一种官闲日永的情趣。晚年他更是以"饭软茶甘"为满足。他说："眼明身健何妨老，饭白茶甘不觉贫。"在《试茶》诗里，明白唱出："难从陆羽毁茶论，宁和陶潜止酒诗。"在他眼里，酒可止，茶却不能缺。

陆游对茶的喜爱，充分表现在他对茶圣陆羽的无限敬慕和爱戴上，他在茶诗中反复表述要继承陆羽，做一位茶神。茶圣陆羽曾隐居东苕溪著《茶经》，自称桑苎翁。于是陆游也以"桑苎翁"自诩："我是江南桑苎家，汲泉闲品故园茶""卧石听松风，萧然老桑苎"。陆羽姓陆，他还据此引为自豪，说自己要发挥这个家风："遥遥桑苎家风在，重补茶经又一编。"

陆游的《晚秋杂兴十二首》反映了他晚年生活窘迫，无钱置酒，以茶代酒的情景。亏得有茶抚慰诗人凄清贫寒的晚境，亲自碾茶，自有一番不足为外人道的乐趣："置酒何由办咄嗟，清言深愧淡生涯。聊将横浦红丝硙，自作蒙山紫笋茶。"

9. 朱熹

南宋著名的理学家朱熹（1130～1200年），世称朱子，是孔子、孟子以来最杰出的弘扬儒学的大师。作为一个伟大的思想家，凡他所涉及的领域，都有极其深刻而独到的认识。作为一个百代宗师，他又是一个百科全书似的人物，知识面极广，造就了他在博大精深的中国思想史上几乎很少人与之比肩的通儒的思想体系。

朱熹的一生与茶有着密不可分的渊源，其祖籍婺源自古就被誉为茶乡。他幼年丧父，父亲朱松嗜茶成癖，虽没有留下遗产，但却教会了朱熹饮茶。朱熹一生的生活准则是："以茶养生，衣取蔽体，食取充饥，居止取足以障风雨，从不奢侈铺张。"另有"山居偏隅竹为邻，客来莫嫌茶当酒"，这副对联表现了朱熹以茶待客的日常生活起居。

朱熹当年在产茶胜地武夷山下构建"武夷精舍"，办学讲学。每当讲学之余，他喜好行吟于茶园，并在岭北种植茶园，亲手栽培并取名"茶坂"。朱熹在《茶坂》一诗中记录了自己在茶园的辛勤劳动："携籝北岭西，采撷供名饮。一啜夜窗寒，跏趺谢衾枕。"在武夷讲学时，他常与同道中人、门生学子入山漫游，有时还会设茶宴于竹林泉边，斗茶吟咏，以茶会友。正如《茶灶》一诗中所描绘的："仙翁遗石灶，宛在水中央。饮罢方舟去，茶烟袅细香。"

《朱子语类》中录有几则朱熹对茶的认识，读来非常有意思：

> 先生因吃茶罢，曰："物之甘者，吃过必酸；苦者吃过却甘。茶本苦物，吃过却甘。"问："此理如何？"曰："也是一个道理。如始于忧勤，终于逸乐，理而后和。盖礼本天下之至严，行之各得其分，则至和。又如'家人镐镐，悔厉吉；妇子嘻嘻，终吝'，都是此理。"

在朱熹看来，学习过程中要肯下苦功，苦而后甘，才能乐在其中，这正是他所谓的"理而后和"，可见朱熹对茶道思想的升华。

> 建茶如"中庸之为德"，江茶如伯夷叔齐。又曰："南轩集云：'草茶如草泽高人，腊茶如台阁胜士。'似他之说，则俗了建茶，却不如适间之说两全也。"

从这段文字中可见朱熹以"中庸之德"说茶，表明他对儒家学说的深透思考通过如此具体事物反映出来，同时也说明了他对茶的认识及对茶文化的爱好及其独特的品位。把建茶比之于"中庸之为德"，这在茶文化史上也算得上是极为罕见的"物"与"思"的巧妙结合，它给茶文化史留下了至为宝贵的史料。

在《朱子语类》中，还可以找到朱熹以茶喻学的片段。宋代煎茶仍具唐代遗风，往往会在茶叶中掺杂姜葱椒盐之类，妨碍了茶之真味。他对学生讲，治学有如这盏茶，"一味是茶，便是真才，有些别的味道，便是事物夹杂了"。作为一名理学大师，朱熹以茶论道传理学，他把茶叶示为中和清明的象征，以茶修德、以茶论伦、以茶喻理、以茶交友，开创了对茶道至深且透的理解与研究。

三、明代文人雅志修身的茶性

从明初起，随着炒青制法的确立和不断完善，散茶逐渐统摄了茶坛的地位，茶之采造更加契合自然之美，最大限度地保持了茶叶的自然本色。

随之而来的是，品茗风尚也为之一变，简便异常的散茶瀹饮法取代了唐宋时期繁琐的煎茶法，人们在品尝到茶之自然、纯朴、甘芳风味的同时，能够自然而然地进入艺术品饮的氛围，从而实现饮茶怡情悦性、雅志修身的功能。

明初茶人大多是饱学之士，其志并不在茶，而常以茶雅志，别有一番怀抱。晚明文人则在饮茶中强调人与茶、与环境氛围的契合，并且注重内在精神的高度和谐，是追求美的一种极致，文人们通过对饮茶环境刻意的营造，以此表达他们不同流俗的清节雅操。

明代还是中国文人撰述茶书数量最多的一个朝代。从现今存世的三十多部明代茶书的作者来看，其中既有高人闻士、王室贵胄，也有落魄书生、失意文人。虽然他们的身份与经历各异，却无一不是对茶倾注了毕生心血、与茶相伴终生的茶人。

1. 高启

明代著名诗人高启（1336—1374年），与杨基、张羽、徐贲合称"吴中四杰"。思想以儒家为本，文学思想主张取法于汉魏晋唐各代，师古之后成家。认为要"兼师众长，随事模拟。待其时至心融，浑然自成，始可以名大方而免夫偏执之弊"。《四库全书总目提要》中评道："高启天才高逸，实据明一代诗人之上。"《明诗纪事》中也有赞誉："高启天才特绝，允为明三百年诗人称首，不止冠绝一时也。"

高启曾写下40余首茶诗，题材广泛，涉及采茶、煮茶、名泉、茶轩、茶宴，甚至还有关于茶市卖茶的，诗句优美，读来令人有一种清新的感觉。其中比较著名的是《采茶词》，这首诗开头写了采茶的季节和环境，接着描绘了采茶姑娘采茶比赛时的欢乐情景，笔锋一转又唏嘘了茶农生计的不易，表现了诗人对人民生活极大的同情与关怀：

> 雷过溪山碧云暖，幽丛半吐枪旗短。
>
> 银钗女儿相应歌，筐中摘得谁最多？
>
> 归来清香犹在手，高品先将呈太守。
>
> 竹炉新焙未得尝，笼盛贩与湖南商。

山家不解种禾黍，衣食年年在春雨。

2. 唐寅

明代杰出的画家、文学家唐寅（1470—1523年），其绘画作品与沈周、文徵明、仇英齐名，合称"明四家"；又因常与祝允明、文徵明、徐祯卿切磋诗文，蜚声吴中，世称"吴中四才子"。他博学多能，吟诗作曲，能书善画，经历坎坷。作为封建社会主流意识形态的儒家思想在唐寅的身上占据重要地位，孝悌信义的伦理道德观念、立功立言的不朽思想，终其一生，都没有改变。

唐寅一生作过不少画，茶画是他画作中重要的一部分，其茶画也是明代茶画的一绝，甚至在茶文化历史中也有突出地位。明代的茶艺思想，主张契合自然，茶与山水、天地、宇宙交融，茶人友爱，和谐共饮，这些意韵，都在他的茶画中得到了很好的反映。

比如著名的《事茗图》，唐寅用自己熟练的山水人物画法，勾勒出高山流水，巨石苍松，飞泉急瀑。在画的正中，一条溪水弯曲汨汨流过，在溪的左岸，几间房屋隐于松竹林中，房下是流水，房上是云雾缭绕；房中一人正在就读，案头置有茶壶茶盏，品茶就读之意韵荡然飘出；屋外右边，一老者手持竹杖，行在小桥中，身后跟着小童，小童手中抱着古琴，似是赴那房中人的茶约。画作左边还有题诗："日长何所事？茗碗自赍持。料得南窗下，清风满鬓丝。"

还有《品茶图》，宛如一幅特写镜头的画。此画的人物画面较大，表情清晰可见。画中一位雅士稳坐于旷野之中、松树之下，他的身边放着茶杯，边品茶边听琴女弹琴。琴女坐姿雅美，弹琴情人曲境，茶童则在石后煮茶，意境令人神往。

3. 文徵明

文徵明（1470—1559年），因先世为衡山人，故号衡山居士，世称"文衡山"，明代画家、书法家、文学家。诗宗白居易、苏轼，文受业于吴宽，学书于李应祯，学画于沈周。在诗文上，与祝允明、唐寅、徐祯卿并称"吴中四才子"；在画史上与沈周、唐寅、仇英合称"吴门四家"。

文徵明既是画家，又是茶人，他常与友人一起，在江南的谷雨时节外出采撷新芽，用惠山脚下"天下第二泉"的甘洌泉水煎制茶汤，与友人共饮香茗，兴致所到，便泼洒丹青，将茶会场面绘于画中。他的茶事绘画作品众多，传世的有《惠山茶会图》《品茶图》《汲泉煮品图》《松下品茗图》《煮茗图》《煎茶图》《茶事图》《陆羽烹茶图》《茶具十咏图》等十数幅，其中以《惠山茶会图》最负盛誉。其中，《惠山茶会图》描绘了文徵明偕同好友蔡羽、汤珍、王守、王宠等人游览无锡惠山，在惠山山麓的"竹炉山房"品茶赋诗的情景，画中向我们展现了一个悠闲、清静的所在：挺拔的青松，芒砀的山石，松石之间有一素朴的井亭，井亭旁已经架好茶炉，侍童正在布置茶具，烧火烹茶。主人在亭边揖让待客，有的客人已经在亭中落座，或俯身望水，或展卷观书；有的客人还在远方的山路之上，一边叙谈，一边徐徐走来。这幅画作描绘的是江南的山水美景和明代茶人怡然天趣的生活，体现出文徵明对茶的深情厚爱。画中的茂林青松、名泉怪石、茶房亭榭等飘逸清幽的景致都是颇具魅力的茶饮意境，最为当时的文人所心醉，也成为后世茶人研究明代茶文化的重要素材。

文徵明为人正直，性格倔强，不阿权贵。当时的宁王朱宸濠图谋不轨，欲笼络文徵明，文徵明却委婉拒之，不愿涉足豪门，只求清茶一杯。其淡定的心情有诗句为证："门前尘土三千丈，不到薰炉茗碗旁""未裁帖子试芳草，且覆茶杯觅淡欢"。如此心情，必定是长期与茶为友的熏陶吧。

4. 徐渭

明代杰出的文学艺术家徐渭（1521—1593年）多才多艺，在书画、诗文、戏曲等领域均有很深造诣，且能独树一帜，给当世与后代都留下了深远的影响。他的艺术才能超群，开创的花鸟画大写意之风，影响深远，明清花鸟画家莫不对其顶礼膜拜，故历代画史都对徐渭有极高的评价。

徐渭一生嗜茶，无日不饮茶，算得上是一位茶痴了。然而一代奇才，颠沛落魄，连他最爱喝的茶也大多是朋友的馈赠，每得一茶，欣喜之情溢于言表。一次老友钟元毓赠以产自浙江上虞县后山的江南名茶"后山茶"，他兴奋之余马上复信："一穷布衣辄得真后山一大筐，其为开府多矣！""开府"即中国名茶蒙山茶，徐渭认为后山茶绝不亚于蒙山茶。

徐渭的茶诗中惠谢友人赠送香茗的诗颇多，比如《某伯子惠虎丘茗谢之》便是一首盛赞虎丘茶的好诗：

> 虎丘春茗炒烘蒸，七碗何愁不上升。
>
> 青箬旧封题谷雨，紫砂新罐买宜兴。
>
> 却从梅月横三弄，细搅松风炧一灯。
>
> 合向吴侬彤管说，好将书上玉壶冰。

《茗山篇》更是徐渭嗜茶痴茶的自我写照，从入茶山安家，到试水、摘新芽，再到对梅独饮，茶人的憨态跃然纸上：

> 知君元嗜茶，欲傍茗山家。
>
> 入涧遥尝水，先春试摘芽。
>
> 方屏午梦转，小阁夜香赊。
>
> 独啜无人伴，寒梅一树花。

徐渭的咏茶诗极具特色，从多方面多角度反映了明代的茶事，并将茶诗与茶画结合，融为一体，增添了艺术形象的完美。他的画"水墨淋漓、气势旺畅"，《陶学士烹茶图》便是徐渭众多茶画的代表作，画了一位嗜茶老者在优雅秀美的自然风光环境下烹茶啜茗的痴态，表现烹茶环境和茶艺艺术魅力，是一幅典型的明代文人茶事图。上有题诗一首："醒吟醉草不曾闲，人人唤我作张颠。安能买景如图画，碧树红花煮月团。"

5. 许次纾

明代茶人和学者许次纾（1549—1604 年）虽然因为残疾没有走上仕途，终其一生不过做个布衣，但是他的诗文创作甚富，清代厉鹗的《东城杂记》中说他"跛而能文，好蓄奇石"，是一位趣味清远之人。

在中国历代茶书中，许次纾的《茶疏》占有相当地位，该书对炒青绿茶的加工记述较为详细，对产茶和采制的论述也比前人深入，具有较高的史料价值。其中，被后世茶人比较推崇的是他关于饮茶氛围的论述。他认为品茶应在"心手闲适""披咏疲倦"之际，并在"风日晴和""茂林修竹""清幽寺观""小桥画舫"等优美环境中进行，成为明代注重饮茶自然环境和心理氛围的代表人物。

另外，许次纾在全面阐述茶理的基础上提出了许多极富新意的观点。比如，论到"择水"时，还讨论了前人较少涉及的"贮水"，甚至连贮水瓮的摆放和舀水之法亦颇多讲究。他为外出饮茶而设计出一套"特制游装"，使得茶具及精茗名香皆各得其所，非常方便。作为茶痴他还提出了"茶宜常饮，不宜多饮。常饮则心肺清凉，烦郁顿释。多饮则微伤脾肾，或泄或寒"，说明是以理性的态度来对待饮茶，也属不易。

6. 陈继儒

明代文学家、书法家陈继儒（1558—1639年），在明末算得上是一位名倾朝野的大名士。他才学极高，工诗善文，兼长绘画，工山水、善梅竹，水墨画梅就是由其所创，为后世画人效法，属于明代画派"华亭派"。黄道周给崇祯帝上疏曾提到："志向高雅，博学多通，不如继儒。"陈继儒29岁时焚弃儒衣冠，绝意科举仕进，并且始终不为所动，终生隐居，他的这种气节，就是中国传统文人雅士的气节。

陈继儒讲究品茶，精于茶道，注重品位，意在得其真趣。他经常与文友茗战论茶，自取斋名为"茶星"，取自宋代范仲淹《斗茶歌》中"森然万象中，焉知无茶星"。陈继儒曾为夏树芳《茶董》作序，并对该书进行补录，于万历四十年（1612年）前后撰成《茶董补》两卷，上卷补录嗜尚、产植、制造、焙瀹等条文，下卷补录前人诗文37篇。其中，品茶有言"独饮得茶神，两三人得茶趣，七八人乃施茶耳"。他的这番品茶言论在茶界成为名言，广为当时士大夫阶层所接受所推崇。

诗《题醉茶居士》可谓是他作为茶道高人的一幅逼真的自画像，在他看来，品茗有助于他独自浸溺于创作构思中，充满无限想象。茶助文思，诗潮泉涌，杯停茶醉时，竟能写出上百篇诗文来：

　　山中日日试新泉，君合前身老玉川。

　　古枕月侵蕉叶梦，竹炉风软落花烟。

　　点来直是窥三味，醒后翻能赋百篇。

　　却笑当年醉乡子，一生虚掷杖头钱。

陈继儒还写有两首不同的《试茶》诗，一是四言古诗：

　　　绮阴攒盖，灵草试旗。

　　　竹炉幽讨，松火怒飞。

　　　水交以淡，茗战而肥。

　　　绿香满路，永日忘归。

另一首是：

　　　龙井源头问子瞻，我亦生来半近禅。

　　　泉从石出情宜冽，茶自峰生味更圆。

　　　此意偏于廉士得，之情那许俗只专。

　　　蔡襄凫辨兰芽贵，不到兹山识不全。

其中"泉从石出情宜冽，茶自峰生味更圆"一句已成为著名的茶联，被广泛应用于各式的茶文化场合。

陈继儒对于茶文化的另一大贡献，是他提出了大壶改小壶的思索创意，认为大壶泡茶，茶叶浸泡过久，鲜味不存，茶壶宜小不宜大，小则香气氤氲，大则易于散浸，若自斟自酌，愈小愈佳。小的常用体量为一手把托为宜，如此品茗，茶为壶增色，壶为茶添味，人与茶壶一体而陶醉，可到达"绿香满路，永日忘归"的忘我境界。他一生与紫砂艺人多有交往，也为制壶妙手撰写壶铭，茶艺理论对一大批紫砂艺人的紫砂壶创作产生过影响。制壶妙手时大彬与陈继儒过往甚密，传说因为陈继儒崇尚小巧，时大彬才改制小壶，在中国茶文化史上留下闪光的篇章。

7. 张岱

明末清初文学家、史学家张岱（1597—1679 年），最擅长散文，著有《琅嬛文集》《陶庵梦忆》《西湖梦寻》《三不朽图赞》《夜航船》《白洋潮》等绝代文学名著。

张岱有一句名言："人无癖不可与交，以其无深情也；人无疵不可与交，以其无真气也。"而喝茶可算得上是他最大的癖好，在他的散文中，关于茶的有《闵老子茶》《兰雪茶》《礼泉》《斗茶檄》等，流露出他对茶的一片痴情。张岱说自己"茶淫橘虐"，他不仅是精于鉴茶、善于辨水、深知茶理、传神摹写茶人茶事，还创制名茶、玩赏茶具、介绍茶馆，从饮茶到品茶、评茶，无一不精。

张岱是山阴（今浙江绍兴）人，当地的会稽山日铸岭产茶"日铸雪芽"在宋朝已是贡品，有着"两浙之茶，日铸第一"的美誉。明代时安徽休宁松萝茶名声大噪，盖过日铸。张岱认为松萝茶之精妙主要在制法，于是从安徽招人来到日铸，按照松萝茶扚、掐、挪、撒、扇、炒、焙、藏诸法，制出新茶，并命名为"兰雪茶"。张岱还试了多种泉水，不同水温、茶具，找到了这种茶的最佳泡法："他泉瀹之，香气不出，煮禊泉，投以小罐，则香太浓郁。杂入茉莉，再三较量，用敞口瓷瓯淡放之，候其冷；以旋滚汤冲泻之，色如竹箨方解，绿粉初匀；又如山窗初曙，透纸黎光。取清妃白，倾向素瓷，真如百茎素兰同雪涛并泻也。"四五年后，兰雪茶大行于市，山阴的茶客们又纷纷放弃松萝，喝起兰雪来。兰雪茶的创制和风靡一时，张岱可以说是功不可没。

张岱和同道茶友相处甚得。"非大风雨，非至不得已事，必日至其家，啜茗焚香，剧谈谑笑。"另外，他对大众化的茶馆也很有兴趣，茶馆是他钟爱的休闲去处，在他的《陶庵梦忆》中有一篇题为《露兄》的小文，其中有如下一段话："崇祯癸酉，有好事者开茶馆，泉实玉带，茶实兰雪，汤以旋煮，无老汤。器以时涤，无秽器。其火候、汤候亦时有天合之者。"有心人便能发现，"茶馆"一词，在现有明以前资料中未曾出现过。从张岱《陶庵梦忆》之后，"茶馆"这一通称才从茶肆、茶坊、茶楼或茶邸等称谓中定格而成。

张岱对茶具也眼光独具，在其著作《陶庵梦忆》中，有专门论述"砂罐锡注"一章。文章说到："宜兴罐，以龚春为上，时大彬次之，陈用卿又次之。锡注，以王元吉为上，归懋德次之。夫砂罐，砂也；锡注，锡也。器方脱手，而一罐一注价五六金，则是砂与锡与价，其轻重正相等焉，岂非怪事！一砂罐、一锡注，直跻之商彝、周鼎之列而毫无惭色，则是其品地也。"他曾经见到一个茶壶，款式高古，他把玩一年后才作了壶铭："沐日浴月也其色泽，哥窑汉玉也其呼吸，青山白云也其饮食。"有一把紫砂茶壶，没有镌刻作者印，张岱认为出自紫砂大师龚春之手，特意写了壶铭："古来名画，多不落款。此壶望而知为龚春也，使大彬骨认，敢也不敢？"他还为一个宣窑茶碗作铭："秋月初，翠梧下。出素瓷，传静夜。"

四、清代文人雅士的茶文化

自清以后，中国传统茶文化开始从文人茶文化向平民饮茶文化转变，并最终成为茶文化的主流。饮茶成本的降低和饮茶程序的简化，为茶向民间的普及开辟了道路。当然，明代简约、雅致的茶风，仍然在文人雅士之间流传，一直延续到清末。

1. 陈鸣远

明末清初紫砂壶大师陈鸣远（清代康熙年间人，具体生卒年限待考），堪称紫砂壶史上技艺最全面而精熟的一位。他开创了壶体镌刻诗铭之风，署款以刻铭和印章并用，款式健雅，有盛唐风格，作品名孚中外，当时有"海外竞求鸣远碟"之说，对紫砂陶艺发展史建立了卓越功勋。

陈鸣远出身紫陶世家，家学渊源，喜与文人名士交结。当时江浙地方许多文人书画家纷纷邀请他去制作茶具和雅玩。《阳羡名陶录》记载："鸣远一技之能，间世特出，自百余年来，诸家传器日少，故其名尤噪。足迹所至，文人学士争相延揽。"他之所以能享有"清代第一大家"之誉，一生创作出如此多精美的佳作，这与他善结翰墨之缘，好与文人名士合作有重要的关系。

陈鸣远制作的紫砂茗壶式样新颖，雕镂兼长，多具创意，且能自制自署，以技艺全面精湛富创造精神驰名紫陶艺苑。他上承明代精华，下启清代格局，所仿制的爵、觚、鼎等古彝器，工艺精，品位高，古趣盎然。所制茗壶造型多种多样，特别善于自然型类砂壶的制作，作品有瓜形壶、莲子壶、束柴三友壶、松段壶、梅干壶、蚕桑壶等，均极具自然生趣，把自然型壶在明人的基础上，进一步推向艺术化的高度。这些壶式不仅是陈鸣远的杰出创造，而且成为砂壶工艺上的历史性造型，为后来的制壶家们广泛沿用。他还突破以往常见的单纯几何形体，把视野转向大自然，制作出几可乱真的"象生器"，发展了自然写实的风格。在陈鸣远的作品中，无论是壶，还是象生器，都生动写实、形态逼真，使紫砂艺术达到了出神入化的境地，不仅不背弃明代紫砂造型古拙高雅的特点，同时赋予了紫砂作品的神韵和灵气。

陈鸣远还开创了壶体镌刻诗铭作装饰，署款以刻名和印章并用，把中国传统绘画书法的装饰艺术和书款方式，引入了砂壶的制作工艺，使原来光素无华的壶体增添了许多隽永的装饰情趣。在陈鸣远的作品上，往往题刻不俗的诗句，而且有的诗句寓意还十分深刻，这使得紫砂壶更具有了浓厚的书卷气，真正地把壶艺、品茗和文人的风雅情致融为一体，极大地提高了砂壶的艺术价值和文化价值，成为真正的艺术品进入了艺术殿堂，这是陈鸣远在茶文化及壶艺发展史上建立的卓越功勋。

2. 陆廷灿

陆廷灿（约 1678—1743 年）官崇安知县、候补主事。他出生于嘉定一个好德乐施之家，从小就跟随司寇王文简、太宰宋荦求学，有深厚的儒学功底。

陆廷灿在茶文化史上留下了《续茶经》一书，目录完全与《茶经》相同，即分为茶之源、茶之具、茶之造等十个门类。由于自唐至清，历时数百年，产茶之地、制茶之法以及烹茶器具等都发生了很大的变化，陆廷灿将历代茶书、茶文以及散落于笔记、史志、诗话和其他论著中的茶事资料汇编三卷，以成大观。此书虽名为"续"，实是一部完全独立的著述，《四库全书总目》称其"一一订定补辑，颇切实用，而征引繁富"，是相当公允的评论。

在数量不多的清代茶书中，《续茶经》的地位非同一般，被推为史上内容最为丰富、卷帙最为浩繁、征引最为丰富之作。陆廷灿续写《茶经》是具有历史划时代价值的，对于我国茶艺、茶文化、茶经济的影响依然深远，特别是对具有武夷山独特自然环境的福建省茶业起到了推动作用。

3. 汪士慎

清代著名画家、书法家，"扬州八怪"之一汪士慎（1686—1759年），是一位艺术天分较高的人，于诗、书、画、印都取得了很高的成就。

汪士慎是黄山脚下的徽州人，黄山的云雾名茶，培育了他从小对茶的嗜好，而他一生足迹所及的江浙，也都是遍地茶乡。他品过许多茶，除了他家乡的黄山茶外，还品过武夷茶、郑宅茶、龙井茶、桑茶、松萝茶、霍山茶、顾渚茶、阳羡茶、云台茶、小白华茶、雁山茶、天目茶、泾县茶、庙后茶、普洱茶、宁都茶等。朋友们知其嗜茶，也总是送他一些各地的茶叶，据说他闭着眼睛就能说出喝的是什么地方的茶，甚至是什么时候采摘的。同是"扬州八怪"之一的金农尤其钦佩他的茶识，称他为"诗人今日称茶仙。"于是他便得了"茶仙"的雅号。

汪士慎平生不嗜酒，却嗜茶如命，是"扬州八怪"中对茶迷恋最深的一位。他对品茗辨泉的情感投入恐怕不亚于书画创作，甚至到了"饭可终日无，茗难一刻度"的境况。友人高西唐为汪士慎画了一幅"啜饮小像"，上有茶友陈章题赞画："好梅而人清，嗜茶而诗苦，惟清与苦，实渍肺腑。"而厉鄂的诗则道出了他一生的风貌品格："先生爱梅兼爱茶，啖茶日日写梅花。要将胸中清苦味，吐作纸上冰霜桠。"

汪士慎在他的《巢林诗集》中为世人留下咏茶诗20多首。他的七言长诗条幅《幼浮斋中试泾县茶》，既是一首著名的茶诗，也算得上是我国历史上众多书法作品中的一件隶书精品：

> 不知泾邑山之涯，春风茁此香灵芽。
>
> 两茎细叶雀舌卷，蒸焙工夫应不浅。
>
> 宣州诸茶此绝伦，芳馨那逊龙山春。
>
> 一瓯瑟瑟散轻蕊，品题谁比玉川子。
>
> 共向幽窗吸白云，令人六腑皆芳芬。
>
> 长空霭霭西林晚，疏雨湿烟客忘返。

4. 袁枚

清代诗人、散文家袁枚（1716—1797年），晚年自号仓山居士、随园主人、随园老人，钱塘（今浙江杭州）人。乾隆四年（1739年）进士，历任溧水、江宁等县知县，40岁即告归，在江宁小仓山下筑随园，吟咏其中，并广收诗弟子。袁枚是乾嘉时期代表诗人之一，与赵翼、蒋士铨合称"乾隆三大家"。袁枚幼习儒经，深受儒家圣道濡染，但他能够挣脱传统的经学思维方法的局限，也算得上是一位进步的儒士。

袁枚一生与茶结下了不解之缘。在他看来，读罢书，清茶一杯自不可少："君知读罢定清渴……笑煮新泉试七碗，摇扇坐听清凉钟。"酒后一杯茶，既可醒酒消食，又别有风味："酒酣茶罢榻上眠，魂抱万山同入梦。"当他离别家人，宦游四方，茶更是必备之物："阿母留儿子，一日如千场。劝儿加餐饭，为儿备鞭粮。家园笋似玉，手烘加饴糖。春茶四十挺，片片梅花香。"

袁枚的《随园食单》一书，是中国清代一部系统论述烹饪技术和南北菜点的重要著作。他在其中的"茶酒单"一章中，集中记录了对各种名茶的感受。因为最喜欢家乡的龙井茶，每次品到其他茶，都爱和龙井作比较，他是这样评定阳羡茶的："茶深碧色，形如雀舌，又如巨米，味较龙井略浓。"对洞庭君山茶，他则评说："色味与龙井相同，叶微宽而绿过之，采掇最少。"

袁枚不仅善于品茶，更善于烹茶。在他看来，有了好茶，还要有好水，有了好水，更要善于掌握火候。山西裴中丞曾对人说：我昨天过随园，袁枚请我喝茶，由于他冲泡得法，我总算吃到一杯好茶！

5. 曹雪芹

清代小说家曹雪芹（约1715—1763年），以坚韧不拔的毅力，历经十年创作了《红楼梦》并专心致志地做着修订工作，死后遗留下《红楼梦》前八十回。其内容丰富、情节曲折、思想认识深刻、艺术手法精湛，是中国古典小说中伟大的现实主义作品。

《红楼梦》中写到茶的有260多处，咏及茶的诗词（联句）有十来首，小说所载形形色色的饮茶方式、丰富多彩的名茶品目、珍奇精美的古玩茶具以及讲究非凡的沏茶用水，是我国历代文学作品中记述与描绘得最全的。

曹雪芹对茶的习俗也非常了解。比如《红楼梦》第二十五回，王熙凤给黛玉送去暹罗茶，黛玉吃了直说好，凤姐就乘机打趣："你既吃了我们家的茶，怎么还不给我们家作媳妇？"这里就用了"吃茶"的民俗，"吃茶"表现女子受聘于男家，又称为"茶定"。又如第七十八回写道，宝玉读完《芙蓉女儿诔》后，便焚香酌茗，以茶供来祝祭亡灵，寄托自己的情思。此外，《红楼梦》中还表现了寺庙中的奠晚茶、吃年茶、迎客茶等的风俗。

从《红楼梦》中可以看出曹雪芹还是一位精通茶艺之人，最为爱茶人津津乐道的便是第四十一回，栊翠庵茶品梅花雪。首先看妙玉言茶："贾母道：'我不吃六安茶。'妙玉笑说：'知道。这是老君眉。'"短短一席对话就涉及了当时来自安徽与福建的两大名茶。再看妙玉沏茶用水，先是旧年蠲的雨水，后来又有更好的水——五年前从梅花上收的雪水。还有妙玉所用的茶具：海棠花式雕漆填金云龙献寿的小茶盘、成窑五彩小盖钟、官窑脱胎填白盖碗等，都是极为名贵考究的茶具。最后是妙玉的品饮："一杯为茗品，二杯即是解渴的蠢物，三杯便是饮牛饮骡了。"曹雪芹善于把自己的诗情与茶意相融合，在《红楼梦》中，有不少妙句，如写夏夜的："倦乡佳人幽梦长，金笼鹦鹉唤茶汤"；写秋夜的："静夜不眠因酒渴，沉烟重拨索烹茶"；写冬夜的："却喜侍儿知试茗，扫将新雪及时烹"。

曹雪芹在小说中还匠心独运地多处以茶来作人生的最后诀别，显示了他对茶的特殊深情。晴雯即将去世之日，她向宝玉索茶喝；"阿弥陀佛，你来得好，且把那茶倒半碗我喝，渴了这半日，叫半个人也叫不着。"宝玉将茶递给晴雯，只见晴雯如得了甘露一般，一气都灌了下去。当八十三岁的贾母即将寿终正寝时，睁着眼要茶喝，而坚决不喝人参汤，当喝了茶后，竟坐了起来，此时此刻的茶成为对临终之人最大的安慰，由此也可见曹雪芹对茶的一往情深。

6. 陈曼生

陈曼生（1768—1822年）生活在乾隆、嘉庆年间，浙江钱塘（今杭州）人，是当时著名画家、诗人、篆刻家和书法家。为"西泠八家"之一，著有《种榆仙馆摹印》《种榆仙馆集》《种榆仙馆印谱》《桑连理馆集》等，艺名昭显。

陈曼生可以说是中国历史上以壶寄情的第一文人，他在茶文化历史上的巨大贡献是与宜兴的著名工匠杨彭年共同完成的，留下了传世的"曼生壶"，也被称为"曼生十八式"。据考，曼生壶不止十八式，至少有三十八种样式，世人之所以用"十八式"这个数字，与当时的文化习惯有很大的关系。陈曼生以他深厚的艺术修养和独特的审美情趣，结合其人生阅历并对生活的细微观察，取诸自然现象、器物形态、古器文玩等精心设计紫砂茶壶。另外，他还写下了大量的壶铭，不仅文切意远、简约生动，还具有切茶、切水、切壶等特点。应该说，杨彭年在宜兴的紫砂壶工匠中本不是最出色的，但他制壶、炼泥的技术一旦为陈曼生所用，却产生了经典的紫砂茶壶杰作。

陈曼生十分崇尚质朴简练的艺术风格，他所设计的紫砂茗壶力求在"简"字上做文章，绘画题诗，简约隽永，文切意远，耐人寻味，融造型、文学、绘画、书法、篆刻于一壶。壶腹上镌刻山水花鸟，使清雅素净的紫砂茗壶平添几分诗情画意，赋予其丰富的文化内涵，从而使文人制壶超越简单的茶具功能，成为紫玉金砂与书画翰墨的结晶。

在陈曼生之前，紫砂壶形制主要传承了壶具的历史形制，曼生壶则大胆地突破了这一因循沿袭的传统。曼生壶在紫砂壶艺术中的地位，与文人画在中国画中的地位相仿佛。虽然并不能以曼生壶来代表紫砂壶，但曼生壶开辟了紫砂壶艺术向高文化层面发展的道路。

7. 左宗棠

晚清重臣，军事家、政治家，著名湘军将领，洋务派首领左宗棠（1812—1885年），一生经历了太平天国运动、洋务运动、陕甘回变和收复新疆等重要历史事件。左宗棠自幼随祖父和父亲学习儒家经传，19岁求学于湖南名儒贺熙龄，毕生致力于增进对儒学的理解并贴近儒家的生活方式。

虽然鲜有关于左宗棠饮茶的历史记载，但他对于茶政与茶业的贡献却是有目共睹的。清代末期，运销西北地区的茶叶，除了陕西汉中茶叶外，以湖南黑茶为代表的南方茶叶几乎占领市场。然而太平天国农民运动和陕甘回民起义的爆发，使西北茶叶贸易通道受阻，生意萧条，无人承领茶引，茶商拖欠课税。光绪元年（1875年），年事已高的陕甘总督左宗棠受命于危难之际，就任钦差大臣，督办新疆军务，同期整顿西北茶务。在此让我们来回顾一下他当时实行的四大措施：

一是豁免历年积欠，消除茶商顾虑。这一措施调动了茶商的积极性，许多商人改营茶叶。二是另组新柜，恢复茶销规模。左宗棠整顿了原有的东西二柜，又组织了新的茶叶组织——南柜，南柜在西北军政府强有力的扶持下，经营业务和规模迅速发展，经营产品主要是湖南黑茶。三是改引为票，严格税制，明确税收内容，强化税收征管、监督制度。整顿茶务之前，茶引制相当混乱，既缺乏严格的管理，又易偷税漏税，左宗棠的这一措施大大改善了原有的混乱局面。四是减轻茶商税负，鼓励茶商运销湖南黑茶，与外商竞争。这一措施可谓一举两得，既激发了茶商经营湖南黑茶的积极性，又解决了甘肃协饷历年拖欠问题。

西北茶务经过左宗棠方法正确、措施得力的整顿，呈现出蓬勃发展的可喜局面。首先，实行改引为票的新章程后，积课清理，西北茶税逐渐增多。其次，经营西北茶叶的茶商骤然增多，有些茶商的经营规模相当庞大，形成了新的茶商力量组合。再次，对古丝绸之路的再放光芒及茶叶远销俄国产生了深刻的影响。最后，茶票制度深深地影响了西北茶务，一直沿用到民国时期。

左宗棠一生有两大亮点：一是创办福州船政局；二是经营西北，收复新疆。这两件事始终贯穿着他对茶业的关注，为洋务事业获得了财力支撑，而且对西北边防的巩固和茶叶贸易的繁荣做出了重要贡献。左宗棠从振兴实业、富国强兵、巩固边防的高度来审视晚清茶业，积极采取一系列切实可行的有力措施，收到了较好效果。

五、近现代茶文化与文人

20世纪初至1949年间，中国茶业经济跌入低谷。从外部看，中国

113

茶业受到前所未有的国际大冲击，由盛而衰，印度等国后来居上。而在内部，中华民族灾难深重，一方面半殖民地半封建社会的现状严重制约华茶发展，影响茶文化的前行；另一方面，西方现代文明对中国茶业的现状也有了实质性的冲击，使茶叶在各个环节都有了与中国传统茶学不同的面貌。

近代的大文豪，几乎都与茶有着深厚的渊源，许多的文学作品中溢出茶香，特别是散文，记载了茶渗透入他们日常生活的方方面面。

1. 鲁迅

鲁迅（1881—1936年）生长在茶乡绍兴，喝茶是他的终身爱好，所以在他的文章和日记中，提及茶事甚多。在北京时，他经常在日记中写到上茶馆的事，且多结伴而去。鲁迅与齐寿山合译《小约翰》时，前后约一月余，他几乎每天下午去公园茶室译书，直至译完。在离京前，朋友们为他饯行，选择的地点也是北海公园琼华岛上的"漪澜堂"茶室。20世纪30年代，鲁迅曾与日本朋友内山完造一起，在上海某书店门口放置茶桶，供人免费享用茶水，正是传承了古时"施茶亭"广施薄义之善举的遗风。当他客居广州，也是广州著名的"北国""陆园""陶陶居"等茶楼的座上客，并说："广州的茶清香可口，一杯在手，可以和朋友作半日谈。"而游览杭州西湖时，也曾兴致十足地在虎跑泉边品尝龙井茶叶虎跑泉水。

鲁迅对喝茶与人生有着独特的理解，并且善于借喝茶来剖析社会和人生中的弊病。他有一篇名《喝茶》的文章，其中对茶事的描写，感情细腻而富有文采，读来质朴爽然："有好茶喝，会喝好茶，是一种'清福'。不过要享这'清福'，首先就须有工夫，其次是练习出来的特别感觉。"从鲁迅先生的其他文章中可见"清福"并非人人可以享受，这是因为每个人的命运不一样。同时，他还认为"清福"并非时时可以享受，它也有许多弊端，享受"清福"要有个度，过分的"清福"，有不如无。可见鲁迅心目中的茶，是一种追求真实自然的"粗茶淡饭"，而绝不是斤斤计较于百般细腻的所谓"工夫"。这恰恰是茶文化崇尚自然和质朴的本质，体现出儒家文人的社会责任感。

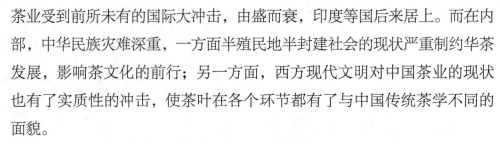

中国天柱养生茶文化

2. 周作人

鲁迅先生之弟周作人（1885—1967年），中国现代著名散文家、文学理论家、评论家、诗人、翻译家，其中以散文成就最高。他是中国民俗学的开拓人，新文化运动的杰出代表。周作人自认儒家，道、法等也混杂其中，但儒是根本。

周作人也是非常喜欢茶的，算得上是一位爱茶文人的代表。曹聚仁曾把周作人的散文语言比作龙井茶，观之虽无颜色，喝到口中却是一股清香，令人回味无穷。他曾写有多篇茶散文，其中以《喝茶》最为著名。其中写道："喝茶当于瓦屋纸窗之下，清泉绿茶，用素雅的陶瓷茶具，同二三人同饮，得半日之闲，可抵上十年尘梦。喝茶之后，再去继续修各人的胜业，无论为名为利，都无不可，但偶然的片刻优游乃正亦断不可少。"

周作人颇向往"清茶闲话"的生活。"茶添话语香""清谈煮茗不论杯"一向就是历史上文人逸士生活艺术的专利。他对饮茶的痴迷，充分透露了其内心深处固有的传统士大夫气息。饮茶贯穿了他的一生，并形成了较为清晰的发展阶段，大致可分为三个时期：青少年时期的啜茗阶段、中年时期的清茶阶段和老年时期的苦茶阶段。青少年时期的周作人，在饮茶时比较明显地表现出对古代文人的悠闲而文雅的格调与风致的向往，但基本上还处在对古代文人茶文化的模仿阶段，尚未形成自己明确的观念，到了中年时期，他已经较为自觉地用"茶"来表现自己的生活趣尚与人生追求，这一时期的清茶观，则是受中国传统的文人茶文化与茶道综合影响的产物；老年时期的周作人将自己的斋号定为"苦茶庵"，并且正式将"苦茶"作为人生哲学，完全自觉地用茶来表现自己的人生观。

周作人以茶待客也成为他的一大特色，令许多友人记忆深刻。比如梁实秋在《忆岂明老人》中细致地回忆了他在周作人家中吃茶的情景："照例有一碗清茶献客，茶盘是日本式的，带盖的小小茶盅，小小的茶壶有一只藤子编的提梁，小巧而淡雅。永远是清茶，淡淡的青绿色，七分满。"他还在《喝茶》中再次提及："抗战前造访知堂老人于苦茶庵，主客相对总有清茶一盂，淡淡的，涩涩的，绿绿的。"

众所周知，周作人初时推崇人性的文学，这样的思想同样也体现于他那充满生活情趣的生活茶事及至细小茶点的描述中，颇显"无微不至"之特点。他视茶为生活和工作中不可或缺之物，其所作的茶文字句生动，所赋情感毫不涩吝，从中也可见他的茶文化修养，尤其是对日本茶道的简要评述，十分独到而显功底。

3. 林语堂

中国当代著名学者、文学家、语言学家林语堂（1895～1976年），对品茗的喜爱和他身为福建人是有关系的。他特别喜好铁观音，且对茶史及品茗之道都比较熟悉。他在《生活的艺术》一文中高扬茶的地位，认为它在国民生活中的作用超过了任何一项同类型的人类发明。因为茶成了国人生活的必需品，以至于"只要有一只茶壶，中国人到哪儿都是快乐的"。此处的描述语带双关，在林语堂看来，茶性清静，使人心平气和，和中国的国民性格十分协调。他的另一句名言是："捧着一把茶壶，中国人把人生煎熬到最本质的精髓。"

林语堂将烹茶与品味当作一个不可或缺的过程来看，甚至罗列出了他自己亲身实践的十条"茶经"："第一，茶叶娇嫩，茶易败坏，所以整治时须十分清洁，须远离酒灯香类等一切有强味的事物，和身带这类气息的人；第二，茶叶须贮藏于冷燥之处，在潮湿的季节中，备用的茶叶须贮于小锡罐中，其余则另贮大罐，封固藏好，不取用时不可开启；第三，烹茶的艺术一半在于择水，山泉为上，河水次之，井水更次，水槽之水如来自堤堰，因为本属山泉，所以很可用得；第四，客不可多，且须文雅之人，方能鉴赏杯壶之美；第五，茶的正色是清中带微黄，过浓的红茶即不能不另加牛奶、柠檬、薄荷或他物以调和其苦味；第六，奶茶必有回味，大概在饮茶半分钟后，当其化学成分和津液发生作用时，即能觉出；第七，茶须现泡现饮，泡在壶中稍稍过候，即会失味；第八，泡茶必须用刚沸之水；第九，一切可以混杂真味的香料，须一概摒除，至多只可略加些桂皮或玳玳花，以合有些爱好者的口味而已；第十，茶味最上者，应如婴孩身上一般带着'奶花香'。"从这十条之中，还可看出林语堂受西方文化背景的影响相当深。

林语堂充分领悟了茶文化给予自己写作的积极作用，视茶为自己文学

中国天柱养生茶文化

创作的灵感载体和艺术生活中的尤物。在他的《茶与交友》一文中，将自己的喝茶雅韵和喝茶所能追求到的生活艺术感悟充分显现出来，他所强调的随性情与兴致而发的文学风格，即是从"喝茶"中得来的感受。

4. 吴觉农

知名的爱国民主人士和社会活动家，著名农学家、农业经济学家吴觉农先生（1897—1989 年）是我国现代茶业的奠基人，被誉为"当代茶圣"。"圣"是中国传统文化对有最高精神境界和道德品质的人的尊称，而"圣人"则是儒家最高理想人格的体现。能够称得上"圣"和"圣人"，首先是他道德品质高尚，在世俗社会中出类拔萃；其次是他在一定的思想文化领域有突出创造，是一代宗师；另外还有一个标准，即在公议中无异论，为世人或后人公认。

吴觉农早年毕业于浙江省中等农业技术学校，后出国日本研究茶叶，回国后开始一生茶叶之路。在茶叶改良、茶叶研究、茶叶贸易、茶叶教育、茶叶制作、茶事机构等方面，都做出了开拓性的贡献，是当之无愧的现代茶叶文明领域中的奠基者。1949 年之后，他被选为首届全国政治协商会议代表，任农业部首任副部长兼中国茶叶总公司总经理，后任全国政协副秘书长。直至 1979 年之后，仍以中国农学会副理事长和中国茶叶学会名誉理事长的身份，热情参与茶业考察和学术活动。

吴觉农先生在大力发展茶产业的同时一直坚持以茶农为本，他曾说道："我将自己的名字改为觉农，为什么叫觉农呢？我的一生中，最关心的是农民的生活和他们的生产。帮助茶农增加经济收入，使茶农一天一天地富裕起来，中国茶业的前途才有希望，中国茶文化也会兴旺起来。"

吴老生前还曾说："我从事茶叶工作一辈子，许多茶叶工作者、我的同事和我的学生同我共同奋斗，他们不求功名利禄、升官发财，不慕高堂华屋、锦衣美食，没有沉溺于声色犬马、灯红酒绿，大多一生勤勤恳恳、埋头苦干、清廉自守、无私奉献，具有君子的操守，这就是茶人风格。"此话完全是他的肺腑之言，也是对中华茶人最精辟的概括。

5. 老舍

老舍（1899—1966 年），原名舒庆春，字舍予，中国现代小说家、文学家、戏剧家。他是文艺界当之无愧的"劳动模范"，发表了大量影响后人的文学作品，获得"人民艺术家"的称号。

老舍先生生前有个习惯，就是边饮茶边写作。据老舍夫人回忆，他在重庆北碚和北京都一直没有改变过写作时饮茶的习惯。茶在老舍先生的文学创作活动中起到了绝妙的作用，创作与饮茶成为他密不可分的生活方式，老舍先生认为"喝茶本身是一门艺术"。他在《多鼠斋杂谈》中写道："我是地道中国人，咖啡、可可、啤酒，皆非所喜，而独喜茶……有一杯好茶，我便能万物静观皆自得。"

老舍先生与许多"老北京"一样酷爱花茶，自备有上品花茶，但并非一味偏爱。他喜好茶中上品，不论绿茶、红茶或其他茶类都爱品尝，兼容并蓄。我国各地名茶，诸如西湖龙井、黄山毛峰、祁门红茶、重庆沱茶……无不品尝。而且先生茶瘾极大，称得上茶中瘾君子，一日三换，早中晚各执一壶。

老舍先生创作有一部不朽名著《茶馆》，以茶馆作为社会缩影，透过半个世纪的世事变化，由70多个角色演出各阶层人民的生活局面。1988年尾，富有北京茶馆文化特色的"老舍茶馆"建成开业，茶馆以文人茶客之名命名，古有陆羽、白居易（乐天）、徐渭（青藤），近代似乎只有老舍一人独享其荣。

6. 梁实秋

"但论品位，不问价钱"，这是中国现代文学史上著名的散文家、学者、文学批评家、英国文学史家、翻译家、华人世界第一个研究莎士比亚的权威梁实秋（1902～1987年）对多年喝茶的精辟总结，从中足以看出他在茶文化上所下的功夫。

梁实秋写过一篇散文《喝茶》，文中涉及了有关茶叶的多方面知识，诸如茶的品种、茶具、喝茶的艺术等，并且有机地将书中知识与活的知识联系起来，又形象地抒写了自己的见闻和感受。在文章的开篇写道："我不善品茶，不通茶经，更不懂什么茶道，从无两腋之下习习生风的经验。"其实不然，他喝过的茶有北平的双窨、天津的大叶、西湖的龙井、六安的瓜片、四川的沱茶、云南的普洱、洞庭山的君山茶、武夷山的岩茶以及台

中国天柱养生茶文化

湾的冻顶乌龙、铁观音、大红袍，甚至不登大雅之堂的茶叶梗与满天星随壶净的高末儿，都尝试过。能品这样多的茶，还说自己不善品茶，可见这只是他的谦虚之词。

《喝茶》中对各种沏茶及茶香味的描写也有独到的地方。作者首先描写了私家秘传之茶——玉贵，"一半香片一半龙井混合沏之，有香片之浓馥，兼龙井之苦清"；西湖龙井茶，"淡淡的、涩瑟的、绿绿的，开水现冲，风味绝佳"；六安的瓜片，"叶大而绿，饮之有荒野的气息扑鼻。其中西瓜茶一种，真有西瓜风味"；洞庭山君山茶，"沸水沏之，每片茶叶均如针状直立飘浮，良久始舒展下沉，味品清香不俗"；潮州功夫茶，"细炭初沸连壶带碗泼浇，斟而细呷之，气味芳烈，较嚼梅花更为清绝"；铁观音、大红袍，"须举盅至鼻头猛嗅两下，如嚼橄榄，舌根微涩，数巡之后，好像越喝越渴，欲罢不能"；文章最后描写了普洱茶，"漆黑一团，据说也有绿色者，泡烹出来黑不溜秋，粤人喜之"。

7. 钱歌川

著名的散文家、翻译家、语言学家、文学家钱歌川（1903—1990年）曾任武汉、东吴等大学教授，与鲁迅、茅盾、田汉、郭沫若、郁达夫等文化名人多有交往，共同参与文化运动。1947年春，前往台北创办台湾大学文学院并任院长。

《钱歌川文集》中收录了两篇关于茶的散文：《中国人与茶》《外国人与茶》，写得颇具研究水准。《中国人与茶》一文追溯了自"神农尝百草"以来历朝历代有关茶文化的主要事项，还对中国茶的产地、采摘、加工等进行了专业性的描述；而《外国人与茶》一文则更体现了钱歌川深厚的中外历史文化功底，以及对茶文化的喜爱与钻研，虽然篇幅不大，却涉及日本、英国、美国、瑞典、摩洛哥、利比亚等国的饮茶风俗，其中不乏诸如"英国下午茶""波士顿茶团"等经典茶文化案例。即使在茶文化研究有着长足发展的今天，钱老的这两篇散文仍有相当的参考价值。

8. 钟敬文

我国著名民俗学家、民间文学大师、教育家、诗人、现代散文作家钟敬文（1903～2002年），毕生致力于教育事业和民间文学、民俗学的研究和创作工作，贡献卓著，被誉为"中国民俗学之父"。

钟老也曾写过一篇小品文《茶》，其中关于饮茶与休闲的经典描述被广泛地引用："的确，再没有比茶馆更能充分地表现出东方人那种悠闲、舒适的精神了。在那古老的或稍有装潢的茶厅里，一壶绿茶，两三朋侣，身体歪斜着，谈的是海阔天空的天，一任日影在外面慢慢地移过。此刻似乎只有闲裕才是他们的。"

9. 汪曾祺

现当代著名小说家、散文家，京派小说代表人物汪曾祺（1920—1997年），被称为"中国最后一个士大夫"。

汪曾祺先生一生嗜茶，而且坐茶馆的功夫了得。他在昆明的"西南联大"求学期间，几乎天天泡茶馆，在茶馆里坐的时间往往比昆明本地人都要长久。他曾写过一篇《泡茶馆》，完全凭记忆追怀抗战期间昆明西南联大校门口的一系列茶馆，及其布置风格的区别，他以深深的感激作为结尾："泡茶馆可以接触社会。我对各种各样的人，各种各样的生活都会发生兴趣，都想了解了解，跟泡茶馆有一定关系。如果我现在还算一个写小说的人，那么我这个小说家是在昆明的茶馆里泡出来的。"后来，他创作了现代京剧《沙家浜》，写出妇孺皆知的阿庆嫂所开的春来茶馆，其中阿庆嫂的唱词："垒起七星灶，铜壶煮三江。来的都是客，全凭嘴一张……"被经典传颂。

汪老还有一篇著名的散文《寻常茶话》，回顾了自幼年起就与茶结下的不解之缘，记录了在各地关于茶的美好记录，其中还有他与多位文学巨匠共同饮茶的片断："1946年冬，开明书店在绿杨邨请客。饭后，我们到巴金先生家喝功夫茶。几个人围着浅黄色的老式圆桌，看陈蕴珍（萧珊）'表演'濯器、炽炭、注水、淋壶、筛茶。每人喝了三小杯。我第一次喝功夫茶，印象深刻。这茶太酽了，只能喝三小杯。在座的除巴金先生夫妇，有靳以、黄裳……我不太喜欢花茶，但好的花茶例外，比如老舍先生家的花茶。"

第三章

道家养生茶文化

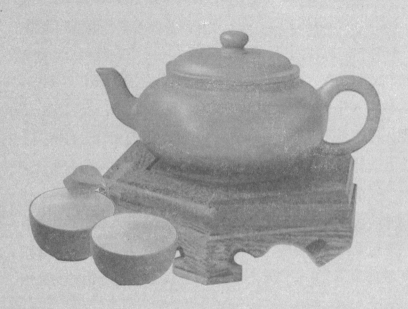

中国道教文化在原始社会已开始酝酿、萌芽。道家养生与茶结缘的历史，比佛教更为长久，如道家称茶为"灵芝仙草"，意为神仙发现，神仙食用之物。道教形成后，茶更具有结交神灵、养生祛病的作用，并被推崇为超越世界、创造生命之物，道家与茶有着难舍难分的情结。道者修道注重道法自然，天人合一，注重尊人、贵生、坐忘、无己，这是道者将道家思想带入饮茶之中，对茶道的影响深远流长。中国茶道中，尊人的思想表现形式上常见于对茶具的命名以及对茶的认识上。茶人们习惯于把有托盘的盖杯称为"三才杯"，杯托为"地"，杯盖为"天"，杯子为"人"，意思是天大、地大，人更大。如果连杯子、托盘、杯盖一同端起来品茗，这种拿杯子手法称为"三才合一"。贵生是道家为茶道注入的功利主义思想。在道家贵生、养生、乐生思想的影响下，中国茶道特别注重"茶之功"，即注重茶的保健养生以及怡情养性的功能。道教南宗五祖之一的白玉蟾在《水调歌头咏茶》一词中写得很妙："二月一番雨，昨夜一声雷。枪旗争展，建溪春色占先魁。枝头雀舌，带露和烟捣碎，炼作紫金堆。碾破香无限，飞起绿尘埃。汲新泉，烹活火，试将来。放下兔毫瓯子，滋味舌头回。唤醒青州从事，战退睡魔百万，梦不到阳台。两腋清风起，我欲上蓬莱。"因道家饮茶追求的是自然之意，在饮茶中表现人与自然的回归渴望，以及人对"道"的体悟。具体而言，表现在品茶时乐于与自然亲近，在思想情感上能与自然交流，在人格上能与自然相比拟，并通过茶事实践去体悟自然的规律。这种人化自然，是道家"天地与我并生，万物与我唯一"思想的典型表现。在饮茶人眼里，月有情，山有情，风有情，云有情，大自然一切都是茶人的好友。喝茶利于人养性，正如道者所追求的养生延年益寿一样，品一杯好茶，停下自己纷乱的思绪，来静看这丰饶的人生。修道者，先守静以制动，复存神以安心，互相为用，则脏腑气血之循环，可以缓和而得养，免至急促失调浮躁不守之弊，则自可长生。因此，越来越多的人憧憬"返璞归真"，追求"天人合一"，这就是茶道养生的文化因子。所以，茶对道家来说是"无为茶""自然茶"，是养生增功茶。

第一节　道家与茶的历史传记

一、春秋战国时期——茶道曙光

春秋战国是中国文化史上百家争鸣的时期，道家学派兴起，老子是道家学派的创始人。庄子是战国时代道家学派的代表人物，他们的著作和思想是道家文化的经典，从而形成了中国养生茶文化的重要思想源泉。秦汉时期，道家的仙道活动盛行，典型的历史传说是秦始皇派徐福带八百童男童女去海上求取长生不老仙药，后徐福带着童男童女漂洋过海登上海岛到日本自立为王。据说日本茶道文化就是徐福从中国传过去的，他的后人可能就成为当今日本最早的茶人。汉代成书的《黄帝内经》是汉代医学与道家的养生学，是中国医药学发展的理论基础源泉，其作者托名黄帝被后人奉为道家的灵魂人物之一。

二、三国时期——茶道初显

东吴的皇帝孙皓以茶代酒关照他的重臣韦曜，这一时期的竹林玄学派的代表人物嵇康、阮籍、刘伶等人生活中茶酒习俗有着异曲同工之妙。吴时的高道葛玄是炼丹家葛洪的从祖父，世称"太极葛仙翁"，在天柱山良药坪取天柱灵气、山茶（仙茶）养生修炼。于光和年间（178—184 年）至浙江天台山修炼，并在华顶归云洞前植茗炼丹。是处终年云蒸雾覆，露气氤氲，"雾芽吸尽香龙脂"，使所产之茶，终成"帝苑仙浆"。葛玄炼丹用的"葛玄茗圃"前至今仍零星散布着一些古茶树，由这些古茶树上采制而成的茶，人称"仙茶"。其实，天台山自两汉始，就以道源仙山著称。天台山的赤诚山（天台山支脉）玉京洞为天下第六洞天，桐柏山为七十二福地。两汉的茅盈、三国吴时的葛玄等入山炼丹，都视茶为养生之"仙药"。唐释皎然《饮茶歌送郑容》曰："丹丘羽人轻玉食，采茶饮之生羽翼"，说的就是这个意思。对此，后世许多有道骨仙风的仙道诗家，亦每每谈及。唐代天台山道丈徐灵府在《天台山记》中写道："松花仙药，可给朝食。石茗香泉，填充暮饮。"宋代天台山道家白玉瞻在《天台山赋》中也有"释子耘药，仙翁种茶"的记述。宋代大诗人苏东坡在《赠杜介游赤城》中也写道："我梦君见之，卓尔非魔娆。仙葩发茗碗，剪刻分葵蓼。"近代著名学者蔡元培先生为赤诚山玉京洞题联时，也曾写到过茶与仙的关系："山中习静观朝槿，竹下无言对紫茶。"天台籍清代地理学家齐召南写有《紫凝试茗》《葛玄》等诗篇，对道学家葛玄，以及天台山的紫凝山所产之茶与道家的因缘关系作了精辟的阐述："华顶长留茶圃云，赤城犹炽丹炉火。"

三、魏晋南北朝——道助茶兴

此时饮茶之风传播到长江中下游，茶叶已成为人们日常生活的养生饮料，是宴会、待客、祭祀的必用品。这一时期，玄学大放异彩，魏晋时期的玄学是对《老子》《庄子》和《周易》研究的解说理论之一，亦是道家和儒家融合而出现的一种哲学、文化思潮。崇尚魏晋玄学之人大多崇茶、尚茶，使茶在道家文人的思想深处摩擦出时代的火花。因茶之品性寓意高雅、俭朴，与魏晋南北朝文人士大夫的高雅之风度融合，饮茶便是一种养性生活习俗，与文人潇洒飘逸的风度与茶之品性不谋而合。

茶将天地人融为一体，这正符合道家思想的核心内容。魏晋南北朝时期的文人士大夫乃至武将，在思想深处即使不是道教徒或者道家学者，也无法与道家文化完全剥离。晋代太守陆纳、南齐武帝等就属于这种情况的代表人物。据南朝何法盛《晋中兴书》记载：吴兴太守陆纳招待卫将军谢安，"所设唯茶果而已"，而他的侄子陆俶觉得太过于寒酸，自作主张端出事先准备好的丰盛酒菜，破坏了陆纳表示廉洁的意图，结果被陆纳打了四十大板。又据《南齐书·武帝本纪》载，南朝齐世祖武帝在他临终时的遗诏中云："（我）灵上慎勿以牲为祭，唯设饼果、茶饮、干饭、酒脯而已。天下贵贱，咸同此制。"从此祭祀都要用茶叶作为祭品。再如唐代房玄龄等撰《晋书》中谈道：东晋谯国龙亢人（今属安徽怀远）桓温任扬州牧（注：大致相当于一个省的长官）时，由于秉性节俭，每逢宴请客人，"唯下七奠柈茶果而已"。

魏晋玄学影响了一大批文人名士，形成了魏晋风度，或称魏晋风范。风流名士们崇尚自然，超然物外，率真任诞而风流自赏。一些文人雅士爱茶、写茶、颂茶，南朝齐梁时的陶弘景，秣陵（今江苏南京一带）人，他本是一个道士，但精通医学，著述很多，曾在江苏句容县的茅山华阳洞隐居，自号华阳隐士。在他著的《杂录》中说："苦茶轻身换骨，昔丹丘子、黄山君服之。"这里的丹丘子、黄山君都是汉代的"仙人"，而他们成仙是服苦茶才"轻身换骨"的。

晋代，还出现了中国茶文化史上最早反映茶事的诗文。晋代左思的《娇女诗》中有"止为茶荈剧，吹嘘对鼎䥥"之句，描述了煮茶的情景。左思是西晋著名文学家，自幼其貌不扬却才华出众且受道家影响很深，相传其擅长道家的阴阳术。

张载是与左思同时代的文学家，也是最早以茶入诗的文学家之一。张载《登成都白菟楼》诗中有"芳茶冠六清，溢味播九区"的诗句，说茶的口感超过了传说中最好的六种饮料，对茶评价极高。张载性格娴雅，博学多闻，曾任佐著作郎、著作郎、记室督、中书侍郎等职。史书上关于张载的记载不多，关于他的生卒年也不详。我们无法找到文字证明他与道教的具体关系，但他能够托病告归，由仕而隐，过起了田园的隐居生活，这足以证明道家文化在其思想深处还是有很大影响的。此外，还有西晋孙楚的《孙楚歌》，其中谈道："姜、桂、茶荈出巴蜀。"

如果说左思的《娇女诗》、张载的《登成都白菟楼》、孙楚的《孙楚歌》茶诗里，虽然写到茶，但只有一两句涉及茶事，那么，晋代文人杜育的《荈赋》中，专门将茶作为审美和描写对象，赋曰：

　　灵山惟岳，奇产所钟。厥生荈草，弥谷被岗。承丰壤之滋润，受甘霖之霄降。月惟初秋，农功少休。结偶同旅，是采是求。水则岷方之注，挹彼清流；器择陶拣，出自东瓯。酌之以匏，取式公刘。惟兹初成，沫沉华浮，焕如积雪，晔若春敷。

在这首诗赋中，涉及了茶之性灵、生长情况以及采摘、取水、择器、观汤色等各个方面，可以看出，饮茶已不仅仅是解渴、提神、保健的需要，还具有一定的文化色彩。茶与自然的和谐，正是道家追求自然、天人合一思想的体现。因此，魏晋南北朝是我国饮茶史上的又一个重要阶段，是中国茶文化的逐步形成时期，也是茶与道家文化的融合在文人士大夫等阶层中体现的开始。

另外，魏晋时期，由于道教崇尚饮茶，所以在有关茶文化的不少神话中，也有许多道教思想的反映。神话往往是虚构的，但神话不是空想，而是通过人们的实际生活而产生的丰富想象。这些故事，正是以道教思想为基础的一种生活再现。陆羽《茶经》引东晋干宝《搜神记》（今已失传）载："夏侯恺因疾死，宗人子苟奴，察见鬼神，见恺来收马，并病其妻。著平上帻，单衣人，坐生时西壁大床，就人觅茶饮。"它说的是生前爱茶的夏侯恺，即便魂归阴间，仍然爱好饮茶。而南朝宋刘敬叔《异苑》中说的鬼怪故事陈务妻好饮茶茗，更是好奇，说剡县（今浙江嵊州）人陈务妻子，年轻守寡，和两个儿子住在一起，喜欢喝茶。因住宅中有一古墓，每次饮茶前，总要先用茶"祀之"。而她的两个儿子不理解，说："古冢何知，徒以劳祀""欲掘去之，母苦禁而止。"某晚，她梦见一人，说："吾止此冢二百余年，谬蒙惠泽。卿二子恒欲见毁，赖相保护。人飨吾佳茗，虽泉坏朽骨，岂忘翳桑之报。"次日早晨，果然在院子里发现十万铜钱。母亲把此事告诉两个儿子，他俩都感到惭愧莫及。此外，东晋陶潜《续搜神记》也记有茶文化与道教思想相关的故事。

还有，中国最早的茶馆的出现，也体现了茶与道教文化的融合。茶馆最早的雏形是茶摊，中国最早的茶摊出现于晋代。据《广陵耆老传》中记载："晋元帝时有老姥，每日独提一器茗，往市鬻之，市人竞买。"也就是说，当时已有人将茶水作为商品到集市进行买卖了，不过这还属于流动摊贩，不能称为"茶馆"，此时茶摊所起的作用仅仅是为人解渴而已。《广陵耆老传》记载的都是道教的神仙故事，卖茶老婆婆是道家心目中的神仙。

中国天柱养生茶文化

四、隋唐时期——茶道融合

隋唐时期，中国茶文化形成，那是中国茶文化快速发展的第一个高峰期，同时也是道教从兴走向盛的时期。特别是到了唐代中期，饮茶风气已普及全国。陆羽《茶经·六之饮》记载："滂时浸俗，盛于国朝，两都并荆俞（注：俞作渝解，即今重庆一带）间，以为比屋之饮。"《旧唐书·李珏传》也说："茶为食物，无异米盐，于人所资，远近同俗。既祛竭乏，难舍斯须。田闾之间，嗜好尤甚。"由此可见，唐代饮茶风气已非常兴盛。

隋唐在夺取天下的过程中，都曾得到道教的支持，故建国之后，都对道教采取扶持政策。隋文帝把他的开国年号命名为"开皇"，这个称号便取自道经，是崇奉道教的一种表现，但这个时候，道教的地位还没有佛教高。到唐王朝建立之后，道教的地位逐渐高于佛教。唐代道教被视为李唐王朝的家教，李渊父子起兵反隋时，曾有道士王远知"密告符命"，因而李渊自托老子后裔，为其夺取天下大造舆论。夺取政权以后，李渊于武德八年（625年）正式下诏宣布三教顺序，道为先，儒次之，释最后。由此，道教得到空前发展。李渊尊老子为始祖，唐高宗尊封老子为"太上玄元皇帝"。唐玄宗对道教更加崇奉和扶植，他迎高道司马承祯入京，亲受法箓，成为取得道士资格的皇帝，使道教空前发展。道教文化渗透到了上层社会精神生活的各个方面。

另一方面，进入唐代以后，茶叶生产迅速发展，茶区进一步扩大，当时已有43个产茶区，产茶区域遍及现今的四川、陕西、湖北、河南、安徽、江西、浙江、江苏、湖南、贵州、广西、广东、福建、云南等14个省，我国产茶地区的格局，在唐代就已奠定了基础。唐代封演《封氏闻见记》记载："其茶自江淮而来，舟车相继，所在山积，色额颇多。"竟连不产茶的北方地区也有饮用不完的茶叶，北人所饮之茶全靠南方运去，当时茶叶贸易非常繁荣，全国各地都能喝到茶。另一方面，道士以及受道家文化影响的人更是遍布全国，人迹罕至的深山幽谷也有道观的影子，有茶的地方，总有可能看到道士的身影。

唐代饮茶有了固定的场所，道士也可以在里面饮茶。正如《封氏闻见记》所载："自邹、齐（山东）、沧（河北）、棣（山东），渐至京邑，城市多开店铺，煮茶卖之，不问道俗，投钱取饮。"这里的"道俗"包括了道士，这是关于道士在茶肆饮茶最早，也是最明确的记载。

唐代茶区不断扩大，茶叶生产获得较大的发展，在很多茶产地都涌现出了一批品质精良的名品。在唐代李肇《国史补》中，列举了21种当时著名的茶叶。还有其他一些史料和诗篇也记载了一些当时的名茶，据统计，唐代生产的主要茶叶名品有150多种。

唐代社会的进步促进了茶文化的发展，道教文化在茶文化的发展过程中起到了重要作用。陆羽和他的名著《茶经》是唐代茶文化的集大成者，陆羽思想中有着浓郁的道家文化成分。

世上第一部茶及茶文化专著《茶经》的作者陆羽，他原本是一个弃儿，为复州竟陵（今湖北天门）龙盖寺智积大师收养长大。由于陆羽"不知所生"，所以，他的姓和名都出自阴阳八卦。据《全唐文·陆羽小传》说：陆羽"既长，以易自筮，得蹇之渐曰：'鸿渐于陆，其羽可用为仪。'乃以陆为氏，名而字之"。《唐才子传·陆羽》中，亦有类似描述。如此，陆羽便有了自己的姓和名。又由于陆羽一生嗜茶，走遍江南多省茶区，精于茶道，以著世界上第一部茶叶专著——《茶经》闻名于世，对中国茶业和茶文化的发展做出了卓越的贡献，因此被誉为"茶仙"，奉为"茶圣"，祀为"茶神"，成为中国乃至世界茶文化的奠基人。

唐代道教文化与茶文化融合的另外一个突出表现是中国"茶道"概念的提出。"茶道"一词最早出现在公元766—795年，唐代皎然《饮茶歌诮崔石使君》的诗句中："孰知茶道全尔真，唯有丹丘得如此。"皎然是一位披着袈裟的道家诗人。"道"字本身就是道家所极其推崇的字眼，而诗中所说的"丹丘"，就是前面提到的汉人丹丘子，相传是一位仙人。这里，皎然将"茶"与"道"组合成为一个词语"茶道"，足见这两个字在他思想中的地位之高，皎然的一生离不开茶，也离不开道。

中唐以后，饮茶习俗迅速普及全国。文人嗜茶，茶在很多诗人文人中间成了不可或缺的物品，于是产生了大量的茶诗。茶于文人，既能满足自己的口腹之欲，又能得其精神享受，茶的精神价值取向在他们的茶诗中得以淋漓尽致地表现，如唐代卢仝《走笔谢孟谏议寄新茶》中《七碗茶歌》："一碗喉吻润，二碗破孤闷。三碗搜枯肠，唯有文字五千卷。四碗发轻汗，平生不平事，尽向毛孔散。五碗肌骨清，六碗通仙灵。七碗吃不得也，唯觉两腋习习清风生。蓬莱山，在何处？玉川子乘此清风欲归去。"可谓千古佳作。卢仝是道家文人，其七碗茶蕴涵着浓郁的道教养生文化、仙道思想。这里的蓬莱山，乃属道教所指的仙山，而"乘此清风欲归去"，就是飘飘欲仙之感。如此，饮茶可成仙的理念，也就不言而喻了。

唐代道士之中，喜欢饮茶者不乏其人。开元年间，道士申元之富有传奇色彩。传说中申元之喜欢游历名山，深谙方术。他深受唐玄宗宠爱，经常随从皇帝一起出游。申元之与皇帝经常谈论道教，杨贵妃和赵云容等嫔妃侍奉在皇帝身边。赵云容对申元之非常恭敬，奉唐玄宗之命为其侍奉茶，作为唐玄宗的宠妃，也亲自为申元之侍奉茶，足见道士在盛唐地位之显赫，茶在皇家与道家生活中何其重要。

张志和是唐肃宗时代一位才华横溢的道家诗人。唐肃宗爱惜张志和的才华，赐给他奴、婢各一名，富有浪漫色彩的张志和将他们配为夫妻，并且取名渔僮、樵青。道士施肩吾喜爱茶叶，认为茶叶可以与传说中的琼浆相媲美，并作诗云："越碗初盛蜀茗新，薄云轻处搅来匀。"唐代著名道教茶人大概首推女道士李冶，她与陆羽交情很深。温庭筠的《西陵道士茶歌》，描述西陵道士煎茶和饮茶的情况，更是传神传情："乳窦溅溅通石脉，绿尘愁草春江色。涧花入井水味香，山月当人松影直。仙翁白扇霜乌翎，拂坛夜读《黄庭经》。疏香皓齿有余味，更觉鹤心通杳冥。"品啜茗茶真是快意之事，他感到心灵深处已经和仙境相通。

唐代是中国茶文化史和道教文化史上一个极其重要的历史阶段，也可以说是中国茶文化和道教文化的成熟时期，是茶文化和道教文化关系史上的一座里程碑。

五、宋元时期——崇尚茶道

宋元时期，是中国茶产业和茶文化的繁荣兴盛时期。宋代出现了很多以茶为业的农民和大规模的官营茶园，其中不少是年产茶叶万担以上的茶场，为此，宋代还开辟了专营茶叶买卖的茶市场。

宋代茶叶生产的发展，带动了茶文化的空前繁荣。从皇室到普通百姓，流行斗茶，形成一种风气。斗茶起源于唐代的茶叶质量品评活动，后来愈演愈烈，成为宋代盛行的一种择茶比赛风俗。随斗茶活动而来的是茶具和茶叶制作的进一步发展。宋代茶具精益求精，金银汤瓶，建州出产的"兔毫盏""油滴盏""鹧鸪盏"等黑釉盏便是代表。斗茶所需的饼茶，更是穷奢极侈到无以复加的程度。物极必反，斗茶所需龙凤团饼茶经过反复压榨、研磨等复杂程序，严重违背了茶叶的本性，一定程度上失去了使用价值。类似于当今流行的消费主义文化，消费的不是商品的使用价值，而是商品的符号，它代表的仅仅是一种身份。

宋代的道教文化与茶文化走了近乎相似的路线，由于皇帝的好道，道教快速发展而迅速膨胀，最后走向阶段性衰落。这一时期，战争不断，统治者为了巩固统治，希望借助道教的支持而控制人民的思想。北宋对道教崇奉扶持的政策较为典型，这一政策的奠基者，是开国君主宋太祖和宋太宗。宋太祖赵匡胤（960—976年在位）在未做皇帝之前，便与道士有所交往。他在夺取后周政权时，曾利用符命为自己制造夺权舆论，特别是华山道士陈抟，就积极帮他争取群众。之后，宋太宗崇重道教更是远甚其兄，他在位时大修宫观，崇奉道教尊神和祠祀，太宗一生都没有停止过修建宫观和进行崇奉圣真及祭祀活动。

宋真宗和宋徽宗时期是崇道的两个高潮期。宋真宗赵恒（998—1022年在位）之时，赵宋王朝的统治已日益巩固，是社会经济向前发展和繁荣时期，使他有较多的精力和财力来扶持道教。为了更好地利用道教为赵氏王朝服务，他不但仿效唐代，宗祖老子为圣祖，而且另创一个赵姓之神作为圣祖，重演唐皇室崇道的情况。徽宗赵佶（1101—1125年在位）即位后，形成了北宋第二个崇道高潮。其崇道活动，开始时只是一般的崇奉道教，表现出好道的倾向，后期则全面在全国大力扶植和推行道教，并一度废佛。由于道教崇茶、尚茶，徽宗赵佶作为一个北宋道教的倡导者和推动者，理所当然，他也是茶及茶文化的倡导者和推动者。于是，在中国茶文化发展史上，出现了茶"兴于唐，盛于宋"之说。宋代蔡绦在《铁围山丛谈》中写道："茶之尚，盖自唐人始，至本朝为盛。而本朝又至佑陵（即宋徽宗）时益穷极新出，而无以加矣。"在这种情况下，徽宗赵佶还不无得意地著书说，宋代茶叶"采择之精，制作之工，品地之胜，烹点之妙，莫不盛造其极"。可见宋代对茶叶的采制、品饮都是十分讲究的。而宋代斗茶的大盛，又是宋代饮茶之风盛行的集中表现。

斗茶，其实是比较茶叶质量优劣的一种评茶比赛。宋代范仲淹曾写过一首《斗茶歌》："其闻品第胡能欺，十目视而十手指，胜若登仙不可攀，输同降将无穷耻。"斗茶时，在众目睽睽之下，指手握拳，胜者若"登仙"，败者似"降将"，人们对斗茶是多么的投入与重视。而这种斗茶，由于得到朝廷的赞许，因此，举国上下，从富豪权贵、文人墨客，直到市井庶民，都以此为乐。徽宗赵佶在《大观茶论》中说："天下之士励志清白，竞为闲暇修索之玩，莫不碎玉锵金，啜英咀华，较箧笥之精，争鉴裁之别。"对如何斗茶，《大观茶论》也作了详细的记述：先要鉴别饼茶的质量，要求"色莹澈而不驳，质缜绎而不浮，举之凝结，碾之则铿然，可验其为精品也"。也就是说，要求饼茶的外层色泽光莹而不驳杂，质地紧密，重实干燥。斗茶时，要将饼茶碾碎，过罗（筛）取其细末，入茶盏调成膏。同时，用瓶煮水使沸，把茶盏温热，认为"盏惟热，则茶发立耐久"。调好茶膏后，就是"点茶"和"击拂"。"点茶"，是把瓶里的沸水注入茶盏，点水时要喷泻而入，水量适中，不能断断续续。而"击拂"，是用特制的茶筅（即小筅帚），边转动茶盏、边搅动茶汤，使盏中泛起"汤花"，如此不断地运筅击拂泛花，使斗茶进入美妙境地。宋代许多诗篇中，将此情此景称为"战雪涛"。接着就是鉴评，首先看茶盏内表层汤花的色泽和均匀程度，凡色白有光泽，且均匀一致，汤花保持时间久者为上品；若汤花隐散，茶盏内沿出现"水痕"的为下品。最后，还要品尝汤花，比较茶汤的色、香、味，而决出胜负。竟连皇帝也以茶为内容著书立说，大谈斗茶之道，由此亦可见当时饮茶之风的盛行了。斗茶的同时，也推动了宋代茶叶生产和烹沏技艺的精益求精。天下皇帝亲自写茶书，而且写得如此投入到位，除了笃信道教的徽宗皇帝，找不到第二位了。客观地说，由于上有所好，就会下有所效。宋代茶文化发展史上的一个"盛"字，信奉道教的宋徽宗赵佶是起了重要作用的。

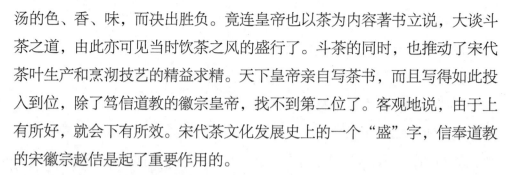

南宋时，统治者对待道教的态度，基本上与北宋统治者一致。但鉴于徽宗崇道亡国的教训，南宋朝廷再未出现过像北宋真宗、徽宗利用道教神化皇权及崇道抑佛的极端行为。

时至元代，中国制茶已转为以叶茶为主的散叶茶阶段，也是绿茶制作由蒸青法到烘炒法的重要过渡期。元代马端临《文献通考》载："茗有片散。片者即龙团，旧法；散者则不蒸而干，如今之茶也。始知南渡之后，茶渐以不蒸为贵矣。"说明元代时，虽有蒸、炒并用之法，但已开始出现以炒为贵。

元代茶文化和道教文化平稳发展。元代统治者是蒙古人，蒙古族是马背上的民族，没有宋代文人那种对茶要求的精益求精，而是注重茶的使用价值。无独有偶，蒙古人对道教文化的接受也是从其使用价值入手的，元朝的开拓者成吉思汗，对道家文化非常欣赏。全真道士丘处机长途跋涉前往大漠面见成吉思汗，而成吉思汗对丘处机之行，最大的希望是能得到延年益寿之方法。对一个马背上的民族来说，茶是一种既具营养保健、却病消灾之功，又能助消化、利长生的天人合一之物，对一个长年饮奶制品、食牛羊肉的人群而言，茶自然是一种不可或缺的天然生活必需品。

宋元时期，茶文化被广泛地运用于道家生活之中。宋代茶肆茶坊一般位于闹市，人来人往，道家经常借助其交通地理优势作为道仙显圣的场所。南宋文学家洪迈在《夷坚志》中记载的石氏女善待仙人得长寿的神话故事，就发生在宋代茶馆之中。北宋时期，京城开封有位石姓民女，她家是开茶馆的，石氏女每天在茶馆中帮父母做活，为客人端茶送水。有一天，茶馆来了一位乞丐，疯疯癫癫，衣服又脏又破，石氏女总是恭敬地给他茶喝，又不收钱。过了一个多月，石氏女的父亲看到这种情形很生气，石氏女并不介意，还是像以前一样给乞丐好茶喝。又过了数日，乞丐又来了，喝茶后，把剩下的茶给石氏女喝，石氏女嫌其不干净，把一些剩茶泼在了地上，当时闻到一股异香。石氏女方知此乞丐是个神人，急忙喝了剩茶，便觉神清体健。乞丐告诉她，他就是吕仙翁，这个女子虽然无缘喝尽仙人赐的茶，但她一生也可以随心所愿，富贵长寿。石氏女不愿富贵，只求长寿，财物够用就行。石氏女说完要求，乞丐便离开了，就此踪迹再无。最后，石氏女嫁给一个官吏为妻，高寿长达120岁。

茶叶为道教仙人所喜爱，自然也是供奉道教诸神的重要物品。茶叶在道士手中使用得更为频繁，一些文人墨客经常将茶叶赠与道士为礼品。宋代文学家欧阳修曾将名贵的龙团茶赠送给颍阳道士青霞客，并留有诗作《送龙茶与许道人》："颍阳道士青霞客，来似浮云去无迹。夜朝北斗太清坛，不道姓名人不识。我有龙团古苍璧，九龙泉深一百尺。凭君汲井试烹之，不是人间香味色。"文人墨客不仅赠送道士茶叶，道士也请文士品茶。元代曾任东平府学正的散曲名家张养浩游泰山时，品尝道观茶饮，作诗《过长春宫》，并留有诗句"鼎铛百沸失膏火，风水万里忘萍逢"。

六、明清时期——茶道自然

明清是我国茶文化进一步发展的时期。在这一时期，我国饮茶方式发生重大变革，与此同时，道教文化也有长足发展。明代统治者对道教采取了尊崇的态度，管理措施较为完善，尤其到了明代中叶，统治者对道教的尊崇又到了无以复加的地步，道教发展进入到一个新的兴盛时期，不少道教徒被委以高官，参与朝政，声势显赫。茶与道教的关系，再一次被打上了时代的烙印，这种关系在文人士大夫之中体现得更为淋漓尽致。

从南宋晚年开始，民间饮用散茶的风气越来越盛。经元代，到了明代初期，民间已开始普遍饮用散茶，很少饮用团饼茶。明太祖洪武二十四年（1391年）九月，朱元璋有感于茶农的不堪重负和团饼贡茶制作、品饮的繁琐，因此下了一道诏书宣布废除团饼茶作为贡茶，要求各地进贡芽茶，朱元璋这一改革措施，极大地符合了道教"道法自然"思想。道教追求自然，按照自然规律办事。宋代团饼茶榨茶、研磨的工序榨尽茶中的汁液，与自然物性相违，而芽茶正好极大保留了茶的营养和保健成分，符合道教以茶养生的目的；团饼茶是用来斗茶的，曲高和寡，不如直接品饮芽茶方便、有味道；团饼茶的制作费工费时，成本极高，严重增加了茶农的负担，茶农不堪重负而爆发起义，价格昂贵的团茶生产渐趋萎缩。明太祖贡茶改革措施对炒青叶茶的发展起到了积极作用。同时，明代生产的茶类也开始多样化，除绿茶的大宗生产外，还产生了黄茶、白茶和黑茶。明末清初还出现了乌龙茶、红茶，现代茶类基本形成。

明清时期，茶的生产与消费都达到前所未有的水平，茶叶产地日益增广，各类名优茶品种日益繁多。由于散叶茶的大量发展，名优茶的大量增加，饮茶技艺也随之多样化。中国茶道由宋代碾磨成末冲点而饮变成沸水冲泡散茶而饮，开创了撮泡法的先河。明代泡茶法，虽比唐人煎茶、宋人点茶要简化便捷一些，但要泡好茶仍有许多讲究，最为典型的饮茶方式是提倡小壶品茶的艺术。特别是明清时的功夫茶，用小壶小杯品啜，一招一式，富含文化，都有讲究，此种饮茶方法需要有工夫，有工夫品饮，是一种悠然自得、十分惬意的饮茶方法。饮茶品茶中修身养性，这正是中国道家文化追求养生、乐生的表现。

明代文学家李贽，终生视茶为挚友，他在《茶夹铭》中写道："我无老朋，朝夕惟汝。"他最大的心愿是："夙兴夜寐，我愿与子（茶）终始。"直至最后发出了肺腑之言："子不姓汤，我不姓李，总之一味，清苦到底。"他要"汤""李"一家，相伴一生，痴情到物我难分之地。又如杜濬是明末清初人，自号"茶癖"，寓居江宁（今南京）鸡鸣山时，他深居山乡，以茶相伴，工诗作文，自号"茶星"，还嫌不足，又号"茶村"。说他与茶的关系是："吾之于茶也，性命之交也。"平日连剩茶也不忍舍去，集于净处，用土封存，名曰"茶丘"，并作《茶丘铭》记文。更有甚者，清代的大文人阮元，用茶屏障尘世，以保身心自洁。在他的《揅经室集·揅经室续集》卷六《正月二十日学海堂茶隐》诗中写道："又向山堂自煮茶，木棉花下见桃花。地偏心远聊为隐，海阔天空不受遮。"阮氏曾绘《竹林茶隐图》，图中的人物就是他自己，实是自称"茶隐"，是文人痴茶的表现!

明清时期，中国文人追求饮茶的乐趣，并富含浓郁的道家思想，它突出显示了中国道家文化喜雅，以自然山水为审美取向的性格，反映了道家的人生态度和审美情趣的塑造。明清时期，中国封建社会开始走向衰落，明朝皇帝设立锦衣卫、东厂、西厂实行"特务"统治，清政府实行"文字狱"，文人集团的言行受到监视与约束。政治的压制，客观上促使文人集团将追求生活的享乐作为重要人生目标。明清文人眷恋山水，具有浪漫情怀，内心深处又具有避世思想，保持一种豁达、隐逸、逍遥自在的心理状态，道家思想在明清文人的诉求和品茶环境中得到重大反映。"龙谷逢人亦快哉，平昌一榻自仙才；即看山色排云起，似听泉声喜客来"，这是有"东方莎士比亚"之称的明代戏曲家汤显祖任浙江遂昌知县时对眷恋山水的真情流露，"君子山前放午衙，湿烟青竹弄云霞，烧将玉井峰前水，来试桃溪雨后茶"，更是汤显祖竹屿烹茶时钟情山水的实景写照。

另外，明清时期茶画中的不朽之作，如明代唐寅的《事茗图》《品茶图》，文徵明的《品茶图》《惠山茶会图》，丁云鹏的《玉川煮茶图》，仇英的《煮茶论画图卷》《七贤图卷》《罗汉烹茶图》；清代程致远的《溪泉品茶》，金廷标的《品泉图》，董诰的《复竹炉煮茶图》等，极大地渲染了明清文人煮水饮茶环境所追求的竹林逸趣，以及人与山水的和谐思想，主张饮茶与自然环境的完全融合。饮茶环境讲究泉石之间，松竹之下，皓月清风，明窗净牖，泉、石、松、竹、皓月、清风、明窗、净牖、香案、茶炉、瓢、瓶、清泉等，构成一个完整的意境，实现了人与自然的高度契合，达到了物我两忘的境界。

七、近现代——茶道和谐

半封建社会时期，政府懦弱无能，国运凋敝，百业不兴，中国茶叶生产由盛而衰。与此同时，英国却不断派人来我国搜集茶种，学习种植和加工技术，引进茶工在印度、锡兰（今斯里兰卡）等地大力发展茶叶生产，我国茶叶的国际市场逐渐被印度和锡兰所挤占。在 19 世纪后半叶，我国年均产茶二十几万吨，出口茶叶十几万吨，出口量占当时世界茶叶贸易量的80%以上。但是到了1949年，我国只产茶5万余吨，出口茶叶仅有2万吨。

国家的衰落，中华民族面临着一次又一次的外敌入侵，茶文化的发展自然无从谈起。与此同时，茶与道教文化结合的主题发生了变化。道教文化中凝聚着自强不息的民族精神，爱国的道教人士加入了救国救民的抗争道路，直接或间接地为中国的茶产业、茶文化作贡献。

20世纪20年代，沈阳太清宫住持葛月潭道长将宫内的所有结余拿出来周济奉天老百姓，办学校，开粥厂。20世纪30年代初，贺龙率领红三方面军进入武当山时，武当山道总徐本善便以紫霄宫父母殿和西道院作为红军的司令部和后方医院，帮助红军送情报、截军火、救伤员、送茶水。抗日战争时期，出产优质绿茶的江苏茅山成为新四军一支队的司令部所在地，一些茅山道士直接参加新四军，打击日寇的侵略。道士参加救国救民的事例，不胜枚举。

20世纪50年代开始，茶文化与道教文化都获得了新生。茶文化和道教文化长足发展。如今，我国已有21个省、市、自治区的1100多个县、市产茶，茶叶行销世界五大洲的120多个国家和地区。各地的历史名茶也有不少已得到恢复和发展，新创制的名优茶则更多。据不完全统计，中国现有名优茶已达1400多种，名优茶的数量与品质在世界上处于领先地位。

茶文化与道教文化的繁荣，为茶与道的结合提供了良好的物质条件和文化环境。专门的茶与道教的学术研究兴起，各种论著开始出现，茶与道结合的艺术展现，最直接的是道教茶艺、茶道表演，让人目不暇接。中国有着众多的道教名山，这些道教名山许多本身就是名茶产地，使茶与道的结合有了更大的空间。一些道教名山借助茶文化，宣传道教文化，扩大影响；有些产茶区，还借助道教文化增强其茶叶的文化附加值。如山东青岛的崂山茶与崂山道观、浙江松阳的银猴茶与叶法善道观、金华的举岩茶与黄大仙庙、天台的华顶云雾（茶）与葛仙茗圃、江苏的句容茶与茅山道观等，都是融茶、道文化为一体，并为此做出了成功的榜样。现代人追求休闲，去道观小住，修身养性，而其中茶是必备的。茶与道教的融合，达到了空前和谐的程度。

第二节 道家与"茶道"文化

茶道是中华茶文化的精髓，而茶道的核心内容则是道家文化，可见茶文化与道家文化的关系非同一般。茶是与中华各族人民息息相关的生活必需品，以茶会友，以茶休闲，以茶保健，以茶修身，以茶悟道，已逐渐成为人们的崇尚之风。道家经典著作《道德经》曰："古之善为道者，微妙玄通，深不可识。"又说："道之为物，惟恍惟惚。"说明"道"是如何的微妙通达，深刻玄远，道是恍恍惚惚，神龙见首不见尾的。如此奥妙之"道"在道教和茶文化中都具有非常重要的意义。道是道家思想的核心，又是道家思想文化的最高范畴，而茶之"道"，是茶文化体系中最为核心的内容之一。

一、道家之道的本源

道家思想的核心是"道"，"道"是道家这一思想文化体系的最高范畴，为所有的道家学者所推崇。可以说不管道家内部各个学者之间的思想文化的差异有多大，他们都是围绕"道"这一核心展开的，而且"道"是所有道家追求的终极目标。那么，"道"到底是指什么呢？

"道"字最早出现在西周青铜器的铭文上，以后《诗》《书》《易》等书中也曾出现，其本义是道路的意思。从西周末年到春秋时期，"道"的含义扩大，出现多种释义，道家创始人老子在其代表作《道德经》中多次提到。"道"在《道德经》中处于核心地位，整部《道德经》的思想都是围绕着"道"展开的。这样就形成了中国古代以道为核心，强调天道自然无为、人道顺应天道的一个流派，历史上凡是崇尚老庄黄老之学说的人，都可以称为道家。这个"道"字，在文字形式上虽然是一样的，但其含义却有各方面的不同。

1. 万物的本源

"道"是万物的本源。《道德经》说："道生一，一生二，二生三，三生万物"指出"道"是宇宙本体，万物的根源。《道德经》又云："有物混成，先天地生。寂兮寥兮，独立而不改，周行而不殆，可以为天地母。吾不知其名，强字之曰'道'。"意思是说，有一个东西混然而成，在天地形成以前就已经存在，听不到它的声音也看不见它的形体，寂静而空虚，不依靠任何外力而独立长存，永不停息，循环运行而永不衰竭，可以作为万物的根本，它叫作"道"。"道"是先天地而生的无形的存在，它具有"独立而不改"的永恒本性，是"周行而不殆"的运动实体，"可以为天地母"。"道"是无形的，它"惟恍惟惚""惚兮恍兮"，超越了我们的感知范围。正因为如此，它才能超脱万物的侵扰，成为永久的存在，不会因外物的变化而消亡。同时，它又并非完全的虚空，"其中有象""其中有物""其中有精""其中有信"，它是一个真实的存在，"道"是运动的实体，在其运动变化中产生了宇宙万物。

道家认为"一"就是"道"。《道德经》专门对此作了解释："视而不见，名曰夷；听之不闻，名曰希；搏之不得，名曰微。此三者不可致诘，故混而为一。""道"本身，看它看不见，把它叫作"夷"；听它听不到，把它叫作"希"；摸它摸不到，把它叫作"微"；这三者的形状无从追究，它们原本就浑然而为一。《道德经》对"一"进一步解释说："昔之得一者，天得一以清，地得一以宁，神得一以灵，谷得一以盈，万物得一以生。"

2. 道的规律

"道"是支配自然中事物运动变化的普遍规律。老子指出："反者道之动。""反"就是事物运动的总规律，而这个总规律就是道，道是循环往复的。它首先是指事物都是以相反相成的状态存在的，并相互转化，如难易、有无、长短、高下、前后、祸福等相对立的方面彼此之间都是不可或缺的，离开了一方面，另一方面也无法存在，它们之间相互转化，所谓"物极必反"，事物发展到一定限度必然向自己的反面转化，这是不可抗拒

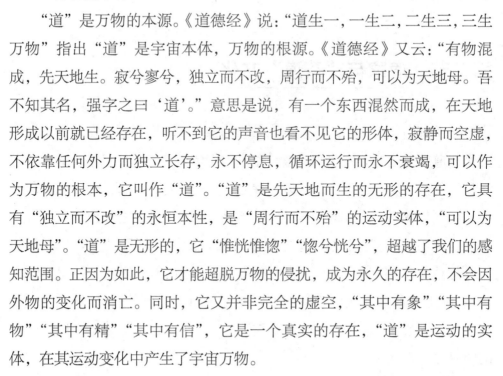

的客观规律；其次是指事物运动的方向具有循环性，事物从一定的起点出发，经过一段运动过程，又返本复初，回到起点。事物就是如此周而复始地运动变化的，道是事物发展的规律。

3. 道的方法

"道"是人类生活与处世的方式或方法。作为宇宙本体和普遍规律的"道"，它的最终落脚点是政治原则和人生实践。作为生活准则的"道"包含着丰富的内容。老子所主张的致虚、守静、柔弱、不争、居下、处后、慈、俭、朴等观念和原则，都属于这一内容。道是生活的准则，《老子》曰："孔德之容，惟道是从。道之为物，惟恍惟惚。惚兮恍兮，其中有象；恍兮惚兮，其中有物；窈兮冥兮，其中有精，其精甚真，其中有信。"大德的形态，是由道所决定的。"道"这个东西，没有清楚的固定实体。

二、茶"道"的文化内涵

茶之"道"，与道家之"道"虽然说的不是一回事，但是其性，是相通的，有互补性。在很大程度上说，道家之"道"是茶道之"道"的源头。"道"是本源，茶之"道"就代表了茶文化至高无上的文化内涵与理念；"道"是规律，茶之"道"就代表了茶文化中所体现的人生哲理与道德规范；"道"是方法，就代表了茶叶冲泡与品饮的技术和艺术。"道"概念之大，造就了茶道含义之广泛而深远。可以说，道家之"道"为茶之"道"注入了"微妙玄通""惚兮恍兮"的神秘色彩。

1. 茶道内涵

"茶道"一词最早见于唐代皎然的《饮茶歌诮崔石使君》："一饮涤昏寐，情思爽朗满天地。再饮清我神，忽如飞雨洒轻尘。三饮便得道，何须苦心破烦恼……孰知茶道全尔真，唯有丹丘得如此。"这是中国历史上第一次正式提出"茶道"的概念，其与道家文化关系密切而深刻。首先，本诗的作者皎然虽为诗僧，但具有其十世祖谢灵运的道家思想，追求隐逸之山林气息，甚至他的许多诗被称为道情诗，他是一个披着袈裟的道家人物，此诗反映了他对茶敬崇感激，崇尚自然、追求道家天人合一的至高境

第三章｜道家养生茶文化

界；其次，本诗所提到的丹丘，是中国历史上第一位真正的茶人，他就是一位道士。由此可见，茶文化与道家思想，在两种文化的根源"道"上相辅相成，实现了默契。

关于茶道的内涵众说纷纭，中国茶道代表了一种精神理念，这些理念有些是茶文化的共性，有些具有中华茶文化的独特性。

中国茶道精神的核心是一个"和"字。"和"无论是在中国，还是在日本，抑或其他任何一个国家，都是共同的，这是茶本身的性质决定的。茶是高雅之物，可以上得了厅堂，形成曲高和寡之茶道；茶是平凡之物，可以进入最普通的人民群众家，形成百花齐放之茶俗。和，代表了人与人、人与自然、人与茶的和谐。天和、地和、人和，茶可以调节紧张的人际关系，可以加深普通的人际关系，本来不相识或不熟悉的朋友聚在一起，淡淡一杯清茶就能拉近他们的关系，加深情感，使人和万物变得更加融洽。

中国是一个礼仪之邦，茶道融入了礼仪。客人来访，递上一杯清茶，代表了中国礼贤下士的文明之风。中国盛产名茶，茶又是亲朋好友赠送之佳品，茶轻情意重。在社会竞争日益激烈的今天，泡上一杯好茶，可以使身心得到彻底的放松。淡淡一杯茶，虽然没有酒之浓烈、刺激，但是拥有绿色饮料之真香。工作之余，亲朋好友去茶馆聚餐、品茶，享受生活的温馨。

中国山水资源丰富，旅游城市众多，城市之外更是风光无限，山清水秀，景色迷人，茶文化旅游成为中国旅游中的重要组成部分，是旅游者文化品位提高的表现，是文化旅游发展的产物。中国茶道还体现了娱乐的精神内涵。茶道之"乐"是吃、住、行、游、购、娱全方位的享受。中国众多的名川大山都有着浓郁的茶文化底蕴，那些茶文化资源丰富的地方，天然就是旅游的景点。

2. 茶道种类

中国历史上，茶道种类繁多，由于人们身份、社会阶层的不同，出现了贵族茶道、雅士茶道或文人茶道、世俗茶道。

茶进入贵族皇室，具有强烈的贵族皇家气息。古代帝王为敬神祭祖或

中国天柱养生茶文化

宴赐群臣，经常举办茶宴，著名的有唐代的清明茶宴、唐玄宗与梅妃斗茶、唐德宗时期的东亭茶宴，宋代皇帝游观赐茶、视学赐茶，以及清代的千叟茶宴等，均可视为宫廷茶艺。宫廷茶宴的特点是场面宏大、礼仪繁琐、气氛庄严、茶具奢华、等级森严，且带有政治教化、政治导向等政治色彩。陕西扶风法门寺出土的大量宫廷茶具，可见唐代饮茶之贵族皇室气息，如：鎏金鸿雁流云纹银茶碾、鎏金团花银锅轴、鎏金仙人驾鹤纹银茶罗、鎏金飞鸿银匙、鎏金人物画银坛子、鎏金银龟盒、鎏金摩羯纹银盐台、鎏金镂孔飞鸿球路纹银笼子等，精雕细琢，纹饰细致。宋代金银铫瓶等大量的出现，更是体现了整个时代贵族皇室茶道的穷极精巧、豪华奢侈。

茶进入文士阶层，文人墨客附庸风雅于茶中，更是将茶道发挥得淋漓尽致。文士品茶的特点是文化内涵厚重，品茗时注重意境，茶具精巧典雅，表现形式多样，气氛轻松怡悦，常和清谈、赏花、玩月、抚琴、吟诗、联句、鉴赏古董字画等相结合，可以怡情悦心，修身养性。宋代斗茶由产茶区的茶叶质量鉴定，发展成为文人喜爱的一种游戏。水墨丹青更是一种极致，茶水相遇，在兔毫盏的盏面上变幻出奇奇怪怪的画面来，有如淡雅的丹青，或似劲疾的草书。玩茶的高手，善幻能变，心手相应，可以点出各种画卷，艺术性之强超乎想象。

茶进入平常百姓家里，带有强烈的人间烟火气息，具有浓郁的家庭氛围，"柴米油盐酱醋茶"，宋代人们的开门七件事，就是世俗茶道真实的写照。

茶在凡尘之外，又出现了宗教茶道，诸如道教茶道、禅宗茶道等，僧人羽士们常以茶礼佛、以茶祭神、以茶助道、以茶待客、以茶修身，所以形成了多种茶艺形式。目前，流传较广的有禅茶茶道和太极茶道。宗教茶艺的特点是特别讲究礼仪，气氛庄严肃穆，茶具古朴典雅，强调修身养性或以茶释道。道教文化是中国本土文化，道家饮茶之道注入了尊道尚德、重人贵生、天人合一等道教理念，与道教养生融为一体。

第四章
佛家与养生茶文化

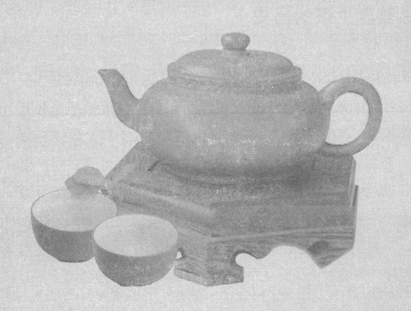

中国天柱养生茶文化

佛教在中国东汉初年开始广为流传，至隋唐，佛教文化、寺院经济也有了突出的发展，其中茶叶是重要的内容，茶与佛教的禅宗结下了不解之缘，由于坐禅中闭目静思，极易睡着，所以坐禅中"唯茶醒神，饮茶解乏"以助禅修。特别是唐宋时期，佛教盛行，寺必有茶，教必有茶，禅必有茶。而在南方寺庙，几乎出现了庙庙种茶，无僧不茶的嗜茶风尚。佛教认为：茶有三德，即"坐禅时通夜不眠，满腹时帮助消导，茶且'不发'。"有助佛规，这也是佛教倡茶的主要茶缘。

从史实考证，在魏晋甚至更早的时期，茶叶已成为我国僧道修行修炼时常饮用的饮料。如陆羽在《茶经》中多次引述了两晋和南北朝时僧道饮用茶叶的记载。其中引录的《释道该说续名人传》称："释法瑶，姓杨氏，河东人。永嘉中过江，遇沈台真君武康小山寺，年垂悬车，饭所饮茶。"又摘引《宋录》称："新安王子鸾，豫章王子尚，诣昙济道人于八公山，道人设茶茗，子尚味之曰：'此甘露也，何言茶茗。'"上述可知在魏晋南北朝时，我国僧道已有尚茶之风。

第一节　佛教养生茶的历史

在中国，和尚与茶结缘的最早传说是在西汉时。四川蒙顶山甘露寺有个普慧禅师，俗名吴理真，他在蒙顶山发现野生茶的药用功能，于是在五峰之间的一块凹地上，移植种下七株茶树。《天下大蒙山》碑记载："祖师吴姓，法理真。乃西汉严道，即今雅之人也。脱发五顶，开建蒙山。自岭表来，随携灵茗之种，植于五峰之中。高不盈尺，不生不灭，迥乎异常……由是而遍产中华之国，利益蛮夷之区。商贾为之懋迁，间阎为之衣食，上裕国赋，下禅民生，皆师之功德，万代如见也。"此碑认定吴理真是蒙顶植茶的祖师，本地人，身份是农民，后来剃度为僧。据清代《名山县志》记载，这七株茶树"二千年不枯不长，其茶叶脉细长，味甘而清，色黄而碧，酌杯中香云蒙覆其上，凝结不散"。吴理真种植的七株茶树，被后人称作"仙茶"，而他是世界上种植培育茶叶的第一人，被后人称为"种茶始祖"。

当然，也有史书记载，认为蒙山茶树是因吴理真前往峨眉山求道，在峨眉山采掘移回茶种，在蒙顶山种植而成。在中国古代的史籍中，也有不少涉及茶祖吴理真的记载，如宋代王象之《舆地纪胜》："西汉时，有僧自岭表来，以茶实植蒙山。"宋代孙渐《智矩寺留题》诗："昔有汉道人，剃草初为祖。分来建溪芽，寸寸培新土。至今满蒙顶，品倍毛家谱。"但因有专家认为西汉乃至东汉初年，中国虽有少量寺院，但只为引进高僧并供胡商礼佛，东汉初朝廷也明确规定："初传其道，惟听西域人得立寺都邑以奉其神，其汉人皆不得出家。"（《高僧传·佛图澄传》）法律上不许国人当和尚，佛教登上蒙山不会早于东汉，所以这则传说不可信。

僧人饮茶的历史晚于儒生和道士。真正有明确文字记载的僧人饮茶的年代是在晋代。两晋南北朝时期，是起源于印度的佛教在中国传播和发展的时期，茶以其清淡、虚静的本性和却睡疗病的功能广受佛教徒的青睐。据《晋书·艺术传》载："敦煌人单道开不畏寒暑，常服小石子。所服药有松、桂、蜜之气，所余茶苏而已。"单道开是西晋末著名僧人，在后赵都城邺城（今河北临漳）昭德寺修行，于室内打坐，平时不论寒暑，昼夜不眠，常服用有松、桂、蜜之气味的药丸。中国古代有将茶叶掺和果料香料一同饮用的习惯。"茶苏"是一种将茶和姜、桂、橘、枣等香料一同煮成的饮料。单道开生活在佛、道混淆的历史时期，王公士大夫多误以为佛教即本土黄老之学。这位单道开虽是僧人，却学道家服食，以茶为药，并非真正意义上的品茗，他的茶苏大半源于道教的服食养生，是以茶助修行，这时的茶叶也还没有用于单独饮用。东晋怀信和尚著《释门自镜录》，内云："跣足清淡，袒胸谐谑，居不愁寒暑，唤童唤仆，要水要茶。"魏晋之际，析玄辩理，清谈风甚。佛教初传，依附玄学。当时的和尚戒律不严，可以和文人道士一般谐谑，"要茶要水"也不过助清谈之兴，与清谈家没多大区别。若与西晋的单道开服的茶药相比，怀信和尚的饮茶已有明显的佛茶文化踪影。此外，陆羽的《茶经》中也多次引述了两晋和南朝时僧道饮用茶叶的史料。其中引录的释道说《续名僧传》称："宋释法瑶，姓杨氏，河东人。永嘉中过江，遇沈台真，请真君武康小山寺。年垂悬车，饭所饮茶。大明中，敕吴兴礼致上京，年七十九。"南朝宋永嘉年间，法瑶在武康小山寺遇见了沈台真君，年纪很老，以饮茶当饭。又摘引的《宋录》称："新安王子鸾，豫章王子尚，诣县济道人于八公山，道人设茶茗，子尚味之曰：'此甘露也，何言茶茗。'"说明在魏晋南北朝时，茶叶就已成为我国僧侣修行修炼时常用的饮料了。北魏当时定都洛阳城，《洛阳伽蓝记》也多有寺院饮茶的记载。可见，南北朝时，随着佛教的进一步流传发展，寺院僧侣已有尚茶之风。在尚茶之风形成的同时还有一个传说，据《景德传灯录》载：南北朝时，达摩传道来中国。祖师少林面壁，揭眼皮掷地便成茶树。传说固然无稽可考，但其所寓禅茶不离之旨，对后世产生了深远的影响。嗣后马祖创丛林，百丈立清规，禅僧以茶当一饭，资养清修，以茶飨客，广结善缘，都是从这里开始的。

又据《庐山小志》记载："晋朝以来，寺观庙宇僧人相继种植。"东晋是佛教在中国蓬勃发展并生根的时代，庐山成为佛教重地，位于庐山西麓的东林寺是我国佛教净土宗的发源地。净土宗初祖慧远大师于东晋太元十一年（386 年），在庐山建寺讲学。他不仅爱好喝茶，而且对茶道也颇有研究，并将当地的野生茶改造为栽培茶。据《庐山志》载，早在晋代，庐山上的"寺观庙宇相继种茶"。慧远还以自种自制茶款待好友，常话茶吟诗，叙事谈经，通宵达旦，在他款待的好友中就有大名鼎鼎的儒者陶渊明与道士陆修静，并留下"虎溪三笑"的故事。虽然据后人考证，三人从逝世的时间上来说，郊游的可能性不大，但在儒道佛三教融和之说渐趋流行的时代，虎溪三笑成为儒释道三教亲和之象征。这个故事也透射出一个信息，即东晋时已有僧人植茶，除自饮外还用来待客，开寺院茶礼之先。

佛教经过魏晋南北朝的发展，在隋唐时期达到繁荣和鼎盛，这一时期的帝王多信佛，其中以隋文帝杨坚为最。他在位期间大兴佛教，志在"中兴佛法"，自开皇元年（581 年）便持续不断地从事塔寺建设，尤其是仁寿年间（601—604 年）三次颁诏在全国各州敕立舍利塔，如此规模之大的敕建舍利塔的举措在中国历史上前所未有，开创了隋唐各朝帝王敕建舍利塔的先河。隋文帝勤于政务，自奉甚俭，茶却也侍于左右。《隋书》中曾记有一个颇为怪诞的故事：某夜，隋文帝做了个噩梦，梦见有位神人把他的头骨给换了，梦醒以后便一直头痛。后来，遇一僧人，告诉他说："山中有茗草，煮而饮之当愈。"隋文帝服之果然见效。上有好者，下必甚焉，所以当时人们竞相采啜，并有一赞云："穷春秋，演河图，不如载茗一车。"意为做人苦心钻研孔子的《春秋》、殚精竭虑去演绎谶书《河图》想出人头地，还不如有许多茶喝来得快活。隋文帝一统天下，结束了南北朝长期的对峙局面，南北的饮茶等风俗文化才得以迅速交融。而且以帝王之尊而嗜茶，于是普天之下（尤其是黄河流域）茶不再被鄙视为"酪奴"。隋文帝以帝王之尊既崇佛又嗜茶，促进了僧茶的进一步结合。虽然从某种角度上来看，他当时也未必有意识，但对饮茶的普及和佛茶文化的发展具有一定的历史贡献。

进入唐代以后，茶叶生产迅速发展，茶区进一步扩大，茶文化迅猛发展，并使饮茶之风在全国流行。受地域性的自然环境影响，中国茶盛产于南方，北方不产茶，北方人的饮茶之习是随着南方茶叶之北传而形成。佛教禅宗的兴盛与影响是促使饮茶风由南方迅速扩展到北方的一个重要原因，这在唐人封演的《封氏闻见记》中反映得十分充分。"（茶）南人好饮之，北人初不多饮。开元中，泰山灵岩寺有降魔禅师大兴禅教。学禅务于不寐，又不夕食，人皆许饮茶，到处煮饮，以此转相效仿，遂成风俗。""开元"是唐玄宗年号，从公元713—741年，历时29年。唐代崇尚佛教，这位降魔禅师属于禅宗北派祖师神秀的弟子。神秀开创"渐修"之说，与南派慧能提倡"顿悟"自性不同，使禅宗有"南顿北渐"之分。降魔禅师遵奉神秀遗教到灵岩寺弘扬佛法，实行循序渐进的坐禅方法，使僧众不吃晚餐，延迟睡眠时间，几年内学者云集，饮茶提神成了渐修禅悟的重要辅助手段。茶在佛门广受欢迎，寺院僧人饮茶成风。唐开元以后，原本不产茶的北方，受禅宗佛教饮茶风尚的影响，也"到处煮饮，从此转相仿效，遂成风俗"。唐诗人杜牧的"今日鬓丝禅榻畔，茶烟轻扬落花风"就生动描写了老僧煮茶时清静雅致的情景。中唐以后，全国上下佛教盛行，建立了很多的佛教寺院，使寺院经济也有了突出的发展，其中茶叶是重要的内容。僧人坐禅均以茶提神清心，几乎寺必有茶，教必有茶，禅必有茶。特别是在南方寺庙，出现了"庙庙种茶，僧必善茗"的嗜茶风尚。正是禅宗的大力提倡，使饮茶不仅在寺院成风，而且对饮茶风靡北方，形成"比屋之饮"，起到了推波助澜的作用。

　　佛教中国化的禅宗在饮茶之风席卷大江南北佛教寺院的时候定型。从中唐开始，中国茶文化与中国禅宗文化几乎是同步发展的，而将茶禅二者融合于一味者，则是中唐的茶圣陆羽，其所著《茶经》，开演一代新风。陆羽虽不是僧人，却出身于寺院，他一生的行迹几乎没有脱离过寺院。陆羽三岁时就被湖北天门寺智积禅师收养，在寺院学习烹茶术七八年之久，所撰《茶经》记载的"煎茶法"即源于丛林（佛教僧众聚居之所）。成年后，他又遍游各地名山古刹，采茶、制茶、品茶，结识善烹煮茶的高僧和道人，并不断总结自己的经验，吸收前人的成就，著成《茶经》一书。陆羽书中有不少对佛教的颂扬和对僧人嗜茶的记载，这大大促进了后来的茶事实践中，茶道与佛教之间思想内涵方面的共通之处。禅茶，就是在这样的基础上产生的，而中唐时期的江南高僧皎然正是禅宗茶道的创立者。"茶道"一词最早源于他的《饮茶歌诮崔石使君》一诗。诗中云："一饮涤昏寐，情思爽朗满天地。再饮清我神，忽如飞雨洒轻尘。三饮便得道，何须苦心破烦恼。"中国"茶道"二字首先由禅僧提出，这便把饮茶从技艺提高到精神的高度。

　　中晚唐时，百丈怀海和尚又进一步将饮茶列入佛门清规。怀海（720—814年），俗姓王，福州长乐县人，中晚唐著名的佛教改革家，马祖道一的法嗣。开悟后，因住持百丈山，故世称百丈怀海。他采用大小乘戒律，别创"禅律"，创立了寺院管理仪规，即人们通常所说的《百丈清规》，全名为《敕修百丈清规》，又称《古清规》。自唐代到元代，历代因传抄损益，诸本杂出，元世祖（1271—1294年在位）特敕百丈大智寿圣禅寺住持德辉重新修改，由龙翔集庆寺住持大诉校正，即今所传之《百丈清规》。全书八卷共九章，分别为一祝厘、二报恩、三报本、四尊祖、五住持、六两序、七大众、八节腊、九法器，这部佛书对禅宗寺院的僧职制

148

度、礼仪程式等都作出了明确规定。书中修正了怀海禅师设立制定的诸多茶礼茶事活动制度，内容比原版本对寺院的茶禅礼仪制度更为详细。要求寺院一切茶事活动必须依章而行，不得有任何随意性。自此，佛家茶仪正式出现，寺院的茶礼趋于规范。

《百丈清规》中关于茶礼茶事有非常明确的规定，也有相当完整的佛门茶礼及其施茶程序。如寺院法堂设有两面鼓：东北角设"法鼓"，西北角设"茶鼓"。讲经说法擂法鼓，集众饮茶敲茶鼓。在《百丈清规·法器章》载："法鼓，凡住持上堂、小参、普说，入室并击之，上堂时二通……茶鼓长击一通。"《清规》对住持、方丈等以茶宴请尊宿（贵客）或寺内高僧互请饮茶的通知方式也作了明文规定。如住持宴请首座或远来尊宿等茶汤，皆开列名单，由侍者通报，告之清单；方丈、库司招待僧众茶单的请柬则用榜公布，首座请柬用状，并规定了茶鼓摆设和知单、请柬在僧堂张贴的具体位置。

佛门特别重视佛事茶与祭祀茶。在佛祖诞辰日（夏历四月初八）、佛祖成道日（夏历腊月初八）、达摩诞辰日（夏历十月初五）、本寺院大禅师之忌日等，都要举行隆重的茶事供奉、祭奠等法事活动。在《百丈清规》卷二中规定："佛降诞，先期堂司率众财送库司。营供养。请制疏金疏，至日库司严设花亭。中置佛降生像。于香汤盆内。安二小杓佛前。数陈供养毕，住持上堂祝香云……次趺坐云：'四月八日。恭遇本师释迦如来大和尚降诞令辰。率比丘众。严备香花灯烛茶果珍馐，以伸供养。'……领众同到殿上，向佛排立定。住持上香三拜，不收坐具。进前上汤进食请客侍者递上。烧香侍者捧置于几毕。复位三拜再上香。下亲点茶。又三拜收坐具。"

佛教寺院的重要茶事活动，通常都在茶寮中进行。茶寮，据明代许次纾《茶疏》载："小斋之外，别置茶寮……寮前置一几，以顿茶注茶盂，为临时供具。"茶寮一般设一两个茶头，也称施茶僧。在进行茶事活动时，诸如进行茶汤会时，先要出示点茶牌。《百丈清规》卷八载："右某今晨斋退就云堂榜点茶一中，特为后堂首座大众师，仍请诸如事同垂光降。"每日例行茶汤会时，还有一定规矩和程序："每日粥罢，令茶头行者门外候。

众至，鸣板三下。大众归寮，寮长分手，寮主、副寮对面左右位，副寮出烧香，归位。茶头喝云，大众和南。遇旦望点汤。"如此，《百丈清规》几乎成了天下寺院的律规。特别是在洪武十五年（1382年），明太祖朱元璋命"诸山僧人不入清规者，以绳法之"。就这样，饮茶之礼随着《百丈清规》纳入了僧家法律，对佛门茶俗的发展和巩固起到了决定性作用。

距怀海制定《百丈清规》后半个世纪，佛门茶事的文化层次迅速提高，僧人饮茶不再执着于驱睡悦志，而是在饮茶中发现自己，见性成佛，而河北赵州从谂禅师的"吃茶去"更是开创了"禅茶一味"的先风。

到了宋代，饮茶更成了"和尚家风"。南方凡是有条件种植茶树的地方，寺院僧人都开辟为茶园。禅僧饮茶十分普遍，据宋代宝陀寺住持大川普济编纂的《五灯会元》载："问如何是和尚家风？师曰：饭后三碗茶。"在道原的《景德传灯录》中说及吃茶的地方就有六七十次之多，温州瑞鹿寺的本先禅师"晨起洗手面，盥漱了吃茶，吃茶了佛前礼拜，归下去打睡了；起来洗手面，盥漱了吃茶，吃茶了东事西事；上堂吃饭了盥漱，盥漱了吃茶，吃茶了东事西事。"此时，饮茶成为禅僧日常生活中不可缺少的重要内容。

明代，关于高僧饮茶的机锋法语较少，但乐纯所著《雪庵清史》并列了居士每日必须做的事，其中"清课"有"焚香、煮茗、习静、寻僧、奉佛、参禅、说法、作佛事、翻经、忏悔、放生"等，煮茗居于第二位，把奉佛、参禅都移到煮茗之后，这足以证明茶在佛教徒修行中的重要地位。

总之，纵观僧人饮茶的历史，僧人在禅风的推动下喜茶参禅，进而产生了许多诸如"吃茶去""茶道"等品茶与佛教精神之间的文化交叉点。这就使饮茶这种行为，成为一种具有文化内涵的活动，使原本只是一种饮料的茶，逐渐成了一种有东方特色的文化载体。

第二节　佛理与茶文化

茶与佛，因缘深长。茶与佛教的最初关系是茶为僧人提供了无可替代的饮料，而僧人与寺院促进了茶叶生产的发展和制茶技术的进步，进而在茶事实践中，茶道与佛教之间找到了越来越多的思想内涵方面的共通之处。中国茶道形成于中唐之后，也正是禅宗形成之时，故"茶佛一味"和"茶禅一味"没有本质上的区别，其本意是茶性与佛理是相通的，概括起来，主要体现在以下几个方面。

1. 苦

佛理博大无限，但以"四谛"（苦、集、灭、道）为总纲。释迦牟尼成道后，第一次在鹿野苑说法时，谈的就是四谛之理，而四谛以"苦谛"为首。正如日本冈仓天心在《说茶》一书中讲到"三人尝醋"的寓言，释迦牟尼、孔子和老子曾经站在一坛子醋（即生活的象征）面前，每个人都用手指蘸醋之后放在嘴里品尝。入世的孔子说，醋是酸的；出世的佛祖说，它是苦的；而忘世的老子说，它是甜的。佛家常说"苦海无边"，人生之苦何其多，佛教将人生之苦概括为生、老、病、死、怨憎、爱别离、求不得、五（取）蕴八种，谓之"八苦"。其中五蕴是五种聚合，即所谓色、受、想、行、识，包括了人的身心全部。佛教还把我们能感知到的这个有形有质的世界称之为"色"。凡是构成人类存在的所有物质以及人类生存过程中的精神因素都可以给人带来苦恼。佛教认为，要摆脱苦恼，只有消除"业"的循环，才能达到超脱境界。而要消除业的循环，只有通过艰苦的修行，达到"悟"的境界，才能实现解脱。禅宗达到"悟"的方法主要有两种，一种是北派所讲的"渐修"，强调参禅打坐诵经，在循序渐进的过程中逐步达到开悟；另一种是南宗所讲的"顿悟"，即不拘泥于参禅打坐诵经的形式，人在日常的生产劳作中也能通过偶得达到开悟。"苦海无边，回头是岸"，无论是渐修还是顿悟，都是参禅要看破生死观、达到大彻大悟的途径，最终求得对"苦"的解脱。

人生苦，茶性也苦。李时珍在《本草纲目》中载："茶苦而寒，阴中之阴，沉也，降也，最能降火。火为百病，火降则上清矣。"引茶道入佛理，正契合了佛家所谓的四圣谛。佛教精神强调的是苦寂，虔诚苦心的修炼，获得佛教思想的启迪。从茶的苦后回甘、苦中有甘的特性中，佛家可以产生多种联想，引导修行者在品茗时，品味人生，参破苦谛。茶圣陆羽终身过着摆脱尘俗、清贫俭朴的隐居生活，多年苦心专营茶事，对人生名利有自己的深切感悟。他从茶的苦后有甘品味人生，参破苦谛，就是禅茶同味之意境。

2. 静

茶之"静"，讲究"和静怡真"，以"静"养心，把静作为达到心斋坐忘、涤除世尘的必由之路。佛教也主静，佛教坐禅时的五调（调心、调身、调食、调息、调睡眠）以及佛学中的"戒、定、慧"三学也都是以静为基础。佛教禅宗便是从静中创出来的，而禅宗智慧更是出自"静坐禅修"。静坐静虑是历代禅师们参悟佛理的重要课程，在静坐静虑中，人难免疲劳发困，这时候，能提神益思克服睡意的只有茶，茶便成了静坐禅修者最好的朋友。如达摩九年面壁而能够长时间久坐，解除困乏、提神益思的只有茶饮。而品茶时所需的安详静谧的心境及所追求的"自省"境界，也和佛教禅宗相似。

茶与禅之间的奇妙关联，使得二者的境界有了更深的意味。茶的清明与禅的清明是相通的。好水十分，八分茶煎出十分精神；好水八分，十分茶只泡出八分滋味。茶，要的是水清而明，水至清方显茶叶质地本色，出味固然清香醒神，出色亦清淡亮泽。茶的清明，让品茶的人多一份神清气爽，让爱茶的人悟一种禅机，学一点德行。禅，要的是人的清明，虽处浊世却不失性情的明泽。悟禅是一门学问，它不能单靠静坐沉思，往往在沉思过后的行动中让人豁然开朗，顿时彻悟。泡茶的人也要静心凝神，只有专注于茶道的发挥，才能将茶水泡活。禅，自然也有着它的玄妙之处，它是在静默之中响惊雷。禅的静不单是人静，更重要的是气静、神静，气静人则平，神静人自清，清平之处定有彻悟，彻悟将有为。

总之，佛教在茶中溶进清静的思想，一杯好茶，为人从宁静转入禅定创造条件。茶人希望通过饮茶把自己与山水、自然融为一体、在饮茶中得到美好的韵律和精神开释，所以说饮茶可得道，茶中自有道。

3. 凡

日本茶道宗师千利休曾说过："须知道茶之本不过是烧水点茶"，此话一语中的。茶道的本质确实是从微不足道的日常生活的琐碎平凡中去感悟宇宙的奥秘和人生的哲理。禅也是要求人们通过静虑，从平凡的小事中去契悟大道，正所谓"平常心是道"。平常心是人生修炼的最高境界，无论面对顺境还是逆境都宠辱不惊，自然地面对一切。"道"说起来容易，真正参悟却是要经历一番磨难的，不论认识过程何其艰辛复杂，当一个人豁然开朗的时候，就觉得它其实是那么自然平常。而禅的最高境界就是以一颗平常心对待一切，返璞归真，看清事物的本来面目。"饥来食，困则眠，热取凉，寒向火。平常心即是自自然然，一无造作，了无是非取舍，只管行住坐卧，应机接物"（黄龙慧开禅师《无门关》第十九则）。建议人们把一切使心灵陈腐的危险抛开，用本性去生活。"茶之本不过是烧水点茶""平常心是道"，简简单单一点道理，凡得平常、没有不平之事便是禅。

4. 放

佛教的至高境界是无相无念无杂。清净心即是"无念，无相，无住"。也就是说本性显现了，明心见性了，自然就体会到什么是无念、无相、无住了。若生一念，心即住在这念上了，即有住了，我们的冥冥灵觉（本性）瞬间就消失了，又回到现实中的凡夫境地。

人的苦恼，归根结底就是因为"放不下"，所以，佛教修行特别强调"放下"。放下即得解脱，心里看破，才能放下。近代高僧虚云法师说："修行须放下一切方能入道，否则徒劳无益。"放下就是解脱束缚，这种束缚都是自己给的，自己的思与想才是绑住自己的东西。放下一切是放什么呢？内六根，外六尘，中六识，这十八界都要放下，总之，身心世界都要放下。放下了一切，人自然轻松无比，看世界天蓝海碧，山清水秀，日丽风和，月明星朗。"春有百花秋有月，夏有凉风冬有雪；若无闲事挂心头，便是人间好时节。"这是禅宗无门禅师的一首诗偈，意思是只要我们能抛开俗念琐事，便能体会到春夏秋冬四季不同的美。人能进入禅的修行阶段，心境有了变化，再仔细观察周围的一花一叶、一草一木、一沙一石，都显得生机无穷，那么完美、舒畅，这么丰富，为何以前没发现，如今看起来特别亲切，这就是禅修过程中能达到的艺术境界。正如东坡居士的"溪声便是广长舌，山色岂非清净身"。日本著名禅学大师铃木大拙说，禅最明显的特质在于强调内心的自证。禅在某种意义上是一种彻见自身心性的法门，而这种自证与庄子的坐忘、心斋和朝彻如出一辙。

品茶也强调"放"。茶的特点是"清"，古人说它是"清虚之物"，而把品饮茶的嗜好称为"清尚"，并称茶为"清友"。这一个"清"字，宜于同人世间摆脱了名利枷锁的"清"字相配，所以古人常说"茶如隐逸，酒如豪士"。既然茶是至清之物，就不可避免地为主张清心寡欲、六根清净的佛门所认同。茶之"放"，就要放下手头工作，偷得浮生半日闲，放松一下自己紧绷的神经，放松一下自己被囚禁的行性。演仁居士有诗最妙："放下亦放下，何处来牵挂？作个无事人，笑谈星月大。"茶之"放"，难得就是偷得浮生半日闲，放下烦恼，坐拥空性。

综上所述，茶的品性与禅的品性是相通的。茶禅一味，茶是物质的灵芽，禅是心悟，一味就是心与茶、心与心的相通。茶的清纯淡泊与超凡脱俗、淡泊尘世的佛教学说，有着某种得天独厚的亲缘关系。佛家借饮茶而参禅，借茶礼、茶道而修禅，品茶要品性，见性成佛。正如先辈所言："茶品法味，禅韵流长，素饮般若，烦恼焰灭。"佛的最高境界是心，即妙明真心。寻觅禅的境界，茶的色、香、味就成为过程。观其色，闻其香，品其味，就是体悟。把这样的过程延长，拉展，染色，从每一环节里，分解出更细致、更丰富的内容来，便是禅径，正所谓"曲径通幽处，禅房花木深"。

据《五灯会元》载："问如何是和尚家风？师曰：饭后三碗茶。"饮茶是僧人们日常生活中不可缺少的重要内容，主要呈现在以下几个方面。

1. 僧人自饮

佛教认为，修行者通过戒、定、慧三学，即可达到涅槃的境界。其中戒学，即为出家四众和居士制定的所有戒律仪轨。佛教认为信徒要做好艰苦的修行，必须遵守一定的戒律，并针对不同修行阶段的人规定了不同的戒律。如佛教要求俗家弟子守五戒，即不杀生、不偷盗、不邪淫、不妄语、不饮酒。每逢初一、十五俗家弟子还要守八戒，即前五戒加不眠坐高广华丽的床座、不涂香鬘及歌舞观剧、不非时食（不能在规定许可以外的时间吃东西）。而出家的低级僧侣要守十戒，即将前面的"不涂香鬘及歌舞观剧"拆成"不涂香鬘"和"不歌舞观剧"两条，再加上"不蓄金银财宝"。高级僧侣则要守具足戒，且男女不同，比丘守250戒，比丘尼守348戒。

在以上种种戒律之中，不饮酒和不杀生涉及了佛教徒的饮食，这点对出家人要求尤为严格，以至于"禁断酒肉"。这着重体现在历史上著名的"皇帝菩萨"梁武帝萧衍身上，他自称"三宝之奴"，晚年素食，奉戒甚严。南北朝时佛教尚处于发展阶段，戒律在寺院还没有被严格执行，富庶的江南寺院可能有人"犹嗜饮酒啖食鱼肉"。为了维护佛门清规，梁武帝在天监十年（511年）发布了《断酒肉文》："众僧食肉，罪剧白衣。白衣食肉，乃不免地狱，而止是一罪。至于众僧食肉，既犯性罪，又伤戒律，以此为言，有两重罪。若是学问众僧食肉者，此为恶业，复倍于前。所以如此，既亲达经教，为人讲说，口称慈悲，心怀毒害，非是不知，知而故犯，言行既违，即成诡妄。论学问人食肉，则罪有三重。所以贵于解义，正为如说修行，反复啖食鱼肉，侵酷生类，作恶知识，起众怨对，坠堕地狱，疾于撞矛。善恶报应，必也不亡，凡出家人，实宜深思。"又如南齐世祖武皇帝萧赜，是南朝齐第一代国君高帝萧道成的长子。继位后，年号永明（483—493年）。他是一个佛教信徒，在遗诏中说："（我）灵上慎勿以牲为祭，唯设饼果、茶饮、干饭、酒脯而已。"这显然与他的信佛有关。

在佛教戒律的严格要求下，寺院僧人禁断酒肉，有助于僧人茶风的形成。酒与茶本是此消彼长之物，佛门枯寂，酒肉不能沾。佛徒平日蔬食简单，营养不足，"又不夕食"。茶中富含多种营养成分，饮茶可以充饥和补充养分，便成为僧人十分珍视的享受了。

2. 以茶养生

晚唐时期刘贞亮的《茶十德》中曾经对茶的作用进行了精要的概括，称"以茶尝滋味，以茶养身体，以茶驱腥气，以茶防病气，以茶养生气，以茶散闷气，以茶利礼仁，以茶表敬意，以茶可行道，以茶可雅志"。茶能防病治病、洗涤心灵，进而延年益寿，这在佛教徒的身上体现得最为明显。据唐代《茶经》载："（南朝）宋释法瑶，姓杨氏，河东人。永嘉中过江，遇沈台真，请真君武康小山寺。年垂悬车，饭后饮茶。大明中，敕吴兴礼致上京，年七十九。"说的是南朝宋时，浙江武康小山寺僧释法瑶"饮茶益寿"，年至高龄，还"礼致上京"。又据宋代钱易《南部新书》记载，唐大中三年（849年）时，东郡进一僧，年一百二十岁，宣宗问服何药而至此，僧对曰："臣少也贱，素不知药，性本好茶，至处唯茶是求，或出亦日过百余碗，如常日亦不下四五十碗。"于是宣宗特意赐其茶50斤，命居保寿寺，并将其饮茶处所命名为茶寮。由于饮茶可以防病治病而延年益寿，所以茶的养生保健功能深为僧众信服，饮茶风尚受到了佛教各宗各派的重视。在名寺大庙中，均设有专门的茶寮、茶室。中唐后，南方许多寺庙都种茶，出现无僧不茶的饮茶风尚。

佛教讲求普度众生，以解除众生的苦难为己任，消灾治病也是途径之一。据从各类文献统计，从西晋到清末共有210多位僧医或通医之僧人。在他们形形色色的治病方法中，就有茶的应用。如福建武夷岩茶大红袍的起源、杭州西湖龙井被封御茶的传说，都发生在寺院旁，都讲述了僧人用茶为人医病的故事。再如《茶谱》一书云："隋文帝病脑痛，僧人告以煮茗论药，服之。"而2010年新获批的少林药局推广禅医文化，用"禅疗、食疗、功夫疗"治病，也将茶引入药方。

3. 参禅辅之以茶

佛教戒律中有"不非时食"，这在大小乘佛教中的解释是不同的。大乘佛教对此的解释是"过午不食"，即在太阳到正午后，一直到次日黎明，这段时间是不允许吃东西的。原因在于佛教认为清晨是天食时，即诸天的食时；午时是佛食时，即三世诸佛如法的食时；日暮是畜生食时；昏夜是鬼神食的时候。出家人必须在规定之时间内进食，超过了中午（午时），就不可以再吃饭了。而小乘佛教的解释则较为宽松，不非时食是中午不吃饭，但饭以外的东西还是可以吃的。

中国在唐代以后，佛教中的禅宗得到迅速发展。禅宗的教义为"心即真如""顿悟成佛"，把彼岸之"真如"世界与现实世界对立起来，教化众生抛弃世俗生活，去顿悟"般若"之玄机。"般若"意即最高的智慧，和"真如"本体一样，是佛教徒苦苦追寻的精神家园。如何才能达到这个

"般若"呢？禅宗的基本方法便是"坐禅"，提倡静心、膜思，方能豁然顿悟。佛教重视坐禅修行，坐禅讲究专注一境，静坐思维，而且必须"跏趺而坐，头正背直，不动不摇，不委不倚"，更不能卧床睡眠，通常坐禅达九十天之久。长时间的坐禅会使人产生疲倦和睡眠的欲望，为此，需要一种既符合佛教戒律，又可以消除坐禅产生的疲劳和作为午后不食之补充的饮料。禅门认为茶有三德："坐禅时通夜不眠，满腹时帮助消化，茶且'不发'。"于是饮茶便成为禅门修道的最好辅助和僧人日常生活不可缺少之事。常为人们征引的就是唐代封演的《封氏闻见记》："开元中，泰山灵岩寺有降魔禅师大兴禅教，学禅务于不寐，又不夕食，皆许其饮茶，人自怀挟，到处煮饮。"文中"学禅务于不寐，又不夕食"正好印证了大乘佛教的不非时食即过午不食。陆羽《茶经》曰："茶之为用，味至寒，为饮最宜精行俭德之人，若热渴、凝闷、脑疼、目涩、四支烦、百节不舒，聊四五啜，与醍醐、甘露抗衡也。"《本草纲目》也谓其可"去痰热、止渴、令人少睡，有力悦志"。茶叶的独特功效决定了它十分适合作为参禅的辅助饮料。在降魔禅师弟子通夜不眠的坐禅中，不许吃晚餐，又要延迟睡眠时间，饮茶提神便成了禅修的重要辅助手段。

此外，许多佛僧把参禅与品茶并举，有的甚至认为品茶即能悟道。修心养性在禅宗中有很高的地位，禅宗主旨"静心""自悟"，恰好品茶也需要安详静谧的心境。唐代的皎然和尚在《饮茶歌诮崔石使君》中道："一饮涤昏寐，情思爽朗满天地。再饮清我神，忽如飞雨洒清尘。三饮便得道，何须苦心破烦恼。"在他眼中，只有保持心神清静，才可通佛之心。正如后人对普陀山佛茶的赞颂："香清可散净心中妄念，至味能悟得佛法妙谛。"

4. 礼佛之茶

在佛教看来，茶是禅定入境的必备之物，是佛教徒的精神寄托，甚至可通鬼神。因而茶叶在寺庙中还常被作为供佛祀品。在我国古刹禅院中，常备有"寺院茶"，并且将最好的茶叶用来供佛。据《蛮瓯志》记载：觉林院的僧侣，"待客以惊雷（中等茶），自奉以萱带草（下等茶），供佛以紫茸香（上等茶）。盖最上以供佛，而最下以自奉也"。寺院茶按佛教规制，还要每日在佛前、祖前、灵前供奉茶汤。如陈隋年间，智者大师来天台山结庐潜修，创立佛教天台宗，并以茶供佛，从而在天台山石梁方广寺产生了"罗汉供茶"。再如唐开元年间，三大士从印度来到长安传播密教，而茶成为最佳供品之一，并影响到唐王朝以茶斋僧，以茶供佛。在陕西法门寺地官的供奉物中，就有唐代皇室系列茶具一套，是世界现存最古老的茶具。唐开成三年（838年）至大中元年（847年），日本学问僧圆仁"入唐求法"，所著《入唐求法巡礼行记》记录在唐见闻，其中有在五台山竹林寺见到"堂中傍壁，次第安列七十二贤圣画像"，以"花灯、名香、茶、药食，供养贤圣"。清康熙四十三年（1704年）福建永春狮峰岩建成，"僧种茗芽以供佛，嗣而族人效之，群踵而植，弥谷被岗，一望皆是"。茶树品种佛手也因此而得名。还有据明代李日华《紫桃轩杂缀》记述："普陀老僧贻余小白岩茶一裹……僧云，本岩岁只五六斤，专供（观音）大士，僧得啜者寡矣。"可见当时普陀山所产茶叶大部分用以供佛，而不是日常生活饮用。

茶叶供佛，成为沟通人神观念的桥梁，故有时佛前供茶还会出现所谓的"灵异"现象。如南宋高宗绍兴十八年（1148年）三月十五，文学家史浩游普陀，在佛寺题写《留题宝陀禅寺碑碣》云："绍兴戊辰三月望……翌早，恭诣潮音洞，顶礼观音大士，至则寂无所睹。炷香烹茶，但碗面浮花而已……有比丘指曰：岩顶有窦，可以下瞰。攀援而上，瞻顾之际，瑞相忽现。金色照耀，眉目了然。二人所见不异，惟浩更睹双齿洁白如玉。"史浩是著名的南宋史家三相（史浩、史弥远、史嵩之）之一，因在宋孝宗时期为抗金名将岳飞昭雪冤狱而名震朝野。他曾在舟山任过昌国尉，此次莅山，他与友人攀上潮音洞岩顶瞻顾，有幸见到了观音大士现身。

寺院以茶供佛，也间接影响到了民间。在民间，一些善男信女把茶看作是一种神物，用茶敬神，便是最大的虔诚。逢年过节，尤其如此。如在江浙一带，特别在一些老年人中间，说农历七月初七是地藏王菩萨生日，就得用三茶六酒，拜天谢地，泼洒大地，以告慰神灵，保佑平安，寄托未来。

中国天柱养生茶文化

据《茶经》记载，僧人在两晋时即以敬茶作为寺院待客之礼仪。寺院所植茶树，专称"寺院茶"，一般用于供佛、待客或自奉。寺院所待之客，有官吏、文人、僧人、香客等。

在寺院用茶招待官员的记载方面，如天宝年间，崔侍御宿灌口报国寺，煮茗柴门香。太尉朱崖公游浙右甘露寺，老僧为其"煮茗"。明万历末，中书陆宝莅临普陀，为后人留下了《游补陀记》："补陀，为震旦名山之一……今春二月，风日晴美，思得乘流纵棹，作三十年未了缘……忽有小塔卓地，双扉隐隐，自篱落间人。客曰：'此金刚窟也。'……窟前修廊百步，冠以岑楼……有僧雏荐香茗，一啜至尽。"陆宝在游山玩水尽兴之余，口干舌燥，就有"僧雏"荐茶。再如日僧圆仁《入唐求法巡礼行记》写到曾在扬州开元寺，"登阁上，相公及监军并州郎中、郎官、判官等，皆椅子上吃茶，见僧等来，皆起立作手，并礼唱且坐，即俱坐椅上啜茶"。

至于寺院以茶招待文人方面，因为僧人在古时的社会地位和文化地位都很高，一些士大夫阶层、文化名流甚至官员商人都以结交优秀的僧人为荣，效仿寺院中僧人的生活方式被当作非常清雅和高贵的象征，而僧人又常以自家种植的茶来待客、馈赠。如明神宗万历十七年（1589年），宁绍参将衔侯继高主持编纂《补陀山志》，将文学家屠隆请到普陀山参与工作。屠隆住山纂志时，把庵堂中烹茶接客的茶室名之为"静室茶烟"，列入普陀山十二景目之一，并赋诗一首："萧萧古寺白烟生，童子烹茶煮石铛。门外不知飘急雪，海天低与冻云平。"在寺院中清净地品味清香的热茶，连门外的天寒地冻都忘记了，说明在当时，寺中用佛茶待客已成惯例。再如据明代文人李日华《紫桃轩杂缀》记述："普陀老僧贻余小白岩茶一裹，叶有白茸，瀹之无色，徐饮觉凉透心腑。"李日华是董其昌等人的朋友，官至太仆少卿。工书画，精鉴赏，世称博物君子，送茶老僧乃白华庵主人，常与僧俗两界人士共同品茶话禅。寺院客来敬茶，并以茶酬谢施主，正如王庆年有《游补陀》诗："山僧引我入松寮，松风镇日听萧萧。烧茶爇篆栖息处，别有名花香六朝。"香客在"静室茶烟"中品茶能领悟禅机、参悟佛理，茶与佛事达到了相互促进。

至于寺院以茶招待僧人的记载，在日僧圆仁《入唐求法巡礼行记》中就多次记述了他在唐游学九年期间被不同寺院用茶招待的情景："闰正月三日"，在扬州江阳县延光寺，"当寺庆僧正入寺，屈诸寺老宿于库头官茶官饭，百种周足，兼设音声"；又"乍到拟入开元寺，缘者门人不放入，移住崔家禅院，遣维正慰问，兼赠细茶等"；在宿城，"未时到兴国寺"，"寺主煎茶""行廿里，到心净寺""啜茶之后，便向县家去"；另"文登县清宁乡赤山村，山里有寺，名赤山法花院""偶谒寺家，诸僧等三十有余，相看吃茶，夜宿闲房""一廿日……上坂行七里许，到王子寺吃茶"等。

至于普通香客，寺院一般会通过施茶的方式来招待。如普陀山曾在山路沿途设置茶亭，为过往游人香客施茶解渴。再如在今浙江衢州江山市博物馆内珍藏着一块《茶会碑》，是1982年江山的文物工作者进行文物普查时在茅坂乡株树村戴益贵家的猪栏中发现的。碑高1米，宽0.5米，刻于乾隆二十四年（1759年），全文可辨字320个，记录了清康熙五十四年（1715年）至乾隆二十四年的事：茅坂乡万福庵原系商旅往来的要道，住持月朗为了方便过路人喝茶解渴，便将庵附近的田产租给邻村人耕种，所得众资，置一凉亭，设一茶馆，给往来行人免费歇脚饮用。此碑便反映了僧俗聚资施茶行善，"以济行人"之举。还有巴蜀地区有佛句子《大路边一棵茶》："大路边一棵茶，不等春来就发芽。问你芽儿发得这么早？烧香居士要茶。"《烧杯香茶念起来》："初一十五庙门开，烧香居士上庙来。打开佛门迎接你，烧杯香茶念起来。"这些茶歌反映了朝山的居士和佛门信徒念佛饮茶的场景。此外，寺院因自有茶树，还经常举行大型的施茶活动。据《入唐求法巡礼行记》载："（法会中）设无碍茶饭。十方僧俗尽来吃。"这也迎合了普度众生的教义。

寺院在用茶待客和修禅的过程中还形成一套很严格的程序，称寺院茶礼。寺院茶礼有极为周详的规定：有安排茶事的专职人员、茶事的固定程式、严格的等级、不同的规模运用于不同的场合。如在南宋宁宗开禧年间，经常举行上千人大型茶宴，并把四秒钟的饮茶规范纳入了《百丈清规》，近代有的学者认为《百丈清规》是佛教茶仪与儒家茶道相结合的标志。茶礼是构成佛教文化重要的组成部分，其最著名的表现形式是径山茶宴。浙江余杭径山寺的"径山茶宴"，以兼具山林野趣和禅林高韵而闻名于世。举办茶宴时，众佛门弟子围坐"茶堂"，依茶宴之顺序和佛门教仪，依次点茶、献茶、闻香、观色、尝味、叙谊。先由住持亲自冲点香茗"佛茶"，以示敬意，称为"点茶"；然后由寺僧们依次将香茗奉献给来宾，名为"献茶"；赴宴者接过茶后先打开茶碗盖闻香，再举碗观赏茶汤色泽，尔后才启口，在"啧啧"的赞叹声中品味。茶过三巡后，即开始评品茶香、茶色，并盛赞主人道德品行，最后才是论佛诵经，谈事叙谊。作为中国禅门清规和茶会礼仪结合的典范，径山茶宴包括了张茶榜、击茶鼓、恭请入堂、上香礼佛、煎汤点茶、行盏分茶、说偈吃茶、谢茶退堂等十多道仪式程序，宾主或师徒之间用"参话头"的形式问答交谈，机锋偈语，慧光灵现，是我国禅茶文化的经典样式。

综上所述，古往今来，僧家种茶、制茶，并以茶汤供养三宝（佛、法、僧）和招待香客。茶对于禅理的传播与僧人的补给起到了重要的影响与作用，茶文化与佛文化有着不可割舍的因缘。随着茶和佛的密切渗透，茶渐渐成了参禅悟佛之机、显道表法之具，既充实了佛教的仪轨，又丰富了禅林生活，同时也起到了广结善缘、凝聚十方善信的桥梁和纽带的作用。

第三节　名山古刹与佛茶文化

"山实东吴秀，茶称瑞草魁"，这是唐朝诗人杜牧游历江南，品茗茶趣后挥笔写下的情有独钟的诗句。明代许次纾的《茶疏》记载："天下名山，必产灵草，江南地暖，故独宜茶。"品茶需要佳茗，产好茶自然需要好的风水。高山云雾，十里变幻，茶园碧绿，沾露滴水。常言道"天下名山僧占多""自古名寺出名茶"，寺院一般都建在名山大川、竹环翠绕、环境清幽之地，这些地方的气候、水土等自然条件最适宜于茶的生长。佛教寺院提倡饮茶，同时主张亲自耕作，许多寺院都位于名山大川中，适宜种植茶树，采制茶叶。

1. 自古佛教的山川美景

"世间好语书说尽，天下名山僧占多"，据《增广贤文》的解释，世界上的好话让各种书籍都说尽了，天下有名的山多数都让僧侣占去了。从中可以看出，佛教徒的传道和修行之所多建在名山胜景的大自然怀抱中，究其原因有二：

一是因为佛教传入中国后受到了道家的影响，使得历代高僧建立道场均极其重视风水。《易经》风水之绝学往往藏于佛家，道教人物中最精于《易经》术数的陈抟，其学竟是师从一佛家高僧。为了让佛法长存世间，历代高僧将道场建在风水宝地上，所以"天下名山僧占多"。历史悠久的一些寺院，都是理想中的风水布局模式。

二是因为修行的需要。一般人都误认为佛教隐遁山林是为了通过脱离红尘来修禅，看到许多大丛林都建立在山林之中，更认为修禅的人是逃避现实、闭关自守，把山门关起来自己修行，此看法有失偏颇。实际上禅没有山林和都市的区别，也没有舍动取静的趋向，所谓"十字街头好参禅"。在修行的过程中，只要方法得当，同样可以在人群嘈杂的城市中修行。当初佛祖行化人间，走遍古印度各大城、小镇、穷乡僻壤、山林小径，只要有众生可度的地方他都去，没有固定要隐居山林，也没有特别要避开都市。中国佛教自唐末遭遇了几次法难以后，许多有修行的高僧大德都隐入山林。在山林中修行，不必依靠施主布施，也不必取得社会认同，可以很安定地发展出一种自力更生、踏实稳健的风格，而且真正达到修行的目的，所以佛教便在山林中展开修行与传法的工作。禅宗四祖、五祖把寺院修建于深山中，便于修行，形成"山门佛教"。在佛家眼里，万物皆禅，人事天机都应该用禅意解读。禅即悟性，有几分悟性，就有几分觉悟。生活在山林之中，山川美景，一草一木，处处皆可悟禅。

正因如此，佛教也把多数僧众聚居的处所称为"丛林"。如《大智度论》卷三："僧伽秦言众，多比丘一处和合，是名僧伽，譬如大树丛聚是名为林。"后来泛称寺院为"丛林"。

2. 名山名寺出名茶

在中国佛教"山林哲学"的影响下，寺庙大都建在群山环抱的山腰峡谷之中，自然条件良好，加上历代皇室和社会的捐赠，寺庙都拥有一定的田产，茶又在僧侣生活中占有不可或缺的地位，因此在中国适宜种茶地区的南方寺院种植出许多名茶。佛教寺庙不仅重视茶叶，而且也是生产、宣传和研究茶叶的中心。在古代，也只有寺庙最有条件研究茶叶，提高品质。因为僧侣的生存压力相对较小，他们有时间、有文化来讲究茶的采造、品饮艺术和写书作诗来宣传茶叶文化，所以，我国有"自古名寺出名茶"之说。

寺院种茶的历史虽然可追溯到西汉的四川蒙顶山甘露寺的普慧禅师，只是这段传说史家还有一些争议。东汉明帝时，江西庐山成为我国佛教中心之一，这里有东林、西林、大林"三大名奇"，有海会、秀峰、万杉、栖贤、归宗"五大丛林"。据《庐山志》载：早在两晋南北朝时期，庐山上的"寺观庙宇相继种茶"，有很多史籍还记载当时僧侣饮茶的情景。晋时，庐山东林寺名僧慧远，用亲手栽制的茶，与诗人陶渊明吟诗共饮，终日不倦。庐山寺院对推动庐山云雾茶的发展起到了很大的推动作用。

在隋代，中国禅宗的三祖（天柱山下三谷禅寺）僧璨在对弟子道信传法时讲授："华种虽因地，从地种华生，若无人下种，华地尽无生。"说明再肥硕的地，无人耕种也就没有收获。在他的影响下，僧人们开始实行"作""坐"并举，除了打坐外还需劳作，以劳动解决吃饭问题。因而在天柱山野人寨种植茶树、采摘茶叶、制作天柱名茶、饮茶等就融入佛事活动。后来这一思想深深地影响了百丈怀海禅师，《百丈清规》后各个寺院逐步确立了"农禅并作"的立寺制度，真正有确切记载的寺院大规模植茶也正是从唐代开始。

唐代是我国茶叶发展的重要历史时期，茶叶生产迅速发展，茶区进一步扩大。中唐时期，社会安定，民富国强，儒释道三教鼎立，从外在修养（指修身处世的行为规范、律仪要求）转向内在修养（指对道德意识和思想目的的实质追求）已成为他们的共识。茶性高洁清雅，是他们内在修养最理想的饮料，因而三教都爱茶、颂茶，"田间之间，嗜好犹切"，饮茶之风遂在全国流行。由于佛教在隋唐达到鼎盛，寺院经济得到高度发展，寺院茶也随之形成一定规模。僧人利用寺院优越的自然环境，大种茶树，佛茶由此产生。到中唐时，饮茶在大小寺庙风行，受农禅制度的影响，寺院茶广为种植，僧人加强对茶叶采制的研究，于是出现名山大川寺庙出名茶的现象。佛教四大名山也已出产优质茶，如浙江普陀山的佛茶，四川峨眉山的峨蕊茶。据唐代《国史补》记载，福州"方山露芽"、剑南"蒙顶石花"、岳州"悒湖含膏"、洪州"西山白露"等名茶也均出产于寺庙，其他还有广西桂平西山寺的西山茶（又称乳香茶）、四川蒙顶的甘露茶等。唐代寺院茶中还有不少精品，如西湖龙井茶，陆羽《茶经》说："杭州钱塘天竺、灵隐二寺产茶。"武夷岩茶为武夷山寺僧制作的最佳，君山银针则产于君山白鹤寺，蒙顶茶是四川天盖寺僧侣的杰作，普陀佛茶当为普陀山僧侣制作。

　　唐代有不少贡茶的确立与寺院有关，贡茶与佛茶有机结合。贡茶是古代专门进贡皇室供帝王将相享用的茶叶，初始只是各产茶地的地方官吏征收各种名特茶叶作为土特产品进贡皇朝，属土贡性质，朝廷并无明确规定。自唐朝开始，贡茶有了进一步的发展，除上贡外，还专门在重要的名茶产区设立贡茶院，由官府直接管理，细求精制，督造向朝廷进贡的贡茶。唐代朝廷选择茶叶品质优异的州定额纳贡，有常州阳羡茶、湖州顾渚紫笋茶、睦州鸠坑茶、寿州天柱茶、宣州雅山茶、饶州浮梁茶、溪州灵溪茶、岳州邕州含膏、峡州碧涧茶、荆州团黄茶、雅州蒙顶茶、福州方山露芽等二十多个州的名优茶。唐肃宗时期（757—762年），一位和尚将阳羡茶送给常州刺史（宜兴古属常州）李栖筠，茶会品饮有陆羽出席，陆羽称"阳羡茶"是"芳香冠世产"，李刺史心有灵犀一点通，便建议督制阳羡茶进贡朝廷，自此阳羡茶点了"状元"，身价百倍。显然，阳羡茶的最早培植是在寺院，后经陆羽推荐，湖州紫笋茶亦为朝廷贡茶，于是朝廷选择茶树生态环境得天独厚、自然品质优异、产量集中、交通便捷的湖州长兴顾渚山，设立由朝廷直接管理的贡茶院（即贡焙制），专业制作贡茶。据清顺治《长兴县志》载："顾渚山唐置贡茶院，贞元中刺史李词，以贡焙奏乞立寺，诏以武康寺移建于此，名吉祥寺。"唐贞元十七年（801年），湖州刺史李词在扩建贡茶院时发现，因贡茶的加工时间只有一个月，房屋大部分时间空闲着，为保护院内设施，将南朝陈时原建于武康的吉祥寺匾额移到贡茶院，交与寺僧管理，实行两块牌子一副班子，成为中国贡茶与佛茶合一最早的范例。甚至到明初，长兴知县萧洵重修贡茶院时，仍是叫"守僧"管理贡茶院，结果时间一长，当地民众只知有吉祥寺，而不知这里还是贡茶院。据清同治《长兴县志》记载，只有吉祥寺和尚提供的少量春茶，才保持唐代贡茶的特色。可以说，唐代茶叶的生产是以寺庙为基地，向广大农村辐射，从而形成遍布全国的产茶区。唐代僧人对茶的需要从客观上推动了茶叶生产的发展，为茶道提供了物质基础。

宋代饮茶之风更盛，由此推动了茶叶的生产，佛寺在其中也起到了重要作用。如北宋时，江苏洞庭山水月院的山僧尤善制茶，出产以寺院命名的"水月茶"，即有名的碧螺春茶。宋代茶叶一般可分为三类：第一类是散茶，就是炒后自然状态的茶叶；第二类是片茶，就是把采下来的茶芽通过蒸、揭、拍、焙、穿、封等制作工艺加工成片状，"片茶蒸造，实卷模中串之"；第三类是腊茶，"唯建、剑则既蒸而研，编竹为格，置焙室中，最为精洁，他处不能造"，就是把茶芽蒸后，碾成膏状，压成茶饼，饼中间留有小孔，焙干后十饼串为一串。这种产于建州、剑州的团茶、饼茶，又称"腊茶""蜡面茶"，实际上也可以说是精品片茶。宋代三类茶中的第一类散茶据说源于浙江绍兴日铸寺。唐宋制茶，多以蒸、碾、压、焙等工艺制作团茶、饼茶、锭茶、丸茶，号龙团凤饼。日铸寺则发明了炒青法制作的"日铸茶"，改蒸为炒，改碾为揉，改研膏团茶为条形散茶，茶叶的外形与内质均为之一变，在绿茶制作和绿茶品质上创拓了新的途径，谓之炒青。正如陆放翁《安国院试茶》诗中写道："我是江南桑苎家，汲泉闲品故园茶，只应碧缶苍鹰爪，可压红囊白雪芽。"并自注说："日铸则越茶矣。不团不饼，而曰炒青；曰苍鹰爪，则撮泡矣。"寺院生产的茶叶，除了一部分满足僧侣的饮用以及招待客人外，不少寺院还将茶叶出售，以资获取所需钱财和其他生活用品，以及进贡给朝廷。宋代有不少贡茶的确立与寺院有关。由于寺院均在高山上，其自然条件优越，非常适合茶树的生长，所产之茶均为名茶，其中不少又被列为贡茶。入宋，贡茶沿袭唐制，福建路所产腊茶系茶叶中的上乘佳品，异常珍贵，差不多都"以充岁贡及邦国之用"。当时杭州天竺寺香林峰所出的香林茶、白云峰白云庵所产的白云茶被列为贡茶。

明清时期，饮茶盛况空前，贡茶也由团饼茶改为芽茶。寺院也创制了很多名茶，如明隆庆年间，僧徒大方制茶精妙，其茶名扬海内，人称"大方茶"，是现在皖南茶区所产"屯绿茶"的前身。佛寺名茶中亦有贡茶，如清乾隆皇帝下江南在杭州狮峰山下的老龙井寺品饮龙井茶后，封寺前十八棵茶树为御茶，即今天名闻天下的西湖龙井。

如今在我国南方，几乎每个寺庙都有自己的茶园，而众寺僧都善采制、品饮，正所谓"名山有名寺，名寺有名茶"，名山名茶相得益彰。著名佛教寺院多出产名茶，与茶文化渊源很深的寺院也有不少，很多成了今天重要茶事活动的举办地。如每逢金秋，在河北赵州柏林禅寺召开的"天下赵州国际禅茶文化交流大会"成为盛极一时的禅茶文化嘉年华盛会；杭州灵隐寺在 2011 年 11 月举行了"第六届世界禅茶大会暨第四届禅茶文化论坛"；2011 年 4 月"宁波国际茶文化节暨第五届世界禅茶交流大会"在当地的七塔禅寺举行。在民间，有很多茶叶企业也举起佛门的旗帜，推出各种佛茶，如九华佛茶、天柱禅茶、天目禅茶、六祖禅茶、司空山禅茶、指月茗禅茶等。有的还以禅茶或茶禅关系为公司冠名，如泉州少林禅茶贸易有限公司、广州市古禅茶茶业有限公司、福鼎市茶禅一品茶业贸易有限公司等。

3. 参禅养生、修心、悟性与佛茶

佛茶，也有称禅茶的，它是为佛家所有，并含有佛（禅）的意念的一种茶品。

众所周知，茶与佛教的结缘是一步一步深入发展的，大致可分为四个步骤：一开始，由于茶是符合佛教教义之物，又为僧侣生活所必需，于是

茶就成了僧侣日常生活的必需品；如此，久而久之，僧侣生活离不开茶，茶就慢慢成了"和尚家风"；紧接着，僧侣在佛事生活中，体察到茶不但是僧侣生活的必需，它还能悟性，悟出佛理，使"佛就在你的心中"；最终，茶就成了沟通心灵境界的工具，为佛家走向极乐世界筑起了一座心灵的桥梁。因此，僧侣生活总是离不开茶的，这就是"茶禅一味"，其意是茶性与佛理是相通的。但根据佛家所为，凡能称得上是佛茶的，至少应该具备三个条件：凡是佛茶，应是隶属寺院所有，僧侣培育采制的茶；凡是佛茶，应是心灵上的养生、修心、悟性之物；凡是佛茶，应是蕴含佛法意境，应是天然无污染的生态有机茶。

由于佛意天成，茶可以大彻大悟，因此，佛茶还须有佛的意境：凡是佛茶，对僧侣而言，应是悟性之物，充分体现"和"的境界，保持一颗平常人的心；凡是佛茶，应体现出一种意念，相信佛意就在其中；凡是佛茶，饮茶有利身心健康，保平安。

总之，佛茶应保持洁净（清洁化生产），能给人以一种无形的力量（能悟性、保平安）。这种"净"和"力"的境界，相信是其他茶无法达到的。它的存在，是无形的，存在于人们的心中。它也可以演化成有形的，能在言行中呈现出佛的意愿，在构建和谐社会的今天，佛茶的作用显得更为可贵！

4. 佛茶分布于名山大川

当代茶学家陈椽在《茶叶通史》一书中说道："从陆羽《茶经·八之出》可以看出，全国名茶大多生于山谷。山谷大多有寺庙。"中国古代多数名茶都与佛门有关，佛寺又常处山林之中。名山出名茶，名茶常与名山相伴，风景秀丽的西湖群山与龙井茶，湖水相映的太湖洞庭山与碧螺春，烟波浩渺的洞庭湖君山与君山银针，天下奇秀的雁荡山与白云茶，秀甲东南的武夷山与武夷岩茶，还有峨眉雪芽、庐山云雾、黄山毛峰、九华山佛茶、司空山佛茶、天柱禅茶等。这些地方不仅产茶历史悠久、质地超群，而且都是风光旖旎的佛门圣地。

纵观历史，我国自古以来有关佛寺禅茶的文字记载屡见不鲜。总体说来，文献记载的产茶寺庙有司空山二祖寺、天柱山三祖寺、扬州禅智寺、蒙山智矩寺、苏州虎丘寺、丹阳观音寺、扬州大名寺和白塔寺、杭州灵隐寺、福州鼓山寺、雁荡山天台寺、泉州清源寺、衡山南岳寺、西山白云寺、建安能仁寺、南京栖霞寺、湖州长兴吉祥寺、应灵县金山寺、绍兴云门寺、丹徒招隐寺、江西宜慧县普利寺、岳阳白鹤寺、黄山松谷庵和云谷寺、杭州龙井寺、徽州松萝庵、武夷天心观、洞庭山水月院等，其中古时源于佛寺至今犹在的名茶有黄山松谷庵、吊桥庵和云谷寺的黄山毛峰，东山洞庭山水月院的碧螺春，杭州龙井寺的龙井茶，徽州松萝庵的松萝茶，武夷天心观的大红袍，蒙山智矩寺的蒙顶云雾，庐山招贤寺的云雾等。但古时佛寺出产名茶而今失传的也有许多，据古书记载的有苏州虎丘寺、丹阳观音寺、扬州大名寺和白塔寺、杭州灵隐寺、福州鼓山寺、雁荡山天台寺、泉州清源寺、衡山南岳寺、西山白云寺、建安北苑凤凰山能仁寺、南京栖霞寺、长兴顾渚吉祥寺、绍兴云门寺、丹徒招隐寺、江西宜慧县普利寺（洞山寺）及岳阳白鹤茶产地立鹤寺僧园等。佛茶的分布情况和发展变化大体如此，现仅列其中几种名茶详述。

（1）蒙顶茶

蒙顶茶产于四川蒙山。蒙山是中国最早人工植茶地之一，它跨名山、雅安两县，山势巍峨，峰峦挺秀，绝壑飞瀑，重云积雾。古人说这里"仰则天风高畅，万象萧瑟，俯则羌水环流，众山罗绕，茶畦杉径，异石奇花，足称名胜"。相传早在两千多年前的西汉时期，甘露寺普慧禅师吴理真就有："脱发五顶，开建蒙山……携灵茗之种，植于五峰之中"的描述。蒙山五顶（或五峰），即上清、菱角、毗罗、井泉、甘露，成莲花盛开状，其命名都与佛教有关。其中上清峰最高，峰巅有石盘，大如数间屋，上有古茶园，吴理真就在这里栽了七株茶树。据《天下大蒙山》碑记载："高不盈尺，不生不灭，迥乎异常……由是而遍产中华之国，利益蛮夷之区。"历史记载，吴理真种下的茶，"二千年不枯不长，其茶叶脉细长，味甘而清，色黄而碧，酌杯中香云蒙覆其上，凝结不散，谓曰仙茶"。到了东汉，蒙山又有雷鸣茶、吉祥蕊、圣扬花等茶问世。

唐代是蒙顶茶发展的黄金时期，茶圣陆羽在评价名茶时曾说："蒙顶第一，顾渚第二。"天宝元年（742年），蒙顶茶入贡皇室，成为贡品，当时蒙山进贡长安的散茶类有雷鸣、雾钟、雀舌、鸟嘴、白毫等，紧压茶类有龙团凤饼。宪宗时，蒙顶茶又成为进贡最多的一种。《元和郡县志》载："蒙山在县西十里，今每岁贡茶，为蜀之最。"唐代是我国历史上茶叶的盛期，南方诸省无处不产，名茶似锦，贡茶瑰丽。在如此激烈的竞争中，蒙山茶在全国十七个贡茶的郡县，四十余个贡茶的品比下，独占鳌头，名居榜首。

古时蒙顶贡茶采摘、制作的程序十分严格，采制过程离不开寺僧的功劳。清代名山知县赵懿撰《名山县志·蒙顶茶说》："每岁采贡三百六十叶，天子郊天及祀太庙用之""岁以四月之吉祓采，命僧会司，领摘茶僧十二人入园。官亲督而摘之。"每逢春至茶芽萌发，地方官即选择吉日，一般在清明前，焚香淋浴，穿起朝服，鸣锣击鼓，燃放鞭炮，率领僚属并全县寺院和尚，朝拜"仙茶"，礼拜后，"官亲督而摘之""尽摘其嫩芽，笼归山半智矩寺，乃剪裁粗细及虫蚀，每芽只拣取一叶，先火而焙之，诸僧围坐一案，复一一开，所揉匀摊纸上，绷于釜口烘令干，又精拣其青润完洁者为正片贡苛"。据《名山县志》载，蒙山贡茶茶园，全由山上寺僧掌管，分工非常精密，各司其职，负责到底。寺里有采茶僧、薅茶僧、制茶僧、看茶僧，净居庵专管采茶，千佛寺专管茶园，智矩寺专管制茶，天盖寺专管评茶。山上专门筑有石屋，供和尚们采制贡茶之用。贡茶采摘由于只限于七株，数量甚微，最初采六百叶，后为三百叶、三百五十叶，最后以农历一年三百六十日定数，每年采三百六十叶，由十二名僧人入园采，之后由寺僧中精制茶者炒制。"每贡仙茶正片，贮两银瓶，瓶制方高四寸二分，宽四寸。陪茶两银瓶。菱角湾茶两银瓶。瓶制圆如花瓶式。颗子茶大小十八锡瓶，皆盛以木箱，黄缣丹印封之。临发，县官卜吉，朝服叩阙，选吏解赴布政使司投贡房，经过州县，谨护送之"。炒茶时寺僧围绕诵经，制成后贮入两银瓶内，再盛以木箱，用黄缣丹印封之。临发启运时，地方官又得卜择吉日，朝服叩阙。所经过的州县都要谨慎护送，至京城供皇帝祭祀之用，此谓"正贡"茶。在正贡茶之后采制的才是供宫廷成员饮用的，有雷鸣、雾钟、雀舌、白毫、鸟嘴等品目。

历代关于蒙顶茶的咏颂诗句也很多。如南宋诗人陆游《卜居》诗："雪山水作中泠味，蒙顶茶如正焙香。"元代李德载《赠茶肆》（元曲）："蒙山顶上春光早，扬子江心水位高。陶家学士更风骚，应笑倒，销金帐，饮羊羔。"元代茶肆广用蒙山茶、中泠水招揽饮者。销金帐、饮羊羔美酒衬托了高雅风骚，茶、水、金帐、羊羔、美酒一体，仿佛人间仙境。明代陈降《辨物小志》撰有"世传：扬子江中水，蒙山顶上茶"，自此，"扬子江中水，蒙山顶上茶"成为一副绝妙的茶联。中泠泉配蒙顶茶是人间最美的佳饮，常人不可得，以至于当年负责贡茶采制的官员为了彰显其神奇，也为了渲染皇权至上，编造谎言说老百姓不可烹饮仙茶，喝了仙茶要遭雷击，还说山上有白虎巡逻守护仙茶，私往采摘必被老虎吃掉等。

如今，蒙顶茶是四川蒙山各类名茶的总称，有传统名茶，也有新创制的，其中品质最佳的有蒙顶甘露、蒙顶黄芽等。

（2）庐山云雾

庐山云雾茶因产自江西庐山而得名。庐山北临长江，南倚鄱阳湖，群峰挺秀，林木茂密，峡谷深幽，泉水涌流。由于江湖水汽蒸腾形成云雾，常见云海茫茫，一年雾日达195天之多。由于山高升温迟缓，候期迟，茶树萌发须在谷雨后，4月下旬至5月初，正值雾日最多之时，所以造就了云雾茶之名。

庐山是著名的佛教圣地，是佛教净土宗的发源地，茶树种植与僧人的关系密不可分。庐山云雾茶原是野生茶，《庐山志》载，庐山云雾茶"初由鸟雀衔种而来，传播于岩隙石罅"，后经僧人之手培植成家生茶，并进入名茶系列。据《庐山志》记载，东汉时，佛教传入我国后，佛教徒便结舍于庐山。当时全山梵刹僧院多到三百多座，僧侣云集，他们攀崖登峰，植茶采茗。东晋时，庐山成为佛教的重要中心之一，高僧慧远率领徒众在山上居住三十多年，山中也栽有茶树，形成《庐山志》中所说的"各寺亦于白云深处劈谷削岩，栽种茶树，焙制茶叶，名云雾茶"。除常规栽种外，庐山云雾茶还有一种比较特别的生长方式，如在石门涧的溪水涧边、杂灌丛中，零零星星生长的一些茶树，当地人叫野生茶，这种茶只米把高，因生于林中，又叫钻林茶。采摘时间也较晚，"端阳始采"，故又名端林茶。据《庐山志》载："山僧取诸崖壁间，摄土种茶一二区，鸟雀衔籽食之或有坠于茂林幽谷者，久而萌生。"现在这种野生茶数量极少，联合国世界遗产专家桑塞尔博士考察石门涧时对其大加赞赏。

庐山云雾茶在宋代被列为贡茶。唐宋两代文人墨客多有赞颂之作，唐代大诗人白居易曾在庐山香庐峰结庐而居，亲辟园圃，植花种茶，诗云："药圃茶园为产业，野麋林鹳是交游。"宋代诗人周必大有"淡薄村村酒，甘香院院茶"之句。后来，明太祖朱元璋曾屯兵庐山天池峰附近。朱元璋登基后，庐山云雾随之声名鹊起。明代万历年间李日华的《紫桃轩杂缀》云："匡庐绝顶，产茶在云雾蒸蔚中，极有胜韵。"清代的李绂著有《六过庐记》载有："山中皆种茶，循茶径而直下清溪。"可见当时庐山茶业的兴旺。

大凡名茶都有美妙的起源传说，庐山云雾茶也不例外，且又与僧人有关，故事讲的是：从前，庐山五老峰下有个宿云庵，老和尚憨宗移种野茶为业，在山脚下开辟一大片茶园，长势茂盛。某年四月，忽然冰冻三尺，茶叶几乎全被冻死。浔阳官府派衙役多人到宿云庵找憨宗，手持朱票硬要买茶，憨宗百般哀求无效，连夜逃走。他逃走后，衙役们更加肆无忌惮，为赶在清明节前将茶叶送京，日夜击鼓擂锣，喊山出茶，竟把茶园的茶叶茶芽一扫而光。憨宗满腔哀苦，感动上天，从鹰嘴崖、迁莺石和五老峰巅忽然飞来红嘴蓝雀、黄莺、杜鹃、画眉等珍禽异鸟，不断把茶园中隔年散落的一点点茶籽从冰冻的泥土中啄食出来，衔在嘴里，飞到云中，然后将茶籽散落在五老峰的岩隙中，很快长起一片翠绿的茶树。憨宗非常高兴。不久又到采茶季节，由于五老峰、大汉阳峰奇峰入云，憨宗实在无法爬上去采撷，只好望着云端清香的野茶兴叹。正在这时，又是百鸟朝林，那些红嘴蓝雀、黄莺、画眉又从云中飞来，驯服地飞落在身边。憨宗把这些小鸟喂饱，给它们颈上各套一个口袋，飞向五老峰、大汉阳峰的云雾中采茶。之后，憨宗将这些山中百鸟采得的鲜叶经过精心揉捻炒制成茶叶。因为此茶是由庐山百鸟在云雾中播种和采撷下来的，所以称为云雾茶。传说固然荒诞，充满神秘色彩，经不起推敲，但有一点是可以明确的，东汉之后，僧人为培植云雾茶倾注了心血，憨宗只是僧人的一个代表。

古往今来，庐山云雾茶以"味醇、色秀、香馨、汤清"久负盛名。"千山烟霭中，万象鸿蒙里"，庐山常年沉浸在朦胧缥缈的云雾中。"雾芽吸尽香龙脂"，云雾的滋润，促使芽叶中芳香油的积聚，也使叶芽保持鲜嫩，从而产出色香味俱佳的好茶。庐山云雾茶是茶禅相通的佳作，历史上多由寺庙僧侣培植，质优而量少，据《新庐山志》记载："山僧或寻采入林者，所获不过三数两。"庐山云雾茶的早期栽培与制作，多赖庐山寺庙的僧人，是"山僧往来踝胫穿，猩梧啼号虎豹前"的结果。

（3）武夷岩茶

武夷岩茶产于闽北秀甲东南的名山武夷，因茶树多生长在岩缝之中，故名。武夷山产茶历史十分悠久，根据巩志《从濮闽向周武王贡茶谈起》的考证，早在西周时，武夷茶就随濮闽族的君长在会盟伐纣时进献给周武王了。西汉时，武夷茶已初具盛名。到了唐朝，武夷茶常作为文人雅士、官吏富贾之间的馈赠礼品，如元和年间（806—820年）孙樵的《送茶与焦刑部书》及乾宁年间（894—898年）进士徐夤的《谢尚书惠蜡面茶》就反映了这一点。宋代，武夷茶已称雄国内茶坛，被列为贡茶。大文学家范仲淹的《斗茶歌》中就有"溪边奇茗冠天下，武夷仙人从古栽""北苑将期献天子，林下雄豪先斗美"的诗句，说明武夷茶已经作为当朝的斗茶极品充当官茶。元明时期，朝廷在九曲溪之第四曲溪畔，创设了皇家焙茶局，称之为"御茶园"，从此，武夷茶大量入贡。

武夷岩茶属乌龙茶系，是乌龙茶的始祖，有"一香二清三甘四活"的美评。主要品种有武夷水仙、武夷奇种、大红袍等，多随茶树产地、生态、形状或色香味特征取名，其中大红袍最为名贵。关于大红袍名称的来历，有几种不同的说法，其中两种最为流行的都与佛门有关。一是传说明初有举子雷镒赶考进京，中暑寺旁，和尚用茶相救，雷镒高中榜首后前来向和尚致谢，问及茶叶出处，得知后脱下大红袍绕茶丛三圈，将其披在茶树上，于是"大红袍"茶名不胫而走。二是传说崇安县令久病不愈，和尚献武夷山茶，县官饮茶后竟百病全消。为感谢此茶的济世活人之德，县官亲攀茶崖，把一件大红袍披于茶树之上，故此人们以"大红袍"名之。传说不论是否合情理，武夷茶与佛门的缘分都是真实无伪的。

武夷山天心寺是大红袍的祖庭，早在唐宋时期就有了一套以茶礼佛的仪轨。每逢佛祖诞辰，僧人们都要举行盛大的浴佛活动，以茶汤沐浴佛身的洗佛茶，供香客取饮，祈求消灾延年。这里还时常举行茶会茶宴，用以招待施主与香客。后来天心寺还设置了专职的种茶僧、制茶僧，专司茶叶管理和制作，并设有茶头专门负责烧汤烹茶，寺院门前配有施茶僧，为施主香客游人惠施茶水，还建有茶堂茶寮，专供僧人们讨论佛理禅道，切磋经论。寺院在改良茶叶制作方法上也功不可没，据说武夷岩茶也以寺院的采制最得法，僧人们把不同时节采摘的茶叶分别制成寿星眉、莲子心、凤尾龙须、天月茶。天心寺僧人还引入黄山僧人的松萝制法，以炒代蒸，制成天心禅茶。明代文人徐燉的《天心禅茶疏》描绘了天心寺的制茶盛事："借水澄心，即茶演法……采灵芽于天心岩上，气靡蒙山。依马鸣、龙树制造之方，得地藏、清凉烹煎之旨。焙之以三昧火，碾之以无碍轮，煮之以方便铛，贮之以甘露碗。"作者用浪漫手法渲染了天心寺茶禅交融的动人场景，"茶禅一味"在天心寺得到了全面的演绎。

（4）九华佛茶

九华佛茶又名九华毛峰、黄石溪毛峰，产地在今安徽青阳县西南的九华山区。九华山是著名的佛教圣地，在佛教界地位很高，是中国佛教四大名山之一和地藏菩萨的道场。它古称陵阳山、九子山，因有九峰形似莲花，在唐天宝年间改名九华山。九华山开山较早，相传东晋隆安五年（401年）已有天竺僧杯渡来此创建茅庵。隋文帝杨坚统一南北方后，九华山佛教开始兴起。唐开元年间（约719年）新罗僧人金乔觉渡海来华，至九子山中宴然独坐，苦行修持，一方善信，悉皆宗仰，世称金地藏。金乔觉还将新罗带来的茶种在九华山种植、繁衍。据《九华山志》记载，九华山茶中的金地茶即金地藏携来之种。传说唐末时，有一僧一道因慕地藏菩萨之名从四川来九华山修行，修行期间不食米粮，仅以野草、野果等为食，日子一久出现了头晕身肿的病症，二人无奈只好自寻草药医治，结果发现将采回的茶叶煮饮后，病症有逐渐减轻的趋向，一段时间后居然药到病除。随着九华山佛教文化的发展，山上各大丛林寺院都有各自的庄田，寺院的僧尼过着农禅结合的生活，他们在佛事之余，从事农业生产，其中种茶是他们不可或缺的工作，所产茶叶除供佛、自用和待客外，有的还作为药用。

20世纪50年代，九华山寺院庄田绝大部分被分给农民，僧尼仍按农民标准分得土地和山林，依旧继续着传统的种茶饮茶的生活。据1962年统计，全山寺院有茶地40亩；1997年，前山寺院有茶地56亩，后山有茶地、山场近400亩。至今，九华山各大丛林寺院仍保留有自己的茶园。九华山茶事始于佛教，茶与佛教在九华山有着不可割舍的渊源。

以上四例展示了茶与佛教关系的一个方面：高山出好茶，名茶出名山。在茶树的栽培上，僧人做出了巨大的贡献。茶在成为寺院生活一部分的同时，僧人也通过生活中的实践推广了茶。佛教名山，山山名茶，远离尘嚣的高山密林不仅是佛教建寺的地方，也为僧人种植茶树提供了理想的天然环境，因此培植出了无数好茶。

下面不妨再简述几例名山所产名茶：

（1）黄山毛峰

黄山毛峰是毛峰茶中极品，产于安徽黄山。据《黄山志》载："莲化庵旁就石隙养茶，多轻香，冷韵袭人断腭，谓之黄山云雾。""云雾茶，山僧就石隙微土间养之，微香冷韵，远胜匡庐。""云雾茶"就是今天的黄山毛峰。黄山毛峰茶园主要分布在黄山桃花峰桃花溪两岸的云谷寺、松谷庵、吊桥庵、慈光阁及半山寺周围，这与黄山众僧历代培植有关。

（2）君山银针

君山银针产于湖南洞庭湖君山白鹤寺。相传由唐代的白鹤真人带来的八株茶苗发展而来。据说文成公主出嫁时就选了君山银针茶带入西藏。据

中国天柱养生茶文化

《巴陵县志》记载："君山贡茶自清始。每岁贡十八斤。谷雨前知县遣山僧采制一旗一枪，白毛茸然，俗称白毛尖。"此茶仍由僧人种植。

（3）碧螺春

碧螺春属中国十大名茶之一，产自江苏洞庭山碧螺峰，原名"水月茶"，因洞庭山水月院山僧首先制作而得名。据朱长文《吴郡图经续记》（1084年）载："洞庭山出美茶，旧入为贡……近年山僧尤善制茗，谓之水月茶，以院为名也，颇为吴人所贵。"水月茶，又称小青茶。《洞庭实录》云："在缥缈峰北一里，水月寺相近……上有池，可半亩……百步许，地名吃摘，出茶最佳。"宋代诗人苏舜钦到西山水月坞，水月庵僧曾将焙制的小青茶供其饮用，苏饮茶后写过《三访上庵》诗，赞此好茶。这种茶后为贡茶。

（4）屯溪绿茶

屯溪绿茶简称屯绿，又称眉茶，集中产区在黄山脚下休宁、歙县、宁国、绩溪四县，以及祁门里的东乡等地。明隆庆年间，僧徒大方制茶精妙，其茶名扬海内，人称"大方茶"，是现在皖南茶区所产"屯绿茶"的前身。明代冯时可《茶录》记载："徽郡向无茶，近出松萝茶最为时尚。是茶始比丘大方，大方居虎丘最久，得采制法。其后于徽之松萝结庵，来造山茶于庵焙制，远迩争市，价倏翔涌，人因称松萝茶。"松萝茶的创制，成为"屯绿"的基础。

（5）天台山云雾茶

天台云雾产自佛教天台宗的发祥地天台山，素有"佛天雨露，帝王仙浆"的美誉，也是首创于僧人之手。而现今仍享有盛名的西湖龙井茶，是南北朝诗人谢灵运在天竺翻译佛经时从天台山带去的。宋代，天台山石梁方广寺为供养五百罗汉，还衍生出了闻名中外的茶道艺术——罗汉供茶。

（6）景宁惠明茶

该茶主要产自浙江景宁县惠明寺及漈头村附近，因惠明寺而得名。惠明寺位于景宁县红垦区赤木山，其寺建于唐咸通二年（861年），四周有茶树。当时，所制茶叶以寺僧制作最为精良。据清同治《景宁县志》载：

"茶，随处有之，以产惠明寺大漈者为佳。"民国《景宁县续志》也载："茶叶，各区皆有，惟惠明寺及漈头村出产尤佳。"惠明寺的惠明茶具有色泽绿润、久饮香气不绝的特点，曾以特优的质量品质在 1919 年巴拿马万国博览会上荣获一等金质奖章和奖状。

（7）仙人掌茶

仙人掌茶创制于被誉为湖北省天下四绝的当阳市玉泉寺。据史料记载，该茶出自唐代玉泉寺中孚禅师之手。玉泉寺位于玉泉山东麓，创建于隋开皇年间（581—600 年），玉泉山，奇洞怪石，曲溪名泉，四季葱茏，景色绝佳，素有"三楚名山"之誉。山中产的茶叶，外形如掌，色泽银光隐翠，香气清鲜淡雅，大诗人李白曾作《答族侄僧中孚赠玉泉仙人掌茶》，说的就是这种茶，在其诗的《序》中写道："余游金陵（今南京），见宗僧中孚示余茶数十片，拳然重叠，其状如手，号为'仙人掌茶'，盖新出乎玉泉之山，旷古未觌。因持之见遗，兼赠诗，要余答之，遂自此作。"中孚云游至金陵栖霞寺，拜见族叔李白时，礼送仙人掌茶，李白爱不释手，才欣然命笔，遂成名篇。"后之高僧大隐，知仙人掌茶，发乎中孚禅子及青莲居士李白也。"可见，仙人掌茶当为玉泉寺僧首创。

（8）永春佛手

永春佛手又名香橼种、雪梨，因其形似佛手、名贵胜金，又称金佛手，主产于福建永春县苏坑、玉斗和桂洋等乡镇海拔 600～900 米高山处，是福建乌龙茶中风味独特的名品。茶叶以佛手命名，不仅因为它的叶片和佛手柑的叶子极为相似，而且制出的干毛茶在冲泡后散出如佛手柑所特有的奇香。永春佛手始于北宋，相传是安溪县骑虎岩寺一和尚，把茶树的枝条嫁接在佛手柑上，经过精心培植而成。其法传授给永春县狮峰岩寺的师弟，附近的茶农竞相引种得以普及。有文字记载："僧种茗芽以供佛，嗣而族人效之，群踵而植，弥谷被岗，一望皆是。"清光绪年间（1875—1908 年），县城桃东就有峰圃茶庄，在百齿山上开辟成片茶园种植佛手。清康熙贡士李射策在《狮峰茶诗》有赞佛手茶诗句："品茗未敢云居一，雀舌尝来忽羡仙。"

（9）桂平西山茶

桂平西山茶初产于广西桂平西山观音岩下西山寺，为寺中僧侣所植。唐代开始种植，到明代已誉满两广及湖闽地区。

（10）南山白毛茶

南山白毛茶产于广西横县。相传是明代建文帝南逃避难在南山寺时所亲手种植，共有七株，称之"圣种"，后又由南山寺众僧培植。

综上所述，"高山有好水，云雾有名茶"，名山、名寺、名僧、名茶，四者相得益彰。诗人元稹有"茶，香叶，嫩芽；慕诗客、爱僧家"的名句，寺僧们能从茶中领会山川风景与不断地微妙变化着的真味、真香与真气，也不失为回归自然养生修心悟性的一种简单法门，正可谓茶与佛教养生文化因缘深长，"茶禅一味"是也。

第五章

养生茶与中医应用的特色

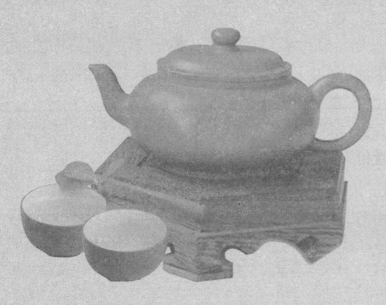

第一节 茶的传统功效

自《神农本草经》首先记载了茶有解毒治病的疗效作用以来，历代本草学家与医学家均把茶作为防病治病、保健养生的良药来应用和论述。

汉代医家张仲景在《伤寒杂病论》中曰："茶治脓血甚效。"其认为茶是一味具有清热解毒、凉血止血的良药，对治疗下痢脓血甚有效果。

魏时著名医家吴普著有《吴普本草》谓茶："味苦寒，主五脏邪气，厌谷，胃痹，久服安心益气，聪察少卧，轻身不老。"其认为茶的效用能祛除人体五脏病邪之气，有治疗厌食症和胃痛的功能，经常服用还有宁心益气、健身延年等作用。

唐代著名药物学家陈藏器的不朽著作《本草拾遗》，即提出"茶为万病之药"的论点，进一步指出了茶是一味可以治疗多种疾病的良药。

宋代食疗专著林洪的《山家清供》，也有"茶，即药也"的论断。

近人谢观编著的《中国医学大辞典》从中西医的角度，谓茶能"清热降火，消食醒酒，用作兴奋神经药，又为利尿剂。又治疲劳性神经衰弱症"。

以上说明，历代医家和养生家对茶大都推崇备至，认为"茶，即药""茶为万病之药"等，可见茶与药和防病治病不但关系密切，而且还有卓著的疗效。从大量有关本草、医方、茶书及养生等文献典籍的记载来看，祖国医学对茶的功效及主治病症等方面已有较为深刻、系统的认识。现将茶的传统医疗功效整理如下。

一、茶有清利头目之功

茶有较好的清头明目之功效，因此，历代多有用来治疗各种头痛症、目赤症等。有关这方面的记载颇多，如在《汤液本草》《本草图解》《本草逢原》称"清头目"，在《本草求真》称茶能"治头目不清"，毛文锡《茶谱》称"治头痛"，吴瑞的《日用本草》称茶能"止头痛"，《中华药海》也称茶能"清利头目"。茶苦寒，为阴中之阴，最能降火，清利上焦，火降则上清。本品可用治头痛、多寐等证。茶叶辛甘寒，辛能升能散，寒能清热，甘可滋阴，共奏发散风邪、清热泻火、滋阴之效。故可用治外感风热之头痛。

《本草纲目》在解释茶的药理作用时："张机曰：头目不清，热熏上也。以苦泄其热，则上清矣。且茶体轻浮，采摘之时，芽蘖初萌，正得春升之气。味虽苦而气则薄，乃阴中之阳，可升可降。利头目，盖本诸此。"

二、茶可清心除烦

茶有清心除烦的功效，如《随息居饮食谱》称茶能"清心神、除烦"，《茶经》称"涤烦"，《东坡杂记》中称茶能"除烦"，《本经逢原》称茶能"开郁利气"，《长物志》称"遣寂除烦"，《本草通玄》称茶能"肃清上膈，使中气宽舒，神情爽快"。《中华药海》载录的《日用本草》中称："茶叶除烦止渴，解腻清神。"本品可用治心火亢盛之心烦证。本品以其苦寒之性，专入心经，泻心火、清心经热，火泻热清则诸症自除。《本草疏经》亦有："茶叶，甘寒入心肺而除热，则津液生，脏气清。"

三、茶能清肺祛痰

关于茶能祛痰的论述较多，唐代孟诜的《食疗本草》称茶能"解痰"，苏敬的《新修本草》称茶能"去痰"，元代忽思慧的《饮膳正要》称茶能"去痰热"，明代李时珍的《本草纲目》称茶能去"风热痰涎"，清代赵学敏的《本草纲目拾遗》称茶能"逐痰""涤痰清肺"，黄宫绣的《本草求真》称茶能"入肺清痰"，以及《千金翼方》《随息居饮食谱》《本经逢原》等称茶能"消痰"等。《中华药海》称茶能"化痰"，《本草纲目》："茶，去痰热。"本品可用治痰热郁肺证。茶苦而寒，入肺经，功能清热泻火，热清则痰无以生，故具清热化痰肃肺之效。《本草逢原》载："茶，味苦而

181

寒，最能降火消痰，开郁利气下行之功最速。"

四、茶有清肝利胆之效

本条目的文献记载甚少，仅见于清代王士雄所撰的《随息居饮食谱》称茶能"凉肝胆"："茶微苦微甘而凉，清心神醒睡，除烦，凉肝胆，涤热消痰，肃肺胃，明目解渴。"

五、茶能提神醒睡

茶有提神、兴奋神经的功效，对此，古人陈述颇详，如《本草纲目》《本草拾遗》称"不睡"，《神农食经》《新修本草》《千金翼方》和《本草经疏》称"令人少睡"，《饮膳正要》称"少睡"，《老老恒言》称"睡少"，《神农本草经》称"少卧"，《博物志》称"令人少眠"，《本经逢原》称"令人少寐"等。中医理论认为"心主神明"。故"令人少睡"，现代有"提神"之称，属于中枢神经兴奋的结果。茶之"令人少睡""提神醒睡"功效，除对生理、病理的睡眠与嗜睡有良好的清醒疗效外，还可用治因疾病所引起的昏迷、昏愦等。《中华药海》载云："本品可用治心火亢盛、心神昏冒之中风昏愦、多睡不醒证。茶叶苦甘而寒，入心经，可清经热，滋阴降火；心神既清，多寐可愈。"

《中国医学大辞典》载云："治痰热昏睡，即用茶叶同川芎、葱白适量煎服。"陆羽《茶经》也载："荡昏寐，饮之以茶。"

六、茶可清热解毒

古代有关茶的解毒功效的文献记载甚为周详，从病证方面言，以"热毒"占重要位置。所以从药治方面言一般多称"清热解毒"。清代黄宫绣撰的《本草求真》称茶能"清热解毒"；此外，在《本草纲目》《本草通玄》《中药大辞典》《救生苦海》等文献中均有论述。茶的解毒功效主要应用于：热毒、湿毒、食毒、酒毒、疮毒、无名肿毒等方面。如《简便方》云："解诸中毒，芽茶、白矾等分，研末，冷水调下。"《保和堂秘方》云："诸毒，努力不退，硫磺研细末敷上即退。再用收口药，烂茶叶五钱，乌梅三个烧灰，共为末，再敷上即消。"

本品可用治湿热痢。茶苦而寒，阴中之阴，其体下行，善入下焦；苦以泄之，寒能降火，清热解毒，则痢疾可愈。《日用本草》云："炒煎饮，治热毒赤白痢。"

七、茶能清凉消暑

茶有清热消暑的功效，历来论述和应用较多，记载文献如《本草拾遗》称"破热气"，《食疗本草》称"去热"，《中国药学大辞典》称"清热降火"，《本经逢原》称"降火"，《中国医学大辞典》称"泻热"，《随息居饮食谱》称"涤热"，《本草别说》称茶能"治伤暑"，《本草图解》《仁斋直指方》称"消暑"等。茶有清火降火的功效，以李时珍最为推崇。李时珍在阐述茶的这一功效时，还特别引用了张机（即张仲景）所阐述的"头目不清，热熏上也，以苦泄其热，则上清矣"的原理，并在《本草纲目》中论述道："茶苦而寒，最能降火，火为百病，火降则上清矣。"

八、茶有利水通便之功

茶的利水、利湿功效较好，如《本草求真》和《本草拾遗》称能"利水"，《神农食经》《新修本草》《千金翼方》《饮膳正要》称"利小便"，毛氏《茶谱》、张氏《茶经》称"利水道"，顾元庆《茶谱》称"利尿道"，《中药大辞典》《中国药学大辞典》称"利尿"等；关于通便，《食疗本草》称"利大肠"，《本草拾遗》称"利大小肠"，《中国医学大辞典》称"利二便，通大小肠"等；《中华药海》称茶能"利尿"，其载云："《唐本草》：'茶，主瘘疮，利小便。'本品可用治膀胱湿热之小便不利证。茶叶苦寒，入膀胱经，苦可燥湿降泄，寒能清热泻火，湿去热除则诸证自愈。"

九、茶能生津止渴

　　《神农食经》《本草拾遗》《饮膳正要》及《中国医学大辞典》称茶能"止渴"，《千金翼方》《茶经》《新修本草》称茶能治"热渴"，唐代李肇的《唐国史补》称茶能"疗渴"，清代王士雄的《随息居饮食谱》称茶能"解渴"，赵学敏的《本草纲目拾遗》称茶能够"清胃生津"，黄宫绣的《本草求真》称茶能治"消渴不止"，沈李龙的《食物本草会纂》称茶能"止渴生津液"等。生津止渴是茶的最基本的功用，饮茶解渴也是人们日常生活的常识。对茶的止渴生津功效的论述，是历代论茶功中最为集中的一部分。《中华药海》载云："木品可用治肺热津伤之口渴证。"茶叶甘寒，入肺胃经，甘可滋阴生津，寒能清热泻火；热清津生，则诸证自除。《本草疏经》云："茶叶甘寒，入心肺而除热，则津液生，痰热解，脏气清。"

十、茶有下气消食之效

　　关于茶的消食及下气之功效，是历代古籍论述最多的一部分。如《饮膳正要》《本草经疏》《本草图解》《本草逢原》《本草纲目拾遗》《中药大辞典》《中国医学大辞典》《中国药学大辞典》等称茶能"消食"，《新修本草》《食疗本草》称"消宿食"，《山家清供》称茶能"去滞而化食"等；《食疗本草》《新修本草》《本草经疏》《饮膳正要》《本草图解》《本草纲目拾遗》《中国医学大辞典》称茶能"下气"，《本经逢原》称"开郁利气"等；《本草求真》还称茶能治"食积不化"。此外，还有称茶能"解除食积""去胀满者""去积滞秽恶""消胀""消臌胀"等。《食医心鉴》曰："气壅暨腰痛，转动不得：煎茶五合，投醋二合，顿服。"《中华药海》称茶能"下气消食"，其载云："本品可用治食积证，多因饮食过多，伤胃滞脾，致食停不化所致。茶苦寒，入胃经；苦可降泄，涤肠胃一切垢腻，以除食积。"《疏经》云："下气消食者，苦能下泄，故气下火降，而兼涤除肠胃,则食自消矣。"又"茶叶配莱菔子:用治中焦脾胃所滞食积不化诸证,对于偏湿热者效佳。"

十一、茶可去腻解肥

茶之去肥腻功效,以《东坡杂记》《老老恒言》《檐曝杂记》《本草备要》《本草拾遗》等最为推崇。如《老老恒言》称"饭后饮之,可解肥浓",《本草纲目拾遗》称茶能"解油腻、牛羊毒",《檐曝杂记》称"其所食膻酪甚肥腻,非此(茶)无以清荣卫也",《本草拾遗》称"久食令人瘦"等。此外,尚有《神农本草经》称"轻身",《本草》称"轻身不老",《名医别录》称"茗茶轻身换骨"等,其所称"轻身"亦有去腻解肥之意。《本草备要》称饮茶"解油腻,消脂"。

十二、茶能醒酒解醉

茶对人的消化系统有多方面的好处,解酒即是其一。《广雅》《本草纲目拾遗》《采茶录》称茶能"醒酒",《本草纲目》《仁斋直指方》称"解酒食之毒",《本草图解》称茶能治"酒毒",清代沈李龙撰的《食物本草会纂》称茶茗"醉饱后饮数杯最宜"等。

十三、茶可祛风解表

茶有祛风解表及发汗的功效。中医理论认为:风邪外袭于"肌表",遂出现"表证"。治疗的方法为"解表",即解散外邪、解除表证之意。本品常与其他药物组方配伍应用,成为"祛风解表"之类的方剂,施治于临床。依文献记载来看,有《本草纲目》称"轻发汗而肌骨清",《本草纲目拾遗》称"祛风湿",毛氏《茶谱》称"疗风"等。现代名医蒲辅周认为茶能"辛开不伤阴",《中华药海》也载云:"茶叶辛甘寒,辛能升能散,寒能清热，甘可滋阴；共奏发散风邪、清热泻火、滋阴之效。"

十四、茶有益气增力之功

茶与益气增力有关的古文献记载不多，主要有《神农食经》《千金要方》等，称"有力"，《图经本草》称"固肌换骨"，《茶谱外集》称"换骨轻身，茶茗之利，其功若神"，清代《致富奇书广集》称茶"令人少睡有力"等。

十五、茶能疗疮治瘘

《神农食经》《新修本草》《千金翼方》《本草经疏》《中国医学大辞典》等称茶能治"瘘疮"，《枕中方》称茶能"疗积年瘘"等。明代缪希雍《本草经疏》曰："瘘疮者，大肠积热也；小便不利者，小肠结热也。（茶）甘寒入心肺而除热，则津液生，痰热解。脏气既清，腑病不求其止而止矣。"

十六、茶可治痢止泻

茶有良好的止痢功效，已被历代医药学家所验证。如宋代陈承《重广补注神农本草经》称"茶治泄痢甚效"，元代吴瑞《日用本草》称茶能"治热毒赤白痢"，清代黄宫绣《本草求真》称茶能治"血痢"，《本草逢原》称茶能"止痢"等。《中华药海》载云："本品可用治湿热痢。茶苦而寒，阴中之阴，其体下行，善入下焦；苦以泄之，寒能降火，清热解毒，则痢疾可愈。"《日用本草》："炒煎饮，治热毒赤白痢。"《随息居饮食谱》载曰："茶……凡暑秽、痧气、腹痛、干霍乱、痢疾等症，初起饮之辄愈。"

《订补简易备验方》称"姜茶治赤白痢疾初起神效"，其载道："……

同捣，沸水一碗半冲泡浓汁缓服之，立效。甚者将渣用滚水再煎服，觉内积滞未尽又服之，只消二三服。虽噤口痢亦治。病轻体弱者，姜茶减半或只用1/4。盖姜茶二物能调阴阳、散恶气止泻痢，且解湿热及酒食暑气之毒。倍加姜亦表治伤寒。若头目不清痰火饱闷，旋用茶7分姜3分泡服便快畅。但勿多用常用，恐耗伤真气危害莫觉。痢病须服药后饥半日待宿滞推下，方食粥汤。通忌荤腥生冷面腻干硬诸物。"

十七、茶有摄血止血之效

茶有摄血止血的功效，最早在东汉医家张仲景的《伤寒杂病论》中就有记载："茶治脓血甚效。"到了清代黄宫绣撰的《本草求真》，则进一步指出："一切吐血便血，衄血血痢……服之皆能有效。"事实上，在古代的民间，人们常用茶捣细末外敷，治疗小外伤出血。这一单方即使在今天，仍然在民间流传。至于复方配伍应用的也很多，如元代倪瓒撰的《云林堂饮食制度集》中的"莲花茶"，就是一则著名的治血、止血茶疗方。其他还有治伤力吐血的"松塔茶"、治吐血不止的"三七茶"、治胃出血的"丹参茶"等，均为民间良方。

十八、茶能护齿坚齿

茶叶的护牙坚齿之功效，历来要数宋代苏东坡体验最深切，推崇亦备至。《东坡杂记》称："每食已，辄以浓茶漱口，烦腻既去而脾胃自不知。凡肉之在齿间者，得茶浸漱之，乃消缩，不觉脱去，不烦刺挑也，而齿便漱濯，缘此渐坚密，蠹毒自己。"另有元代李治的《敬斋古今注》称漱茶能使"牙齿固利"；明代钱椿年的《茶谱》称茶能"坚齿"，闻龙的《茶笺》称"用浓茶漱口，可去烦腻，健胃，又可坚齿"；清代张英的《饭后十二合说》称茶能"涤齿颊"等。

十九、茶能疗饥生精

茶为食饮之品，既可以饮之，亦可以食之，故可以疗饥，并能生精力（即所谓的使人"有力"）。《本草纲目拾遗》《广东新语》称茶能"疗饥"，明代朱橚的《救荒本草》称茶能"救饥"，鲍山的《野菜博录》则称："叶可食，烹去苦味二三次，淘净，油、盐、姜、醋调食。"另有《神农食经》《千金要方》称茶能使人"有力"等。

值得一提的是，茶的这种"疗饥生精"作用不同于一般的食物充饥。众所周知，茶叶含有咖啡碱等有效成分，德国医生认为，咖啡碱对蛋白质的消化过程起着良好的作用。这种作用是逐步进行的，可提高其吸收及同化率，提高营养效率，并延长其消化过程，故增加持久耐饥性。

二十、茶有益思悦志功效

《神农食经》《千金方》称茶能"悦志"，《华佗食论》称"苦茶久食益思"，毛氏《茶谱》、张氏《茶经》称"益思"，《本草纲目》称茶"使人神思阊爽"，《述异记》称茶"煎服，令人不眠，能诵无忘"，宋代陶谷《清异录》称茶可以"涤滞思"，明代顾氏《茶谱》称茶能"益思"，李中立《本草原始》称"悦志"，《沈氏日旦》称茶能"令人神爽慧开"等。另尚有魏时《吴普本草》称"聪察"者。

传统称茶具有"益思悦志、能诵无忘、聪察慧开"的作用，实指茶的健脑益智效能。当代食疗学的权威著作《中华临床药膳食疗学》一书，曾对我国近 40 部古今本草书籍中所载的益智食物作了统计，共得益智食物 100 余种（包括茶在内），而将茶归于"强志类"一栏。该书根据国内外营养学家比较公认的益智健脑营养素（主要有：脂肪，钙，糖，蛋白质，维生素 A、B、C、E 等），进一步对益智类食物的营养成分作了分析、归纳。现根据其资料将与茶有关的部分整理成表，从下表 5-1 中可看出茶的营养成分对益智健脑的效用（尚未包括药理方面的）。

表 5-1　茶对益智健脑的营养效用

序号	营养素	益智功能	食物	备注
1	脂肪	充足的脂肪使头脑养护健全		
2	维生素 C	可使脑的功能敏锐	茶	茶中含量很高
3	钙	保证脑顽强地工作	茶	茶汤中浸出率低
4	糖	提供脑所需的能量	茶	茶中糖大都是非水溶性的
5	蛋白质	复杂智力活动的基本物质	茶	含量高但浸出率低
6	维生素 B	可预防精神障碍		茶中含量较丰富
7	维生素 A	能促进脑的发育		茶汤中较少
8	维生素 E	可保持脑的活力		茶汤中较少

二十一、茶能安神定惊

茶叶一味，既有提神兴奋、令人少睡的作用，另一方面，它又有很好的安神镇静、使人恬澹的功效。如《饮膳正要》《本草纲目拾遗》和《中国医学大辞典》称茶能"清神"，《王祯农书》称茶"饮之则神清"，《随息居饮食谱》称茶能"清心神"等。本条目"安神定惊"虽与"清心除烦""提神醒睡"及"益思悦志"等有所关联，均表示茶对人精神心智的作用，但侧重点有所不同，故其内涵是不一样的。大致说来，"清心除烦""安神定惊"是相对于"祛疾"而言，而"提神醒睡""益思悦志"则是与之"增益"相关。明代文人文震亨较为细致地把握了茶功的这一奥妙，他在《长物志》中说："香茗之用，清心悦神，畅怀舒啸，远辟睡魔，助情热意，遣寂除烦，醉筵醒客，佐欢解渴。"

中医理论认为，"心主神明"，因心火旺盛或心气亏虚则"阳浮于外"，遂出现烦、闷等症状；严重者，可致惊、厥、癫、痫的发生。且神不安于宅，则志动、意乱、健忘。《圣济总录》指出："健忘之病，本于心虚，血气衰少，精神昏聩，故志动乱而多忘也。"《太平圣惠方》也指出："夫心者，精神之本，意智之根，常欲清虚，不欲昏昧。"心清则神安，神安则惊止。根据茶的"清心神""清神"之功效，历代医家常用其来治疗某些相关的病症。如《孺子方》："疗小儿无故惊厥，以苦茶、葱须煮服之。"治癫痫，用经霜老茶叶泡水，则饮之，常服；或将茶叶与白矾合伍为用，研末，制丸服，具有豁痰、定惊、止痫之功效。又《摘玄方》载："风痰癫疾，茶芽、栀子各一两，煎浓汁一碗，服良久，探吐。"

二十二、茶可治痹疗瘰

茶可治痹疗瘰，主要见于魏时《吴普本草》称"胃痹"，相关的方剂可见于《太平圣惠方》《圣济总录》中的"治白虎风方"等，民间也有茶疗方："绿茶 3 克、柳芽嫩者 3 克，沸水泡饮，治膝痛、湿痹挛急。"另有关于治胸痹"心痛"之方似也可归于此。治疗瘰证，目前也仅见于《古今医案》所载的"茶子验案"，单方茶子所治之证，系瘰兼瘤之属痰热者。

二十三、茶有养生益寿之功

所谓养生，不外乎"为寿"与"治未病"两点。只有首先称得上是"治未病"的药，才能算是"为万病之药"。唐代陈藏器在《本草拾遗》中称"茶为万病之药"，实是寓有"治未病"的深刻思想内涵。故凡历代文献中称茶具有预防、避免疾患之功效者，均可归于"养生延寿"范畴。如宋代苏颂《本草图经》称茶能"祛宿疾，当眼前无疾"，清代俞洵庆的《荷廊笔记》称茶能"养生益寿"，此外，魏时《吴普本草》称茶可"轻身不老"等。

二十四、茶的其他特殊功能

上述的养生茶经验，基本上反映了祖国医学对茶叶功效的认识。据此，了解了历代医家用茶，或以茶组方疗疾的茶疗效与作用范围。然而，尚有不少茶疗方药，由于方家旨意高远，或匠心独运，就较难用上面所概括的茶之功效加以确认。如治"难产一二日不下者，用细茶叶、真麻油各五钱（15克），调和，以滚汤冲服之，少顷即下"。又如："妇人生子过多，身累不已，以此方绝育。血鹅毛管一把（或鸡毛亦可），烧灰存性，加细茶一撮，煎，候经水净时服下，永不受孕。"治"月水不通，茶清一瓶入砂糖少许，露一夜服，虽三个月胎亦通"。另有，茶的其他功效不成系统者，如"痘疮作痒，房内烧茶熏烟""烧烟可辟蚊；建兰生虱斑，冷茶和香油洒叶上""陈茶末烧烟，蝇速去"。

以上所述，是祖国传统医学对茶之一般功效的认识。除此之外，对某些茶的特殊功效，传统医学也有独到见解。茶叶特殊的药理功效，多是由于产地、品种、采制方法或各地饮用方法的不同所致。不少古文献的记述已经反映出这方面的内容。

清代方以智等人所编《物理小识》云："（南楚茶）出塞即香，盖地寒则草香发。膻酪赖此去病。普洱茶蒸之成团，西番市之，最能化物。修江出瓥茶，治头风。"

清代陆次云《湖壖杂记》云："雨前茶啜之淡然，似乎无味，饮过后，觉有一种太和之气，弥沦乎齿颊间。此无味之味，乃至味也，为益于人不浅，故能疗疾。"

清代屈大均《广东新语》云："乐昌有毛茶，其味清凉；潮阳有凤山茶，可以清膈消暑；乌药茶，能补中益气；研茶，能去风湿，解除食积，可以疗饥。"

清代张英《聪训斋语》云："六安（茶）尤养脾，食饱最宜。"

清代沈廉《退笔录》云："成都名山县蒙顶茶，一名仙茶。宋时一老僧结茆山顶，有痼疾，尝此茶而愈。"

清代刘靖《片刻余闲集》云："彰化县水沙连社产土茶，枝叶粗硬，味带土腥，惟小儿痘疹不出，用之神效。"

清代黄叔璥《昏海使槎录》云："（水沙连茶）性极寒，疗热症最效。"

清代张泓《滇南新语》云："滇茶，味近苦，性又极寒，可却热疾。"

清代张庆长《黎岐纪闻》云："黎茶粗而苦涩，饮之可以消积食，去胀满。陈者尤佳，大抵味近普洱茶，而功用亦同之。"

清代张澍《蜀典》云："巴东有真香茗，煎服令人不眠，能诵无忘。（茶）辛而性热，饮之疗风。主治头痛，饭后饮之，消食。"

清代张璐《本经逢原》云："凡茶皆能降火，清头目。其陈年者曰腊茶，以其经冬过腊，故以命名，佐刘寄奴治便血最效。产徽者曰松萝，长于化食；产浙绍者曰日铸，专于清火；产闽者曰建茶，专于辟瘴；产六合者曰苦丁，专于止痢；产滇南者曰普洱茶，则兼消食辟瘴止痢之功。"

现将几种主要茶叶的特殊功效简介如下。

1. 松萝茶

产于安徽休宁。《本草纲目拾遗》称，松萝茶可以治疗病后大便不通，顽疮不收口，癫痫水臌气臌，绣球风，黄病，一切头风兼热者，还可以消积滞油腻，消火下气除痰。《本草逢原》："德州松萝，专于化食。"

2. 普洱茶

产于云南普洱一带。味苦而涩，气香而温，能解酒，去油腻，为清胃生津、消食化痰之良品，其中以绿色者效果最佳。清代王士雄《随息居饮食谱》称："普洱产者味重力竣，善吐风痰，消肉食，凡暑秽痧气腹痛、霍乱、痢疾等症初起，饮之辄愈。"赵学敏在《本草纲目拾遗》中称：普洱茶膏黑如漆，醒酒第一，绿色更佳，消食化痰，清胃生津。普洱茶味苦性刻，解油腻牛羊毒，虚人禁用；苦清，逐痰下气，刮肠通泄。又云：普洱茶膏能治百病，如肚胀受寒，用姜汤发散，出汗即愈；口破喉颡，受热疼痛，用五分噙口过夜即愈；受暑擦破皮者，研敷立愈。吴大勋的《滇南闻见录》也称：团茶产于普洱府属之思茅地方，能消食理气，去积滞，散风寒，最为有益之物。

3. 武夷茶

《本草纲目拾遗》称，武夷茶，出福建崇安，其茶色黑而味酸，最消食下气，醒脾解酒。诸茶皆性寒，胃弱食之多停饮，惟武夷性温，不伤胃，凡茶澼停饮者宜之。

4. 紫笋茶

《本草纲目拾遗》称，顾诸紫笋出浙江长兴，味甘、气香、性平，涤痰清肺，除烦消臌胀，是治上焦痰热之良品。

5. 雨前茶

产于杭州龙井，性寒而不烈。治风寒无汗，三阴疟疾，偏正头风，风痰痫病，噫气腹胀，五色痢，远年痢，癫痫，猪癫，杨梅疮。医家称：雨前明目，利咽下逆气，补元气，益心神，通七窍，消宿食，清六经火。

6. 六安茶

产于安徽六安的霍山，能清骨中浮热。将六安茶、天台茶泡汤，先熏患处，待温时饮之，治头风痛。陈六安茶配金银花为末，常服，可免天花传染，终身不出。

7. 安化茶

《本草纲目拾遗》称：安化茶出湖南，粗梗大叶，须以水煎，或滚汤冲入壶内，再以火温之，始出味，其色如黑，味苦带甘，性温，食之清神和胃，下膈气，消滞，去寒澼。

8. 宝洪茶

产于云南宜良。存放一二年后的陈茶，煎后冲泡能清火解热。

9. 云芝茶

产于山东蒙阴县，性冷。《本草纲目拾遗》称，可治胃热之病，性寒，能消积滞。

10. 雪茶

产于云南永善县。色白味甘，性大温，能祛寒疾。《本草纲目拾遗》称此茶可治胃气积痛，疗痢如神。

11. 水沙连茶

产于台湾，色绿如松萝。《本草纲目拾遗》称其性极寒，疗热证最有效，能发痘。

12. 红毛茶

产于台湾。《本草纲目拾遗》称，治时气腹肿，或郁闷不舒。

13. 梅岩白茶

产于福建永泰县。据《永泰县志》称，沸汤泡之，色清如水，啜之清冽可口，又治胀满及小儿痘疹发热诸症。

14. 云雾茶饼

产于广东省云浮县。据 1935 年《广东通志稿》称，云雾茶饼，以一片煎水饮之，茶色鲜红似血，入口甘凉，功能消暑清热，止渴生津，如染山岚瘴气，饮之即解，诚珍品也。

15. 清远茶

产于广东清远县。据 1935 年《清远县志》称此茶生于石坦凹中，性清凉，治大热咯血诸症有奇效。

16. 容美茶

产于湖北鹤峰。据 1867 年《鹤峰州志》记载，取泉水烹服，驱火除瘴，清心散气，去胀止烦，并解一切杂症。

第二节　茶的现代医学研究

唐代著名医药学家陈藏器称"诸药为各病之药，茶为万病之药"。是前人基于"治未病"的传统医学理念提出来的，是对茶的药理与医疗功效的哲理性概括。在科技日益发达的今天，茶叶中各种单一成分的生理、药理作用已为人们所掌握，养生茶已广泛地应用于许多疾病的预防、治疗和康复保健，被人们尊为当代的健康饮料。

20 世纪 80 年代以来，现代医学的大量研究，更进一步证实了茶叶具有提神、强心、益智、解渴、利尿、减肥、消食、杀菌、解毒、防龋、降血压、降血脂、降血糖、抗辐射、抗衰老、抗癌、抗突变等多种功效。这些效果已不只是传统相传的偏方和经验，而是从生物化学、药理学、生理学、病理学等不同角度、不同学科加以研究、证实的结果。

根据近代医学科学研究和临床实践的有关成果，将茶叶对人体的保健功能和疗效分述如下。

一、茶的清热生津功效

盛夏酷暑，泡饮香茶一杯可清热消暑、止渴生津。从人体生理学角度来分析，渴是由于唾液量分泌减少时人体咽喉部产生的一种感觉，也是人体细胞缺水的表现。饮茶可以补充较多的水分；同时茶叶中的多酚类化合物、糖类、氨基酸、维生素 C 和皂甙化合物等与口腔中的唾液发生了化学反应，使口腔得以保持滋润，产生清凉感觉，起到止渴生津的作用。其次，茶叶中的少量有机酸和维生素 C 对口腔黏膜起到刺激作用，可促进唾液的分泌，津生而渴止；再加之茶叶中的芳香性挥发物质在挥发的同时带走了部分热量，故使口腔产生清新感觉；另外，茶中咖啡碱、茶碱、可可碱的利尿作用，也可带走大量热量，利于体温下降，研究表明，在饮热茶后 9 分钟，人体体温即可下降 1～2℃，15 分钟后恢复到原来的体温。

从中医学而言，茶是一味清热降火之品。茶苦而寒，阴中之阴，沉也，降也，最能降火，火降则上清矣。因此，茶对阴亏阳亢体质者特别适宜，常服可使体质得以改善。同时，本品尚可用治肺热津伤之口渴。总之，茶既是夏季防暑降温、生津止渴的佳饮，也是治疗热病口渴、秋燥咽干的良剂。

二、茶的利尿解毒功效

茶叶中含有丰富的生物碱，这些生物碱是一类利尿剂，能抑制肾小管的再吸收，使尿中的钠和氯离子含量增加，使中枢神经兴奋，舒张肾小管，增加肾脏中的血流量，从而增加肾小球的滤过率。此外，茶叶中的槲皮素等黄酮醇类化合物和咖啡碱、茶碱、可可碱等生物碱有增效作用，使利尿作用更加明显。

茶叶还具有解毒的功效。茶之解毒作用，与其所含的咖啡碱、茶多酚等成分有关。茶多酚及其衍生物能沉淀生物碱和重金属盐，具有解毒功效，因此，饮茶往往可作为重金属盐和生物碱中毒的抗解剂。这种作用不仅在饮茶时对人体起积极作用，而且在泡茶时对饮用水中的重金属盐、生物碱毒质可以沉淀除去，或在饮入人体后通过尿液排出体外。

由于自然环境、水质、食物等受到可能的污染，一旦随饮食进入人体，便可能产生极大的危害作用。茶汤中的儿茶素、茶黄素都能使汞离子沉淀，或在茶汤中沉淀，或在消化器官中沉淀，都不会再为人体所吸收，从而消除汞离子对人体的毒害。镉离子在食物中及被污染的环境中也多存在，一旦镉入人体，初感关节疼痛，继之骨骼软化，并发生自然骨折，甚至引起死亡。茶汤可使镉沉淀，消除其对人体的危害。茶汤中的儿茶素和茶黄素是镉的沉淀剂，而茶汤中的锌则是镉的拮抗剂，对消除镉的毒害也有一定的作用。茶汤对其他离子如砷、铅、铬等也有吸附沉淀作用，对于一些从事机械加工和切削行业的人员来说，通常不可避免地要吸入一些重金属粉尘，饮茶则可以在一定程度上加速将这些重金属离子排出体外，有益于身体健康。因此，茶叶可作为从事金属加工等行业人员的良好防护食品。

茶具有醒酒解酒毒的功效。茶叶中含有的茶多酚、茶碱、咖啡碱、黄嘌呤、黄酮类、有机酸、多种氨基酸及维生素类（尤其是维生素C）等物质，相互配合作用，使茶汤如同一副药味齐全的"醒酒解醉剂"。它的主要作用是兴奋中枢神经，对抗和缓解乙醇的抑制作用，以减轻酒后的昏晕感；扩张血管，利于血液循环，有益于将血液中酒精排出，提高肝脏代谢能力；通过利尿作用，促使乙醇迅速排出体外，从而起到醒酒解醉作用。饮茶醒酒是我国民间历代惯用的有效方法，即使在国外亦颇享盛誉。如日本镰仓将军源实朝因宿醉而致头痛，多方治疗无效，荣西禅师以浓茶劝饮才得顿愈。法国有一家医院曾做过这样的试验：让一些试验者在一家大餐馆内饱食佳肴，痛饮美酒，五天之后，让他们再参加盛宴，但以饮沱茶终席。前后两次抽血检验证明，他们后一次排泄乙醇的速度比第一次快两倍。这是因为，人们在饮酒后主要靠肝脏中的酶将乙醇水解成二氧化碳和水，而在这个水解过程中，需要维生素C作为催化剂。若体内维生素C供应不足时，会使肝脏的解毒作用逐渐减弱，而出现乙醇中毒的可能。倘若饮酒时同时吸烟，更会因维生素C含量降低而加剧酒醉。

茶叶还有减轻烟毒的功效。吸烟者因尼古丁的吸入，可以导致血压上升、动脉硬化及维生素 C 的减少而加速人体衰老，还会使人诱发癌症、冠心病、慢性支气管炎、肺气肿等多种疾病。据调查，每吸一支烟可使体内维生素 C 含量减少 25mg，吸烟者体内的各种维生素总量的浓度明显低于不吸烟者，尤其是维生素 C 的浓度。因此吸烟者喝茶，尤其是绿茶，可以解烟毒并补充人体的维生素 C。云南出产一种发酵多年的高山茶，经常饮用，会使有烟瘾的人渐渐对香烟失去兴趣，可达到戒烟的目的。进一步的研究表明：茶叶中的多酚类化合物可以与吸烟时产生的有害化合物相结合而产生沉淀，同时茶多酚还可以抑制由气态的烟雾引起的损伤；将茶叶的提取物加在烟丝中具有消除尼古丁的作用；饮茶还可以加速对进入人体内的尼古丁进行降解，降解率平均可提高 65%。

三、茶的消食香口作用

饮茶能助消化、解油腻，在我国民间流传很广，历代本草医方类书也多有记载，称为消饮食、消积滞、消宿食及解腻、消脂等。消食的作用，从广义上讲是指对整个消化系统的作用。茶对消化系统的作用是很复杂的。例如，茶碱具有松弛胃肠平滑肌的作用，能减轻因胃肠道痉挛而引起的疼痛；儿茶素有激活某些与消化、吸收有关的酶的活性作用，可促进肠道中某些对人体有益的微生物生长，并能促使人体内的有害物质经肠道排出体外；咖啡碱则能刺激胃液分泌，有助于消化食物，增进食欲。另外，饮茶不仅能促进胃液分泌与胃的蠕动，有促进排出之效，且胆汁、胰液及肠液分泌亦随之增加。常敏毅在《抗癌药膳》中指出：乌龙茶又称青茶，属于半发酵茶种。加工方法介于绿茶、红茶之间，兼有红、绿茶之长。对蛋白质和脂肪饮食有较好的分解作用，非常适合于胆囊癌难以消化脂肪和胰腺癌难以消化蛋白质的病理特点。

在丰餐盛宴之后，沏泡香茗一杯是防止油腻积滞、助消化的良法。这首先是咖啡碱的作用，它能兴奋中枢神经系统，影响全身的生理功能，促进胃液的分泌和食物的消化；其次，茶汤中的肌醇、叶酸、泛酸等维生素，以及蛋氨酸、半胱氨酸、卵磷脂、胆碱等多种化合物，都有调节脂肪代谢的功能。此外，茶叶中的芳香物质也有溶解脂肪，帮助消化和消除口中腥膻的作用，而且芳香物质能给人兴奋和愉快的感觉，能提高胃液的分泌量，促进蛋白质、脂肪的消化，特别是新茶热饮，效果尤佳。

饮茶不仅可以助消化、消饮食，而且还可以消臭香口。消化不良和吸烟带来的口臭常给人们带来不便和烦恼。前者是因为取食后残留在口腔中的食物残渣在酶的作用下产生氨基酸并在口腔细菌产生的酶的作用下形成甲基硫醇化合物，这是口臭形成的原因；后者则是由于烟碱和口腔中蛋白质共同产生的臭味。茶叶中的儿茶素类化合物对口臭具有很好的消除作用。早晨起来喝一杯清茶，可以清除口腔中的黏性物质，既净化口腔，又提神香口。正如明代顾元庆《茶谱》所说："每食已，辄以浓茶漱口，烦腻既去，而脾胃自清。"晨起饮茶并漱口的好处，可归纳为三点：一可清口气、固齿香舌，二可清肠洗胃、通便，三可保健心神、舒畅血液、祛病。张仲景指出："食毕当漱口数过，令牙齿不败香口。"平时吃蒜之后，也可用茶香口除臭。

四、茶的降脂减肥功效

目前，越来越多的研究证实，任何程度的超重对健康都是一种潜在的危险。为此美国最近修正了原来的超重和肥胖标准，将超重的标准由原来的体重指数 27（或以上）降低为 25，如达到或超过 30，则属肥胖。

世界卫生组织已将此标准定为全球通用标准，体重指数（BMI）= 体重（kg）/［身高（m）］^{2}，当 BMI 值在 18.5 ~ 24.9 之间，是人的正常体重。调查发现，体重指数超过 25 时，血压和低密度胆固醇上升，高密度胆固醇下降，正常血糖的维持也更为困难，随之而来的是许多疾病发病危险增加。新标准还要求人们关注腰围，即使体重指数在 21 ~ 25 之间，脂肪积聚在腰部的人比积聚在臀部和大腿的人具有更大的危险。

茶具有良好的降脂减肥功效。我国云南省昆明医学研究所曾对高脂血症的患者进行临床实验，患者每天服用 15 克沱茶茶汤，连续 1 个月后，显示了明显的降血脂效果，它与每天三次服用常用的降血脂药物氯贝丁酯（安妥明）0.5克的效果相仿。日本慈惠医科大学中村治雄通过临床试验，证明乌龙茶有降低胆固醇和减肥的功效。让胖人日服乌龙茶5～6克，4周后体重由65千克降至63千克；8周后，体重降至62千克。法国国家健康和医学研究所曾进行过多次临床试验，对20多名血脂含量很高的病人，每天饮用一杯云南沱茶茶汤，2个月后可使这些高血脂患者平均血脂含量下降22%。另据报道，法国医学界研究证实，沱茶有减脂健美和抗类脂化合物、防治心血管病的作用。其临床试验结果表明，常饮沱茶，对年龄在40～50岁的人，有明显减轻体重的效果，对其他年龄的人也有不同程度的作用；70%以上的病例显著地降低了人体中三酰甘油的含量。有一些在1个月中日喝3碗沱茶的人，其血脂含量下降了13%；一半左右的病例，体内胆固醇含量有所下降。目前至少在8个国家进行过的流行病学调查和临床实验结果都证明，饮茶可以降低血浆中总胆固醇和低密度胆固醇的含量水平。

饮茶促进人体脂肪代谢、降低血脂与茶所含的多种有效成分有关。尤其以茶多酚、咖啡碱、维生素、氨基酸等最为重要。其中咖啡碱可与磷酸、戊糖等物质形成核苷酸，它对食物营养成分的代谢起着重要作用，尤其对脂肪具有很强的分解作用；加之咖啡碱具有兴奋中枢神经系统的功能，提高胃酸和消化液的分泌量，故而增加了人体肠胃对脂肪的吸收与消化。茶中的儿茶素类化合物可以促进人体脂肪分解，防止血液中和肝脏中胆甾醇及其他烯醇类和中性脂肪的积累；而维生素C具有促进胆固醇排出的效果。此外，绿茶中所含的叶绿素也有降低血液中胆固醇的作用，通过阻碍其消化吸收而达到，故与茶多酚及维生素C的作用机制不同。茶中的叶绿素一方面具有阻碍胃肠道对胆固醇的消化吸收，另一方面可以破坏已进入肠、肝循环中的胆固醇，从而使体内胆固醇含量水平降低。

另外，据日本太阳化学公司的测试确认，直接吃绿茶可使血液中的中性脂肪和胆固醇值降低。该公司一直使用绿茶和鸡蛋为原料制造一些化学品。为了确认绿茶的效果，安排13名志愿者在为期7个月的时间里，每天直接摄取绿茶 5 克，定期测定他们血里的胆固醇和中性脂肪值。结果显示，胆固醇的正常值是 100 毫升血液中含 120 ~ 250mg。志愿人员测试前胆固醇平均值为 274mg，经过 7 个月直接摄取绿茶，平均值降到 251mg；其中一些人在测试前为 321mg，吃绿茶 7 个月后，胆固醇值下降到 233mg。中性脂肪的正常值是 100 毫升血液中含 40 ~ 170mg。测试前对志愿人员的测定值平均 100 毫升血液中含 210mg，摄取绿茶 7 个月后降为 164mg。停止吃绿茶 1 年后再验血的结果表明，这些人的胆固醇平均值为 267mg，中性脂肪为 186mg。因此，该公司的基础研究所的研究员中村泉认为直接摄取绿茶，有改善脂质状态的效果。

五、茶的提神益思功效

据实验资料观察，用大鼠进行运动能力的试验，内容包括游泳持续时间及在迷宫中的记忆能力等，结果表明，饮茶组的大鼠运动效率高、持续时间长，而且有较强的记忆能力。有研究指出，饮茶能明显地提高口头答辩能力和数学思维能力，打字员在饮茶 100 毫升后，打字速度增加，而且错误也明显减少，提高了工作效率。又据美国神经学者试验表明，饮茶能提高 10% 的思维能力。

茶能提神益思，无论是从传统的理念中，还是在我们的生活实践中，我们都可以深深体会到，适当的饮茶，能提神醒脑，振奋精神，消除疲劳，祛瞌睡，增强思维，敏于思聪，提高脑力和体力劳动的效能。饮茶能提神益思、提高工作效率的主要原因，与茶中咖啡碱、维生素等有效成分有关。茶中的咖啡碱含量高，作用强，并能全部溶解于水，被人体吸收。咖啡碱是一种兴奋剂，它能兴奋中枢神经，舒张血管，使大脑清醒，精神兴奋，思想活跃，注意力集中；提高肌肉的工作能力，缩短反应时间，消除瞌睡，减少精神疲劳。但饮茶所得到的咖啡碱不像服纯咖啡碱那样易引起不良反应，这是由于茶中的咖啡碱和咖啡中的咖啡碱理化性状不同，它的代谢产物并不在人体中积累，而是经去基作用进一步氧化，以甲尿酸的形式排出体外，故对人体无不良反应。

人体的能量来源于 ATP（三磷腺苷），而茶中咖啡碱可使 ATP 合成的原料 AMP（腺苷酸）增加；咖啡碱的利尿作用又可加速人体疲劳物质——乳酸的排出，加之茶为成碱性食物（即富含钾、镁、钙及钠等金属元素），可调节体液的酸碱平衡，减少乳酸在体内的积累，均与提神解乏有关。

茶中的咖啡碱、茶碱、可可碱通过强心而起益思作用。据《海外星云》报道，美国凡德波尔特大学一位生物化学博士伊纳格米发现，心脏是一个具有"智能"的器官，它能制造一种 ANF 的荷尔蒙，将信息传递到体内其他器官。祖国医学把"心"认为具有现代心、脑一样的功能，心能出聪明智慧。可见，通过强心、清心能益思。茶中的咖啡碱还具有增强条件反射的能力，起到益思、提高工作效率的作用；另外，茶中富含维生素C，可使脑的功能敏锐。

另据日本东京大学药物系研究报道，儿茶素类化合物具有改善动物大脑因临时性贫血诱致的记忆力损伤现象。研究还进一步发现，这种对记忆力损伤的保护和恢复效应与儿茶素类化合物对活性氧分子的清除作用有直接关联。这项研究对进一步开发儿茶素类化合物用于预防人体衰老以及预防人类老年性痴呆症提供了理论依据。

因此，我们的先人盛赞茶具有"益思、悦志""能诵、无忘"的功效，实在是一种珍贵的古训和经验。早在 1904 年，国外的有识之士也总结说："饮茶功用可以振作颓丧精神，使愤怒平静，防止头痛，而头脑适于工作，所以茶无异为神经营养剂。"W. C. Stanloy 认为饮茶可以改善单纯听觉反应时间，提高行动敏捷度及判断速度；但对于疲劳的自觉度、注意力、握力、视觉刺激没有差别。1907 年 Slirlin 说："茶可促进大脑思维，使精神能力增强。"H. H. Busby 则精辟地说："茶直接增进脑的活动，且刺激其固有功能，所以精神的平衡得以保持，增加心智活动，而不影响其功能。"

六、茶开发心智的功效

我国著名营养学家于若木女士曾说:"世界各国的华人都表现出优秀的品质,在校学习出类拔萃,在工作中大多数成绩优异,高人一筹。中国人有较高的智商是得到外国人承认的,这也许和茶不无关系。这并不是说他们在国外都喝茶,而是说中华民族的祖先由茶文化培育了较为发达的智力,并把这优良的素质遗传给了后代。因此,可以说我们都是茶文化的受益者。"于若木女士认为中国人具有较高的智商,与悠久的茶文化的历史积淀不无关系,其见解是深刻的。

茶被祖国医学认定为一种良好的健脑益智食物(归属于益智食物"强志类")。中医学认为,人的精神思维活动除与脑有关之外,还与脏腑及其他因素有密切的关系。

1. 茶与心的保健

早在《黄帝内经》中就有"心者,五脏六腑之大主,精神之所舍也"及心藏脉、脉舍神的记载,认为人的神志清晰、思维敏捷,靠的是心的气血充盈,反之则失眠、健忘。《圣济总录·心脏门》则明确指出:"健忘之病,本于心虚,血气衰少,精神昏聩,故志动乱而多忘也。"《太平圣惠方》也有"夫心者,精神之本,意智之根,常欲清虚,不欲昏昧"之记载。茶叶具有"清心祛烦""清心神""益思、悦志"的作用,可治疗并预防心神昏冒之中风昏聩、多睡不醒等病证,从而使心神保持清虚的正常状态。茶具有益气的作用。早在三国时,吴普就称茶"久服心安益气"。日本荣西禅师在《吃茶养生记》中有"频饮茶,则气力强盛"的记载。1903年美国《药学杂志》也有"饮茶有恢复元气的效果"的说法。著名中医专家盛国荣教授提到,雨前(茶)明目,利咽下逆气,补元气,益心神。名老中医何任教授也曾说:"雨前茶能益心神,而无助烦之弊。"据研究,茶叶中的维生素P和维生素C,可增加人体对传染病的抵抗力,而茶及其主要成分茶多酚均有增进人体免疫功能的作用,这些与益气均有一定的关系,此即《黄帝内经》中"正气存内,邪不可干"之谓也。茶具有

中国天柱养生茶文化

益血的作用。茶中的茶多酚及脂多糖，均有抗辐射、增强机体非特异性免疫力、改善造血系统功能等作用；茶中的多种氨基酸具有营养，防止贫血的作用；茶中含有丰富的 B 族维生素——叶酸（VB$_{11}$），可防治贫血；茶中含有适量的钴元素有促进造血功能的作用，铜元素有催化血红蛋白合成的功能，锌元素参与蛋白质和核酸的合成，这些均有益血作用。茶中的咖啡碱、茶碱、可可碱还具有强心作用。现代医学研究认为心脏也有思维功能，有思维意识，故强心能益思。

所以，吃茶具有益气血、清心神、强心志的作用，使心主神明及"心之官则思"的功能维持正常状态。

值得指出的是，上述心主神明论与脑神之说，表面看来似有矛盾之处，其实二者是可以统一的。一是二者均主神明，都可主司人的意识思维活动；二是二者在生理上是相互联系、密不可分的，脑神的精神情志活动可以由心来主持，另外心主血脉，上荣于脑，脑之神明才有所出。近代中西汇通派张锡纯主张脑脏互助说，即由脑与脏共同维持精神意识活动，其中尤以心脏最为重要。《纯常子校语》也指出："脑与心二说宜互相备。"

现代围绕着心智、智能等概念，学术界提出了 IQ、EQ 等学说。所谓 IQ，即 Intelligence Quotient（智商），EQ 即 Emotional Quotient（情商）。联合国教科文组织在其高瞻远瞩的《21 世纪全球开智计划》中明确指出："智力并非一个单向度的概念，除了基本智商（IQ），它还包涵了人的更多能力：成就智商（AQ）、道德智商（MQ）、情感智商（EQ）、体能智商（PQ）。"我国著名心理学家王极盛教授则提出了心商 MQ（Mind Quotient）概念，认为心力商数可更全面地反映一个人的智慧，包括智、情、意、道德、美育等方面的发展水平。心商实际上是衡量一个人心灵能量高下的商数，是基于祖国传统医学心神学说而提出的。《素问·灵兰秘典论》指出："心者，君主之官也，神明出焉。"《灵枢·邪客》指出："心者，五脏六腑之大主也，精神之所舍也。"明代医学家张介宾说："魂、魄、意、志及意志思虑之类，皆神也；合而言之，则神藏于心，而凡情志之属，唯心所统，是为吾身之全神也。"说明心不仅是人体五脏六腑的最高统帅和核心，而且也是人体一切精神、智慧活动的统帅和核心。提出心商概念，对于开发心智具有重要的指导作用。

因此，以茶来开发人的心智，意味着我们既要从生理上发挥茶养身保健之效能，又要从心理上借茶文化育人、茶艺塑人之作用调节身心，做一番"茶外功夫"。其实，吃茶养生之道，其本身既可以强身健体，又可以陶冶情操、修心养性，及至祛病延寿，令人开悟等，作用是多方面的。因为茶能清心、悦神，在那种"人我同心、心物同体"的轻松氛围中，人们易于接受一种文化的熏陶，乐于面对真实的自我，在潜意识中无异于作了一番洗心革面的功夫，使真情得以流露，心力得以提升，进入更高的人生境界。这种境界有人名之曰茶道修养，有人则称之为"茶禅一味""茶禅一体"等，名虽异而质却一，即所谓的"明心见性"。我国当代著名学者、佛学家赵朴初先生曾兴致勃勃地赋词道："七碗受至味，一壶得真趣；空持百千偈，不如吃茶去。"其中所蕴，有着清灵的禅茶睿智，有着幽幽的禅茶馨香。

喝茶之道这种通过"修心养性""怡情悦志"增进人类身心健康的效用，并非是妄谈与不实之词。临床实践表明，"一杯茶疗法"对于精神分裂症患者的康复治疗，很有成效。所谓"一杯茶疗法"，就是要求患者每天晚饭后坚持为父母沏一杯茶。据《家庭医生报》报道，福建有一位患者，已有 6 年精神分裂症史，曾多次进精神病院住院治疗，由于长年药物治疗，他已身体臃肿，行为僵化，神色呆滞。为此，他十分怨恨父母。初次见面他问医者（心理学专家）："我能康复吗？什么时候可以不再吃药？"医者回答道："每天晚饭后高高兴兴地为父母沏一杯茶，坚持半年，必能康复。"患者应允，自觉地按医者的要求去作，坚持半年，果然见效。这里，显然是通过每天的茶艺活动，调动了患者的责任心，与父母之间的心灵得以沟通，灵窍得以启迪，真我得以唤起，心力得以激发，增进了心理的健康，从而促进了病体的康复。

一般说来，我们的先贤大都是十分讲究吃茶之道对于心身摄养的作用，他们借茶功以济生养命，尽禅茶以明心全性，心身互益，性命双修。即便是寻常百姓勤俭持家，在他们休闲歇息时也常常玩茶为乐，自得情趣，并使之生活化、礼仪化，以至形成了我国千百年来流传的"客来敬茶"的传统美德。有茶艺之道修养情趣者，品茶啜饮，既可得茶药理功效之裨益，又可收茶艺陶冶情操、健全心理之效应。而且，心身彼此相互影响，增益健康之效将更为显著，这是符合现代心身医学原理的。

古先哲说过：平常心是道。"清茶一杯""客来敬茶"等都是"平常心"的最丰富、最生动、最完美的体现之一，也是良性意念信息和能量的恒久激荡。一切尽在不言中，一切都是"道"，都有禅所指的那种大境界、大智慧、是故：大道流行，心智圆融。

综上所述，将茶功与茶道（茶艺）结合起来调节身心、开发心智潜能，而不仅仅满足于茶之提神益思之功，内涵非常深刻，意义非常深远。这亦是现代茶疗药膳的殊胜之处。

2. 茶与脑的保健

中医学认为，脑藏神，主神明，是精神思维活动的枢纽。神、魂、魄、意、志均为脑的生理功能，而喜、怒、忧、思、悲、恐、惊则是脑受到各种刺激反应于外的表现。《修真十书》中说："夫脑者，一身之宗，百神之会。"《本草备要》也指出："人之记性，皆在脑中。"这些说法均表明脑是人精神思维活动的物质基础。对茶来说，一方面，茶可为脑组织的生理代谢提供某些必需的营养。茶中营养成分丰富，蛋白质含量为20% ~ 30%，其中氨基酸含量最高，其他还有赖氨酸、苏氨酸、精氨酸、组氨酸等，这些都对促进生长和智力发育有重要作用；糖类约占25%，脂质含4% ~ 5%，有磷脂、三酰甘油等，对脑髓颇为有益。研究表明，人体血液中的酸碱度对脑神经活动有直接影响，当血液的pH值（正常为7.25 ~ 7.45呈微碱性）偏向酸性时，人体会出现头晕乏力、烦躁焦虑、失眠便秘等症状；葡萄糖是大脑组织活动的唯一的能量来源，它在血液中通过氧化、磷酸化过程为脑组织活动提供能量必须要有充足的维生素B_1和烟酸的参与，否则葡萄糖代谢不完全可产生过多的中间产物（乳酸、丙酮酸等），损及脑及神经组织而出现如同pH偏酸性的症状；维生素C、A、E及钙、钾、钠、镁等均与脑及神经组织的正常功能活动有密切联系，锌、铜、钴、锂（茶中缺）对大脑及智力发育亦有较大影响。茶叶是成碱性食物，可调节体液酸碱度，有维持血液呈微碱性的作用。茶中富含维生素，尤其是维生素 C 和 B 族维生素含量丰富，可为大脑补充营养。有资料证明，维生素 C 在血液中 <11mg/L，人的智商有明显下降。足够的维生素 C 供给，可使大脑功能敏锐；另一方面，茶中咖啡碱又是强有力的中枢兴奋剂，首先反映在大脑皮质上，随着剂量的增加相继兴奋延脑，最后影响脊髓。茶咖啡碱等对大脑皮质有选择性的兴奋作用，因而能够消除瞌睡，振作精神，减轻疲劳，提高对外界印象的感受力，并强化人的思维活动。用迷宫实验证明，用茶叶喂饲小白鼠后，具有使小白鼠增强记忆力的效果。脑细胞的活动功能靠糖和氧来维持的，它的能量的来源是靠 ATP（三磷腺苷）提供的，而 ATP 的原料是 AMP（腺苷酸）。茶咖啡碱可使 AMP 的含量增加，因而也增加了 ATP 合成的原料，使得脑细胞能旺盛地生存和活动，因而饮茶能起到消除疲劳、增进大脑皮质活动的作用。

另外，据日本东京大学药物系研究报道，儿茶素类化合物具有改善动物大脑因临时性贫血诱致的记忆力损伤现象。又据日本 1997 年的研究报道，茶叶中的儿茶素类化合物和茶黄素类化合物在室内的动物活体测试中表现出对引起大脑皮质海马神经毒性的胶化纤维素肽有明显抑制作用。近年来研究发现，在高龄人群中易患的老年性痴呆症，其病的形成是由于胶化纤维素肽的蓄积以及引起神经纤维混乱物质（NET）在人体脑内神经元纤维上的沉积，在脑内形成老人斑（脂褐质），致使记忆障碍、智能低下和脑萎缩。用胶化纤维素肽对鼠大脑海马神经细胞进行的活体外实验证明，用 $10 \sim 20\mu mol/L$ 浓度即可使神经细胞突起消失，变成球形而死亡。用各种儿茶素、茶黄素进行的实验表明，$5\mu mol/L$ 的儿茶素即可完全抑制胶化纤维素肽对脑海马神经细胞的毒性，维生素 E 则需 $10\mu mol/L$ 以上。在不同的儿茶素类化合物中，EGCG 和 TF3 的活性最强，ECG 和 EGC 次之，酯型儿茶素较非酯型儿茶素活性高。因此，研究者认为，绿茶有希望用于预防老年痴呆症。

3. 茶与肝、胆、脾、胃、肾的保健

中医认为"肝主疏泄"，有调畅气机的作用，人的精神思维活动亦与肝有密切关系；肝与胆为表里关系，《内经》中曾提出胆主决断的见解。

脾为后天之本、气血生化之源，脑所需的营养物质，经脾胃的运化吸收方能供给。脾胃虚弱，或忧思伤脾，均可影响运化功能。营养物质供应不足，则先天之肾无源以滋养；气血亏损，则无力少神。同时，脾藏意，脾在生理上与人体的思虑、意念等情志活动有一定联系。

肾为先天之本，肾精化生为脑髓，与人体的记忆力有密切关联，坚强的意志、精细的工作技巧与创造性的才能皆源于肾。

茶对人体脏腑具有良好的作用。魏时著名医家吴普谓茶："主五脏邪气……久服心安益气。"清代张英《聪训斋语》称六安茶"尤养脾"，清代赵学敏《本草纲目拾遗》称安化茶"清神和胃"、武夷茶"醒脾"，清代王士雄《随息居饮食谱》称茶能"凉肝胆""肃肺胃"等，近代王孝奎《一澄研斋笔记》也称碧螺春"多食克化，甚有助胃力"。盛国荣教授也指出茶具有"保护内脏"的功效。此外，茶还具有"利大小肠"，可以预防胆囊、肾脏、膀胱等结石形成的作用。所以，吃茶、饮茶可以通过益五脏六腑以及加强机体代谢，调节免疫功能等方面来增进心智的活动。

七、茶的抑菌消炎功效

茶叶中的儿茶素类化合物对大肠杆菌、伤寒杆菌、副伤寒杆菌、白喉杆菌、炭疽杆菌、枯草杆菌、变形杆菌、绿脓杆菌、金黄色溶血性葡萄球菌、溶血性链球菌和痢疾杆菌等多种病原细菌具有明显的抑制作用，且茶叶中的黄烷醇类具有直接的消炎效果。据研究，乌龙茶水中具有抗炎症作用的有效成分是儿茶素类化合物及其氧化产物，它的抗炎症机制在于乌龙茶中的多酚类化合物可抑制产生炎症的前列腺素的生物合成过程。

另外，喝茶还可增加某些抗生素药效的作用。近来英国牛津大学的科学家们研究发现，茶还可以增强抗生素的药力。有些病菌对抗生素有很强的耐药力，但茶可以弱化甚至解除它们的耐药力。一种名叫奥里斯葡萄球菌对甲氧苯青霉素等抗生素有很强的耐药力，但茶叶中的一种化合物可以对这种病菌的细胞壁发生作用，使其耐药性得以逆转，从而增强抗生素的药力。

八、茶的清肝明目功效

茶具有清肝作用。茶叶中的儿茶素可防止血液和肝脏中的胆固醇和中性脂肪的积累，这和茶有清肝作用有关。茶叶中的一种儿茶素被国外开发作为肝脏保护剂，尤其对慢性肝炎有较好功效。如对 338 名慢性肝炎患者，其中 174 人每周服用 2.25 克（±）儿茶素，连续 14 周，可改善乙型肝炎的抗原系统。

茶有明目的功效。茶中所含的胡萝卜素对眼的功能极为重要。茶叶中 β 胡萝卜素的含量很高，仅次于辣椒和苜蓿，为 7 ~ 20mg，合维生素 A116 ~ 333U，胡萝卜素又名维生素 A 原，在活体内会转化为维生素 A，具有维持上皮组织的正常功能状态，并在视网膜内和蛋白质合成为视紫红质，可以增强视网膜的感光性，因此有明目之功效。倘若缺乏维生素 A 可致夜盲症和皮肤干燥症等。日常生活中，看电视同时喝富含胡萝卜素的绿茶以大量补充 β 胡萝卜素，可以保护视力。此外，茶叶中的维生素 B_1 是维持神经生理功能的重要物质，可以防治因患视神经炎而引起的视力模糊和眼睛干涩。维生素 B_2 是维持视网膜正常功能必不可少的活性成分，对防治角膜炎、角膜混浊、眼干羞明、视力衰退等病症有效。由于人眼的晶体对维生素 C 的需要量比其他组织高，若摄入不足易致晶状体浑浊而患白内障。因此，多饮绿茶对人眼睛具有良好功效，不仅可以明目，还能防治多种眼疾。

饮茶能清热、解毒，除茶叶所含的茶多酚等成分能抑菌杀菌外，饮茶能利尿则更是一个重要清热解毒过程，这对眼的视力功能也起到了保健作用。《内经》云"肝藏血""肝开窍于目""五脏六腑之精气皆上注于目"。临床实践证明，眼的视觉功能是与肝、血及脏腑的功能密切相关的。茶中诸多有效成分具有加强肝脏代谢及利尿作用，可使人体在新陈代谢过程中所产生的有毒物质得以及时清除，从而使脏腑、血液、精气相对纯净，与精血、气神、脏腑密切相关的眼睛自然亦会少病而精明。有关资料对 200 例白内障患者的病例进行统计，结果表明，有饮茶习惯的患者只有 65

例，无饮茶习惯的患者却有 135 例，后者比前者高出一倍多，而且病情的过程亦远为严重。

九、茶的防龋坚齿功效

茶树是一种能富集氟的植物。茶中的氟可防止牙齿釉质质变的发生，氟可减少牙釉质溶解和对口腔微生物代谢的影响，氟可以取代组成牙釉质的主要成分，结合水、蛋白质、脂质及其他金属元素的含碳羟磷灰石晶体中的羟基，形成不易溶于酸的氟磷灰石晶体（具有抗酸性腐蚀、抑制嗜酸细菌的活性）。这样，珐琅质就不易被侵蚀造成龋齿。人体长期摄入微量的氟，有利于牙组织的生长发育，可使牙釉质硬度增强、坚固。对于儿童，还可以促进骨组织的钙化，预防骨质疏松，增强牙的密度。氟化物还是一种酶的抑制剂，它使黏附在牙菌斑上的细菌对葡萄糖的摄取和糖解氧化酸过程被抑制，从而减少细菌在牙菌斑和唾液中的生长与生存。茶多酚抑制龋齿链锁球菌的活性，其机制表现为，茶多酚类化合物具有抑制葡聚糖聚合酶活性的作用，使葡萄糖不能在病菌表面聚合，这样病菌便无法在牙上着床，使龋齿形成的过程中断。

茶叶中的皂甙的表面活性作用，增强了氟素和茶多酚类化合物的杀菌作用。绿茶提取物中茶多酚的主要组分儿茶素是口腔变形链球菌和唾液链球菌的抑制剂；同时，对变形链球菌引起的空斑也有抑制作用，因而能防止蛀牙和空斑的形成；并且，变形链球菌对茶多酚几乎不产生耐药性。研究表明，儿茶素的临界抑菌浓度为 0.25% ~ 0.5%，随着茶浓度的增加，抑菌作用也越明显。浓度为 0.1% 的绿茶茶多酚 5 分钟可完全抑制变形链球菌的生长，反复接触也不易产生耐药性，生活中使用 0.2% 的绿茶茶多酚溶液漱口刷牙可以有效地抑制牙菌斑的形成。使用茶多酚防龋较之茶水防龋的优点在于可准确控制浓度和剂量，不含咖啡碱与防龋无关成分，色素沉着牙面亦较轻。具体地说，用 4 克茶叶冲泡成浓度为 0.5% 的茶水，50 分钟后，饮用、含漱、刷牙，即可达到安全、有效的防龋剂量。

十、茶有增强免疫功能作用

　　饮茶可以提高人体中的白细胞和淋巴细胞的数量和活性以及促进脾脏细胞中白细胞介素的形成，因而增强了人体的免疫功能。饮茶可使消化道中双歧杆菌增生并促进生长，同时对有害细菌具有杀菌和抑制生长作用。故饮茶对改善人体消化道的细菌结构、提高对肠道疾病的免疫力亦有一定的功效。

十一、茶的抗病毒功能

　　茶叶不仅具有抑菌消炎的作用，还有抗病毒的功效。据印度科学家研究证实，各种茶叶和茶末的水浸出液对多种人体肠道病毒的生长有抑制效应，其中三种病毒（脊髓灰质炎病毒、柯萨克病毒、埃可病毒）的抑制在99.75% 以上。进一步试验表明，可可碱和茶碱对病毒生长无抑制效应，儿茶多酚类化合物、咖啡碱为其抑制的主要成分。日本、美国和我国的医学界都相继报道了茶提取液可阻止流感病毒在动物细胞上的吸附，因而可以减轻流感病毒的侵染。

　　日本昭和大学的研究人员发现，茶叶中的儿茶素具有抑制流感病毒活性的作用，坚持用茶水漱口可以有效地预防流感。流感主要是病毒附着在鼻腔和咽喉中突起的黏膜细胞上不断增生而致病的。经常用茶水漱口，儿茶素能够覆盖在突起的黏膜细胞上，防止流感病毒和黏膜结合，并杀死病毒。研究人员做过这样的试验，用通常浓度仅 1/4 的红茶液在病毒感染区浸泡仅 5 秒钟，就发现该处病毒会失去感染力。研究结果表明，用红茶常漱口或饮用，均有防治流行性感冒的作用；乌龙茶、红茶和日本茶中都含有儿茶素，而绿茶预防流感的效果最好；研究人员在一个小学进行的对比试验表明，坚持用绿茶漱口的学生患流感的人数，要比不用绿茶水的人数少得多。因此，专家们认为流感高发时节，如平时常饮红茶（或其他茶），或以此漱口，就能够起到预防流感的作用。

此外，红茶和青茶的茶汤在80mg/ml浓度时，可完全抑制轮状病毒引起的人体病毒性腹泻。茶叶及其有效组分还对一些植物病毒，如烟草花叶病毒、黄瓜花叶病毒等有强抑制作用。用茶叶提取液或儿茶素类化合物的水溶液处理烟草叶片可以阻止病毒性病斑的增殖。

茶叶的有效组分对艾滋病病毒也有一定的抑制效果。艾滋病是由一种人体免疫缺损病毒即艾滋病毒（HIV）引起。艾滋病毒会造成人体血液中淋巴细胞的感染，病毒的核糖核酸（RNA）会向脱氧核糖核酸（DNA）转移增殖，破坏担负免疫机能的 T_4 淋巴细胞。日本癌症防治专家发现，绿茶中的茶多酚对病毒作用于RNA所产生的化学反应具有相当强的阻断作用，其阻断能力高于目前国际上通用的治疗艾滋病药物 AZT20～30倍。据 NaKaneH. 等在研究茶叶对逆转录病毒（包括HIV）的逆转录酶以及各种细胞的DNA、RNA聚合酶活性的抑制作用的结果表明，茶黄素及其没食子酸酯不仅抑制HIV的逆转录酶，而且抑制人体DNA聚合酶。OneK. 等在实验后也进一步表明，儿茶素类化合物是艾滋病毒逆转录酶和DNA聚合酶的新一类抑制剂。

十二、茶可抗溃疡

红茶热水浸泡液具有抗溃疡作用。据印度化学生物学研究所1995年报道，用红茶的热水浸泡液（10克加100ml沸水泡5分钟）先喂饲大鼠7天，喂饲量为每100克体重2ml，经口部喂入，然后进行各种致溃疡处理，处理包括喂饲致溃疡剂阿司匹林、吲哚美辛、乙醇、利血平以及进行冷冻刺激等。用甲腈咪胍作为抗溃疡的对照药物，处理后第9天解剖检查胃部溃疡状况。研究表明，茶提取物可以明显减轻由阿司匹林、吲哚美辛、乙醇、利血平和冷冻刺激引起的溃疡，但对由血清素和组胺引起的溃疡无效。试验认为，这种抗溃疡的活性主要是通过前列腺素而发挥作用的。此外，茶叶所具有的较强的抗脂质过氧化和消除自由基作用，也与抗溃疡活性有关。

在茶叶有助于人体消化的同时，茶还具有制止胃溃疡出血的功能，这是因为茶中多酚类化合物可以薄膜状态附着在胃的伤口，起到保护作用。过去认为胃溃疡病人不宜喝茶主要是咖啡碱的原因，但茶中咖啡碱不同于纯咖啡碱对胃的刺激，茶中咖啡碱被茶红素的化合物所中和，形成结合物，在胃中的咖啡碱便失去了活力，加之茶中多酚类物质同时又可对胃粘膜起保护作用，故而患有胃溃疡的病人适量地饮些淡茶水亦无害。但若饮茶过量或多饮浓茶，咖啡碱积聚，则有可能对胃不利。

十三、茶能抗过敏

在春暖花开的季节，有的人鼻痒、喷嚏不断，清鼻涕总是流不完，酷似感冒却是"花粉症"，还有的人吃海鲜或饮牛奶也会出现过敏症状。人的呼吸道当吸入花粉等异物时，人体会产生免疫反应，形成抗体免疫球蛋白。这种球蛋白与细胞膜相结合，在细胞中形成颗粒状物，并释放出组胺。组胺会使毛细血管的通透性增加，以及引起平滑肌收缩，在皮肤上便会出现红疱状过敏症状，严重时累及全身，奇痒难忍，痛苦不堪。对症治疗可采用抗组胺药物，其作用在于阻止组胺的释放。根据用大鼠进行的试验证明，从大白鼠腹水中取出肥满细胞，加入不同浓度的茶汤，证明0.01%乌龙茶与绿茶茶汤均可抑制组胺的释放。用0.01%的茶提取液作为抗过敏药物证明和其他常用的抗过敏药具有同样的效果。在不同茶类中，发酵茶（如红茶）对抑制组胺从肥满细胞中释放的效果最为明显，0.5mg/ml剂量可使组胺的释放率抑制90%以上；半发酵茶（如乌龙茶）的抑制效果在70%～85%；而不发酵茶（如绿茶）的抑制效果较以上二者均差。茶叶的这种抗过敏活性的有效成分被证明是儿茶素类化合物。

另据日本一研究小组通过长期动物实验确认：茶具有抑制过敏性疾病症状的效果。他们把花粉症的抗体注射进白鼠体内，而后给白鼠喂饲绿茶、乌龙茶、红茶的提取液，再将抗原注射进去，结果证明，不论哪种茶，都具有抑制过敏的效果。

中国天柱养生茶文化

十四、茶有抗凝血作用

茶叶抗凝血作用是促使纤维蛋白分解为纤维蛋白裂解产物，其机制可能是通过激活纤溶酶原－纤溶酶系统的作用。据楼福庆试验，茶色素（茶黄素 0.95%，茶红素 16.82%，茶褐色物质 82.23%）能延长兔全血凝固时间（CT），促进纤维蛋白原裂解，且随茶色素浓度提高这方面作用增强。对 120 例高脂血症伴纤维蛋白原增多（>400mg%）患者，每天口服茶色素，然后测纤维蛋白原、纤维蛋白原裂解产物和血脂，以下降 20mg 以上为有效。结果显示，150mg/d 组有效率为 92.3%，75mg/d 组为 79.4%。

对茶提取物进一步分离，结果表明，茶提取物中茶多酚特别是酯型儿茶素具有较强的抗血小板凝聚作用，当 EGCG 的浓度达 0.2mg/ml 时则可完全抑制一些诱导物所诱导的胶原蛋白血小板的凝聚，同时它还抑制诱导凝聚的凝血酶的产生。儿茶素的氧化产物茶黄素（TF）也具有抗凝作用，TF 作用于血液凝固的第三阶段，能强有力地使纤维蛋白原降解。

十五、茶有抗氧化作用

茶叶中所含的抗氧化物质是一般植物所罕见的。茶叶中除含有高量的超氧化物歧化酶（SOD）、谷胱甘肽、胡萝卜素以外，最值得注意的是维生素 C、E 及多酚类和维生素 C 过氧化氢酶，茶中的维生素 C 含量高，当其与维生素 E 配合时，不仅可以消除水溶性的活性氧，而且可以消除脂质中的活性氧。茶叶中的维生素 C 含量，其实是与茶叶中的维生素 C 过氧化氢酶有关，它们共同组成了在鲜叶中消除过氧化氢的功能。茶多酚类含有多个羟基，能将活性氧／自由基上的不配对电子转移，而自身聚合，以淬灭自由基反应。同时多酚类又能络合铜、铁等游离金属离子，而铜、铁离子则在产生活性氧特别是氢氧自由基中起着关键的作用。茶多酚已被确认为高效的活性氧自由基清除剂。

近 10 年来，国内外报道了大量的茶叶抗氧化研究，但这些研究大多是在活体外进行的，少量活体内研究也是以大鼠或小鼠为对象进行的，这与人体中的状况还有一定的差异。意大利三位科学家在 1996 年直接用人体进行了红绿茶对人体脂质抗氧化的实验。由于直接在人体上进行，因此，结果更为可信。实验每组由 5 名成人志愿者组成，一组清晨饮服 300毫升红茶或绿茶（不加糖），另一组服加有牛奶的红茶或绿茶（茶∶牛奶为 4∶1），对照组饮服清水。在饮茶前和饮茶后的 30、50、80 分钟取血样分析人体血浆中抗氧化能力指标（TRAP）。以往的活体外实验结果表明，绿茶的抗氧化活性比红茶高 6 倍，牛奶的加入对抗氧化活性无明显影响。人体内实验结果表明，饮茶可明显提高 TRAP 能力，红绿茶间无明显差异，只是绿茶在饮服后 30 分钟 TRAP 达最高值，到 80 分钟后降至基准值；而红茶要到饮服后 50 分钟 TRAP 才达最高值，80 分钟后降至基准值。加入牛奶，会使红绿茶的抗氧化活性几乎完全丧失，这与活体外实验结果完全不同。

饮茶能如此快速地发挥抗氧化活性是因为茶叶中的活性组分在肠胃系统的上部即被吸收。红茶发挥的抗氧化效果比绿茶迟，原因是缩合的红茶茶多酚要先在胃中被胃酸解缩合，而绿茶中未缩合的茶多酚可直接发挥作用。加入牛奶会使茶叶失去抗氧化活性，是因为在人胃的酸性环境下牛奶蛋白质与茶多酚产生复合反应，蛋白质 – 茶多酚复合物不能被胃吸收。

十六、茶能抗衰老

茶叶具有抗衰老作用，一般认为这是由于茶叶中含有众多对人体十分有益的营养成分和药效成分的协同作用结果。

茶叶在"人体中自由基过剩与衰老"机制中发挥作用。衰老的自由基学说是目前国内外学者公认的衰老理论，这种学说认为，人体衰老的一个重要原因是过量的自由基引起的。自由基引起细胞膜损害，可使脂褐质（老年色素）随年龄增大而大量堆积，影响细胞功能。在正常生理情况下，人体内自由基的产生和消除是处在良性循环中，体内自由基浓度较低时，显示不出自由基对机体的损伤。但在病理情况下，自由基的产生和清除就失去了平衡，体内的自由基浓度增高，则自由基对生物大分子会产生毒性，从而引起炎症、自身免疫病、肿瘤、衰老等疾病。而衰老过程一般表现为清除自由基的酶活性下降，血脂和丙二醛含量上升，出现人体心血管系统病变，神经系统紊乱，大脑记忆力下降，易于发生白内障、糖尿病、冠心病和脑血栓等疾病。因此，过量自由基的出现往往被认为是人体衰老的重要原因之一。研究表明，茶叶中的多酚类化合物对自由基具有很强的清除效应，咖啡碱也具有很高清除自由基的效应，维生素C、E也有很好的清除效果。

茶叶在"人体中脂质过氧化与衰老"机制中发挥作用。人体中的不饱和脂肪酸和体内的氧结合产生脂质过氧化过程，形成过氧化物，致使人体组织中的细胞膜受损伤，造成对健康的重大损害，诸如引起贫血、动脉硬化和糖尿病等。茶中的维生素C、E具有很强的抗氧化活性，而儿茶素类化合物则具有比维生素C、E更强的抗氧化活性，并对维生素C、E有增效作用。这些成分均可以抑制脂质的过氧化作用，延缓人体衰老过程。

茶叶在"AGES与衰老"机制中发挥作用。据《益寿文摘》报道，美国科学家研究证实，葡萄糖与蛋白质、核酸的相互作用会产生一些破坏性的物质（统称为AGES），加速人的衰老。美国一位医学家说，巨噬细胞具有特殊的感觉体，对于AGES十分敏感，能很快辨别。然而，随着年龄的增大，血糖的增加，巨噬细胞对AGES的识别能力也随之减弱，血糖成为人体衰老的催化剂。如果降低血糖水平，可以多少抑制AGES的形成，有助于健康和益寿。现代的茶学研究和临床实践表明，各种绿茶的冷水浸出液具有很好的降血糖的效果，热水浸出液的效果不如冷水浸出液，红茶的效果不如绿茶，又以粗绿茶为佳。茶叶降血糖作用的有效组分目前报道主要有三种：一是复合多糖，二是茶中的儿茶素类化合物，三是茶中的二苯胺。

机体衰老与其体内免疫机能下降不无关系。试验表明，饮茶能提高其体内免疫作用，准确地说，低浓度茶汤有增强机体细胞免疫功能的作用。其主要成分为茶多酚（TP），其次为某些营养成分如维生素E亦能增强机体免疫功能。

茶叶中多种氨基酸对防衰老也有一定作用。如胱氨酸有促进毛发生长与防止早衰的功效；赖氨酸、苏氨酸、组氨酸对促进生长发育和智力发育有效，又可增加钙与铁的吸收，有助于预防老年性骨质疏松症和贫血；茶中微量元素硒具有抗氧化作用，其主要生理功能是维持组织谷胱甘肽过氧化物酶（GSH-PX）的活力，后者是体内抗氧化、清除过氧化产物、保护生物大分子 DNA 与 RNA 及蛋白质免受氧化产物损伤的酶。硒还能调节维生素代谢，可与维生素 E 协同保护组织，免受过氧化物损害。美国理查德·派司瓦特博士认为，食物中加入硒与 V_E、V_C 配成三合剂，可以延长人的寿命 5—10 年。但过高量硒又会引起硒中毒。适量饮用富硒茶（如紫阳茶），再加合理配膳以摄取足量的 V_C、V_E 等营养素，对防止脂质过氧化、延缓人体衰老和减少疾病具有积极意义。

十七、茶能抗疲劳

茶能兴奋中枢神经，提高脑力劳动和体力劳动的效能，增进思维，消除疲劳。之所以如此，是由于茶叶中含有咖啡碱、茶叶碱、可可碱等嘌呤碱对中枢神经系统有明显的兴奋作用，首先反映在大脑功能上，随着剂量的增加，相继兴奋延髓，最后影响到脊髓。这些化合物对大脑皮质有选择性的兴奋作用，并增强横纹肌和平滑肌的收缩力，因而能消除疲殆，振奋精神，提高对外界映像的感受力，并强化人的思维活动功效。这种作用机制，是由于这些化合物对高级神经活动的积极影响，增加条件反射量，缩短其潜伏期，以至对心智和运动过程都有兴奋效能。

在抗疲劳机制中，茶中的咖啡碱起到了重要作用。一方面，咖啡碱能降低肌浆和膜中结合的钙，促使肌浆网中的钙离子释放出来产生加强骨骼肌的收缩能力；另一方面，又可使肌肉中的酸性物质得到中和，从而加强了肌力，消除了疲劳。同时，加之茶本身是成碱性食物，又有利尿作用，就可使机体产生的乳酸等疲劳物质迅速排出体外，很快消除疲劳，恢复精力。

此外，茶中嘌呤碱的黄嘌呤类还能刺激神经和增进肌肉收缩力，活动筋肉，并有促进新陈代谢的作用；维生素 C 和 B_1 也有消除疲劳之效。

十八、茶能抗辐射

日本报道原子弹轰炸广岛后，凡有饮茶习惯的人存活率高，放射病轻，随后的动物试验也已证明茶叶的抗辐射作用，因此称茶为"原子时代的饮料"等。

至于茶叶防辐射的有效成分，据实验证明主要是茶多酚类化合物、脂多糖。这两者都具有良好的抗辐射效应。它不但能使某些放射性元素不被吸收而排出体外，甚至当 ^{90} 锶（^{90}Sr）已深入动物的骨髓时，也能将其排除出来。茶多酚对活性氧自由基具有显著的清除能力，效果优于维生素 C、E，大鼠辐射前后，灌服茶多酚可明显降低组织中过氧化脂质和脂褐素的含量，并提高 SOD 和 GSH-PX 的活性，提升白细胞显著，对辐射损伤具有明显防治作用。茶多酚的增强血管壁作用，也与免除或减弱射线损伤有关。脂多糖还能增强机体的非特异性免疫能力。

此外，茶叶中的其他成分，如维生素 C、维生素 E、谷胱甘肽、半胱氨酸、维生素 B 类以及咖啡碱等，也都有辅助性的药效作用。

十九、茶有抗癌抗突变功效

饮茶能抗癌、抗突变，具有预防和治疗癌症的功效，这是近年来广大中外研究者在对茶叶进行大量研究后得出的结论。

关于茶叶的抗癌机制，根据国内外科学家的研究结果，归纳起来主要有以下初步结论：①具有抗氧化、清除自由基作用；②能阻断某些最终致癌物的形成；③能抑制促癌物的作用，抑制其致癌过程；④能抑制癌细胞增生；⑤增强免疫机能；⑥能抑制致癌基因与 DNA 共价结合；⑦能直接和亲电子的最终致癌代谢物起作用，使最终致癌物的数量减少；⑧抑制致癌过程中的引发作用和促发作用；⑨对酶的调控作用，茶叶能提高某些对癌细胞有抑制作用的酶（如谷胱甘肽－硫－转移酶GST、超氧化物歧化酶SOD）的活性，又能抑制某些促进癌细胞增生的酶的活性；⑩可诱导癌细胞"自杀"等。

据美国1997年6月的研究报道，绿茶预防癌症发生的效果优于红茶，主要原因是：绿茶能抑制一种癌细胞生长所必需的酶——尿激酶。人体癌细胞需要蛋白水解酶类以侵染正常细胞和实现转移，其中最重要的一种酶是尿激酶。抑制尿激酶可以减少肿瘤的体积，甚至可使肿瘤完全消失。绿茶中的多酚类化合物对尿激酶具有很强的抑制潜力。根据用尿激酶活性位置作为模板进行的计算机模拟试验，EGCG可与尿激酶结合，封阻尿激酶组氨酸57和丝氨酸195的催化三角体位置，从一个具正电荷的环伸展到精氨酸35位置上。一个EGCG分子恰好填补尿激酶的这个催化三角体的空隙。EGCG的这种定位可以干扰尿激酶识别基物从而抑制其活性。饮用绿茶所摄入的EGCG起着抑制尿激酶的作用，从而预防肿瘤发生。在已发生肿瘤的动物体内，绿茶EGCG可以使肿瘤变小。当茶树鲜叶加工成红茶，儿茶素缩合成茶黄素和茶红素，而茶黄素和茶红素的分子较儿茶素的大，因此不能填补在尿激酶催化三角体的空间位置，因而抑制活性较低。

英国《自然界》杂志1997年第6633期发表题为"为什么饮绿茶能防癌"的文章指出，流行病学的研究表明，饮绿茶有助于人体预防癌症。动物实验也表明，绿茶能减少乳腺癌和前列腺癌的发病。理论上，EGCG可能以许多不同的方式抑制肿瘤的形成，但作者认为绿茶的防癌效果是由于EGCG同尿激酶（uPA）的结合，干扰了尿激酶识别底物的能力，从而抑制尿激酶的活性，达到防癌的效果。

新近的研究表明，细胞间隙的信息交换是否顺利与肿瘤的发生有密切的关系。某一细胞发生癌变，其周围的细胞即发生制止其发展的信息，致癌物质的作用是抑制细胞间隙信息的交换，而茶中儿茶素恰好可消除致癌物的这一作用，使细胞间隙的信息交换得以恢复。

从已发表的大量研究结果表明，茶叶中的多酚类化合物（特别是EGCG和ECG）是最为重要的抗癌活性组分；茶中的维生素A、C、E及锌、硒等也都有一定的防癌和抑制癌肿的作用。如维生素 A 可减少由于吸烟所导致的肿瘤的发生，此外，还可减少手术后肿瘤的转移和复发，这是国外科学家在一项长达 6 年的研究后发现的。根据流行病学调查，癌症患者头发含硒量显著下降。有人认为，每天只需补充 200μ 克硒，在一定程度上可以预防人体肿瘤的发生。

另外，湖南医科大学硕士生赵燕在研究中发现，茶叶中的多酚类物质，尤其是儿茶素类化合物可诱导癌细胞"自杀"。赵燕在我国茶与健康研究、植物生化与肿瘤学专家的指导下，分别对人胃腺癌细胞、人急性早幼粒白血病细胞的生长进行了实验观察，发现绿茶、乌龙茶和红茶均具有抑制癌细胞的作用，其中未发酵的绿茶抑癌作用最强，半发酵的乌龙茶次之，全发酵的红茶再次之；且不同产地的不同茶树品种和茶叶的加工方法不同，其抗癌强度有异。她还发现，茶多酚及儿茶素单体诱导癌细胞凋亡的功能具有一定的剂量 - 效应关系。

以前的研究表明饮茶能够有效地预防某些癌症，但澳大利亚的科学家首次证实在预防皮肤癌方面红茶比绿茶有更大的优越性。澳大利亚的科学家发现，喝茶能够有效地减少人们患皮肤癌的机会。科学家们在实验室用白鼠进行了试验，他们发现当暴露在过量的紫外线当中时，喝过红茶的老鼠患癌症或受皮肤损伤的比例要比喝水的老鼠低 54%，比那些饮用绿茶的老鼠也要低得多。

近年来研制出一种活性色素复合物——茶色素。我国肿瘤学专家吴永芳教授应用茶色素治疗癌症病人 103 例，通过对多种组织类型肿瘤的治疗总结，证实茶色素可降低晚期肿瘤病人的血液高凝状态，提高白细胞数量，增强病人的免疫功能，改善生活质量。单用可稳定病情，与化疗并用可提高疗效，无任何毒性反应。癌症病人都存在微循环障碍，主要表现为血液的高粘血症；茶色素可改善红细胞变形，调整红细胞聚集性与血小板黏附聚集性，降低血浆与全血黏度，可抗凝、促进纤维蛋白溶解；从而可改善微循环，保障组织血液与氧的正常供应，提高整体免疫力与组织代谢水平，减少癌栓形成与远端转移。茶色素不仅可抑癌抗癌，还对冠心病、中风、糖尿病等有防治作用。茶色素现已成为国际上推崇的"绿色药物"

而备受各国重视。

二十、茶的其他功效

1. 茶可降血压
研究数据证实常饮茶能降低高血压的发病率。

2. 茶可降血脂
据研究资料报道，茶的降血脂作用，特别是 B 脂蛋白有明显下降。

3. 茶能降血糖
饮用酽茶和淡茶，可使轻度和中度血糖病患改善、减轻症状。

4. 茶能防治糖尿病
茶叶能治疗和预防糖尿病是多种成分综合作用的结果。茶叶中所含的茶多酚和维生素 C 能保持微血管的正常坚韧性、通透性，因而使本来微血管脆弱的糖尿病人，通过饮茶恢复其正常功能，对糖尿病有利。更重要的是茶汤中还含有防治糖代谢障碍的成分。茶叶芳香物质中的水杨酸甲酯能提高肝脏中肝糖原含量，对减轻糖尿病有效。茶中的维生素 B_1 是辅羧酶的构成物质，是促进糖分代谢形成 α - 酮酸并脱羧生成 CO_2 的不可缺少的辅酶，饮茶可以补充维生素 B_1，对防治糖代谢障碍有利。茶叶中的维生素 B_3（泛酸），在生物体内代谢上的功能形式为 CoA，CoA 是 AMP、磷酸、泛酸胺基乙硫醇的缩合物，在糖类、蛋白质、脂肪代谢中起重要作用。此外，茶中所含的 6，8- 二硫辛酸也是辅羧酶的构成物质，与维生素 B_1 结合成辅羧酶，对防止糖代谢障碍有疗效。

茶中维生素 C 是天然水溶性抗氧化剂，参与人体内许多细胞的生化反应，为维持人体健康所必需。有关专家在研究维生素 C 与糖尿病之间的关系时发现，糖尿病患者的血清维生素 C 浓度较正常人明显降低。通过进一步研究证明，糖尿病患者的高血糖状态及低胰岛素水平，使维生素 C 在体内的摄取、吸收与转运发生障碍，是导致人体内维生素 C 低下的主要原因。最新的研究表明，维生素 C 可促进胰岛素分泌，提高组织对胰岛素的敏感性，从而使血糖下降。检测发现，糖尿病患者的血清维生素 C 浓度与总胆固醇、三酰甘油水平呈负相关；当血清维生素 C 浓度降低的同时，血清总胆固醇及三酰甘油水平却明显升高。这种脂质代谢紊乱，是糖尿病患者发生多种并发症的直接原因。维生素 C 降低胆固醇的原因主要是增强体内某些酶的活性，促进胆固醇氧化生成胆汁酸。维生素 C 还可激活体内溶酯系统的活性，从而使三酰甘油下降。临床观察表明，糖尿病患者每日口服维生素 C 1.8 克，6 周后检测结果显示，总胆固醇达到正常水平。

茶叶降血糖的有效组分主要有：复合多糖，儿茶素类化合物，二苯胺等三种。

5. 茶能补血升白

饮茶不仅具有预防红细胞性贫血的作用，而且还具有抗辐射损伤和提升白细胞（简称"升白"）的功能。

由于茶叶中不仅含有丰富的铁，茶所含的维生素 C 又有促进铁吸收的作用，所以饮茶能防治缺铁性贫血。此外，茶叶中所含的微量元素（如铜、锌、钴等）也有防止贫血的作用，钴元素有促进造血功能的作用，铜元素有催化血红蛋白合成的功能，锌元素参与蛋白质和核酸的合成。

茶叶所含有的叶酸，又可预防巨幼红细胞性贫血。所谓巨幼红细胞性贫血，是由维生素 B_{12} 或叶酸缺乏所引起的一种贫血。茶叶富含叶酸，据美国加州大学食品科的研究证明，每天喝一杯绿茶，人体便可获得叶酸需要量的 25%。

茶叶中的茶多酚、脂多糖均有抗辐射损伤、增强机体非特异性免疫力、改善造血功能和保护血象的作用。此外，茶叶中的多种氨基酸、维生素、矿物质等可参与机体的多种辅酶的组成和物质代谢过程，有利于升白效应。

茶叶及茶叶制剂不但对红细胞、白细胞的贫血有效，而且对疑为脾功能亢进的血小板减少者也有明显效果，可见血小板数回升，临床上出血倾向也大为减轻。

茶叶的补血升白作用显而易见，这与茶叶中的多种有效成分协同作用有关，如茶叶中的维生素C便能促进膳食中非血红素铁的吸收。但人们在实验中也发现，茶中的某些成分亦能抑制非血红素铁的吸收。主要是因为，这些成分能与铁在消化道内形成不溶解的复合物，因而抑制铁的吸收，而不利于贫血病人。众所周知，铁是人体必需的微量元素。食谱中的铁有两种形式，一种是血红素铁，另一种是非血红素铁。血红素铁只存在于动物性食品中，约占总食谱铁的15%，这些铁素较易吸收。而非血红素铁主要存在于多种植物性食品中，占食谱铁的85%，是人体铁素的主要来源，但这种铁素不容易被吸收。研究证明，人体所需的铁素是以二价铁的形式通过小肠黏膜被吸收的，茶叶中的多酚化合物会与铁离子形成铁复合物，从而不能被人体吸收。长期以来，有人认为饮茶会引起缺铁性贫血，道理概缘于此。近年进行的实验证明，如果用膳与饮茶同时进行，确会部分影响铁的吸收，但如果在膳后过段时间再饮茶，影响便很小或没有影响。美国科学家1993年的研究认为，饮茶与缺铁性贫血没有直接联系，而意大利科学家1995年的研究认为，缺铁性贫血患者服用非血红素铁盐作为治疗药物时，如果用茶水送服，会影响其治疗效果，因此建议在服药时不要同时饮茶。

6. 茶可防治动脉硬化

茶叶的防治动脉粥样硬化作用，与茶叶中所含的多酚类、维生素、氨基酸等成分有关。如茶叶中的多酚类化合物（特别是儿茶素等类黄酮物质）可以防止血液中及肝脏中甾醇及其他烯醇类和中性脂肪的积累，不但可以防治动脉硬化，还可以防治肝脏硬化。茶叶中的甾醇如菠菜甾醇等，可以调节脂肪代谢，可以降低血液中的胆甾醇，这是由于甾醇类化合物竞争性抑制脂酶对胆甾醇的作用，因而减少对胆固醇的吸收，防治动脉粥样硬化。茶叶中的维生素C、B_1、B_2、PP也都有降低胆甾醇，防治动脉粥样硬化的作用。此外，茶叶中还有肌醇、蛋氨酸、叶酸、泛酸、6，8-二硫辛酸、卵磷脂、胆碱，也有降低胆固醇、防止动脉粥样硬化的作用。此外，茶多酚能抑制动脉平滑肌的增生，也有利于对动脉硬化的防治。

目前普遍认为，茶叶中的茶色素为防治动脉硬化的主要有效成分。茶色素，即是茶叶中所含的茶多酚在煎煮过程中不断氧化而形成的物质。茶色素能抑制动脉壁胆固醇沉积和粥样斑块的形成。据楼福庆等的实验观察结果，认为茶色素的防治效应很可能与显著地抗凝、促进纤溶、抑制血小板黏附和聚集、抑制动脉平滑肌细胞的增生有关。

7. 茶能预防脑血管病

脑血管疾病包括脑栓塞、脑血栓形成、短暂性脑缺血发作（TIA）及脑出血等，又称中风。

近年国内外科学家研究发现，常饮红茶对预防脑中风有良好效果。研究表明，由于红茶中含有一种类黄酮化合物，这种物质的作用类似于抗氧化剂，能防止心脏病和癌症。荷兰科学家等专家观察过类黄酮是否对预防中风有效。他们对552名年龄在51～69岁的男子进行试验，受试者被分为两组，一组平均每天饮红茶不到2.6杯，另一组每人每天饮红茶5杯。经一段时间观察及研究表明，从红茶中摄取类黄酮越多者，中风的危险性越小，每天饮5杯茶的人中风发病的危险比不饮红茶者降低69%，说明多饮红茶确有防止中风发病的危险。

根据福建省中医研究所的试验研究，证实乌龙茶能使血液黏度（包括全血黏度、血浆黏度、全血还原黏度）全面下降，降低血液高凝状态，增加血液流动性，改善微循环，防止血栓形成。

此外，脑出血多数与毛细血管抗力降低、动脉硬化、高血压有关，检测25例脑血管病患者的毛细血管脆性，多数在服乌龙茶（铁观音）后，其毛细血管脆性均有不同程度的改善，毛细血管脆性降低，抗力增加。证明乌龙茶有降低毛细血管脆性、增加抗力之功效，从而减低出血倾向，这对脑出血等疾病的防治具有一定作用。

日本原静冈县岛田保护所所长平出光医学博士，在静冈县内，曾对茶叶产区和非茶叶产区做过因脑溢血中风致死情况的调查。结果表明，茶叶产区的居民，由于经常饮茶，脑溢血中风死亡率比非产茶区低。其调查结果见表5-2。

表 5-2　脑溢血中风死亡率

指数　性别区域	男	女	备注	说明
全日本	100	100	CK	饮茶能防止脑溢血的发生，并降低脑溢血的死亡率
产茶区	60.1	63.3	静冈县川根地方	
非产茶区	114.4	105.6	静冈县中伊地方	

饮茶可预防中风，与茶叶含钾高也有关系。高血压的特征是动脉管壁增厚，当供给足量钾后，就可降低高血压病人中风的发生率。成茶中含钾量为 1.5% ~ 2.5%，相当于紫菜与海带中的含量水平。

8. 茶能防治心血管病

近代医学证实饮茶能强心，提高心脏功能，防治心力衰弱或衰竭，并能降低高血压、高血脂、冠心病的发病率，防治动脉粥样硬化。

饮绿茶有益健康早已被认识，但缺乏现场干预试验和流行病学调查证实。上海医科大学一个课题组于不久前宣布，他们通过现场干预试验和流行病学调查证实，绿茶对心血管病、肝病和肿瘤具有较好的预防作用。

科研组人员从 1994 年以来，对苏州市 1299 例老年男性进行饮茶现状调查和抽血化验，做流行病学分析，证实饮用绿茶能显著降低血清总胆固醇含量，最高饮茶组对血清三酰甘油的降低也有显著作用，从而揭示绿茶可以缓解和预防心血管病及动脉粥样硬化症。此外，课题组应用绿茶中抽提的茶多酚在江苏海门市对 200 位乡村居民随机分四组送药、服药 10 个月，经质量控制和抽血化验，进行双盲对照试验，发现茶多酚可使血清中总胆固醇和三酰甘油下降约 19%，可升高高密度脂蛋白与低密度脂蛋白的比值，实验前后比值相差 36.1%，说明茶多酚有预防高脂血症、减少冠心病和动脉粥样硬化的潜在作用。

据香港大学药理系进行的一项新研究发现，绿茶在大鼠中的降胆固醇作用相当于或优于常用的降脂药。绿茶可使胆固醇水平降低约 25%，在

中国天柱养生茶文化

其后，这种作用按以下茶种顺序递减：茉莉花茶、乌龙茶、普洱茶。由于高胆固醇血症是心血管病的主要危险因素，故饮绿茶可能有助于减少心脏病的发病危险。

另据美国堪萨斯大学研究人员于1997年9月11日在美国化学学会年会上发表的报告指出，常饮绿茶可延缓心脏病和癌症的发生。莱斯特·米彻尔教授指出，虽然绿茶不能防止人们患心脏病或癌症，但可以延缓这些病的发生，因为它含有大量的防老化剂。在保护人体细胞和遗传物质脱氧核糖核酸免受癌症、心脏病及其他致命疾病的危害方面，绿茶比维生素C有效100倍，比维生素E有效25倍。

9. 茶能防治坏血症

饮茶可以防治坏血症，即可以预防黏膜与牙床的出血与浮肿，以及眼底出血等，这主要是维生素C起作用。除了维生素C外，茶多酚化合物的抗氧化作用和与金属的螯合作用，则可以防止人体内维生素的破坏。黄酮类及其苷类化合物可起维生素P作用，促进维生素C的吸收，有助于增强坏血病防治效果。

10. 茶可预防胆囊、膀胱、肾脏等结石的形成

美国哈佛大学医学院的肾病专家和流行病学家们跟踪调查了1986年至1994年全美8万多女护士的饮食情况，在这8万多护士中有719名被诊断患有肾结石。分析这719名患者病前饮食情况显示，喝茶可使肾结石发病率降低8%，喝普通的咖啡或去除咖啡因的咖啡可降低9%，而喝少量葡萄酒至少可使发病率降低20%。研究者们是在考虑到诸如年龄、其他营养摄入等因素后提出该项研究结果。

11. 茶可预防甲亢

绿茶茶多酚（GTP）可以使甲状腺毒症引起的甲状腺功能亢进（简称"甲亢"）恢复正常，特别是黄烷醇类中的没食子儿茶素具有这种功能。这是通过动物实验得出的结论。

第三节　养生茶的中医理论基础

　　中国天柱养生茶药膳是中医保健康复医学中的一个组成部分。它以中医基础理论为核心，强调整体观念、辨证论治、药食同源、药食性味功能的统一，重视药食宜忌、保护脾胃之气，最大限度地增进药食的吸收与利用，将茶为万病之药的效用发挥到极致。茶疗药膳包括了茶馔药膳的全部内服部分以及茶疗的内服与外用部分，在中医理论与茶学理论指导下，将茶与药食兼用的物品，或采用天然药物（具有生理活性的天然动植物）与食物相配合，经过合理配伍、科学加工，将中国丰富多彩的烹饪技术和茶道精华融化其中，形成既有独特茶馔清香风味，又对人体有特殊功效的保健茶馔膳食。它主要用于调养人体身心，长期食用能祛病强身，润肤美容，延年益寿。从某种意义上说，中国茶疗药膳的治疗效果比单纯营养学更优越；即使与普通的食疗药膳相比，茶疗药膳更具新世纪气息，顺应潮流，具有超时代性。

一、茶的中医理论基础

　　中医理论核心之一是阴阳平衡学说，强调天人合一、人和社会合一、身心合一的整体观。中医认为人体必须维持阴阳的相对平衡，才能维持正常的生理状态。阴阳任何一方偏胜或偏衰，都会引起疾病甚至死亡。"天人合一"说明人不是一个封闭系统，而是与外界环境、气候、地域、饮食、社会、情绪、行为有密切的关系。当内外因素作用于人体时，在正常情况下，人能自动调节平衡，在超过所能承受的范围或调节功能时，阴阳就会失去平衡，从而滋生疾病和提前衰老。中国药膳茶疗对人体身心的阴阳平衡具有积极有效的调节作用。

　　辨证论治是中医学的另一基本特点，是由辨证与论治两个相互联系的内容所组成。中医所讲的辨证，不是各种症状的简单罗列，而是通过对症状、舌苔、脉象的综合分析，从中找出内在性联系，借以判断疾病的病因、病机、病位、病理变化等，得出证候概念，并以此作为立法、处方的主要依据，其中也包括"同病异治""异病同治"的治疗思想。辨证论治的思想也同样适用于茶疗食治的立法与处方。所谓证有寒、热，药用温、凉，即可称为"逆者正治"。茶叶，其性应该在"微寒"与"寒"之间。但经过发酵制成的红茶，就和绿茶等品种不同，而略偏于温。这种情况在中医、中药上的例子不胜枚举，例如生地性凉，经蒸晒成熟地，变性温；蒸制过的人参称红参，也较一般人参（生晒参）温性增加。所以，从中医辨证施治的理论出发，我们应当提倡根据体质或疾病之寒热来选择茶类，指导茶疗药膳应用。如属于寒凉性体质或疾病者（虚寒、内寒），较宜红茶；属于温热（虚热、内火、炎症性病变）者，较宜绿茶；茶疗药膳以及消食、解腻方面，亦较宜用绿茶；肥胖病、高血脂、脂肪肝等，中医认为湿痰重，宜首选乌龙茶；阳虚者多见面色苍白、怕冷、小便清长、大便溏薄、脉沉细、舌质淡胖等，依据辨证施治，可常食用些龙井虾仁，以益肾助阳。从疾病方面说，同是消化道疾病：胃病者（如溃疡病、慢性胃炎等）较宜红茶；肠道疾病（如肠炎、痢疾等）较宜绿茶；而无论已经确诊为溃疡病者或怀疑有溃疡者，均切忌过量饮茶及饮浓茶，这些人只宜饮较淡的红茶并加适量的牛奶和糖。即使对于同一种茶，也有"淡饮多补、浓酽多耗"之理，其与中医"食淡能多补"一说相符。

如前所述，中医认为人与自然界是一个统一的整体，自然界一年之中有四季变化，人的生理活动也会随之变化，如夏天毛孔开张，出汗多；冬天则毛孔收敛，小便多等。应用茶疗药膳，也要注意随着不同的气候因时制宜。兹以单品一味茶茗来说：

春天，冰雪消融，万物复苏，人体也是生机勃勃。此时宜服饮香气浓郁的花茶，以散发冬天积聚在体内的寒邪，促使人体阳气升发。

夏天，天气炎热，暑气逼人，人体津液消耗较多。这时候饮用绿茶比较合适。因为绿茶性味甘苦而寒，能够消暑解热，并含有较多量的茶多酚类物质，能够刺激口腔黏膜，促使口内生津，故是消暑止渴之佳品。

秋天，天气凉爽，气候干燥，夏季余热未清，人体津液未完全恢复。

这时可饮用青茶，即乌龙茶，它的性味介于红茶、绿茶之间，不寒不温，既能清除余热，又可恢复津液。当然，秋季还可将绿茶与花茶混合一起饮用，这是为了兼取绿茶清热、花茶化痰之功效，以防治秋燥痰咳少津之症。

冬天，大地冰封，寒气袭人，万物收藏，阴气盛极，阳气潜伏。这个时候，应选用味甘性温的红茶，借以温养人体的阳气。同时，红茶还有助消化、去油腻的作用，而冬季人多进补，不乏膏粱厚味，倘佐饮红茶，最为恰当。

除了不同季节对人体的影响外，地理、环境、生活习惯等等也会程度不同地影响人体健康。因此，应用茶疗药膳，必须综合各种证候表现而辨证合理应用。

二、养生茶与阴阳五行学说

阴阳，是中国古代的一对哲学范畴，并渗透进入中医理论体系，成为中医理论的重要思想内核。人体是一个有机的阴阳整体，人体的阴阳双方的制约关系，使阴阳保持平衡协调，从而维护了人体的健康。如果这种平衡遭到破坏，就会出现病理现象。茶疗药膳，就是试图利用茶叶及某些食物或药物的药理作用，使阴阳继续保持或恢复其平衡协调的状态，从而提高机体的健康水平。比如，体弱者和老年人常出现阴阳偏胜或偏衰，从茶疗药膳的角度看，就是要注意选择茶馔药食的寒热属性，以纠正阴阳的偏胜偏衰，使之恢复相对的平衡状态。素有体倦乏力，平时易心慌、气短、出汗、头晕等阳虚阴胜体质，可以选用龙井虾仁、乌龙对虾汤、红茶黄芪汤、红茶饴糖汤等温补类茶疗药膳；夏季暑热烦渴，或热性病发热心烦、汗出口渴、尿赤便结等，则可以选用荷绿茶、绿茶西瓜汤、细茶丝瓜汤等清补类茶疗药膳。这就是通过折其偏胜、补其偏衰的方法来调整阴阳，以促进人体健康的具体应用范例。

金、木、水、火、土五行之间的生克乘侮，也是中医理论的一个重要内容，旨在用以揭示各脏腑、经络之间和各生理功能之间的相互关系，并以此阐释病理状况下的互相影响。五行学说在茶疗药膳中的应用，就是利用五行的相生相克关系，通过五行的调控，促进人体功能正常有序，从而达到健康益寿的目的。诸如白木耳色白属金，肺以降为顺亦属金，故白木耳可补肺；而黑木耳色黑属水，肾主藏精主水，故黑木耳可补肾，等等。在具体应用上，如用茶疗药膳治肾虚久泻，可采用红糖茶配黑枣服食治之，即可收满意疗效；而其所用黑枣，亦即取其色黑入肾可补肾之意。

三、养生茶与藏象学说

藏象学说不等于"脏腑学说"，人体内部的某种变化（即所谓"藏"）必然会通过其外在的表现（即所谓"象"）反映出来，观其象而察其藏，从而有助于更好地选择和运用适宜的茶疗药膳，达到颐生保健、祛疾康复的目的。如大肠传送无力，可致排便困难，而大肠传送无力多与肺气虚弱、肃降无权相关，蜜茶可益肾润肺，并通过肺与大肠互为表里的关系，达到防治便秘的目的。又如，胸胁、两乳或少腹等某些部位的胀痛不适，多因肝失疏泄致使气的升发和疏通畅达受阻，从而形成气机不畅、肝气郁结的病理变化。常可选用二绿茶、玫瑰花茶等疏肝理气之品，每每获效，其道理即缘于此。

四、养生茶的病因学说

中医的病因学说认为，人体正常的生理状态遭到破坏，其外感病因不外风邪、寒邪、暑邪、湿邪、燥邪、火邪"六淫"。而不同的茶疗药膳可以直接或间接地祛除"六淫"致病因素，对疾病起到治疗和预防作用。如风从外入，令人振寒，汗闭头痛，这是其证候的表现，取五神茶、核桃葱姜茶等用以疏风清热散寒，祛风邪外出，便可治疗感冒畏寒头痛等症；夏季暑热时节，人体易遭暑湿之邪侵袭，服用藿佩茶、荷绿茶等多可清解。由此可见，中医的病因学说对茶疗药膳的选择应用也具有指导意义。

五、养生茶的药食性味配伍

药物和食物有寒、热、温、凉四种不同的性能，又有辛、甘、酸、苦、咸五种不同的味道，这就是所谓的"四气五味"。而药物、食物在治疗过程中又有升、降、沉、浮不同的作用趋向，以及不同的归属经络等。运用药性理论指导茶疗药膳的配伍应用，可以更好地发挥药膳茶疗颐养健人之独特功效，扬其专治专效之特长。如芹菜味甘性凉，有平肝清热之功，故可治疗高血压、眩晕头痛等症；绿豆味甘性寒，有清热解毒之功，故可用于暑天发热、小便不利等症；虾仁甘咸温，补肾壮阳，开胃化痰，故常可用于痰火后半身不遂、筋骨疼痛等症；葱白、生姜辛温，可散寒解表发汗，用于风寒感冒初起，往往立见效果；薄荷、菊花等具有向上、向外的发散升浮药性，所以多有解表、祛风等作用；山楂、决明子等则有向下、向内的收敛沉降药性，所以有降气、泻下、潜阳等作用。

就茶叶而言，正如林乾良教授所说：从中医理论看来，由于茶也是药，甚至是著名的"万病之药"，所以它也和其他中药一样必须在中医理论指导下用药。具体地说，是在中医理论派生出的药性理论指导下应用的。药性理论，主要有四气（寒、热、温、凉）、五味（辛、甘、酸、苦、咸）、升降浮沉、归经、有毒无毒、配伍等项。

先看茶的性味（即四气五味）。唐·苏敬等撰的《新修本草》称茶"甘、苦，微寒，无毒"，明·李时珍《本草纲目》称茶"苦、甘，微寒，无毒"，其二者所称，字是完全相同，只调动了苦与甘的位置，基本上都较为准确地反映了茶之性味。当代著名医药学家冉先德教授主编的《中华药海》称茶"苦、甘、辛，寒"，蒲辅周先生亦称茶"辛开不伤阴"等。中医理论认为：辛、甘发散为阳、酸、苦、咸涌泄为阴，又甘味多补而苦味多泄，可知茶叶是个阴阳调和、攻补兼备的良药。在茶叶的诸多功效中，属攻者如清热解毒、祛痰消食、去肥解腻、利水通便、祛风解表等；属补者如生津止渴、益气增力、延年益寿等。从四气上分析，寒凉之品具有清热、解毒、泻火、凉血、消暑、疗疮等功效，这也和茶叶的传统功效基本相符。另外，值得一提的是，在上述五味之外，中药尚有淡和涩两种味。淡味，有渗湿、利水作用；涩味，具收敛、固涩的功能。由于淡即无味，一般将它和甘味并列，称"淡附于甘"，同时，涩味与酸味作用相同，故"涩归于酸"。因此，虽然中药有七种滋味，但习惯上仍称"五味"，其实，将"七味"简约为"五味"，盖出于为符五行之理使然。事实上，茶还应该具有涩味和淡味两种味道，历代文献也不乏论述，但即使遵从简约原则，茶之涩味恐怕也只能是归于"苦"味了。

再从升降浮沉方面说。这一点茶叶也是升降有效，兼备多能的。它的祛风解表、清利头目等功效，属于升、浮；而下气、利水、通便等功效则属于沉、降。

最后从归经配伍方面说。由于茶叶对人体具有多方面的活性，所以明·李中梓《雷公炮制药性解》将茶的归经概括为："入心、肝、脾、肺、肾五经。"而冉先德先生主编的《中华药海》则称茶"入心、肺、胃、肠、肝、肾六经"。茶之一味而可归入五经或六经，足见茶叶药效作用之众多与治疗范围之广泛，堪与"茶为万病之药"赞誉相符。茶既为药，又是无毒安全的，可以长服、久服，这是历代医家的实践总结。

茶叶可与各类中药（除少数禁忌之外）配伍应用，其目的主要在于加强它的疗效作用，以适应复杂的病情。配伍的方式很多，从茶来说大概与"同类相需"与"异类相使"这两项关系较为密切。为了增强疗效，茶可以与具有相同功效或同治一病（或证）的中药同用。例如，为了减肥、降血脂可与泽泻、荷叶、山楂同用，这就是同类相需之意。为了病机上的配合以及适应复杂的病情，茶还可以与其他功效的中药配合应用，这就属异类相使。例如，著名的传统茶疗方川芎茶，其川芎以活血行气为主，与茶的功效不同，但同用之时则可以扩大茶的治疗范围与效果。

在民间，多将茶与食品或调味品相配合，诸如盐茶清火，姜茶治痢，糖茶和胃，醋茶祛痛，蜜茶利咽等，均是居家老幼耳熟能详的简易茶疗药膳之品。此外，民间配伍严谨、方简效宏的茶疗药膳也不少，如菊花茶、大枣茶、莲子茶、枸杞茶、橘红茶等。

现代的药膳茶疗，提倡将茶加入既是药品又是食品的规定成分，制作成各种类型的茶疗药膳，以最大限度地发挥药膳茶疗作为自然疗法的独特功效。关于既是药品又是食品的名单详见表 5-3。另外，药膳茶疗在组方配伍时，还应禁忌使用有危害作用的物品。最近，中国科学院院士曾毅领导的科研小组在对 1693 种植物进行检测后，有 52 种与人类关系密切的植物被认为是诱发癌症的"危险植物"，其中 43 种为药用植物，17 种为常见观赏植物。药用者主要有：怀牛膝，凤仙花（种子），土沉香，芫花，巴豆，泽漆，甘遂，苏木，续随子，苦杏仁，金钱草，独活，曼陀罗，假连翘，射干，三棱，红芽大戟等。（据《中国剪报》1999，2，5）

表 5-3　卫生部确定既是食品又是药品的名单（此为一部分）

I	小茴香	八角茴香	郁李仁	刀豆	姜	枣	山药	山楂
	木瓜	白扁豆	百合	花椒	芡实	赤小豆	佛手	杏仁
	昆布	桃仁	莲子	桑椹	榧子	淡豆豉	黑芝麻	黑胡椒
	蜂蜜	莴苣	薏苡仁	枸杞子	乌梢蛇	蝮蛇	酸枣仁	青果
	牡蛎	栀子	甘草	代代花	罗汉果	肉桂	决明子	莱菔子
	陈皮	砂仁	白果	薤白	薄荷	丁香	高良姜	香橼
	火麻仁	橘红	茯苓	香薷	红花	紫苏	乌梅	肉豆蔻
	白芷	菊花	藿香	沙棘				
II	麦芽	黄芥子	鲜白菜根	荷叶	桑叶	鸡内金	马齿苋	鲜芦根

第四节　养生茶的类型

一、养生茶的分类

养生茶疗药膳按其作用，可分为滋养保健和祛病治疗两种类别。

1. 滋养保健类：主要作用为滋养调理，补益气血阴阳，保持和促进气血阴阳的平衡。可供给无病但体质偏弱的人，或是为了强身健体、润肤养颜、益寿延年等目的的健康者服食，常见的类型有：减肥健美，美容养颜，健脑益智，益气增力（或增力耐劳），明目增视，聪耳助听，护齿香口，益寿延年等。又有清补、温补、润补、滋补等之别。

2. 祛病治疗类：以直接或间接治疗各种疾病为主。根据其治疗功用的不同，又可分为：解表，清热，祛寒，祛湿，泻下，祛痰止咳平喘，活血化瘀，消导化积，平肝息风，安神，安胎，固涩以及抗肿瘤等。

此外，尚有预防类茶疗药膳及康复类茶疗药膳等。中医历来主张：上工不治已病治未病。预防疾病的思想是中医理论体系中的重要内容。人体正气旺盛，就能避免邪气侵袭，保持健康稳定的生理、心理状态，反之就会发生疾病。而对于疾病和损伤所造成的功能障碍，通过茶疗药膳调摄，则可使之尽可能地恢复正常或接近正常水平，这便是康复作用。

二、养生茶的剂型类

养生茶疗药膳剂型主要可分为：①菜肴类，②粥饭类，③汤羹类，④膏糖类，⑤点心类，⑥茶品类，⑦其他。

三、养生茶原料属性与分类

养生茶疗药膳原料属性可分为：①谷类，②蔬菜类，③果类，④畜禽肉类，⑤水产类，⑥蛋类，⑦其他。

四、养生茶的应用分类

养生茶疗药膳按其在生活中的应用不同，分为：①花色（保健）饮料类，②糖果小吃类，③烹调膳食类，④医药卫生类，⑤其他。

第五节 养生茶的配制与应用

一、养生茶的原料

1. 原料的选择

一般按所制作的茶馔膳食种类选取相应的原料，可根据各人的需要选择茶药配方。

2. 药的选择

加入茶疗药膳中的配伍方药，按中医辨证论治的原则，根据不同体质或不同的病证，合理选择不同的药物。一般以植物类或动物类药物为常用，又以药食兼用之品为主。在开发茶疗营养保健品时应严格遵守国家卫生部公布所列入名单的既是食品又是药品的物种为配伍，而且要求符合中医药理论，根据原料相配相使及其性味，以达到适合各种人体的需要。另外，配制茶剂的中药，一般而言应尽可能是水溶性的，而且具有芳香气味的药物，才能使患者乐于接受并充分发挥其药效。

3. 茶的选择

茶的品种很多，有绿茶、红茶、青茶、黄茶、白茶、黑茶六大类。此外还有花茶、紧压茶、萃取茶等再加工茶类。由于茶叶品种繁多，在品色、品香、品味、品形上各有千秋，各有其妙，故将不同风味的茶叶，用以做成的茶疗药膳也往往各具韵味。例如，香片蒸鳕鱼，按照要求就需要用香片茶，一般不能用乌龙茶等其他茶代替，当然通用之品也不少。因此，茶疗药膳对茶叶的选择，除要求根据各人的体质及病证的需要而定外，尚需兼顾所制剂型对茶叶的特殊要求。

除了茶叶之外，茶根、茶籽、茶梗以及茶树花等，均可用作药膳茶疗。如茶树根对风心病、高心病、肺心病、冠心病均有疗效，也可治疗各种心律不齐，以及口唇糜烂、痛经、不孕症等；茶籽（及其油、渣）可用于治头痛、痰症、阴囊湿疹、跌打损伤等；青茶梗烧灰存性点眼，可治眼生云翳；茶树花可用于治疗烫伤等。

二、养生茶疗药膳的制作

茶疗药膳是将茶与食物或与某些中药相配合，通过烹调制作成各种各样的茶馔饮食，对人体起到防病治病的保健作用。因为原料经过了合理的烹调，故既有药效，又具有色、香、味、形的特点。下面着重阐述几种主要的常用烹调方法。

1. 汆

汆是旺火沸水下料，一滚即成的一种烹调方法。其原料必须是新鲜而不带或少带血污、腥味的动物性原料及鲜脆爽口的植物性原料。用汆法烹制的茶肴有质地细嫩或嫩脆、汤多而味鲜、茶香清新的特点。如毛尖汆双脆、龙井汆鲍鱼、雨花汆芙蓉鸡等。

2. 煮

煮是将食物、药物按要求加工后，放入锅中，加足水或汤汁，放好调料，先用武火煮沸，再改用中火或文火煮熟。凡体积小、质软的食物原料可用煮法。煮法制作的菜肴具有口味清鲜不腻、易于消化的特点。如五香茶叶蛋、大煮干丝等。

3. 炒

炒是将原料加工成片、丝、条、块或丁等形状后，用旺火、热锅、热油、快炒的烹制方法。炒菜动作要敏捷，断生即可，以保持原料的原有味道，符合营养要求。如碧螺炒银鱼、祁门鸡丁等。

4. 烧

烧是将经过煸、炒、煎、炸或煮等处理后的原料，加适量汤水和调味品，用旺火烧开，再用中火或文火烧透入味，旺火稠浓卤汁。烧的时间长短应视原料的质地老嫩、块形大小而定。不可烧至酥烂而失去了嫩的要求。其成品特点为卤汁少而稠粘，原料质地软嫩，口味鲜浓。如茶烧猪肉、茶香牛肉等。

5. 焖

焖是保持小火状态，加盖焖烧至熟的一种烹调方法。焖法是在旺火烧沸的基础上应用的。一般先经过炒、煎、炸、煮等方法加工成半成品后入锅，再根据烹制要求加入调料和适量汤汁，加盖用旺火烧沸后，改用小火，直至酥烂入味。如红茶焖牛肉等。

6. 煨

煨是将经过表层处理或焯水的原料放入陶制器皿内，加调味品和汤汁，用旺火烧开，小火长时间加热。煨与炖很相似，区别在于煨菜加热时间更长，一般在 2 ~ 3 小时以上。如香茶煨鲫鱼等。

7. 煎

人们一般将熬药叫作煎药。中草药加水煎取汁饮服是最为普遍的用法。茶疗药膳中的煎法与此概念有异。主要是指用文火将锅烧热，倒入少量油遍布锅底，烧热后放入要烹制的食品，煎成两面呈黄色的烹调方法。如茶香煎饼等。

8. 炸

炸是用旺火加热，以食油为传热介质的烹调方法。根据所用原料质地、菜肴特点，炸可分清炸、干炸、软炸、松炸、酥炸、卷包炸等。如敬亭绿雪、香炸云雾等。

9. 烤

烤法又叫烘烤，是将原料加工成条、块、片、粒、茸、泥、粉末，先用旺火烧热，加入原料后改用中火或小火烤熟的烹调方法。也有将食品原料放入烤箱或火炉中烤，而不用油烘烤的。如烧烤鸭肝茸、茶香鸡等。

10. 蒸

将加工后的药物、食物等装入容器内，置水中或蒸笼中，利用水蒸气加热至熟的烹调方法叫蒸法。其特点是温度高（可 >100℃），食物能保持形状完整，原汁原味。如清蒸茶鲫鱼、香片腊肉蒸鱼、茶叶粉蒸肉等。

11. 炖

炖是将药物和食物分别洗净，同时下锅，一次加足水，并放好配料，置旺火上烧沸，打去浮沫，再用文火炖至熟烂，加调料即可服食。原料一般在入锅前通过焯水、走油等处理，以除去部分血腥。另将所用药物用纱布包好，用清水浸透，放入锅中，同食物一起，加水共炖。注意要一次性投料（调味品、汤水），尽量准确，不可中间加添；炖时盖严锅盖，以保持汤汁鲜醇。炖菜的特点是汤汁澄清，质酥烂而清鲜。

还有一种隔水炖法，方法是将炖制的食物、药物放炖碗或炖钵内，密盖后放锅中，锅内放适量水，隔水炖之。炖制中要提防锅内水分蒸发，及时加水。由于采用本法烹制，密封程度高，故可做到原汁原味，保存药性，更有助于养生健身。

本品主要有乌龙茶炖牛肉、三七茶炖鸡、天麻茶炖鱼头、灵芝茶炖鸽、铁观音炖鸭等。

12. 溜

溜是将原料加工成片、丝、泥状，调入药汁，或卤汁，或芡汁，使主配料在汁中交融在一起，然后入油锅中油滑油炸，使之熟。另细分为：①炸溜：将加工成形的原料用调味品拌渍，再挂糊或拍粉，放入油锅里炸脆后，浇上或滚拌上卤汁。制品特点是外脆里嫩。②滑溜：是原料上浆滑油后再溜。其制品特点是滑嫩异常，鲜香入味。③软溜：即经过蒸或煮的原料，浇上较宽卤汁。成品特点是鲜嫩软柔、卤汁稍宽。其主要品种有：龙井虾仁、龙井白玉、碧螺白玉、玉莲碧螺里脊丝、君山鸡片等。

三、养生茶的药膳方剂

一般可分为茶疗制剂、茶馔药膳制剂两大类。

1. 茶疗制剂

（1）茶剂：由茶叶和药物混和，或经过一定的加工后，用沸水冲泡或煎煮后服用。

（2）丸剂：为小圆粒形的制剂，功效上有"丸者缓也"之意。

（3）散剂：为粉末状的制剂，既可以内服，也可以外用。传统中用茶疗散剂者较多，现代也一直沿用并有所改进（诸如制作程序上等）。

（4）锭剂：系指药物经打粉、粘合后制成固体条块状的制剂。

（5）膏剂：系将药物反复水煎，合并煎液，用文火慢慢熬煎浓缩，加入适量蜜或糖、饴糖之类收膏的制剂。

（6）袋泡茶。

（7）速溶茶。

（8）片剂。

（9）口服液。

（10）其他剂型：如将各种药物（一种或数种）水煎取汁，再将茶叶浸泡药汁收干（或将药汁喷洒在茶叶上，至吸尽为止，烘干）使用。这种剂型也可看作茶剂的特型。

2. 茶馔药膳制剂

制剂类型包括菜肴、粥饭、汤羹、点心小吃、糖膏、饮料（包括茶酒、果味茶等花色调味茶——有人称其为"鸡尾茶"）等。

四、养生茶的应用方法

茶疗药膳的应用方法非常丰富，大体上可分为内服、外用、体外应用三大类，其中又以内服为最重要。

1. 内服法

内服，系指茶叶及其固体、液体的各种制品经口服用的方法。内服茶疗药膳可以是单味茶品，亦可以茶加药或茶加药食；既可以吃，也可以饮。

2. 外用法

外用，指用于人体皮肤、黏膜的表面等。一般可分为以下数种：①点眼，②吹喉，③漱口，④嗅鼻（包括吹鼻、塞鼻等），⑤熏洗（包括浸浴、坐浴、洗浴等），⑥调敷，⑦擦敷（搽敷），⑧末撒，⑨其他（如塞耳、塞肛等）。

中国天柱养生茶文化

3. 体外应用法

体外应用，系指中医内病外治、养生防病的独特保健康复疗法，以及对人体无任何毒副作用，可达到强身健体、抗衰延年之功效。如各类养生茶枕，据云可以益寿养颜、醒脑益智、聪耳明目，又可用于治疗神经官能症、失眠、健忘、高血压等疾病。

五、养生茶的应用范围

药膳茶疗的应用范围和领域甚为广泛，可概括为养生、医疗、保健和生活等多个方面。

1. 医疗方面的应用

（1）以茶疗药膳为主治疗疾病：并非所有疾病或疾病全过程都可用茶疗药膳来治疗的，而是指某些疾病或疾病中的某个阶段可以以茶疗药膳为主加以治疗。这方面的实例古今文献多有记载，不胜枚举。

（2）以茶疗药膳作为辅助治疗：茶疗药膳作为食疗药膳的一支是综合疗法中一项重要的和不可缺少的内容，也是自然疗法之一。药膳茶疗既可祛病攻邪，又可滋养调补，是医疗食养结合的好形式。祖国医学向有攻邪居先、食养善后的珍贵经验。其可疗疾固然重要，但使患者获得机体所需要的营养也断不可缺少，这也是药膳茶疗功能兼备的独特之处。

2. 保健方面的应用

天柱养生茶适宜防病养生，增强体质，抗病延年。

3. 生活方面的应用

养生茶疗药膳可以提高丰富广大人民群众的生活质量。养生茶疗药膳是一种极具有东方特色、富有茶文化与饮食文化艺术内涵并能够积极调整人体身心的自然疗法体系，故可在饮宴、疗养、旅游、家居、休闲、接待宾客、娱乐交际中广泛应用，这对弘扬中国茶文化与饮食文化、丰富饮食保健内容、改进烹调技术、美化人民生活、净化社会风气以及促进经济繁荣增长等诸多方面都可产生良好而深远的影响。如现代茶宴、联谊茶会、茶艺文化、品茗宴等茶的活动，已深受社会各界广泛好评。

随着社会经济的发展、科学技术的进步以及人民生活水平的提高，对茶疗药膳的研究也将不断深入，新的茶疗药膳制品将会不断问世，以满足日益增长的社会需要。我们深信，养生茶疗药膳在今后将会有更广泛的应用领域和美好的发展远景。

中国天柱
养生茶文化

第六章
国内外茶药实验的研究

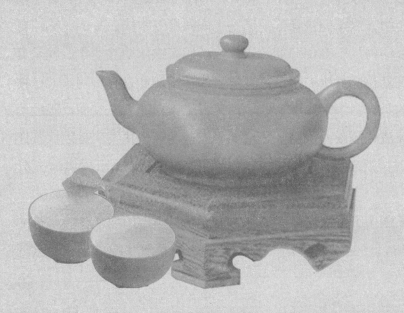

第一节　茶在国外的早期实验

1840年鸦片战争后，英帝国主义直接侵入我国茶区，压价抢购茶叶，国内外推销，饮茶风气普及各国民间，纷纷议论饮茶利害关系，于是引起医药界、科学界的重视，开展一场大争论。大多数人赞成饮茶卫生，也有少数人反对饮茶，就进行各方面的研究，论述饮茶与卫生的关系。到了近代则进一步实验研究结果验证我国历代所述的效能，一致认为饮茶有益无害。

G. W. Halpenny等首先用茶、咖啡碱、"单宁"各单独地分别泡饮实验，结果只有茶几乎没有给人体有任何有害的影响。

C. W. Mirls、M. E. Rehfus认为茶的作用，一般是多酚类化合物和咖啡碱的功效，而且多酚类化合物在肠胃中很易被误看作与药房中单宁酸的作用相似。

1911年伦敦《Lancet杂志》报道："茶中咖啡碱与多酚类化合物是一对三的结合；二者都不会在胃中存在充分数量而引起对人体伤害的作用。实践证明茶的作用能促进胃液分泌与胃的运动。"

Lancet实验所研究报告说："在茶汤中，含有蛋白质、脂肪、碳水化合物及其他混合物，饮茶促进胃排空速度比饮同量的水快，冷的比热的更有效。与胃的分泌物几乎有相同的效果。饮茶代替饮水明显变化，就是食后胃的排空速度既稳而且快。茶汤温度对胃的排空速度也有影响。""这种现象是茶对胃的肌肉组织的影响功能。加速胃里排出速度，又使小肠运动加强，胆汁、胰液和肠液分泌也随之增加。这些功能很快发生是因饮茶作用。因此，古时饭后饮茶助消化，减轻食后不适的传说，证明其有充分理由。"

Egyieston M. G.研究茶对于心脏、血管及肾脏功能的影响。茶的利尿效果，如与同量的水比较，茶多1.55倍，而且氯化物排出，是水的2.5倍。

1849 年德医 Becpuer 大规模研究饮茶作用，详细分析呼吸及粪、尿排泄物，并使食物消化正常，同样试验代谢作用。其结果肺中呼出的 CO_2 无大影响，而尿素排出的比例显著减少。可见饮茶能使小便中的氧化物显著减少，证明茶能节约蛋白质而利于排泄。研究报告说："茶中咖啡碱对于食物中含氮化合物（蛋白质之类）饮食，有缓和消化作用，既不浪费，而又有持久耐饥的功效。"

1926 年日本茶商协会的资料报道，三浦、冈部实验结果，在猴子的每日饲料中，加入 0.5g 日本绿茶，可迅速治疗坏血病。

1927 年《贸易杂志》报道美国 Rochester. J. R. Murlin 实验茶中维生素 C 效能，用烘青绿茶、炒青绿茶、青茶、红茶等茶汤为豚鼠食料，除炒青绿茶外，其他均死于坏血病。说明炒青绿茶含维生素 C 多，可治坏血病。

1925 年东京《物理化学公报》报道三浦政太郎实验结果：1g 绿茶冲泡在 65℃左右 10ml 水中，浸渍 5 分钟，维生素 C 浸出总量的三分之二，其余在同样方法第二次浸出，二次共 20ml，这样泡浸的茶汤有强烈的抗坏血病效能。如茶叶在 70 ~ 75℃蒸煮若干时候，则茶汤抗坏血病效能损失 74%。绿茶用沸水泡浸，则损失大部分的抗坏血病效能。损失效能依水温降低的速度和高温的持续时间而定，如温度急速降低，约可保存原来活力 33%，65℃温水冲泡的茶汤，在 24 小时后，才失去活力。这次实验找出了以往的实验不能在绿茶茶汤中发现维生素 C 的原因。

苏联资料报道，潘克拉戈娃医师临床实验，病人每日服用维生素 C500mg，随尿排出的维生素 C 逐日增加，到第 6 天尿中达到 260mg。如同时增加服用茶的多酚类复合物 150mg，到第 11 天也只有 160mg。饮茶有利于人体对维生素 C 的吸收利用。

Reslner Qutto Bethyllubary 实验报告，患十二指肠瘘者，服用茶、咖啡、可可后，测定其消化液分泌量及分泌时间，以服用茶者分泌量最少。这几种饮料中含有的燃烧产物（Poslpredukte）量的多少能影响分泌量。茶的燃烧产物，较咖啡、可可为多，所以饮茶消化液分泌量最少，茶能助消化。

Gantton Hows Ley 实验报道，患胃瘘者以蒸馏水 150ml，与同量的强咖啡和茶服用，则茶对于胃液分泌较蒸馏水、咖啡有特别促进作用。饮茶既能助消化，胃中消化液减少，可缓和肠胃和肌肉的紧张，镇静肠胃蠕动，同时有保护肠胃粘膜作用，也有利肠瘘、胃瘘的治疗。

日本大阪市立卫生试验所山口报道："茶中含有很大杀菌力，用治疗却泼司（日本地方病的译音）霍乱、赤痢诸症，甚见功效。却泼司细菌放在冷红茶浓汁中 20 分钟，绿茶汁 30 分钟，全告死亡。若在咖啡中则不见效。因茶中含有多量多酚类化合物（或称黄酮类复合物），咖啡则无。细菌中蛋白质遇茶中的儿茶多酚类化合物即抑制细菌的繁殖而停止其生活，此与石炭酸而制成普通消毒剂完全不同，而茶叶自成一种独特新异的杀菌法。至于红茶中所含多酚类化合物较绿茶中所含约多 2 倍，所以红茶的功效较大。

日本另有资料报道，茶叶对于大肠杆菌、链球菌和肺炎菌的发育有抑制作用。因此，茶叶对痢疾、慢性肝炎等病均有一定疗效。

苏联流行病和保健研究所的临床实验证明，茶叶对痢疾有疗效。莫斯科医院已正式把茶叶作为痢疾治疗药物之一。

印度资料报道，罗孟临床实验结果，霍乱菌在 7% ~ 8% 浓度茶汤中经过 5 至 6 小时后，就失其活动能力。伤寒菌和副伤寒菌在浓度为 1% ~ 4% 的印度红茶汤中，80 天可以被杀灭，如在中国绿茶汤中 20 天就可消灭。霍乱和赤痢的细菌比却泼司细菌活力较弱，放在显微镜下，注茶汁一滴不到 7 分钟，即失其活动力。印度在昔以茶治疗伤风诸病，甚为灵效。与实验结果符合。所以普通以茶作饮料，不但可以预防传染，及治疗上述诸病也有功效。

苏联资料报道，对 80 个高血压病病人进行临床实验结果，有 30 个病人用茶叶治疗后，在 50 天内，动脉血压恢复正常，血液中胆固醇含量下降。绿茶的效应优于红茶。黄酮醇具有维生素 P 的效用，有增强心肌和血管壁弹性的药效。维生素 P 是一种混合物，大部分是桔皮苷，此外，还有圣草苷和芸香苷，它的功能表现在能保持细胞和毛细血管壁正常的渗透性，加强血管抵抗蛋白质渗透作用。

茶还可防治血液中、肝脏中烯醇（$C_{26}H_{43}OHH_2O$）及中和脂肪的累积，有预防动脉硬化的作用。茶中黄酮类，如黄烷醇、黄酮醇等化合物能在很大程度上增加动物体微血管壁的抵抗力和弹性。并加强维生素C的同化作用。白鼠试验结果如表6-1。

表 6-1　茶叶黄酮类加强维生素 C 同化作用和微血管弹性检测结果

饲料	微血管强固性（溢血%）	抗坏血酸含量（mg%）				
		肝	脾	肾	肾上腺	肌肉
1. 基本饲料（对照）	82.5	10.6	21.8	8.4	14.6	2.4
2. 同1. 加 10mg 抗坏血酸	82.5	13.9	13.9	12.9	46.1	3.1
3. 同2. 加 1mg 茶叶黄酮类	6.7	21.0	21.0	120.6	73.1	8.0

据日本医学士小川吾七郎、医学博士蓑和田益等实验，在治疗患有糖尿病的肺结核病人，偶然发觉茶叶对糖尿病有显著疗效。京都帝国大学医院、府立医院，对10名糖尿病人进行临床实验，结果发觉淡茶（日本蒸青碾茶）对慢性糖尿病（Diabetes mellitus）具有显著疗效。疗法：淡茶磨成碎末，1.5g 冲泡 40ml 开水，加以搅拌，茶汤连渣同饮食，一日饮食数次。

在昔奥谷曾用雄家兔进行实验，结果茶叶能引起轻度低血糖，并能减轻蔗糖食物升高血糖程度。

印度资料报道，饮一杯冰水，除凉快外，还能从毛孔中发散十五倍的热量。饮一杯热茶，能从皮肤蒸发 50 倍于饮茶所得的热量。

慕尼黑大学心理系 R. Pavuli 与德国食品化学研究所共同研究，发现更多的证据，说明茶可促进心智智效。0.5ml 酒内含 15mg 酒精，可加速心脏活动 20 分钟，随后即显著衰疲，其时间持续 40 分钟。1 杯茶可使心脏能力增强 10%，持续 45 分钟，此后乃恢复常态，且无酒精所引起的不良影响。

法国人类食物研究所报告，一杯茶能增加工作效率，且持续时间很久，绝不像酒精激起兴奋于一时，而副作用不愉快时间加倍。

1928年《贸易杂志》报道康乃尔大学医学院A. L. Hollad临床实验结果，茶在胃中产生酸性的影响，给胃病者面包和开水，食后一小时，抽出胃中的食物，分析其酸性，求得病人的平均酸度，后以淡茶代替开水，经长久重复实验，结论则为在这样条件下，饮茶适度，并不使胃中的酸性有显著的增加，不引起消化及其他器官的反常活动。

日本奥谷、长井等人发现茶中有碱性物质，对因偏食蛋白质和脂肪而引起的酸性中毒有解毒作用。

日本小东重郎对饮茶中和蛋白质及脂肪偏食的功效研究也证明有特效。

1960年日本医学界接到广岛和长崎被原子弹伤害的病人来信说，饮茶后感觉较舒服。就用白鼠进行辐射实验，一组喂儿茶多酚类浓缩物，一组不喂。结果前一组大部存活，后一组全部死亡。实验还证明茶中所含黄酮类物质能吸收放射性物质锶^{90}，甚至锶^{90}已经深入动物的骨髓也能把它吸出来。把白鼠分甲乙两组，用少量锶^{90}掺入饲料中，甲组饮服2%的黄酮类复合物溶液，乙组不服用。过了48小时检查，发现甲组没有锶^{90}的痕迹，乙组骨髓中发现15%的锶^{90}。重复实验，多次都得出一致结果。

日本京都大学两个研究员报道，在广岛被原子弹炸伤者，凡有长期饮茶习惯的，存活率高。

苏联乌克兰科学院实验，认为黄酮类复合物浓缩，可以中和锶^{90}等放射性物质的伤害。

日本资料报道，发现茶中含有糖脂（脂多糖）。用白鼠实验，每只皮下先注射0.2～0.4mg的糖脂（脂多糖），然后照射700伦琴射线。结果30天死亡率仅为26%，而未注射脂多糖的，死亡率为62%，而且发现脂多糖对造血机能有明显的保护作用。从不少实验证明，脂多糖有较好疗效，毒性和副作用比细菌脂多糖小很多。

日本静冈药科大学药物学教研室林荣一教授曾进行茶叶医药方面一系列的研究。

研究一，对于幼鼠喂茶浸出液的体重实验，只喂小麦的干饲料，体重

中国天柱养生茶文化

增加较多。干饲料加 3g 茶叶冲泡 200ml 的茶汤与水比较，体重增加量稍微减少些。干饲料加 6g 茶叶冲泡 200ml 的茶汤，体重增加率更趋下降。干饲料加 200ml 开水冲泡 1g 茶汤与水相比较，两者不相上下。研究二，用血球凝集反应，研究茶汤收敛性。用 0.1% 浓度药房单纯单宁和含有同样浓度多酚类化合物的茶浸出液实验血球凝集反应，茶汤收敛性很弱。从这个实验可肯定茶中无单宁（鞣酸）。研究三，研究茶中咖啡碱的刺激作用。用 3g 茶叶浸入 200ml 水中加热 3 分钟进行实验，对照组是与茶浸出液大致相等的 0.1% 咖啡碱溶液。结果茶浸出液喂鼠后 40 分钟，兴奋状态持续 40 分钟左右。对照组 20 分钟后兴奋性显著，一直继续到 180 分钟左右。茶浸出液与咖啡碱的刺激作用，大体上相似，但兴奋状态的出现时间先后和持续时间长短，茶浸出液显示相当轻微和短暂。茶浸出液虽与单纯咖啡碱相近含量，但茶中含有其他物质混合，不免要起干扰作用。因此比单纯咖啡碱的作用减弱。茶液浸出时间不同，其他物质浸出也不同，干扰情况也就不同。总之，茶汤有刺激作用，是可以证实的。研究四，用煎茶（蒸清绿茶）、末茶（蒸青碾茶）和红茶的各种浸出液 2ml 喂白鼠，研究锶[90]对白鼠的危害。实验结果，服用煎茶、末茶的白鼠尸体所残留的锶[90]为对照组的二分之一。红茶反而比对照组有促进吸收作用。末茶服 1ml，锶[90]残留量亦较少。可以说煎茶或末茶是有阻止肠管吸收锶[90]的效果，红茶则反有促进吸收的效果。

　　以上所引资料，与我国古代传说及历代医籍所记述的茶叶可以治疗疾病有相同之处，而茶中无"单宁酸"饮茶不伤胃，由此得到证实。但有些资料是错误的，要加以研究，不能无选择引用。

第二节　茶在国内的实验研究

　　历代医书普遍记载，一则茶能消化脂肪，多肉食而缺乏蔬菜的地区均重视饮茶助消化；二则茶对痢疾有一定的疗效。我国学者试验研究就从二者开始，逐步深入研究，揭露茶能治多种疾病，成绩很大。

陈朝玉用实验证明饮茶与脂肪消化的作用。白鼠分甲乙两组，每组10只，两组基本饲料相同，食量也相同。唯甲组每日餐后饮茶10ml，乙组不饮茶，结果甲组白鼠排泄粪便中所含脂肪比乙组少三分之二。证明茶促进脂肪消化的功能极为显著。

1958年福建医学院包幼迪临床实验报告，肯定茶汤可以医治杆菌性痢疾。

浙江医科大学楼福庆等实验报告，以龙井茶汤喂家兔，血清胆固醇的浓度和数量以及磷脂的比值都比对照组低。通过解剖学观察，主动脉粥样硬化病变程度也明显比对照组轻，有显著差异（P<0.25）。该校附属二院，冠心病研究室内科血液学实验室的研究表明，茶叶有抗凝血和促进纤维蛋白溶解的作用，对冠心病人有着良好的影响。

福建医科大学报道，该校冠心病防治小组，1974年在茶区进行冠心病普查结果，表明饮茶者冠心病的患病率明显少于不饮茶或偶然饮茶者。如表6-2。

表6-2　饮茶与高血压和冠心病调查结果

饮茶与高血压				饮茶与冠心病		
有无饮茶	常饮茶	偶然饮茶	无饮茶	是否饮茶	无或偶饮茶	经常饮茶
调查例数	331	444	189	普查例数	353	187
高血压例数	23	25	19	冠心病例数	20	2
患病率 %	6.95	5.7	10.53	患病率 %	7.76	1.07

从表可以看出，常饮茶331人，只有23人有高血压症，发病率为6.95%，而无饮茶者189人中就有19人有高血压症，发病率达10.53%。两者比较调查人数，常饮茶者多142人，只增加4人高血压，但是发病率降低3.58%（10.53 ~ 6.95）。该校同年在茶区调查30岁以上的农民5428人，高血压病的患病率是不饮茶者比饮茶者高。

浙江诸暨卫生局在《医药卫生》1975年第1期发表该县慢性气管炎防治组，以茶树根为主，制成茶姜蜜浆，治疗慢性气管炎有较好的疗效。

临床应用总效率可达 88.1%。

上海第 21 制药厂以老树茶根制成的 "冠心一号片" 在很多医院临床试用,都认为治疗冠心病有显著的效应。

天津茶叶加工厂用茶叶粉末制成的 "茶叶治痢片",取得良好的疗效,为群众所欢迎,这与古时以茶治疗痢疾是相呼应的。

天津茶叶加工厂、天津医药工业研究所和杭州中国茶叶科学研究所合作,抽提浓缩粉茶即俗名速溶茶 "7369" 号药品,经天津、北京、上海等 14 所医院,临床实验 202 例结果表明,服用该药品,对肿瘤病人的白细胞上升效率很高,对治疗放射病的医生白细胞降低原因不明者的白细胞上升作用,有效率也在 70% 以上。因此,这种药物可作为保护血象白细胞上升的药品之一,也是无毒安全而有一定效果的抗辐射药物,使白细胞上升,是肿瘤放射治疗的辐射药和从事放射工作人员的防护药。

中国茶叶科学研究所分析 10 批浓缩粉茶,分析结果见表 6-3。

表 6-3   6 种浓缩粉茶(速溶茶)主要成分分析比较

成分 茶别	脂多糖 (%)	氨基酸 (mg%)	维生素 C (mg%)	咖啡碱 (%)	黄酮类		
					总量 (%)	黄烷醇 (mg%)	其他 (mg%)
一号粉茶	4.75	400	110	7.38	40.16	112.50	26.99
二号粉茶	3.94	360	110	8.98	41.71	118.75	27.20
三号粉茶	3.43	590	99	6.22	37.64	127.00	34.67
二级尖茶粉	5.13	580	672	6.77	39.48	174.20	27.20
可溶茶片	3.16	278.8	560	4.00	29.93	142.05	21.85
一批粉茶	2.34	273.5	400	3.38	27.35	161.73	26.81
三批粉茶	2.82	348	408	3.81	30.99	181.27	25.60
十批粉茶	4.00	274.1	528	3.08	25.45	138.13	23.01

茶叶主要成分受外界条件和内在品质影响,如土壤、气候、栽培管理、品种、采制季节和方法等等不同,而有很大差异。这数批粉茶的主要成分含量之多和相差之大,超出任何六大茶类。二级尖茶粉的维生素 C 和氨基酸的含量最高,比其他粉茶高四五倍;可溶茶片的维生素 C 含量

之高，也出人意料之外。这些问题都值得研究。粉茶主要成分差异之大，当然与"提制品"的种类多少以及萃提方法的不同有密切关系。此外，有特效的成药，除了研究萃提方法，还要考虑"提制品"的经济价值。如从成茶萃提，不仅多费一道制工，而且鲜叶已经过一次加工，其主要成分起了变化；如从修剪枝叶或销不掉的茶灰和茶末中萃提，其大量的渣粕又可作为有机肥施回茶园，一举数得，最为上策。

速溶茶是商品名称，它与茶叶的外形内质完全不同，已离开茶的范围了。称萃提浓缩粉茶，既表明外形内质（浓缩），又表明是茶的新产品，比较恰当。浓缩粉茶用为成药，要研究其主要成分含量的范围，适用病症效能，确立规格，以便记入药典。

20世纪七八十年代之间，国内医学界对茶叶药效的临床试验，都得到一定的效验，先后在国内茶叶杂志报道如下。

（一）《茶业通报》期刊报道

1. 南京海军军医学校

陈惠中的《茶叶制剂升白疗效观察》。临床观察放射性内外接触者、苯制剂接触者、服药（或服药后过敏）者、肝病（或肝脾肿大）者、其他（或原因不明）者白细胞减少患者共80例。升白片的组方如表6-4，结果分析如下。

表6-4　升白片的组方与用量

药片名	组方用药	用药重量组成比例	日用量	
			每日3次每次片数	总量（克）
"7369"	二级条茶沸水浸泡冷冻干燥提取物		5～7	3～5
复升一	五级条茶（粗提取物同上）、丹参、黄精	3：5：5	5～7	8～10
复升二	五级条茶（粗提取物同上）、丹参、黄精、小乳鼠粉	3：5：5：3	10	10

注：一、茶样是安徽歙县条茶；二、按组方用药行先后排定的比例。

（1）"7369"片对与放射性职业内外照射有关的白细胞减少症的近期

升白疗效有效率为 80% 左右，且停药后近期巩固疗效的比例也较高。茶中儿茶多酚类化合物和脂多糖具有防辐射损伤、改善造血功能和保护血象的作用。估计"7369"片的升白作用主要是这两种成分及该片其他有用成分对机体综合作用的结果。

（2）复升一片对肝病（包括脾肿大）的白细胞减少症近期疗效较好；伴有肝脾区疼痛等症状的明显改善，部分疑脾亢者血小板也有回升，牙齿、皮肤出血明显减轻。国内在用丹黄散加味治疗慢性肝炎、早期肝硬化的报道中指出，服用丹黄散加味后，使肝软化病症改善，血象有所回升。复升一片对苯接触所致白细胞减少症者也有较好的疗效，苯类制剂所引起白细胞减少也同肝脏损害密切相关，对肝病有疗效，对苯制剂所引起病症也一定有效。

2. 福建泉州市人民医院

蔡鸿恩临床实验茶叶药效，在《茶业通报》报道的有下述 3 例。

（1）《中西医结合茶叶治疗糖尿病疗效观察》一文中，应用清源山 70 年以上的老树茶，取名为"宋茶"治疗糖尿病。疗法：一、轻度病例，采用单纯饮茶法，有明显疗效；二、严重病例单纯饮茶无效，采用西药 D，860 或降糖灵作为诱导法治疗。观察 10 例，显效者 4 例，好转者 3 例，有效率达 70%，无效者 3 例。

通过 2 年多继续观察，改进了治疗方法，严重病例，疗效有了进一步提高。轻病增加茶量，有一定的疗效。重病则酽茶每次加蚕茧 100 个，青竹心 100 支，再用 D，860 及降血糖灵 25mg×6。既往认为无效的病例中，经改进治疗方法，转为有效。严重病例疗效提高到 80%。

（2）《茶叶在医疗上的进展》文中指出：茶叶可以治疗肥胖病，肥胖病使人体脂肪积聚过多，容易疲劳，呼吸短促，不能耐受较重的体力劳动，有头晕、头痛、心悸、腹胀等现象，且易并发冠心病、高血压症、动脉硬化及糖尿病等。国内外治疗肥胖病，是通过抑制食欲，使用减轻体重的药物。如"右旋苯丙胺"标准食欲抑制剂，对下丘脑饱觉中枢的影响，由于全身性兴奋作用，使肥胖病人容易受饮食限制。右旋苯丙胺国内不易买又有副作用。

泉州市果品食杂公司茶叶加工厂，用茶叶结合十多味中药，制成保健美减肥茶，作为治疗肥胖病制剂。经过一年多的疗效观察，疗效达到70%以上。病例选择：血脂在380mg%以上（胆固醇换算法），甘油三酯在160mg以上，胆固醇在240mg%以上为治疗对象；治疗方法：每日饮减肥茶为12～24g，15天为1疗程，治疗后对血脂及体重进行比较。在治疗30例中，治疗后第一疗程、第二疗程，血液、血压及体重的检查对比，都有不同程度的下降。血脂及体重显著下降有8例，总有效率达27%，无效者9例，占30%。药量增加，疗效有了提高，有效率提高到70%。保持正常服药，巩固疗效，否则，血脂及体重有回升现象，减肥茶除对血脂及体重有下降作用外，对血压也有不同程度的下降作用。

（3）《红茶菌在医疗上的展望》中报道：红茶菌液是红茶与微生物的一种配方，在红茶汤内培养酵母、醋酸菌治病，国外亦曾用为药物。1982年在国内亦盛传，家家培养红茶菌，不论其疗效如何，亦可称为茶药之一。

文中记述了相关临床研究以及红茶菌在医疗上的应用。①治疗高血压病：某人1967年发现高血压病，服各种降压药品，血压反复在280/150mmHg之间，1977—1980年处于垂危不治之境，于1980年1月4日，由上海友人介绍饮服日本运来的红茶菌液，连服3个月，症状自觉有显著好转，头不晕，夜可睡眠，收缩压降下至180mmHg，舒张压降至100mmHg。②治疗浮肿：患者女性，年50岁，双脚浮肿数年，未能治好，小便检查蛋白质（+++）。1980年1月1日开始服上海转来日本红茶菌液，一年多来连服不断，尿量增多，小便检查蛋白阴性，双腿浮肿完全消退，恢复健康。③控制直肠癌转移：患者1980年直肠癌手术时，病情十分严重，医生认为可能转移，后来服红茶菌液，连服三年多，未见有病灶转移，丝毫无自觉病状，健康状况良好。④治疗前列腺肥大：患者71岁。前列腺肥大数年，经常小便难通，有时小便时间要5～10分钟，痛苦万分。准备要外科手术，后经介绍大量饮服红茶菌液，每日5次，每次200ml，1个月后有明显好转，继续饮服3个月，前列腺肥大消失，小便通顺，尿量很多，患者便秘拉血也好了。

中国天柱养生茶文化

3. 重庆市妇幼保健院

院长郎育三在《用红茶糖水简易治疗肝炎法》一文中介绍：儿童每晨用红茶一钱，葡萄糖粉六钱，白糖二两，用沸水冲浸至成血色，加水至500ml，冷热适口时饮用，限于上午服完，连服7天为1疗程，一般是服2个疗程。成人服量照以上加倍，按饮茶方法饮用。

每次服用后，即开始大量排尿，尿色转清亮，精神愉快，食量增加，夜晚睡眠不受影响，同时配合"三高一低"食谱（高蛋白、高糖、高维生素、低脂肪），及鼓励吃大量水果，多数病例在2周后肝功能恢复，症状消失，平均儿童3周出院，成人可1个月出院。对迁延型或慢性肝炎，也可按情况，分期、多次采取这一疗法。此疗法的优点是：方法简单，费用较低，服用方便；可免除注射之苦，在医院或家里都可采用，无任何副作用，又是把生活上的饮料作为治疗上的应用，可以扭转广大患者对依赖药物治疗的不妥当观念。

（二）《云南茶叶》期刊报道

昆明医学院附属一院内科心血管组，用云南沱茶与安妥明对比治疗高脂血症，临床实验疗效结果如下。

1. 降血清胆固醇的疗效

病例分组，沱茶组28人，安妥明组15人。平均下降，沱茶17.08%，安妥明17.74%，$P>0.05$。总有效率，沱茶92.86%，安妥明100%。有效下降，沱茶64.29%，安妥明66.67%，$P>0.05$。下降至正常的，沱茶50%，安妥明53.33%，$P>0.05$。

2. 降甘油三脂的疗效

病例，沱茶组51人，安妥明组28人。平均下降，沱茶22.25%，安妥明42.33%，$P<0.01$。总有效率，沱茶86.27%，安妥明89.29%。有效下降，沱茶64.71%，安妥明75%，$P>0.05$。下降至正常，沱茶33.33%，安妥明53.57%，$P>0.05$。

3. 对高脂血症患者 HDL-C 的影响比较

根据实验室的正常值标准，HDL-C 的最低限为45mg/dl，观察沱茶组（病例21人）与安妥明组（病例13人）对低于45mg/dl的患者影响。

治疗前平均值±S. Dmg/dl，沱茶35.81±9.34，安妥明37.31±5.17，两者P<0.01。治疗后平均值±S. Dmg/dl，沱茶46.05±9.57，安妥明51.31±6.45。平均升高值±S. Dmg/dl，沱茶10.24±8.34，安妥明14.00±8.84，P>0.05。

从以上疗效观察表明，云南沱茶有较好的降脂作用，与降脂药物安妥明比较，对降血清胆固醇的作用，二者相似，降甘油三酯作用沱茶不如安妥明，平均下降值和平均下降百分数有显著差异，而对高密度脂蛋白脂胆固醇可使低水平者上升，二者无显著差异。

（三）《湖南茶叶》期刊报道

湖南长沙茶厂于1980年精选活血化瘀、滋阴补肾、健脾利水等作用的地道药材与速溶绿茶配合研制成功的速溶减肥茶，于1981年经湖南医学院第一附属医院内科消化组赵善灿、凌奇荷等医师临床试验50例结果如下。

1. 减肥效果

体重均有不同程度的下降，下降幅度为0.25～7.5kg不等，平均下降3.34kg。无一例体重增加，经统计学处理（P<0.001）有显著差别，有效率为100%。其中47例体重减轻超过1kg以上，减肥率高达94%。轻度肥胖者15例，有13例降至理想体重，占86.7%；中度肥胖有半数达到理想体重或轻度肥胖，重度肥胖13例有53.5%降为中度肥胖。

2. 降压疗效

有14例合并高血压，饮用后血压均有显著下降，收缩压平均下降24mmHg，舒张压平均下降24mmHg（t值分别为6.791、7.5，P值均为<0.001）。按照1974年全国冠心病、高血压病普查预防座谈会修订的高血压疗效评定标准判断，显效13例（93%），基本无效1例（7%），其余36例血压无明显改变。

3. 降血脂疗效

饮用后对血脂高于正常的19例复查，甘油三酯与胆固醇均有不同程度的下降，甘油三酯平均下降177.66mg，下降最大幅度为584mg。饮用前后比较，经数据处理（t=19.355，P<0.001）有显著差别；总胆固醇下

降幅度为 44% ~ 90%，有效率为 100%。

（四）《福建茶叶》期刊报道

1. 安溪铁观音的临床试验研究

1984 年第 3 期，发表了福建省中医药研究所阮景绰、汪培清、冯亚、吴作于和福建省金鸡山疗养院陈文肖、林赛金等，对青茶安溪铁观音的药理一系列的临床试验研究，以及所得出的铁观音对心血管疾病，血液流变学影响的临床观察结果。

（1）铁观音能降低血液黏度：全血黏度、血浆黏度和全血还原黏度都能反应血液流动性和黏滞性。心脑血管疾病的发生，与血液流变学、动脉粥样硬化和血栓形成有关。血清黏度增加，流动性必然下降，血管内血流速度减慢，促进血栓形成。铁观音饮服 2 ~ 3 周后，全血黏度从 4.77 降至 4.31（P<0.01），血浆黏度从 1.66 降至 1.58（P<0.01），全血还原黏度从 8.58 降至 7.97（P<0.001）。3 项血液黏度全面下降，表明铁观音降低血液黏滞性，降低血液高凝状态，增加血液流动性，改善微循环以防止血栓形成，是其防病治病的重要机理之一。

（2）铁观音具有防止红细胞聚集作用：红细胞在血液中呈分散状态。红细胞膜表面带负电荷。若膜电荷减少使血球相互排斥力减少，红细胞发生聚集。红细胞电泳时间愈短，表明红细胞带负电荷多，反之，红细胞电泳时间愈长，表明红细胞带电荷少，易发生聚集。红细胞聚集与分散对血液黏度影响张大，一旦聚集，红细胞彼此以凹面相贴，重叠在一起，导致血液黏度增高，微循环阻塞等变化。32 例心脑血管病人经饮服铁观音后，红细胞电泳时间明显缩短（P<0.001），表明铁观音具有明显增加红细胞电荷以降低红细胞聚集作用，使已聚集的红细胞分散，有利于降低血液黏度，防止血栓形成。

（3）铁观音对红细胞压积的影响：红细胞压积超过 10% 时，血液黏度随着压积增大而增高，造成红细胞在血液中成波浪形流动，涉及到血液中其他与血管壁之间碰撞与摩擦，故压积增高是导致全血黏度增高的最重要影响因素之一。饮服铁观音后，病人红细胞压积的均值从 44.03 降至 41.59（P<0.001），表明铁观音具有非常显著降低红细胞压积的作用。

铁观音对毛细血管的影响，脑出血多数与毛细血管抗力降低、动脉硬化及高血压有关，检测的 25 例心脑血管病患者的毛细血管脆性，多数病例在饮服铁观音后，其毛细血管脆性均有不同程度的改善；毛细血管脆性降低，抗力增加者共 20 例，占 80%；毛细血管脆性不变者共 3 例，占 12%；毛细血管脆性增高，抗力下降者仅 2 例，占 8%。铁观音似有降低毛细血管脆性，增强抗力的作用，从而减低出血的倾向，这对脑溢血等疾病的防治有一定作用。

2. 乌龙青茶药效的实验研究

福建省中医药研究所郑兴中、王碧英、许秀敏、陈红玉等实验研究家兔饮乌龙青茶的药效。

（1）对快速形成高血脂的影响：青茶能使外源性快速形成高脂血症的总胆固醇、甘油三酯有降低的趋势，加快高脂血症的降解作用，并可能使高密度脂蛋白胆固醇含量提高。高脂血症与冠心病的发病率有关，并认为是主要危险因素之一。高密度脂蛋白胆固醇，可作为一种载体，能将动脉壁的胆固醇运至肝脏，进行分解或转化成胆酸推入肠道，当血清高密度脂蛋白胆固醇浓度降低，可引起动脉壁胆固醇的消除障碍，促进动脉粥样硬化的产生与发展，高密度脂蛋白胆固醇、总胆固醇比值的增高，意味着对动脉壁有保护作用或者反映动脉粥样硬化消退的趋势。Miller（1975 年）研究证明高密度脂蛋白胆固醇含量愈高，冠心病发病率愈低。以上均说明血脂与冠心病的发生和发展有密切关系。

（2）对毛细血管通透性的影响：饮服青茶对抗组织胺引起毛细血管的通透性增加，保持毛细血管的稳定性，对冠心病的防治有积极意义。

（3）对抗烟碱的作用：烟碱与茶液的混合后上清液喂小鼠，明显降低小鼠死亡率，具有抗烟碱作用。这是由于茶中有酸性物质与烟碱形成沉淀。

（4）毛果芸香碱引起流涎的影响：在消化系统，有对抗毛果芸香碱引起流涎和使肠道的推进运动减慢，这些作用有抗胆碱样作用，减弱了肠蠕动。

（5）对小肠推进运动的影响：饮茶能使肠道推进运动减慢。推进百分

中国天柱养生茶文化

率饮水为 46.2±1，饮茶为 39.9±2（P<0.05）。

3. 铁观音青茶中 VP 活性观察

福建省中医药研究所吴瑞荣、林一萍、祁建生等对铁观音青茶的维生素 P 活性观察，结果，缺 VP 动物饮服 3% 铁观音 2 天，每天约含60mg，能显著增强肺毛细血管韧性，减少低气压下肺出血量，降低了 PH 值。证明铁观音在密闭容器中室温贮存一年，仍含有相当量 VP 活性物质，故坚持饮青茶对预防脑出血等疾病有一定功效。

4. 铁观音对人体血尿 VC 的影响

福建省中医药研究所吴瑞荣、廖承济和金鸡山疗养院姜剑心研究铁观音对人体血、尿中维生素 C 含量的影响。铁观音在人体负荷维生素 C 时，保持全血总维生素 C 浓度不降，同时减少尿总量维生素 C 排出量，当停止饮茶后，尿中维生素 C 排量很快增加。这个机能是儿茶多酚类的作用，儿茶多酚类的化合物有多种，这个机能是何种化合物起主要作用，有待进一步研究。

第三节　茶的化学成分摘要

一、茶的常量化学成分

茶树原产在中国云南原始森林中，由于天然和人工的传播，茶树栽培遍及温带、亚热带和热带各地，变种也很多。有灌木、半乔木和乔木，树型差异很大。陆羽《茶经》说："茶者，南方之嘉木也。一尺、二尺乃至数十尺，其巴山、峡川，有两人合抱者，代而掇之（砍倒采茶）。"由此可知，小的灌木只有一尺、二尺，大的乔木两人合抱；树腰周长可达十尺左右，树高可达几十尺，差异很大。品种不同，化学成分也不同。

由于自然条件和栽培管理不同，天然杂交的变种更多，化学成分变化也大。茶的鲜叶是由很多化学成分组成的极其复杂的有机体。已知的成分，水分约占 75%，干物质占 25%。

干物质中，有机化合物 93% ~ 96%，无机物 4% ~ 7%。有机化合物中，含氮化合物为：蛋白质 17%，氨基酸 7%，生物碱 3% ~ 5%；其他有机化合物为：有机酸 3%，黄酮类 20% ~ 35%，糖类 35% ~ 50%，脂肪类 8%，微量成分（芳香物质等）0.003% ~ 0.02%，色素 1%，维生素 0.24% ~ 1%。此外还有 3，4- 苯并芘等，以上各成分依茶类不同含量差异很大。

无机化合物有磷、钾、钙、铁、铜、镁、钠、锰、锌、镍、铬、氟等十多种元素组成无机盐类。在这些灰分中有 50% ~ 60% 为水，其余为非水溶性。

（一）制茶工业发展史略

公元前二千多年，神农时期劳动人民发现野生茶树可以解毒后，茶叶一直被视为珍品。到周朝开始设官掌茶；齐相晏罂以茶作菜，至今也已有三千多年。在这三千年间，制茶技术不断地革新和演变，产生了各种各样丰富多彩的茶叶。

从野生鲜叶到蒸青团茶，这段时间很长。其间经过很复杂的变革，开始生煮羹饮，继而晒干或风干收藏。到了三国时期（公元 220—265 年）才制成茶饼烘干，饮用时碾碎冲泡。到了唐朝，茶叶已成为普遍的饮料，发明蒸青制法。日本现制的蒸青煎茶是那时从我国传去的。

从蒸青团茶到炒青散茶，这个阶段，自宋至元约经三百多年。先是由蒸青团茶发展为蒸青散茶，后由蒸青散茶改进为炒青散茶。蒸青散茶是蒸后不揉，直接烘干。日本现制的蒸青碾茶（或称浓茶）就是唐宋时期从我国学去的。日本蒸青散茶是碾碎冲泡，与我国宋朝的蒸青散茶全叶冲泡不同。到 12 世纪末，又发明了炒青绿茶。烘干改为炒干，不但发挥了茶叶原有的高贵香味，克服了蒸青制法的困难，而且可以节省很多制工，这是制茶技术很大的革新。

（二）六大茶类的制法与品质

六大茶类的制法与品质特点和常量化学成分变化差异。从炒青绿茶到各色茶类这个阶段，自明至清，虽然也是三百多年，但发展很快；有各种绿茶、黄茶、黑茶、白茶、青茶和红茶等六大茶类，花色齐全，品质优异。

绿茶类：自12世纪末，发明炒青绿茶后，各种类型的绿茶相继出现。绿茶共同的品质特点，是绿色清汤。要求黄酮类化合物不氧化或少氧化。就采取高温杀青破坏酶的活化，制止酶促作用，不起催化黄酮类化合物的氧化作用。品质特点是形状不同，依其形状的类型分为圆条形、圆球形、扁条形、片形、尖形、针形和不定形七类。

绿茶制法，一般是经过杀青、揉捻、干燥3个工序。杀青工序是这个茶类制法的特点。根据通用的不同杀青方法，分为炒热杀青和蒸热杀青两类。炒青和蒸青因所采取技术措施不同，化学变化也不同。表6-1是炒青绿茶"在制"中主要化学成分的变化。

表6-1　炒青绿茶"在制"中主要的化学成分变化　（对干物质％）

成分 ＼ 叶质	鲜叶	杀青叶		揉捻叶	烘坯	炒坯	烘青	炒青
		220℃	260℃					
可氧化物总量	17.28	18.25	19.22	19.62	19.64	17.56	18.85	19.00
还原性糖	1.353	1.465	4.464	1.196	1.113	1.295	0.785	1.093
非还原性糖	0.875	1.025	0.832	1.056	1.604	1.242	1.680	2.267
可溶性糖总量	2.228	2.490	2.296	2.252	2.717	2.541	2.465	3.360
可溶性果胶	1.764	2.068	2.674	2.175	2.343	2.548	2.195	2.297
全氮量	4.675	4.395	4.510	4.235	4.095	4.250	4.500	4.535
游离氨基酸	0.4079	0.5135	0.495	0.7286	0.6536	0.5760	0.6391	0.6621
咖啡碱	3.029	3.075	3.044	2.421	2.445	2.808	2.690	2.650

黄茶类：黄茶近似绿茶，是在绿茶之后创制的，大约在16世纪初期。品质特点是黄色黄汤。要求绿色消失，黄色显出。适当地破坏酶促作用，限制黄酮类化合物氧化。但不像绿茶破坏酶促作用要彻底。制法基本上和绿茶相类似，但要经过闷堆或久摊工序，促进变黄。根据茶坯闷黄干湿不同，分为湿坯闷黄和干坯闷黄二类。湿坯闷黄又分为揉前和揉后两种；干坯闷黄又分为毛火后堆积闷黄和足火纸包闷黄。采取技术措施不同，化学变化也不同。表6-2是毛火后堆积闷黄的黄大茶的实例。

黑茶类：四川由绿毛茶经过做色变成黑茶成品，远在公元1074年前后就有。湖南先炒制为黑毛茶，然后加工为黑茶成品，是在16世纪以后创制的。黑茶品质特点是叶色油黑或深褐绿色，汤色褐黄或褐红。要求部分黄酮类化合物迟缓氧化。但黄酮类化合物的氧化主要不是靠酶促作用。依茶类不同，催化作用的因素也不同。一般制法特点是堆积变色。

表6-2　黄大茶炒制过程中主要化学成分分析

批别	成分	工序	鲜叶	杀青叶	揉捻叶	初烘叶	堆闷叶	拉毛火	拉老火
水分	对干物质（%）	一批	73.99	65.96	64.87	34.51	18.22		2.71
		二批	76.53	60.54	59.42	29.19	19.95	4.83	1.47
		三批	75.55	58.20	55.78	19.30	10.38	4.73	1.48
黄烷醇	对干物质（%）	一批	16.11	19.46	22.69	18.69	18.87		18.26
		二批	148.39	141.28	108.52	113.52	72.52	57.43	55.85
水可溶性糖总量	对干物质（%）	一批	3.14	3.42	4.19	2.80	2.81		1.15
		二批					2.06	2.21	1.49
		三批	4.17	3.79	3.58	3.70	1.89	3.26	2.35
淀粉	对干物（%）	一批					1.70	1.40	1.94
		二批	2.36	2.03	2.12	2.00	1.84	10.10	1.62
游离氨基酸		一批	0.2534	0.3897	0.4163	0.3088	0.2623		0.2476
		二批	0.3636	0.5817	0.5991	0.5079	0.5588	0.5242	0.6217
叶绿素A	相对含量（%）	一批	2.532	2.170	2.066	1.183	0.941		0.885
叶绿素B		一批	0.0026	0.0469	0.0767	0.0560	0.0316		0.104
叶黄素		一批	1.000	0.270	0.590	0.420	0.425		0.350
胡萝卜素		一批	0.355	1.280	1.003	0.480	0.378		1.262

炒青、揉捻后渥堆为湿坯堆积做色。揉捻、渥堆、烘干筛分为半成品而蒸压为成品，然后堆积，为成品堆积做色。表6-3是安化黑毛茶"在制"中的主要化学成分分析结果。

白茶类：白茶名称，首见于1107年宋徽宗赵佶写的《大观茶论》说"白茶自为一种"，是指茶树品种而言。近代白茶的起源是1796年福建福鼎采制白毫银针开始的。

白茶品质特点是白色茸毛多，汤色浅淡。要求黄酮类化合物轻度延缓的自然氧化，既不破坏酶促作用，制止氧化，也不促进氧化、听其自然变化，一般制法是经过萎雕和干燥两道工序。干燥可以晒干、风干和烘干。表6-4是白牡丹"在制"中的主要化学变化分析结果。

青茶类：发明青茶制法是在清朝文宗奕詝咸丰年间，1855年前后。当时福建政和工夫红茶销路不好，茶价太跌，影响广大人民生活，因而促进了制茶技术的变革。青茶制法是在红、绿茶之间，先以红茶制法，后以绿茶制法，因此，青茶具有红、绿茶的优点，既有红茶的色、香，又有绿茶的爽快刺激的味感，但没有绿茶的苦味和红茶的涩味。

表6-3 安化黑茶炒制过程中主要化学成分分析

成分		工序	鲜叶	炒青	揉捻	渥堆（1）	渥堆（2）	复揉	烘干
水分	对干物质（%）	一批	73.97	76.66	59.97	59.11	60.32		7.75
		二批	71.97	57.79	57.45	57.43	56.27	54.39	3.77
水可溶性糖总量	同上	一批	3.298	4.553	4.150	3.760	2.127		1.003
		二批	4.6813	3.5534	4.3305	4.7111	2.6002		1.0601
淀粉	同上	二批	1.8700	1.7961	1.7250	2.3896	1.7283		0.3712
游离氨基酸	同上	一批	0.2534	0.4435	0.4916	0.3800	0.4234	0.2315	0.2715
		二批	0.3634	0.5537	0.6753	0.6666	0.5744	0.4391	0.3453
叶绿素A 叶绿素B	相对含量（%）	一批	2.532 0.862	3.191 0.176	2.216 0.449	1.389 0.102	1.286 0.132		0.385 0.074
叶绿素A 叶绿素B		二批	11.046 4.886	11.052 4.370	10.688 4.283	10.379 4.985	7.853 3.483	7.404 3.465	5.066 2.518
叶黄素 胡萝卜素	同上	一批 一批	0.812 0.325	1.589 0.547	0.548 0.536	0.379 0.560	0.386 0.578		0.271 0.579
黄烷醇（儿茶多酚类）	对干物质（%）	一批 二批	16.11 22.77	17.82 18.48	20.09 26.50	18.21 29.38	15.45 27.22	24.27	13.66 13.12
酸碱度		二批	5.10	5.22	5.22	5.02	4.61	4.39	4.86

表6-4 白牡丹"在制"中主要化学成分分析

成分 ＼ 工序		鲜叶	萎雕36小时	阴干47小时	全晒干萎雕43小时	烘干前萎雕22小时	烘干萎雕27小时	晒后烘干萎雕27小时
水分 水可溶性 糖总量 淀粉	对干物质（%）	73.27 2.6198 3.7767	19.09 1.7403 3.0910	11.98 1.7550	7.93 1.5110 1.5110	39.61 1.7728 2.0252	3.66 0.9673 1.4353	5.70 1.5030
游离氨基酸		0.6778	0.5375	0.7099	1.2690	0.4877	0.8613	0.5429
叶绿素A 叶绿素B	相对含量（%）	4.34 2.20	3.58 2.54	3.21 2.20	3.19 1.96	4.26 2.10	3.06 1.96	3.10 2.10
黄烷醇（%）		37.66	27.94	30.08	29.86	29.24	31.38	32.16
酸碱度		5.30		5.23	5.01	5.29	5.10	5.20

青茶品质特点是叶色青绿或边红中青、茶汤金黄色或橙黄色。要求黄酮类化合物轻度或局部逐渐氧化。先促进酶的催化作用，后破坏酶的催化作用。正规制法是经过萎雕、做青、炒青和揉捻、干燥等工序。这个茶类制法的特点是做青，在揉捻前完成理化变化。分筛精做青、摇转做青和萎雕做手做青三类。表6-5和表6-6是武夷青茶"在制"中的分析结果。

红茶类：发明红茶制法初步肯定是在16世纪前后，开始发明的是小种红茶的制法，星村小种是世界著名茶类之一，产地在武夷山范围内，称为武夷茶。

1762年林奈的《植物种类》就误以武夷茶代表红茶种。红茶品质干看是褐红色，汤色金黄或红黄。要求黄酮类化合物较深氧化。先以酶促氧化为主，后以自动氧化为主。经过萎雕、揉捻、渥红（旧称"发酵"）、干燥四道工序。制茶的特点，正常室温自然渥红或热化。依制法、成品的外形和品质不同，分为小种红茶、工夫红茶、分级红茶、切细红茶四大茶。表6-7是工夫红茶结合分级红茶的制法，"在制"中主要化学变化的分析结果。

表 6–5　武夷青茶"在制"中主要化学成分分析

工序	批别	水分（对干物质%）	可氧化物总量（对干物质%）	水可溶糖总量（对干物质%）	淀粉（对干物质%）	游离氨基酸（对干物质%）	叶绿素（相对含量%） A	B	酸碱度
鲜叶	一批	75.41	25.39	3.1730	1.7698	0.3070	4.7964	2.3808	5.15
	二批	72.32	19.65	3.4072	2.2080	0.3557	4.2694	1.9496	5.00
晒青凉青	一批	69.56	26.67	3.5415	1.9189	0.3269	3.3588	2.0997	5.01
	二批	68.65	20.57	3.5714	2.1148	0.4200	4.1535	1.9685	
做青	一批	69.02	26.14	3.1287	1.9920	0.2575	4.2433	2.4062	5.10
	二批	68.38	17.53	3.1714	2.5743	0.3013	4.0294	1.9280	
做青结束	一批	66.84	22.30	2.6797	1.8650	0.2218	4.1163	2.4611	5.07
	二批	68.03	16.47	2.8692	1.3972	0.2135	3.9147	1.7876	
初炒	一批	62.18	21.86	22.705	1.2398	0.2368	4.0527	2.8570	5.36
	二批	66.76	22.47	3.1834	2.3908	0.4448	3.8225	1.7454	
初揉	一批	61.64	27.57	2.1651	1.5448	0.3397	3.9725	2.8394	5.19
	二批	60.02	20.42	2.9285	2.3325	0.5665	3.7850	1.7330	
复炒	一批	60.25	27.02	2.8334	1.4206	0.3565	4.1135	2.3627	4.95
	二批	58.47		3.4338	2.1717	0.5349	3.7732	1.7308	
毛火	一批	45.19	21.78	2.8989	1.2798	0.3383	4.2122	2.3124	5.95
	二批	34.76	22.87	3.0148	2.4238	0.3465	3.4682	1.5552	
摊放	一批	38.55	28.86	2.6030	1.9355	0.2836			5.35
	二批	30.25		3.2441	2.2924	0.2293			
足火	一批	2.77	33.46	2.2130	1.2268	0.3838			5.23
	二批	2.59	24.27	2.7665	2.7665	0.6127	3.3043	1.5020	
吃火	一批	2.11	33.68	1.5066	1.1430	0.4421			5.36
	二批	2.35		2.6484	2.6484	0.6538	3.1451	1.5648	

表 6-6　青茶"在制"中氧化物的变化

批别 工序	成分	多酚氧化酶	过氧化物酶	可氧化物（%）			儿茶多酚类（mg/g）					
				水溶性	碱溶性	总量	L-EGC	DL-GC	L-EC+DL-C	L-EGL-C	L-ECG	总量
鲜叶	一批	100	100	24.01	1.377	25.287	27.33	7.10	11.15	60.83	21.85	127.56
	二批	100	100	16.47	3.182	19.562						
晒青		103.23	144.56				13.40	5.91	7.31	47.36	13.29	87.27
凉青	一批	188.61	190.90	25.33	1.337	26.667	18.50	7.49	10.32	49.35	15.60	101.32
	二批	351.08	275.72	18.82	1.750	20.570						
做青	一批	124.83	142.70	23.71	2.427	26.37	17.53	4.51	8.32	49.14	12.90	83.40
	二批	108.88	141.01	15.23	2.301	17.531						
做青结束	一批	32.16	197.00	19.12	3.184	22.304	7.72	5.29	6.77	41.15	11.81	77.74
	二批	302.81	295.67	14.51	1.597	16.467						
初炒	一批	0	0	18.22	3.643	21.863						
	二批	0	0	18.93	3.537	22.467						
初揉	一批	0	0	23.98	3.586	27.566	7.84	2.02	3.21	26.64	5.95	43.36
	二批	0	0	19.45	0.969	20.419						
复炒	一批	0	0	24.83	2.635	27.015	10.80	3.13	3.78	20.39	9.47	47.57
初焙	一批	0	0	18.61	3.167	21.777	5.32	2.43	2.99	18.70	6.91	36.35
	二批			19.81	3.060	22.870						
摊放	一批			24.25	4.608	28.858	5.80	1.38	1.51	18.38	6.18	35.25
复焙	一批	0	0	30.87	2.585	33.455	7.29	3.21	4.60	23.93	8.80	51.04
	二批	0	0	21.99	2.284	24.274						
吃火		0	0	29.21	4.468	33.678	5.0	3.69	4.10	16.91	8.15	37.91

表 6-7　祁红"在制"中主要的化学成分的变化　　　（对干物质%）

叶别	成分	可氧化物总量	叶绿素	蛋白质	氨基酸	可溶性糖总量	还原性糖	非还原性糖	可溶性果胶素
鲜叶		27.68	0.673	17.87	0.515	1.263	0.598	0.665	2.000
萎雕叶		24.72	0.494	16.56	0.428	3.340	1.082	1.256	2.264

成分	叶别	可氧化物总量	叶绿素	蛋白质	氨基酸	可溶性糖总量	还原性糖	非还原性糖	可溶性果胶素
萎凋叶	一次一号茶	24.95	0.395	19.78	0.356	2.815	0.646	2.169	1.605
	二次一号茶	21.66	0.443	19.54	0.271	3.491	1.653	1.844	1.835
	二次二号茶	20.88	0.481	18.36	0.266	2.617	0.754	1.863	1.945
	二次三号茶	18.91	0.567	18.44	0.208	3.710	1.702	2.008	1.889
渥红叶	一次一号茶	20.12	0.373	18.99	0.230	4.033	2.162	1.871	2.305
	二次一号茶	19.76	0.348	17.09	0.170	3.524	1.942	1.582	1.740
	二次二号茶	16.16	0.394	16.26	0.185	3.747	2.363	1.387	1.540
	二次三号茶	14.66	0.470	16.98	0.186	3.739	2.519	1.220	2.046
毛茶	一次一号茶	19.64	0.200	17.05	0.169	3.831	2.282	1.549	1.201
	二次一号茶	19.50	0.304	14.27	0.170	3.566	2.299	1.267	1.490
	二次二号茶	17.78	0.240	15.99	0.164	3.562	2.621	0.941	1.390
	二次三号茶	15.46	0.372	15.72	0.130	3.212	2.462	0.760	1.813

（三）制茶的常量化学成分

六大茶类的化学成分受客观影响的变化。同一茶类，同一制法，因品种不同，主要的化学变化也不同。表6-7是适制青茶品种，佛手、乌龙、水仙、奇种、菜茶等5个不同品种试制青茶对比，以适制红茶的槠叶种为对照，菜茶又分手制、机制比较。各种化学成分变化很大，如游离氨基酸最多为奇种 0.7762，最少为楮叶种 0.3703，相差超过一倍。青茶香味比红茶好，与品种适制性有一定联系。

同一品种，同一制法，产地不同，化学成分变化也不同。表 6-8 同是乌龙品种，因产地不同，化学成分的变化也不同。从表 6-9 还可以看出，同一品种，同一产地，又因季节不同，品质差异很大，尤其是等级之间差异更大。

茶叶品质不仅因品种、产地、季节而异，甚至制茶时气候不同，也能影响技术措施。表 6-10 是摇青技术与品种和气候的关系。铁观音品种北风天多摇转，摊放时间短；南风天却相反。奇兰、梅占受天气的影响比铁观音小，摇转次数、摊放时间都小而短。

鲜叶加工为茶叶，加工技术，有的很简单。鲜叶加工一次就为成品，如黄山毛峰、碧螺春等著名的高级绿茶。一般是鲜叶先加工为毛茶，毛茶加工为成品，如外销红、绿茶。有的鲜叶加工为毛茶，毛茶加工为半成品，半成品再加工为成品，如窨花茶、压造茶等等。加工一次，化学成分改变一次，化学成分变化动力主要是加热，加热次数愈多，变化愈大。当然，包装不好或长期存放空气中，因自然氧化也能引起不同程度的化学变化。

毛茶与成茶的化学成分不同，冲泡为茶汤，成分变化也很复杂。表 6-11 是日本林荣一分析毛茶、成茶和茶汤的主要化学组成的比较。五分钟冲泡的茶汤，主要成分可氧化物不及鲜叶的三分之一，可溶成分只有鲜叶的一半。相差很大。

茶中的化学组分是化合的，抑是混合的，还未摸清。过去对茶中化学组分的探悉，是孤立地分析个别成分，茶汤的化学组分，得不到了解。50 年代发明气液层析法和质谱分析法，初步探悉茶汤的各种主要成分。茶汤是极其复杂的化学组分，尤其茶汤色香味千变万化，要穷求探悉其药理，确实还要大费气力。

古人的经验指出，茶能治病是有针对性的，哪一种茶治哪一种病有效，不是任何茶叶都可治那一种病。徽州松萝专以化食；少数民族多食肉类，就要以"发花"的压造茶类助消化；日本医生发现治糖尿病，只是指蒸青淡茶，并且磨碎冲泡，既饮且食。

研究茶叶治病，要根据茶类、品种、产地、季节和等级等等不同的茶汤，分别进行临床实验，兼及既饮又食全面的研究，才能对症下药，发挥茶叶治病的特别效用。再进而分析研究其治病的主要成分。

表 6-8　品种与制法不同的化学成分比较　（对干物质%）

成分 ＼ 茶别		佛手	乌龙	水仙	奇种	菜茶		楮叶种	
						机制	手制	紫外线处理	对照
水分		6.04	5.74	9.17	8.28	8.73	8.48	6.81	6.76
游离氨基酸氮		0.5098	0.4878	0.3846	0.7762	0.4416	0.4029	0.3643	0.3703
叶绿素		1.8311	1.9269	2.0163	2.2069	2.2027	2.4073	3.6201	3.1903
淀粉		2.2262	1.8656	1.1405	2.6221	2.2976	1.9585	1.8350	1.9254
水溶性糖	还原糖	0.2876	0.3991	0.8507	0.6135	0.8264	009557	0.4001	0.3794
	非还原糖	0.6873	0.9909	1.3650	0.5159	0.8635	1.6355	1.0723	1.0247
	总量	0.9749	1.3900	2.2157	1.1294	1.6899	2.5912	1.4724	1.4041
可氧化物	水溶性	22.14	20.50	21.82	18.38	20.90	18.47	19.21	20.44
	碱溶性	0.878	0.793	0.127	0.175	0.366	0.681	1.005	1.120
	总量	23.018	21.293	21.947	18.553	21.266	19.181	20.215	21.560
儿茶多酚类（mg/g）	L-EG C	9.906	19.50	12.460	5.265	12.945	8.5229	11.154	8.885
	DL-G C	2.159	4.430	2.071	0.836	0.9303	1.0452	2.403	2.1056
	L-EC+DL-C	3.175	9.076	7.553	1.336	5.0156	2.126	7.970	5.966
儿茶多酚类（mg/g）	L-EG CG	10.482	32.828	27.317	22.844	3.0335	28.21	34.949	24.482
	L-E CG	8.784	14.791	12.72	3.540	13.863	6.986	17.681	9.614
	总量	35.506	80.625	62.126	33.80	35.787	47.360	70.543	51.063

注：L- 表没食子儿茶酚（L-EG C），DL- 没食子儿茶酚（DL-G C），L- 表儿茶酚（L-EC）+DL- 儿茶酚（DL-C），L- 表没食子儿茶酚没食子酸酯（L-EG CG），L- 表儿茶酚没食子酸（L-E CG）

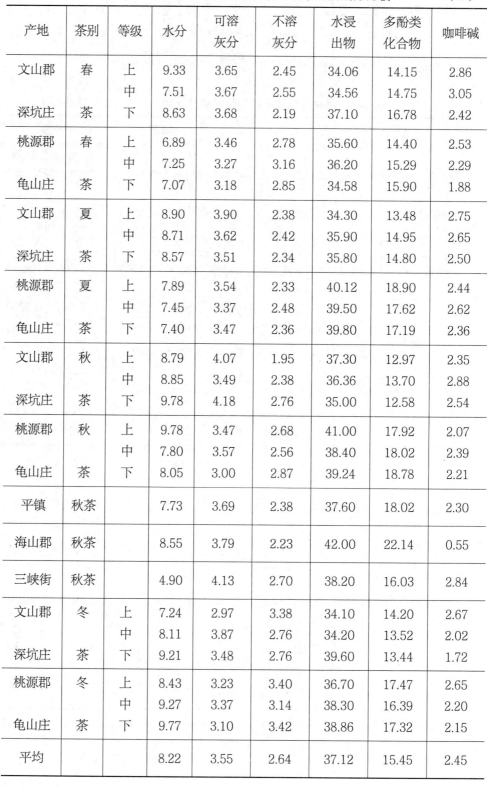

表6-9　我国台湾省乌龙品种各种制茶主要成分比较　　　（%）

产地	茶别	等级	水分	可溶灰分	不溶灰分	水浸出物	多酚类化合物	咖啡碱
文山郡	春	上	9.33	3.65	2.45	34.06	14.15	2.86
		中	7.51	3.67	2.55	34.56	14.75	3.05
深坑庄	茶	下	8.63	3.68	2.19	37.10	16.78	2.42
桃源郡	春	上	6.89	3.46	2.78	35.60	14.40	2.53
		中	7.25	3.27	3.16	36.20	15.29	2.29
龟山庄	茶	下	7.07	3.18	2.85	34.58	15.90	1.88
文山郡	夏	上	8.90	3.90	2.38	34.30	13.48	2.75
		中	8.71	3.62	2.42	35.90	14.95	2.65
深坑庄	茶	下	8.57	3.51	2.34	35.80	14.80	2.50
桃源郡	夏	上	7.89	3.54	2.33	40.12	18.90	2.44
		中	7.45	3.37	2.48	39.50	17.62	2.62
龟山庄	茶	下	7.40	3.47	2.36	39.80	17.19	2.36
文山郡	秋	上	8.79	4.07	1.95	37.30	12.97	2.35
		中	8.85	3.49	2.38	36.36	13.70	2.88
深坑庄	茶	下	9.78	4.18	2.76	35.00	12.58	2.54
桃源郡	秋	上	9.78	3.47	2.68	41.00	17.92	2.07
		中	7.80	3.57	2.56	38.40	18.02	2.39
龟山庄	茶	下	8.05	3.00	2.87	39.24	18.78	2.21
平镇	秋茶		7.73	3.69	2.38	37.60	18.02	2.30
海山郡	秋茶		8.55	3.79	2.23	42.00	22.14	0.55
三峡街	秋茶		4.90	4.13	2.70	38.20	16.03	2.84
文山郡	冬	上	7.24	2.97	3.38	34.10	14.20	2.67
		中	8.11	3.87	2.76	34.20	13.52	2.02
深坑庄	茶	下	9.21	3.48	2.76	39.60	13.44	1.72
桃源郡	冬	上	8.43	3.23	3.40	36.70	17.47	2.65
		中	9.27	3.37	3.14	38.30	16.39	2.20
龟山庄	茶	下	9.77	3.10	3.42	38.86	17.32	2.15
平均			8.22	3.55	2.64	37.12	15.45	2.45

中国天柱养生茶文化

表 6–10　青茶摇青技术与品种、气候的关系

摇次＼品种		铁观音		奇兰		梅占	
		北风天	南风天	北风天	南风天	北风天	南风天
一次	转数	100～120	70～80	100～120	70～80	40～50	50～60
	凉时	60	30	60	60	60	60
二次	转数	200～250	150～200	250～300	200～250	100～150	150～200
	凉时	90	60	180～240	120～180	180～240	120～180
三次	转数	350～400	300～350	250～350	250～300	150～180	180～200
	凉时	360～420	300～360	300～340	300～360	300～360	300～360
四次	转数	400～500	350～400	300～400	300～350	150～200	200～220
	凉时	240～300	180～240	60～120	60～120	60～120	60～120
五次	转数	500～600	300～400				
	凉时	60～120	60～120				
总时间（分）		810～990	630～810	600～780	540～720	600～750	640～720
总转数		1550～1870	1170～1430	950～1170	820～980	440～580	580～680

表 6–11　鲜叶、成茶与 5 分钟冲泡茶汤主要成分比较　　（对干物质 %）

茶别＼成分		可氧化物总量（单宁）	咖啡碱	可溶成分	粗蛋白质	乙醚浸出物	全氮	粗纤维	粗灰分	可溶灰分	水分
鲜叶	头茶	15.46	2.95	49.57	20.12	6.06	5.43	9.34	5.21		77.95
	二茶	18.62	2.98	49.70	17.94	5.07	3.73	9.74	5.58		76.90
成茶		4.48～25.40	1.09～4.69	24.48～55.73	18.19～38.65	3.16～15.15		8.51～15.50	4.10～8.03		3.93～11.97
5分钟浸出液	头茶	5.51	2.36	25.84	4.47		1.40			3.05	
	二茶	7.09	2.20	21.69	1.95		0.95			3.38	

二、茶的微量成分

自从五十年代发明气液层析法、红外光谱法和质谱分析法，茶的香气成分研究获得很大发展。日本西条了康、桑原穆夫和山西贞（Tai Yamanishi）等 29 人，自 1961 年至 1970 年，用气液层析法，研究鲜叶与日本绿茶和各地红茶香气成分的差异，茶期和品种组成的差异，以及红茶"在制"中香气成分的变化，从茶中芳香油分离出醇类、酸类、醛类、酯类、酚类和含硫化合物等二百多种成分（见表 6-12）。有的是绿、红茶共有的，有的是分别独有的，而在鲜叶中所发现的还不到 40 种。红茶香气中已分离出 301 种组成成分，已经鉴定的有 145 种。

鲜叶与红、绿茶和季节以及品种等不同，微量成分也不同。茶类不同微量成分差异也特别大。各种微量成分峰点的保留时间（相对保留时间沉香醇比一百）和面积（每平方厘米的微克）差异也很大。

表 6-12　茶中含有芳香成分的种类

类别	醇类	酸类	酯类及内酯类	含硫化合物	碳氢类	含氧化合物	其他含氧化物	碳酰类	酚类	合计
鲜茶	19	10	0	0	0	0	0	7	2	38
绿茶	21	7	2	2	0	0	5	7	2	47
红茶	36	16	16	2	7	18	4	46	3	145

（一）鲜叶与绿、红茶的微量成分

茶中微量化学成分，主要为芳香物质和色素。据日本资料报道，用水蒸气蒸馏法提取芳香油，鲜叶得率 0.02% 以下，绿茶得率为 0.005%～0.02%，红茶得率为 0.01%～0.03%，芳香油含量因茶季和产地不同而异。

《国外茶叶动态》汇表报道了绿茶、红茶与鲜叶微量成分的差异。

鲜叶独有的微量成分：醇类有 α- 丙醇、2- 丁醇、2- 甲基丁醇、正辛醇、戊烯 -3- 醇。醛类有乙醛、异丁醛和 2- 甲基丁醛，还有乙醚。

鲜叶与绿茶和红茶共有的微量成分：醇类最多。醇类有正丁醇、α-甲基丁醇、异戊醇、1-戊烯-3-醇、顺-2-戊烯-1-醇、正己醇、顺-3-己烯-1-醇、正辛醇、沉香醇氧化物（顺式、呋喃型和反式、呋喃型），沉香醇氧化物（顺式、反式吡喃型）、沉香醇、牻牛儿醇（香叶醇）、苯甲醇、苯乙醇。

羰基碳酰类化合物有：反-2-乙烯醛、苯甲醛。酸类有：正丁酸、正己酸、顺-3-己烯酸、反-2-己烯酸、水杨酸。酚类化合物有：酚、邻甲酚。

鲜叶和红茶含有而绿茶中没有的成分。醇类有：2-丁醇、异丁醇、2-甲基丁醇。碳酰化合物有：乙醛、异丁醛、正丁醛、异戊醛、2-甲基丁醛。酸类化合物，如甲酸、乙酸、丙酸、异丁酸、异戊酸等都在"在制"中散失掉。

绿茶和红茶含有而鲜叶中没有的，是"在制"过程中生成的。其中醇类有：正戊醇、反-2-己烯-1-醇、青叶醇、橙花醇、橙花叔醇、黄光烯醇、3，7-二甲基-1，5，7-辛三烯-3-醇。

羰基碳酰类化合物有：甲替乙醛、青叶醛、顺-茉莉酮、α-紫罗酮、β-紫罗酮。酯类和内酯类有：乙酸苄酯，2，6，6-三甲基-2-羟基-环亚己基-醋酸内酯、乙酸异戊酯、水杨酸甲酯。酸类有正戊酸。含硫化合物有二甲基硫化物。含氮化合物有吲哚0.5%、粪臭素0.2%。

仅绿茶含有而鲜叶和红茶都没有的，有苯甲酸、硫化氢、甲基吡嗪、2-二甲基吡嗪、2-乙基-6-甲基吡嗪，3-三甲基吡嗪、二甲基乙基吡嗪。

仅红茶含有而鲜叶和绿茶都没有的，主要是"在制"中渥红工序生成的。其中碳氢类化合物有：蒈烯、顺-β-罗勒烯、反-β-罗勒烯、β-香叶烯，α-弥罗烯、α-荜澄茄烯。醇类有：甲醇、乙醇、2-丙醇、甲基苯甲醇、2-甲基-3-丁烯-2-醇、反-2-戊烯-1-醇、顺-2-庚烯-1-酸、反-2-庚烯-1-醇、1-庚烯-3-醇、1-辛烯-3-醇、壬醇，α-萜丙醇、糠醇。

碳酰类化合物有：丙醛、丙烯醛、正戊醛、正己醛、反，反-2，4-己二烯醛、糠醛、5-甲基糠醛、正庚醛、反，反-2，4-庚二烯醛、

反 -2，顺 -4- 庚二烯醛、辛醛、反 -2- 辛醛、反 -2- 辛烯醛、苯乙醛、2- 苯丁烯醛、香茅醛、反 - 茉莉醛、牻牛儿醛、反，反 2，4- 癸二烯醛、丁二酮、戊二酮、丙酮、甲乙酮、反 -3- 戊烯 -2- 酮、4- 甲基 -4- 戊烯 -2- 酮、苯乙酮、2，2，6- 三甲基环己酮、茶螺烯酮。

醋类和内酯类有二氢海葵内酯、甲酸乙酯、乙酸乙酯，顺 -3- 乙酸己烯酯、苯甲酸甲酯、牻牛儿醇甲酸酯、甲酸苄酯、甲酸苯乙酯、γ - 丁内酯、γ - 己内酯。

酸类有 2- 甲基丁酸、异庚酸、正庚酸、正辛酸、异辛酸、正壬酸、异壬酸、正癸酸、正月桂酸、棕榈酸。

酚类有间甲酚。含硫化物有甲基硫醇。含氮化合物有喹啉、吡咯甲基甲酮、吡咯乙醛、α - 甲基丁腈，异戊腈，1- 乙基 -2- 甲酰吡咯、苯乙腈。含氧化合物有 1，1- 二甲基乙烷、2- 乙基呋喃、正 - 戊基呋喃、丙偶姻。

新近，在红茶香气中又分离出 56 种挥发性物质。它们是：

吡啶类：2- 甲基吡啶、3- 甲基吡啶、4- 甲基吡啶、2- 乙基吡啶、3- 乙基吡啶、2，6- 二甲基吡啶、2，5- 二甲基吡啶、2- 甲基 6- 乙基吡啶、2- 甲基 5- 乙基吡啶、3- 甲氧基吡啶、4- 乙炔基吡啶、2- 乙酰基吡啶、3- 正丁基吡啶、2- 苯基吡啶、3- 苯基吡啶。

吡嗪类：甲基吡嗪、2，6- 二甲基吡嗪、2，5- 二甲基砒嗪、2，3- 二甲基吡嗪、乙基吡嗪、2- 乙基 -6- 甲基吡嗪、2- 乙基 -5- 甲基吡嗪、三甲基吡嗪、四甲基吡嗪、2- 乙基 -3，5- 二甲基吡嗪、2- 乙基 -3，6- 二甲基吡嗪。

噻唑类：2，4- 二甲基噻唑、2，5- 二甲基噻唑、5- 甲基噻唑、2，4，5- 三甲基噻唑、2，5- 二甲基 -4- 乙基噻唑、苯并噻唑、2- 甲基苯并噻唑。

喹啉类：2- 甲基喹啉、6-（或 7-）甲基喹啉、2，6- 二甲基喹啉、2，4- 二甲基喹啉、4，8- 二甲基喹啉、3- 正丙基喹啉、4- 正丁基喹啉。

芳香胺类：苯胺、N- 甲基苯胺、N- 乙基苯胺、O- 甲基苯胺、N，N- 二甲基苄胺。

酰胺类：N- 乙基乙醚、N- 乙基丙酰胺。

杂类：茁并恶唑、1，4- 二乙酰苯、1，3- 二乙酰苯、2，4- 二甲基苯乙酮、P- 乙基苯乙酮、2，4- 甲基苯丙酮、P- 乙基苯丙酮、3，4- 氧二甲基苯乙酮。

（二）绿茶芳香油与含量

据日本资料报道，从绿茶的芳香油分离出羧酸类、羰基类、醇类和酚类几个部分。

各个部分的产物：粗芳香油 10.4%、中性部分 6.3%，羰基部分为 1.7%、酸性部分 0.3%、酚类 1.6%。

在 35 个峰点物中，已检定有 18 种醇、2 种羰基物、4 种未知醇类化合物。酯类化合物的甲基酯用气液层析法已鉴定其酸性部分为正 - 己酸、顺 -3- 己烯酸和一种未知酸。18 种已知成分，定量测定如表 6-13。

羧酸类部分转化为甲基酯后的各个峰点和数量，鉴定和测定结果如表 6-14。

表 6-13　绿茶中性部分的组成

峰点编号	确定的峰点	各部分的峰点面积百分率			绿茶中含量 ppm
		全中性 %	无羰基物 %	醇 %	
5	异丁醇	1.6	痕迹	痕迹	
6	正丁醇	0.5	4.6	–	6.0
7	1- 戊烯 -3- 醇	5.9	3.4	9.2	48.5
9	异戊醇	2.9	1.7	0.8	13.0
10	反 -2- 己烯醛	1.5	–	–	10.3
11	正戊醇	4.8	4.3	3.3	21.7
12	顺 -2- 戊烯醇	10.8	8.5	8.2	118.1
13	正己醇	4.2	3.3	3.0	17.0
14	顺 -3- 己烯醇	6.2	5.1	7.6	45.7
15	反 -2- 己烯醇	2.6	1.4	2.3	11.7
17	沉香醇氧化物（反呋喃类）	1.2	0.8	1.8	7.5
18	沉香醇氧化物（顺呋喃类）	3.2	3.8	3.8	17.2
20	沉香醇	5.6	7.8	5.8	31.2
21	苯甲醛	1.3	–	–	7.4
29	沉香醇（顺吡喃类）	1.2	3.6	4.2	6.7
30	橙花醇	0.3	1.3	1.4	0.9
31	牻牛儿醇	1.2	4.4	5.0	3.7
32	苯甲醇	5.4	5.5	7.5	29.5
	苯乙醇	2.8	4.3	2.6	15.9

表 6–14 绿茶芳香油羧酸部分

峰点号	甲基	绿茶中的酸含量（ppm）
1	正 – 戊酸酯	2.0
2	正 – 己酸酯（CarPOate）	3.5
3	顺 –3- 己烯酸酯	0.5
4	反 –2- 己烯酸酯	5.2
5	正 – 辛酸酯	0.7
6	正 – 癸酸酯	0.4
7	苯甲酸酯	0.4

　　酚类在层析谱上出现有 4 个峰点，其中有 2 个峰点确定为水杨酸甲酯和苯酚。其余的 2 个峰点和红茶香气中的酚类部分（邻甲酚、间甲酚）的保留时间很相似。10 种未知物的含量如表 6–15。其中 23、26、34、35 四个峰点具有醇类的特殊吸收性能，是未知醇类化合物。

表 6–15　绿茶芳香油中性分布的气液层析谱上各峰点未知物

峰点编号	未检定的峰点	各部分的峰点面积百分率		
		全中性 %	无羧基物 %	醇
8	未检定（青草气）	10.9	5.0	4.2
16	未检定（青气）	1.2	0.5	0.3
19	未检定（类花生香）	4.1	–	–
22	未检定（类黄瓜香）	0.6	1.4	–
23	醇（土腥气）	2.8	5.9	1.4
24	未检定（油、花香）	1.3	2.3	1.6
25	未检定（油、花香）	0.5	–	–
26	醇（牛蒡香）	3.6	6.3	8.0
27	醇（不愉快香）	0.5	1.6	
28	未检定（类日本芫荽香）			
34	醇（花香）	4.4	2.6	3.9
35	醇（甜花香）	3.8	2.1	4.9

　　日本已检出绿茶香气的组分有：4- 乙基愈疮木酚、荜澄茄烯醇、橙花叔醇、3，7- 二甲基 –1，5，7- 辛三烯 –3- 醇、3，5- 辛二烯 –2- 酮、

α-和 β-紫罗兰酮、吲哚、二丁基邻苯二甲酸酯。绿茶香气的主要成分是前面6种化合物以及沉香醇（Linalool）、苯甲酮（ACetophenone）和3种重要但尚未检定出来的化合物。

感官审评似已表明：绿茶品质的影响成分，是存在于有相当的高沸点香气浓缩物的组分中。据山西贞等研究炒青绿茶香气浓缩物的气层析谱，峰点有反-2-己烯醛、顺-2-戊烯醇、正-己醇吡嗪异构物、顺-3-己烯醇、反-2-己烯醇、沉香醇氧化物（顺，五环）、沉香醇氧化物（反，五环）、沉香醇、反，反-3,5-辛二烯酮，3,7-二用基-1,5,7-辛三烯-3-醇、苯乙醛、苯乙酮、橙花醇、牻牛儿醇、苯甲醇、α-和 β-紫罗兰酮、苯酚、橙花叔醇。

从中检定出绿茶高沸点香气组分的重要部分如表6-16。此外，有些峰点似为五环酮和较少量的异-丁香酚化合物。和混有紫罗兰酮的 $C_{10}\gamma$-内酯香气，似为具有绿茶香气的一种化合物。有和纯反，反-3,5-辛二烯-2-酮的红外光谱相同，这种化合物的香气为愉快的杜松木香，可能是鲜爽绿茶香气的因子。

表 6-16　绿茶香气的重要部分

峰点编号	化合物（香气）	峰点面积 %	检定方法 tR（分）	IR	MS
D	沉香醇	2.2	14.8	+	−
e	苯乙酮	4.5	27.0		−
f	α-紫罗酮	3.3	51.9	+	+
G	β-紫罗酮	24.8	72.0	+	+
ha	橙花叔醇	16.7	94.4		
b	荜澄茄烯醇	6.8	108.6		
Ab	一个五环（似樟脑和薄荷）	9.4	146.7		
B	（最有力的绿茶香气）	2.1	163.9		
C	（似混有紫罗酮的 $C_{10}\gamma$-内脂）	1.5	188.2		
C	吲哚	19.2	231.0	+	+

通过红外光谱还发现和红茶相同的3,7-二甲基-1,5,7-辛三烯-3-醇。和苯二甲酸二丁酯，这化合物无臭具有固定性能，通常作香料和芳香

油的溶剂。如果这些是天然产物，就可作为一种绿茶香气的保香剂。

日本用纸层析法，在绿茶汤中，除检出黄烷醇、芸香甙、山奈酚、槲皮素和杨梅糖甙等外，还分离出黄烷酮类的旱芹素类和皂草素（异牡荆甙）、牡荆甙、巢菜甙 -1 和巢菜甙 -3 等 4 个黄色色素，以及其他 17 种微量色素。

（三）红茶芳香油组分与含量

红茶芳香的酸性部分具有特别气味而影响香气。山西贞等人利用气液层析法，检出了丙酸、丁酸、异戊酸、己酸、己烯酸、辛酸、苯乙酸和软脂酸等 8 种脂肪酸，并分离出了顺 -3- 己烯酸和反 -2- 己烯酸。

印度红茶（Assam 种）、中国红茶（台湾省 Shah 种）和日本红茶（Benihomane 种）三种红茶具有相同的酸类成分，仅是含量的差异。从表 6-17 可知中国红茶品质是印度和日本红茶无法比拟的。

品种不同、茶季不同的红茶芳香油含量也不同。印度种实生苗（Benihomare）、印度与中国杂交种（Benifuji）、印度与日本绿茶品种杂交种（HatSumomiji）、日本绿茶宇治种实生苗（Miyoshi）四个品种比较，印度种实生苗含量最多，日本宇治种最少。春茶最多，秋茶最少，且春茶品质比夏茶、秋茶好（见表 6-18）。

表 6-17　粗芳香油和酸性部分

种类	样品（kg）	粗芳香油（g）	占原重（%）	酸性部分（g）	占原重（%）
印度红茶	1.0	1.62	0.16	0.31	0.05
中国红茶	0.7	1.24	0.18	0.22	0.06
日本红茶	4.3	1.29	0.03	0.35	0.01

表 6-18　品种、茶季不同的红茶芳香油含量比较

品种　　茶季	印度种实生	印度 × 中国	印度 × 日本	宇治种实生苗
春茶	94（100）	92（98）	65（69）	83（88）
夏茶	86（92）		49（52）	
秋茶	68（72）	79（84）		78（83）

红茶"在制"中，在萎雕时，己醇、橙花醇、反 -2- 己烯酸、反 -2- 己烯醇、沉香醇氧化物（顺呋喃型）、正戊醛、己醛、正庚醛、反 -2- 己烯醛、反 -2- 辛烯醛、苯甲醛、苯乙醛、正丁酸、异戊酸、正己酸、顺 -3- 己烯酸、水杨酸和邻 - 甲苯酚等均有所增加，特别是前三者大量增加。同时，顺 -2- 戊烯醇、沉香醇、牻牛儿醇、苯甲醇、苯乙醇和乙酸则显著减少。

在"发酵"时，几乎全部组分均有增加，1- 戊烯 -3- 醇、顺 -2- 戊烯醇、苯甲醇、反 -2- 己烯醛、苯甲醛、正 - 己酸、顺 -3- 己烯酸和水杨酸等特别显著。

在烘焙时，大多数醇类、羰基和酚基化合物显著减少。同时，乙酸、丙酸和异丁酸大量增加。

表 6-19　三种红茶各个峰点的面积百分率

峰点号	甲基	印度红茶 （阿萨姆）	中国红茶 （台湾省）	日本红茶 （Benihomare）
1	乙酸酯	2.6	5.9	1.1
2	丙酸酯	14.7	20.9	1.3
3	异 - 丁酸酯		7.8	2.9
4	正 - 丁酸酯	1.9	1.2	1.6
5	异 - 戊酸酯	7.3	2.9	4.7
6	正 - 戊酸酯	3.9	7.3	2.2
7	异 - 己酸酯	0.4	1.8	0.4
8	正 - 己酸酯	29.3	28.7	20.8
9	顺 -3- 己烯酸酯	20.9	17.2	45.5
10	反 -2- 己烯酸酯	19.5	6.3	19.5

从表 6-20 可以看出，在红茶烘制的不同工序中，无羰基中性部分总量，萎雕时减少。除正 - 己醇、反 -2- 己烯醇、顺呋喃型沉香醇氧化物和橙花醇外，其他均减少；特别是牻牛儿醇、苯甲醇和苯乙醇均显著减少。

除反 - 己烯醇、沉香醇、橙花醇和牻牛儿醇外，大多数的醇在"发酵"时是增加的。在烘焙时又显著地减少，几乎全部醇类都减少。

品种不同的红茶，无羰基中性部分含量也不同。一般说，印度红茶最多，日本红茶最少，中国红茶在二者之间，如表 6-21 所示。

表 6-20　红茶"在制"中无羧基中性部分变化

峰点号	滞留时间（分钟）	组分	测定值 ug/cm^2	峰点面积百分率			
				鲜叶 %	萎雕叶 %	发酵叶 %	红茶 %
1	9.60	异丁醇	12	痕迹	0.4	0.5	0.6
5	10.75	正丁醇	10	痕迹	0.2	痕迹	1.3
6	12.75	1-戊烯-3-醇	13	0.3	0.4	3.1	2.4
8	15.60	异戊醇	16	0.4	0.8	1.0	1.2
9	18.30	正戊醇	13	0.2	0.3	0.7	0.9
10	22.75	顺-2-戊烯醇	14	7.2	6.2	12.8	5.5
11	24.85	正己醇	13	2.2	6.1	5.9	2.4
13	27.20	顺-3-己烯醇（青叶醇）	22	9.9	13.3	13.4	7.2
14	28.40	反-2-己烯醇	22	0.6	2.8	5.0	3.3
16	31.70	沉香醇氧化物（反呋喃型）	17	2.1	3.1	3.1	2.1
17	33.65	沉香醇氧化物（顺呋喃型）	16	4.1	7.5	7.6	3.9
19	37.60	沉香醇	15	8.4	9.2	7.0	3.5
26	50.35	沉香醇氧化物（反吡喃型）	12	0.9	0.9	1.1	2.1
27	51.55	沉香醇氧化物（顺吡喃型）	12	1.5	0.5	1.7	1.6
30	54.80	橙花醇	16	痕迹	5.1	0.6	0.9
31	56.75	牻牛儿醇	16	29.4	12.4	11.6	15.0
32	58.60	苯甲醇	18	13.4	5.8	9.3	17.1
33	60.95	苯乙醇	29	7.2	2.5	4.0	17.3
		未知物峰点的和	（16）*	12.2	22.5	11.6	11.7
		无羧基部分产量（毫克／公斤鲜绿叶）		25.9	18.6	21.2	10.2

*上述 18 个成分的计算平均值

中国天柱养生茶文化

表 6-21 三种红茶的芳香油的无羧基中性部分

峰点编号	tRf	峰的定位和未验定的峰点（芳香油）	峰点面积 %		
			印度阿萨姆（红茶）	中国台湾省（红茶）	日本（红茶）
5	0.20	正 - 丁醇	3.7	1.2	4.1
6	0.25	异 - 丁醇	2.7	痕迹	0.8
7	0.32	不愉快青气	3.3	0.7	0.7
8	0.40	顺 -2- 戊烯 -1- 醇	3.1	2.6	5.1
9	0.45	正 - 己醇	2.8	1.2	1.7
10	0.53	顺 -3- 己烯 -1- 醇	8.2	7.8	5.0
11	0.68	木臭	痕迹	1.6	痕迹
12	0.76	沉香醇氧化物 I	4.3	3.8	1.1
13	0.85	沉香醇氧化物 II	9.2	17.9	2.0
14	1.00	沉香醇	9.0	15.5	1.5
15	1.12		痕迹	0.6	痕迹
16	1.29	类樟脑香	2.3	1.3	0.9
17	1.50	类海鲜参腥臭	1.7	0.6	痕迹
18	1.58		1.6	0.6	1.2
19	1.70	类玫瑰香	1.2	0.7	痕迹
20	1.97	好的红茶香	5.6	2.7	3.3
21	2.07		2.9		
22	2.28	乙酸苯甲基酯	3.4	4.8	3.3
23	2.43	沉香醇氧化物 III	6.0	7.4	3.0
24	2.92	橙花醇，有些污染	4.0	4.9	3.3
25	3.38	牦牛儿醇	9.2	5.4	21.5
26	3.83	苯甲醇	8.8	11.2	24.3
27	4.43	苯乙醇	7.1	7.0	17.2

羧基部分在谱上出现 30 多个峰点，其中 9 个峰点为已知的化合物，其峰点的面积超过了总面积的一半，如表 6-22 所示。总量分别增加到约为萎雕和"发酵"的原含量的 2.2 倍和 4.6 倍。其显著的增加已由反 -2- 己烯醛和苯甲醛证实。在烘焙时，羧基化合物和醇类均同样减少。

品种不同的红茶，羧基化合物含量也不同。从表 6-23 可以看出，一般说印度红茶含量最多，日本红茶最少，中国红茶在二者之间。

羧基部分转化为甲基脂。总量在萎雕时增加很微，在"发酵"时大大增加，在烘焙时则有所减少，如表 6-24 所示。乙酸和丙酸在萎雕时显著减少，于烘焙时大量增加。反 -2- 己烯酸在萎雕时显著增加，在"发酵"和烘焙时，则逐渐减少。顺 -3- 己烯酸、水杨酸和正 - 己酸在萎雕和"发酵"时显著增加，但在烘焙时，前两者又显著减少，后者仍继续增加。

不同地区的红茶，羧酸部分含量也不同。一般说，印度大吉岭红茶比尼加里含量多。斯里兰卡的坦比拉比乌圭省含量多，如表 6-25 所示。

酚类部分的总含量很少，特别是在红茶中，如表 6-26 所示。水杨酸甲酯为鲜叶、萎雕叶和"发酵"叶中最广泛的组分，但在红茶中则显著的减少，与观察到的水杨酸的现象一样。在红茶中出现一个未知的酚类化合物。

表 6-22　红茶"在制"中羰基化合物的变化

峰点号	保留时间（分钟）	组分	测定值 ug/cm²	峰点面积 % *			
				鲜叶 %	萎雕叶 %	发酵叶 %	红茶 %
5	3.43	正丁醛	29	14.7	5.8	3.7	0.5
6	4.30	异戊醛	23	10.6	5.2	3.2	8.9
8	6.85	正戊醛	24	2.0	1.8	1.0	1.0
13	10.85	已醛	27	2.1	11.4	9.3	6.3
18	16.78	正庚醛	28	1.6	1.2	1.2	1.5
19	18.72	反 -2- 己烯醛	28	2.3	8.9	17.5	10.4
25	31.54	反 -2- 辛烯醛	21	1.6	2.9	1.9	3.9
27	35.50	苯甲醛	21	19.8	20.2	21.2	20.1
33	45.78	苯乙醛	22	1.5	2.0	2.4	6.6
38	65.12	顺 - 茉莉酮（Cis-jasmone）	18	痕迹	痕迹	3.7	2.5
	未知物峰点和 ***		（24）	43.8	41.6	34.9	38.3
	羰基部分毫克 / 公斤鲜叶		***	1.0	2.2	4.6	1.9

* 峰点面积百分率为在等温状况（150℃）下的计算值；

** 上述十八个组分的测定值的计算平均值；

*** 不包括醚和水的峰点。

表 6-23　三种红茶芳香油的羰基部分

峰点	tRf	峰点定位	峰点面积 %		
			阿萨姆种	中国台湾种	日本种
	0.09	异-丁醛			
	0.10	正-丁醛			
	0.11	甲基乙基酮	66.8	60.3	25.8
	0.12	异-戊醛			
	0.14	正-戊醛			
	0.31	未知物峰点			
A	0.34	反-2-己烯醛	2.3	2.7	3.7
B	1.13	苯甲醛	8.6	2.5	42.1
C	1.75	苯乙醛	2.9	2.0	2.6

表 6-24　红茶"在制"中羧酸部分的变化

峰点号[①]	酸的组分	测定值 ug/cm^2	总酸重量百分率			
			鲜叶 %	萎雕叶 %	发酵叶 %	红茶 %
1	乙酸	615[②]	36.8	1.00	2.67	30.20
2	丙酸	73	10.2	–	2.52	12.94
3	异丁酸	72	2.98	1.41	0.83	12.11
4	正丁酸	60	0.16	0.49	0.86	2.43
5	异戊酸	60	0.32	5.19	3.59	3.69
6	正戊酸	46	0.98	0.67	1.16	3.05
7	异己酸	39	痕迹	痕迹	痕迹	痕迹
8	正己酸	38	4.33	13.15	15.50	20.70
9	顺-3-己烯酸	39	8.94	13.28	17.62	1.46
10	反-2-己烯酸	110	5.14	32.21	10.79	6.19
11	辛酸	23	0.14	0.40	0.63	6.06
12	水杨酸	14	29.60	32.21	43.82	1.21
	△酸性部分的产率 mg/kg 鲜叶		3.0	3.6	7.9	6.7

①峰号点和图 3 中的相应的甲基酯的峰点相同。

②偏高质是由于乙酸甲酯的高挥发性，在处理制备甲基酯时，乙酸甲酯有部分挥发。

△ Acidic fraction

表 6–25　各种红茶羧酸部分的比较　　　　　　　　　　（重量 %）

峰点号	成分	斯里兰卡		印度				日本
		坦比拉（DimbuLa）	乌圭省（Uva）（粗叶）	尼加里（Nilgii）		大吉岭（Darjeeling）		静冈（Shizuoka）
	酸	'65	'64	'65	'65	'64	'65	'65
4	乙酸	29.5	28.0	37.7	26.2	32.4	36.1	31.3
7	丙酸	5.9	9.8	9.0	3.9	13.6	14.9	13.5
8	异丁酸	5.0	2.6	15.0	3.7	2.6	1.7	12.5
9	正丁酸	3.1	0.5	0.4	14.7	0.6	3.5	2.6
10	异戊酸	4.6	0.8	1.2	2.4	2.2	5.3	3.8
12	正戊酸	6.8	2.5	5.2	3.9	16.5	22.1	3.3
16	正己酸	21.0	22.5	21.1	17.4	9.3	5.4	21.4
19	顺 –3– 己烯酸	13.3	13.5	3.6	14.7	7.0	7.9	1.5
20	反 –2– 己烯酸	9.7	5.3	5.5	7.9	9.7	1.3	2.2
22	正辛酸	0.1	2.1	0.7	1.9	1.5		6.3
33	正癸酸	0.5	1.2			0.5	0.6	0.4
34	苯甲酸				1.3	0.7	1.3	
40	水杨酸		11.3	0.6	1.8	3.7		1.3

表 6–26　红茶"在制"中酚类化合物变化

峰点号	tRp（酚的保留值）	组分	测定值 ug/cm²	峰点面积百分率			
				鲜叶 %	萎雕叶 %	发酵叶 %	红茶 %
1	0.59	未知物			1.2	0.6	16.5
2	0.73	水杨酸甲酯	360	91.1	89.5	89.7	31.3
3	0.85	未知物	370		2.2	4.9	
4	1.00	苯酚	300	5.2	4.0	3.7	33.8
5	1.10	邻 – 苯甲酚	320		2.1	1.1	痕迹
6	1.48	间 – 苯甲酚	350	3.7	0.9	痕迹	痕迹
7	1.65						18.5
酚类的部分产量 mg/kg 鲜绿叶				1.02	0.69	1.17	0.14

（四）茶类的微量成分分析研究

茶中化学成分的不同变化很复杂。在鲜叶里由于品种、自然条件和栽培管理等的不同而异，在同一丛茶树上，由于采摘时间不同，品质也不同。郭璞在《尔雅》中说："早采为茶，晚采为茗，一曰荈。"荈（音喘）是指迟采粗老叶而言，根据各人的经验不同而有不同的名称。采茶时间不同茶味也不同。陆羽在《茶经》中说："其味甘，槚也；不甘而苦，荈也；啜苦咽甘，茶也。一本云，其味苦而不甘，槚也；甘而不苦，荈也。"根据各人体会不同而对品质审评也不同。

在制茶过程中，由于制法不同，变化更大。据现有资料，已鉴定的化学成分，鲜叶只有 38 种，绿茶 47 种，而红茶则达 145 种，1975 年又发现达到 325 种。

绿茶成分增加主要是热的作用，红茶主要是氧化作用，作用不同，成分相差 2、3 倍之多。由此虽可推想同是热作用于茶类，但热化程度不同，成分变化也不同。黄茶类比绿茶变化多，黑茶类比黄茶类变化多。同是氧化作用的茶类，氧化程度不同，成分变化也不同。青茶类比红茶类变化少，白茶类比青茶类变化少。但需要分析研究证实，化学成分不同，对人体影响和治病效果也不同。

（a）峰点 h 含有少量 4- 乙基愈疮木醇。

（b）峰点 A 含有少量颖为异丁香酚的酚类化合物。

在 IR 和 MS 行中的（+）号表示红外光谱和质谱是和它的纯化合物一样。

从表 6-19 可以看出，品种不同的红茶，峰点的面积百分率也不同。中国红茶的脂类含量最多，品质也最好；日本红茶最少，品质也最差；印度红茶则在二者之间。

日本三浦政太郎试验维生素 C 效能，只有炒青绿茶可治坏血病，而烘青、青茶和红茶都不行。由此可说明民间流传六大茶类各有对症治疗效果，是历代劳动人民通过实践总结的经验。

清黄宫绣《本草求真》记载，茶的产地很多，阳羡"真岩茶"能降火，清头目；经冬"肭茶"，佐刘寄奴（草药名）治便血最有效；徽州"松萝"，专于化食，浙绍"日铸"，专于清火，闽地"建茶"，专于辟瘴，滇南"普洱"，专于消食辟瘴。蒙山"云雾"，世所罕有。

我国现有专为药用的茶叶，除炒青松萝和云南普洱药茶外，还有福建青茶类的武夷岩茶和安溪铁观音，以及广西六堡黑茶。岩茶是闽南通俗治疗伤风头痛的便药。海外华侨都以铁观音或六堡茶治疗一般轻度疾病。福建的白茶银针当地视为退热良药。此外，陈年信阳毛尖、祁门红茶和湖北黄茶类的君山银针、茉莉花茶都各能治疗某些疾病。治病因茶类不同而异，这主要是制法不同的关系。因此，各类茶叶都要分析研究其中的微量成分，以便于对症饮茶。

第四节　茶的保健营养成分

人体的生命活动需要不断地摄入糖类化合物、脂肪和蛋白质等营养物质，维持恒定的体温。在饥饿时，首先分解体内储存的糖类化合物，随后，再分解脂肪和蛋白质，以满足热量的需要。当生命的重要组织如肝脏和血液中，蛋白质损失过多会导致严重的功能障碍。

茶叶含有丰富的糖类化合物和蛋白质。饮茶不仅对于节约身体的蛋白质有一定作用，而且能获得一定量的蛋白质或氨基酸以补偿氮的需要。同时还能供给糖类化合物。

我国边区少数民族饮茶与食饭同等重要，英国每日有一茶餐习惯，日本强调茶叶含有多量的蛋白质，有营养价值等，都是有一定的科学道理。据美国法定卫生食品表中，指出 248g 的热或冰凉的茶，含有热量 10 卡，糖类化合物 8g，蛋白质、脂肪各 1g。饮茶可增加体温，特别是冬天饮茶不出汗，有维持体温作用。

一、糖类

糖类是人体三大主要营养物质之一。茶中糖类化合物含量丰富，但热水泡出只 4% ~ 5%，果胶类只有部分溶解于热水。可溶性的，有还原糖和蔗糖，不溶性的，有淀粉、半纤维素和纤维素，还有与其他物质化合的糖甙如黄酮醇等等。这类物质都直接间接影响制茶品质的高低。

鲜叶含糖量约 10% ~ 12.5%。有单糖类如葡萄糖和果糖，双糖类如蔗糖和麦芽糖，多糖类如纤维素和淀粉。与其他物质结合的糖甙如黄酮醇。从表6-27可以看出，糖类含量随着叶的粗老而增加。在生长期内转化为多元酚，经过中间产物肌醇而构成黄烷醇。因此，糖类与黄烷醇的含量呈负相关，糖多，黄烷醇就少，糖少，黄烷醇就多。

淀粉含量很少，从顶芽到老叶逐渐增加。半纤维素也随着鲜叶质量下降而增加，一级鲜叶 2.96%；低级鲜叶 9.53%。一级制茶为 3.65% 比鲜叶多，低级制茶为 8.7% 比鲜叶少。比鲜叶多是纤维素分解的结果；比鲜叶少是分解为多糖类所致。青茶、黑茶的鲜叶纤维素比较多，但经过加工反比嫩叶甜些。

纤维素含量很大，因叶的组织大半为纤维素所构成的，最高可达 12%，随着鲜叶粗老、采摘季节迟缓而增加，茶树品种、产地、季节、鲜叶等级不同，也能影响纤维素含量。日本品种最高含量为 7.66%；印度品种最低，含量为 6.16%；中国品种在二者之间，含量为 7.03%。从五月到九月含量逐月增加，到一月含量最高；春茶含量最低，秋茶最高；制茶等级越高含量越少。参见表6-28。

表 6-27　不同芽叶糖类含量的比较　　　　　（占干物质 %）

成分 \ 叶别		顶芽	第一叶	第二叶	第三叶	成长叶	老叶	老梗
还原糖			0.99	1.15	1.40	1.63	1.81	
蔗糖			0.64	0.85	1.66	2.06	2.52	
糖总量			0.19	2.00	3.06	3.69	4.33	
淀粉		0.11	0.19	0.30				0.88
纤维素	茶季开始	6.34	6.44	7.06	8.46			
	茶季结束	6.71	7.33	8.72	9.36			

表6–28　制茶级别和茶叶的纤维素含量比较　　　　　（占干物质 %）

茶叶级别	七月	八月	九月
一级茶	6.03	5.63	6.12
二级茶	6.15	6.07	7.65
三级茶	7.71	7.95	8.08

制茶过程中，茶中糖类的变化，依茶类不同，变化很大，见表6–29。

表6–29　六大茶类可溶性总糖含量　　　　　　　　　（%）

含量　＼　茶类	屯溪绿茶	霍山黄芽	普洱茶	白牡丹	铁观音	祁门红茶
可溶性总糖	3.07	3.03	3.39	2.69	3.95	2.31

各茶类含可溶性糖的总量以铁观音最多，祁门红茶最少，其含量顺序为，铁观音 > 普洱茶 > 屯溪绿茶 > 霍山黄芽 > 白牡丹 > 祁门红茶。铁观音和普洱茶采用较成熟鲜叶制成的，含糖量较高，而祁门红茶、白牡丹所采用鲜叶较嫩，含糖量较低。制茶的甜香和甜味以及"祁红"特有的甜花香都与糖类的存在很有关系。

（一）人体内糖的代谢作用

糖类化合物代谢的激素调节，是生物化学中最复杂问题之一。垂体前叶对糖类化合物代谢作用，主要是通过甲状腺和肾上腺皮质等而实现的。其他方面的作用明显的是由于对组织的直接效应。

垂体生长激素和促肾上腺皮质激素都能直接而独立地影响糖类化合物的代谢。垂体前叶激素可能就是生长激素与胰岛素存在对抗作用，可能是对己糖激酶而发生的。

食物中的多糖类在消化道和肝脏中，被冰解并转化成葡萄糖，最后被氧化。葡萄糖是热能的主要来源。体重60kg的成人每 kg 体重每天需6g 葡萄糖。10 ~ 40kg的儿童需要量比成人多 1g。2 ~ 10kg婴儿需要14g。

葡萄糖主要代谢途径：一是变成糖原，二是变成脂肪，三是立即氧化以产生能量。维持循环中血糖浓度的过程，是肠道吸收糖类的消化产物，糖原分解和糖质异生，以及组织利用葡萄糖。

葡萄糖代谢变化，首先转变为 6- 磷酸葡萄糖，为不可逆的放能量反应，是葡萄糖利用率的决定步骤。

$$\text{葡萄糖 + 腺三磷} \xrightarrow{\text{己糖激酶}} \text{腺三磷 + 6- 磷酸葡萄糖。}$$

6- 磷酸葡萄糖和其他各种中间产物转变为肌糖原、肝糖原或脂肪。以后能被利用和氧化以供给能量；葡萄糖也能直接用作能量的来源。

从 6- 磷酸葡萄糖 6- 葡萄糖磷酸酶作用，分解为葡萄糖和磷酸。这种磷酸酶只存在于肝脏中。因此，只有肝脏中 6- 磷酸葡萄糖能转变为葡萄糖，肝脏中的糖原才是供给血糖的一种直接来源。肌肉糖原必须按照糖酵解过程进行；肌肉中糖酵解所产生的乳酸被肝脏转变为肝糖原或血糖。

垂体生长激素、肾上腺皮质类固醇和胰岛素，对糖代谢有显著作用，缺乏生长激素所产生的最显著作用，是糖的利用率明显增加，肝脏和肌肉糖原的迅速用尽。相反的，注射这种激素能促进糖原的贮藏和减少周围组织对于葡萄糖的利用。生长激素可影响肝糖原 D 血糖→肌糖原→乳酸的反应，以及血糖氧化反应。

肾上腺在糖的中间代谢中所引起的作用，维持血糖和肝糖原的正常水平。皮质功能过低，血糖可保持正常水平，肝糖原仍可积贮。如糖原来源能迅速地削减糖的储备量，肝内糖原含量减少，肌肉糖原的含量也降低，不过程度略轻，并发生血糖过低症。

糖代谢中产生这种异常现象，是从蛋白质而来的糖质异生受到阻碍；更重要的是葡萄糖的利用率大大加速。这是肾上腺皮质激素与胰岛素存在对抗作用，可能涉及己糖激素的反应。

皮质机能过高的糖代谢变化，基本上与过低的恰恰相反。表现血糖过高，糖尿、葡萄糖耐受量降低，对胰岛素耐受性增高等症状。这些变化涉及糖质异生增加和葡萄糖利用率降低的双重机制。降低肾小管对葡萄糖的重吸收，可能与糖尿有关。

（二）胰岛素与糖的代谢作用

胰岛素对糖的代谢有很大影响。切除胰腺，周围组织中葡萄糖的利用，实际上已告停止。血糖浓度升高，肝糖原和肌糖原的贮备均有若干减少。由于葡萄糖不能氧化，因而引起一系列的代谢改变。最后出现糖尿病性酸中毒的综合病征。

胰岛素过量可以增加周围组织对于葡萄糖的利用，糖的贮存很快用完，血糖水平迅速下降，随即出现降血糖综合征。

胰岛素的作用受其他内分泌的影响很大，特别是垂体前叶激素和肾上腺皮质激素。它们在中间代谢中所起的作用是借助于加强或抑制重要酶的活动性来调节催化性反应进行的速度与程度。

（三）糖的生理作用

葡萄糖是有效的利尿药，必须超过肾脏阈值的足够量。在肾小管的近端，葡萄糖越过了重吸收作用，与尿相似的渗透性作用，从而促进了利尿。由于有相当大量的葡萄糖可变成糖原而贮藏于肝脏，就必须使血中葡萄糖的浓度突然增高，才能使相当量糖能通过肾脏。

蔗糖是比葡萄糖更为有效的利尿剂。虽然分子比葡萄糖大二倍，同量比较，则只具有葡萄糖的一半渗透压。但是蔗糖静脉注射，不能为体内所代谢，而以异物的性质在体内循环，直到从肾脏排出去。肾小管对它重吸收作用与葡萄糖比较非常微弱。因此利尿作用更为持久。

葡萄糖的高张溶液可以注射而无毒性。但静脉注射蔗糖的高张溶液，引起肾脏损伤，在弯曲的肾小管内面的细胞发生泡沫样的肿大，使小管的空腔达到不可看见的程度。口服蔗糖将于肠中完全水解为葡萄糖与果糖而吸收。茶中的蔗糖也就是完全水解而吸收的。

便秘多由于食用浓缩的低纤维食物，以致不能形成足够容积的粪便。在这种情况下，应用增加肠内容积的治疗。为了保证适当的排空，每 kg 体重每天至少应食用约 100mg 的纤维，避免肠肌遭受药物不愉快的刺激而促进排便。茶叶既可饮，又可食，古今相同，有利于大小便流通。

氧化纤维（Oxidized Cellolose）由于氧化剂的不同被氧化的程度各异。但若用二氧化氮进行 $-CH_2OH \rightarrow COOHH$ 的氧化，则成为果胶的性质。氧化纤维通过血红蛋白与纤维素酸间反应，而促进凝血。

（四）酯多糖

酯多糖为灰白或灰褐色粉末，溶于热水和热的酸性乙醇，而不溶于冷的酸性乙醇、冷的稀醋酸和大多数有机溶剂，如丙酮、乙醚等。酯多糖为含有一定蛋白质的大分子化合物，不被苯酚所沉淀，不能通过渗透膜。是植物细胞壁的重要组成成分。

据苏联资料报道，发现茶中含有酯多糖能治疗放射性的病害。中国茶叶研究所与天津医药研究部门共同进行实验研究。分析结果，茶中酯多糖含量为干物质的 0.1% ~ 0.5%，其中含类酯 36.7%、总糖 47.7%、总氮1.02%、总磷 1.23%、蛋白质 6.38%。

根据苏联研究资料报道，酯多糖保护造血功能很显著。注射酯多糖 5个昼夜后，开始血色素平稳，无明显下降。红细胞比对照组增多，血小板数在正常范围内波动不定，白细胞无明显改变，而对照组则相反。与黄酮类复合物制剂合用，对防治钴[60]辐射伤害，有良好效果。

对人体或动物注入适量的酯多糖，在短时间内能增强机体非特异性免疫的能力，因而有抗辐射作用。动物实验证明，酯多糖还有帮助肝脏再生的功能。

二、蛋白质

茶中含蛋白质约 30%，鲜叶含纯蛋白质 15%。制茶过程中蛋白质受热凝固而变成不溶性。绿茶汤中仅有粗蛋白，其中只有少数为纯蛋白质。

茶中蛋白质含量因品种不同而异。南方品种（印度、斯里兰卡、印尼）为干物质 4.42%，中国品种 4.52%，北方品种（俄罗斯格鲁吉亚）5.08%。

茶中蛋白质含量因季节不同而异。四月的鲜叶 36.24%，至八月降至26.10%。芽叶嫩度不同蛋白质含量也不同，嫩叶比老叶多。七月间的顶芽 29.06%，第一叶 26.06%，第二叶 25.92%，第三叶 24.94%。顶芽最多，依次下降。

茶中蛋白质含量依施肥不同而异。在多施氮肥的条件下，其含量超过黄酮类化合物一倍。不施肥 26.76%，施氮肥 32.03%，施磷肥 27.96%，施钾肥 28.94%。

三、氨基酸

茶中蛋白质化学成分很复杂，水解为氨基酸变化很大。

茶叶中的氨基酸以两种形态存在。一是游离氨基酸，茶叶中已发现并经鉴定的有 25 种之多，其总量和各种氨基酸的相对比例，则受营养状况、生育阶段和其他许多因素的影响。

另一种是组成蛋白质的氨基酸，属于不溶性的。蛋白质水解后，可得到 21 种左右的氨基酸。蛋白质水解后的这一部分氨基酸的总量和各种氨基酸的相对比例是较稳定的。

日本酒户弥二郎于 1950 年研究玉露茶鲜爽滋味成分的过程中，从茶树新梢中分离鉴定出的不参与组成蛋白质的一种酰胺，在高等植物中还未发现，被认为是茶中特有成分之一。即所谓"茶氨酸"。

茶氨酸茶树中含量很高，在新梢鲜叶中占总氨基酸的比例，一般为 70%±5%，但制成毛茶后，茶氨酸占总氨基酸的比例有所减少，但仍占 60% 左右。

茶氨酸是茶中含量最多的特殊氨基酸，学名为 N- 乙基 -r-L- 谷酰胺（r-glutamine ethylamine）或 r- 谷酰基乙酰胺（r-glutamylethylamide）

$$\overset{\gamma}{H_5C_2} \cdot HN \cdot OC \cdot \overset{\beta}{CH_2} \cdot CH_2 \cdot \overset{\alpha}{CH_2} \cdot COOH$$
$$|$$
$$NH$$

茶氨酸纯品为无色针状结晶，分解熔点 217～218℃，$[\alpha]_D^{12}$ +7.1，具很强的茚三酮反应，可用醋酸汞和碳酸钠沉淀，易与碱或碳酸铜生成浅紫色柱状铜盐。易溶于冷水（1：2.6）。水溶液呈微酸性，有焦糖香和味精的鲜爽味。不溶于乙醇、乙醚。用25%硫酸或6N盐酸水解，分解为L-谷氨酸和乙胺。

在鲜叶中也发现多种氨基酸，其含量如表6-30。此外，还有组氨酸。

绿茶含量较多，有谷氨酸、天门冬氨酸、精氨酸、甘氨酸、丙氨酸、缬氨酸等。谷酰胺是甜味的一部分。右旋天门冬氨酸具有甜味，而左旋体则无味。高级新鲜绿茶还含有多量的半胱氨酸。

表6-30　鲜叶中各种氨基酸含量的比较　（占绝对无灰分剩余物的%）

成分	水分	氨	二羧基酸	精氨酸	酪氨酸	丙氨酸	苯丙氨酸	脯氨酸和羟基脯氨酸	赖氨酸
含量	13.44	14.84	34.65	14.24	11.65	10.14	9.00	3.23	2.63

表6-31　白牡丹烘制过程中各种氨基酸含量的变化　（绝对干物质%，相对鲜叶%）

工序\成分	鲜叶		萎雕		晒后烘干		烘干	
	绝对	相对	绝对	相对	绝对	相对	绝对	相对
赖氨酸	0.026	100	0.030		0.016		0.052	
组氨酸	0.012	100	0.016		0.014		0.027	
精氨酸	0.020	100	0.028		0.036		0.060	
天门冬酰	0.006	100	0.010		0.032		0.032	
丝氨酸	0.092	100	0.240	260	0.224	243	0.184	200
天门冬氨酸	0.128	100	0.080	62.9	0.166	129.1	0.122	95.9
谷氨酸	0.02	100	0.940	470	0.200	1000	0.178	890
茶氨酸	0.284	100	0.376	132.1	0.542	190.1	0.450	160
丙氨酸	微量	100	0.004	/	0.028	/	0.038	/
酪氨酸	0.012	100	0.026	/	0.032	/	0.010	/
缬氨酸	0.025	100	0.370	/	0.100		0.020	
苯丙氨酸	0.030	100	0.090	/	0.074		0.026	
亮氨酸	微量	100	0.040	/	0.060	/	0.034	/

在红茶中已发现有丙氨酸、苯丙氨酸、谷氨酸、苏氨酸、精氨酸等，各有不同的滋味，形成红茶的复杂香味。

据日本《茶叶研究》1978 年报道，无论是新梢或老叶，游离氨基酸中含量最高的是：茶氨酸、谷氨酸、精氨酸、丝氨酸、天门冬氨酸等，其中除谷氨酸、天门冬氨酸，老叶比新梢微高些外，其余新梢比老叶高，如茶氨酸多 10 余倍，丝氨酸、精氨酸高 1 ~ 4 倍。

茶中氨基酸变化很大，在制茶过程中，蛋白质水解成的氨基酸则依茶类和制茶技术不同而异。如经过杀青的茶类比萎雕茶类，蛋白质水解多些；杀青技术不同，蛋白质水解程度也不同，如杀青温度时间长，则蛋白质很快凝固，水解很微；反之，水解就多些。

萎雕茶类则依方法、时间和气温高低以及光线强弱等不同而异，如制红茶自然萎雕在炎热天时间长，水解就多些，相反的就少些，萎雕茶类，烘焙的时间、方法、温度高低等不同，蛋白质水解也不同。茶叶中氨基酸变化很复杂，各种茶类含量及多寡难做定论。如白牡丹"在制"中氨基酸鲜叶为 100%，晒后烘干为 190%，烘干为 160%。从表 6-31 可以看出质量变化很大。

茶中茶氨酸含量的变化，随着芽叶老嫩、茶季迟早和栽培管理不同而异。嫩叶含量较多，老叶较少。春茶早期含量最高为 2058mg，随着茶季推移渐次减少，秋茶后期下降至 238mg。茶中茶氨酸含量达到干物质的 1.2% ~ 2%，上级绿茶含量最多为 1.9%，中级次之为 1%，下级最少为 0.6%。红茶在制过程中破坏很多，因而比绿茶少。但与红茶素复合，是红茶汤色的重要显色成分，从表 6-32 可以看出，茶氨酸含量高，品质好。反映了茶氨酸在茶叶中的重要作用。茶氨酸在茶汤中泡出率可达到 81%。与绿茶滋味优劣的相关数系为 0.787 ~ 0.876。

表 6-32　鲜叶老嫩和茶季不同的茶氨酸含量比较

茶别	芽叶	第二叶	第三叶	第四叶	春茶			夏茶			秋茶		
					前期	中期	后期	前期	中期	后期	前期	中期	后期
含量	1.15	0.96	0.75	0.59	2058	1734	1331	633	358	210	262	277	238

注：鲜叶老嫩占干物质含量（%），茶季不同是 mg

（三）六大茶类主要氨基酸含量比较

茶氨酸的含量以不同茶类比较，白牡丹最高，其次黄石溪毛峰、白毫银针、君山银针、西湖龙井、蒙山黄芽、祁门红茶、凤凰单丛、安溪铁观音、安化湘尖、普洱茶最少。如表6-33、34。

天门冬氨酸含量绿茶最高，其次是黄茶和白茶，再次是红茶和青茶，最低黑茶。

谷氨酸含量以绿茶和黄茶为最高，其次红茶，再次青茶和白茶，黑茶最低。

精氨酸含量以绿茶为最高，都在200mg/100mg以上，其次红茶，其他都不到100mg。

丝氨酸含量白茶为最高，其次绿茶，再次红茶，黑茶没有测到。

表6-33　中国名茶绿、黄、黑茶汤中游离氨基酸含量　　　（mg/100g）

氨基酸＼茶类／产地／茶名	绿茶		黄茶		黑茶	
	西湖龙井	黄石溪毛峰	君山银针	蒙山黄芽	安化湘尖	云南普洱茶
天门冬氨酸	265.53	247.15	260.16	259.80	9.99	8.16
茶氨酸	1829.32	3030.85	2130.85	1730.14	108.23	71.11
丝氨酸	105.33	120.66	73.95	72.55		
谷氨酸	533.33	352.47	328.69	410.11	20.05	7.25
甘氨酸	3.57	2.89	4.83	3.86	/	/
丙氨酸	46.11	45.65	28.20	35.61	3.16	/
胱氨酸	34.82	25.96	26.17	23.65	30.09	21.21
缬氨酸	66.53	17.57	20.40	16.81	/	5.25
异亮氨酸	36.11	7.99	8.52	7.53		
亮氨酸	45.97	15.99	20.23	14.09	/	/
酪氨酸	29.79	13.89	/	/	/	/
苯丙氨酸	57.23	14.39	7.77	/	/	9.55
赖氨酸	52.31	16.40	13.48	9.85	/	/
精氨酸	229.15	292.27	21.67	32.49	17.49	60.28
组氨酸	24.25	23.85	26.95	18.95	/	/

表 6-34　中国名茶白、青、红茶汤中游离氨基酸含量　　　（mg/g）

茶类 产地 茶名 氨基酸	白茶		青茶		红茶
	政和 白毫银针	政和 白牡丹	潮安 凤凰单丛	安溪 铁观音	祁门 工夫
天门冬氨酸	111.3	118.65	91.90	34.61	112.35
茶氨酸	3007.88	3828.00	873.82	459.65	1461.60
苏氨酸	260.33	微量	－	微量	微量
丝氨酸	371.13	234.60	12.29	31.42	92.34
谷氨酸	49.01	67.28	48.96	72.20	130.29
脯氨酸	133.77	77.65	/	/	27.51
甘氨酸	10.89	5.79	/	/	3.70
丙氨酸	108.49	119.83	12.71	31.43	40.37
胱氨酸	68.60	39.55	19.53	26.75	32.47
缬氨酸	155.04	105.12	14.05	24.20	47.77
异亮氨酸	104.73	58.11	5.68	19.25	29.99
亮氨酸	112.25	59.12	5.93	11.10	40.09
酪氨酸	77.29	149.83	10.89	/	48.28
苯丙氨酸	197.45	199.61	13.17	36.47	59.02
赖氨酸	101.05	49.50	4.57	15.03	42.14
组氨酸	50.58	18.95	12.15	/	13.47
精氨酸	28.04	20.07	62.79	49.67	163.39

　　茶中蛋白质含量高，对制茶品种有利方面，是分解苯丙氨酸和酪氨酸等，与咖啡碱结合，形成易溶的复合体化合物，提高制茶香味；不利方面是某些氨基酸与其他化合物形成不溶的复合物，降低水浸出物，对制茶香味起不良的影响。

（四）蛋白质分解与生理作用

　　茶在制中，蛋白质的变化，随制茶技术而转移。绿茶的含氮量减少不多，而游离氨基酸则增加 30% 左右。红茶蛋白质的含量减少也不多，而游离氨基酸则大量减少。蛋白质分解为氨基酸，氨基酸与其他化合物结合为复合体，组成制茶的一部分色香味，氨基酸转化质量不同，因而形成各种茶类的特有香味。

　　红茶在制中，氮的变化很大。从表 6-35 可以看出，特别是氨基氮几乎增加一倍，从鲜叶 2.28 增加到 4.11。

表 6-35　制红茶过程中含氮复合体的变化 （1g 干物质以 mg 计）

叶别	全氮	非蛋白氮	蛋白氮	胺氮	酰氨氮	氨基氮	氮	咖啡碱（%）
鲜叶	44.50	14.73	29.77	1.33	2.68	2.28	0.98	2.90
萎雕叶	44.48	14.82	29.66	2.24	2.98	3.07	0.75	2.46
第三次揉捻叶	44.42	15.02	29.40	2.36	3.15	3.67	0.75	2
渥红叶	44.38	14.21	30.17	2.10	3.02	4.11	0.50	2.19

蛋白质是构成生物体的基本物质，没有蛋白质，生命的现象便不存在。蛋白质是由许多氨基酸组成的高分子化合物。

蛋白质被胃蛋白酶分解成胨。胰液中的胰蛋白酶又把胨分解为多肽。小肠液中的肠肽酶再把多肽分解为氨基酸。

每升血清中含蛋白质 70g。血液蛋白质过低症可由多种原因而发生。其中最常见的是尿内蛋白质过度损失。例如肾病性症状群，在肝硬化发生的综合作用破坏，蛋白质缺乏；伴有肝硬化的血浆蛋白质过低症，其合成血浆蛋白的功能已受到损害。血浆蛋白不仅是循环蛋白质的源泉，也是组织蛋白质源泉。

天然的蛋白质能被蛋白酶分解，或被矿物酸所水解。天然的氨基酸组成全部被保留。反之酸性水解作用虽然完全，但破坏了主要氨基酸如色氨酸，因而必须另行补充。每日饮茶无疑是补充氨基酸。

体重 60kg 的成人，每 kg 体重每日最少需要 0.6g 氨基酸，用以维持正常氮的平衡，并产生 2 卡热能。在氮缺乏时就不会发生贮存。由于蛋白质"毒性破坏作用"，也不可能维持氮的平衡，饮茶对氮的平衡是有一定作用的。

人体内贮藏的蛋白质要维持氮的平衡。蛋白质代谢分解为人体营养所必需的主要氨基酸，主要氨基酸缺乏，氮的平衡就不可能，也不能节约体内蛋白质。

（五）氨基酸的药理作用

营养学专家们认为，氨基酸对振奋人的精神起着尤其重要的作用。大脑必须使用氨基酸来制造某种神经传递素，神经传递素能把收到的信号以一个细胞传输到另一个细胞，没有神经传递素，人是无法进行思维的。

色氨酸对大脑在制造塞络提宁（Serotinin）、神经传递素方面是十分重要的。色氨酸在酸奶、香蕉、牛肉和鸡肉含量尤其丰富，现已在茶叶中检测出色氨酸，色氨酸太少会造成脑子里塞络提宁的下降，其后果是使人出现抑郁和恐惧。

同色氨酸一样，干酪氨酸同肾上腺有密切关系。人们在激动，精神紧张和感到强烈恐怖时，体内肾上腺素就增多。如果肾上腺素下降就会使人工作时没精打采，精神忧郁。

蛋白质分解为组氨酸。组氨酸是有机体进行日常机能所迫切需要的，在血球蛋白和血红蛋白组成中的含量约达到10%。与脱氨基、氧化和脱酸基的反应结果，分别得到咪唑基代丙酸、咪唑基代乙酸和组胺。

组氨酸是用于治疗胃和十二指肠的药剂。组氨酸不足，引起组织的不正常状态，其中包括胃粘膜的病症状态。

蛋白质经酶分解导致组氨酸发生脱羧基作用为组胺（Histamine）。大肠腐烂杆菌分解氨基酸，就是蛋白质腐败。组胺具有多种形式的生理作用，接近副交感神经药物。使毛细血管和动脉扩大，减低血压，因此，是付肾碱、酪胺和其他 β–取代乙胺类交感神经药的对抗剂。

组胺有缩小瞳孔的性能，且能刺激腺的分泌，特别是胃分泌，增加蠕动。剂量超过 1～3g 很毒。组胺在体内组织中生成，则出现荨麻疹及其他的过敏性症状。

组胺有使子宫肌肉收缩的特别性能，稀释到 1 比 245 百万时，也有作用，因此，是生物检定卵巢制剂的方法基础。但不广泛用作子宫药，因有不良的副作用。

组胺治疗胃和十二指肠的溃疡性病症。小剂量用作局部诱导剂，用于支气管性气喘和各种过敏性病状，以及关节硬症和肌肉风湿病，并用以测定血流速度和胃液腺的分泌性能。组胺对生物体很多方面的作用，是不良的副作用的原因，因而阻止其广泛地用作药物。

谷氨酸在体内能与氨结合，使血氨下降而治疗肝昏迷，对于肝功能还好的病人，效果较为显著（《中华内科杂志》）6：671，1985）。精氨酸也能降低血氨，也可用于肝昏迷，当不宜输入大量钠离子而忌谷氨酸钠时适用之。

含硫的氨基酸、蛋氨酸和胱氨酸在纠正脂肪代谢上具有重要意义。蛋氨酸和胆碱都有抗脂肪肝性能，可防治动脉粥样硬化；两者可以互相转化。甲基与羟基乙胺结合而形成胆碱，胆碱可变成甜菜碱（Betaine），而甜菜碱能把甲基转给甲基半胱氨酸（Ho-mocytine）而成蛋氨酸。反过来，蛋氨酸也能把甲基供给胆碱合成。

含有巯基的半胱氨酸，有调节氧化和还原的作用，能保持人体生理上新陈代谢的平衡。治疗肝痰也具有相当的效用。半胱氨酸及其衍化物对电离辐射具有防护作用。

茶氨酸与苯甲醇的药效相同，有强心利尿、扩张血管、松弛支气管和平滑肌等作用。适用于心脏性或支气管性喘狭心症、冠状动脉循环不足、心脏性水肿等症。因此浮肿病饮茶也有好处，因茶胺合剂能治疗浮肿病。

（六）氨基素与青霉素

青霉素的基本结构，是一种异乎寻常的由初油氨基酸（Alaine）和二甲基半胱氨酸（B-dimethylcysteine）形成的环状化合物。青霉素菌产生的菌性物质（抗菌素）是由半胱氨酸和缬氨酸相结合而成的衍生物。

$$(CH_3)_2CH-CH-COOH$$
$$SH\ \ NH_2$$
$$CH_2\ \ COOH$$
$$CH$$
$$NH_2$$

半胱氨酸

$$(CH_2)_2C-CH-COOH$$
$$S\ \ \ N$$
$$CH\ \ CO$$
$$CH$$
$$NH-CO-R$$

青霉素

青霉素 F，$R=-CH_2-CH=CH-CH_2$
$$CH_3$$

青霉素 G，$R=CH_2-C_6H_5$

青霉素 X，$R=CH_2-C_6H_5-OH（P）$

青霉素 K，$R=[CH_2]_6-CH_3$

茶叶中缬氨酸、胱氨酸含量丰富，尤其是新茶半胱氨酸含量很高，饮茶是否也有青霉素的作用，很值得深入研究。

第五节　养生茶与维生素

一、茶中维生素的作用

维生素是机体维持正常代谢功能所必需的一种物质。人体组织不能自行合成，必须从饮食中获得。健康人给养恰当可从食物中得到适量的维生素，如果由于饮食不当，或吸收利用发生障碍，或因疾病和代谢作用组织需要增加等等，使机体组织内某一种或几种维生素浓度低于正常水平，而引起疾病时，就是维生素缺乏症。这时就要服用维生素制剂治疗和预防。但如用量过大，又可能造成中毒现象。

自 1922 年，日本人三浦政太郎和迁村发现绿茶中含有维生素 C 后，生物化学和医药工作者，连续进行生物试验，结果都认为茶叶有预防坏血病的效能，肯定茶叶的营养价值。此后，茶中维生素不断被发现，到目前为止已发现水溶性和脂溶性的维生素有十多种。尤其是茶中含有丰富的 B 族维生素，见表 6–36。浙江医科大学楼福庆等也验证茶中含有维生素 C 和 B 族维生素；维生素 C、B、菸酸都有降低胆固醇的作用。饮茶不仅有益于身体健康，而且是良好的药物，可以治疗疾病。

表 6–36　茶中水溶性维生素及其含量　（ug%）

茶别	维生素 B_1	维生素 B_2	菸酸	泛酸	叶酸	生活素
玉露茶	193 ～ 500	960 ～ 1200	4820	2110	53	50
碾茶	300 ～ 500	1100 ～ 1500	3770	1580	50	50
煎茶	260 ～ 450	830 ～ 1700	5940	940	63	45
红茶	100 ～ 160	500 ～ 460	5210	1390	73	53

二、水溶性维生素

水溶性维生素，茶中含量很高，已被发现的，有抗坏血酸（维生素C）、硫胺素（维生素B_1）、核黄素（维生素B_2）、菸酸（B_5）和泛酸（B_3）、叶酸（B_{11}）、类维生素P（儿茶酚及其黄酮类物质）等。绿茶维生素含量多于其他茶类，特别是抗坏血酸。红、绿茶中维生素B的含量大致相同。红茶中各种维生素B的含量有很大差异，1g干物质，多的可达70ug以上，少的则不到1ug。90%～100%都能溶解在茶汤中。每杯茶汤多的有100ug以上，少的不过1～2ug。每天饮茶五杯，可满足总需要的5%～10%。

（一）抗坏血酸

据中国农科院茶叶研究所报道，茶叶中以维生素C的含量最高。高级绿茶可达500mg/100g。质量较差的红茶和绿茶约100mg/100g，甚至更少。

茶中抗坏血酸的含量，因鲜叶的老嫩不同而异。从表6-37（高良茨基资料）可以看出第二、三叶含量较多，顶芽和第一叶含量较少，粗老叶更少。

表6-37　芽叶中抗坏血酸含量比较

项别	顶芽	第一叶	第二叶	第三叶	整个芽叶	粗老叶
抗坏血酸 mg%	112.7	152.7	173.0	187.4	165.4	167.0
1kg 干物质毫克数	7.5	99.9	10.44	7.68	8.14	3.83
1kg 鲜叶中人能服用量	–	54.3	91.7	–	7.14	–

抗坏血酸因抗坏血酸酶作用，很容易起氧化变化，鲜叶中的维生素C含量颇为丰富，因而制茶过程中，由于氧化作用而减少，特别是制红茶"发酵"期间，大部分损失了，每公斤干物质仅保留164～640国际单位，含量有显著下降。绿茶高温杀青破坏了抗坏血酸酶的活化，基本保持原有的含量。如果温度过低不能破坏全部抗坏血酸酶活化，可能也会减少；但

是绿茶的含量总比红茶多（见表6-38）。可以看出，抗坏血酸依茶叶贮藏时间延长而逐渐损失，三年以上的陈茶就会全部消失，茶中的抗坏血酸含量仅能维持二、三年之久。

表表6-38　绿、红茶抗坏血酸含量比较　　　　　　（mg%）

茶别	嵊县珠茶	临安烘青	杭州龙井	绍兴红茶
春茶	297	182	–	16.9
夏茶	88	48	189	19.4
秋茶	142	190	155	34.3

抗坏血酸是己糖醛酸的衍生物，具有抗坏血病作用，在体内可氧化为脱氢抗坏血酸，它在机体内组成氧化还原系统，参加各种生物化学反应，如芳香氨基酸的氧化脱氨基作用、精氨酸酶和淀粉酶致活作用。

抗坏血酸为旋光性化合物，只有左旋性具有抗坏血病效力。与左旋抗坏血酸有密切联系的化合物都具有一些抗坏血病作用，但效力都比不上天然的抗坏血酸。

抗坏血酸为白色或微黄色结晶和粉末，在干燥状态较稳定，但在中性和碱性溶液中迅速氧化分解。

抗坏血酸和去氢抗坏血酸形成一个很快的氧化还原系统。这个系统在生物氧化和还原及在细胞呼吸中起着重要作用，能迅速地被细胞色素氧化酶加细胞色素 C 所氧化。去氢抗坏血酸能被谷胱甘肽所还原。抗坏血酸可能在维持硫氢基活化酶系统于其还原形中起着重要的作用。抗坏血酸也能作为氢的供给者。

（二）硫胺素

硫胺通称维生素 B_1，亦称硫胺素、抗脚气病维生素、抗神经炎维生素等。B 族维生素有维生素 B_1、B_2，菸酰胺、叶酸等约十种，硫胺是其中之一。

1950 年在红、绿茶中发现含有硫胺素每 100g 茶叶中含 0.07mg，其含量因茶类和级别的不同差异很大。从表6-39可以看出。以绿茶含量最高，红茶次之，青砖茶最低。

茶别	烘青绿茶	一级红茶	二级红茶	青砖茶（1）	青砖茶（2）
含量	112.4	94.4	114.0	38.0	19.0

表 6-39　茶中硫胺含量比较　　　　　　　　　　　　（ug/100g）

　　硫胺是复杂的有机化台物，含有嘧啶和噻唑核。嘧啶的结构在自然界中很普遍，但噻唑核只存在于硫胺分子中。

　　硫胺与双磷酸（焦磷酸）结合为焦磷酸硫胺（Diphosphothiamin），是脱羧辅羧酶（Cocarbox-ytase），在制茶的渥红过程，这种辅酶参加作用。辅羧酶与羧酶（Carboxytase）共同促进 α-酮酸的脱羧作用，如丙酮酸的氧化受障碍，血液中乳酸和丙酮酸积蓄增加。糖代谢受到障碍，是产生脚气病（多发性神经炎）的主要因素。硫胺的需要量与代谢率有关；尤其是以糖为能量来源时，需要量最大。

（三）核黄素

　　核黄素通称维生素 B_2，或称维生素 G，是耐热生长促进因素，在茶中也有发现。

　　1932 年 Warburg 和 Chrislian 曾记述在酵母滓及组织提取物中有一种氧化酶。此酶呈黄色，因此称为黄酶或黄酮氧化酶。后来证明黄酶含有和蛋白质相结合的磷酸核黄素。记述别种黄色蛋白酶，或以磷酸核黄素，或以腺嘌呤二核甙酸核黄色素为辅基。这些酶作为辅酶和还原系统相结合，形成一系列在细胞代谢中重要的氧化还原系统。

　　核黄素缺乏病变多在眼部、皮肤与黏膜交界处。角膜的血管形成和损伤，首先表现在充血和由于在巩膜齿状边缘出现毛细管圈而造成的角膜边缘血管网的增生。随后巩膜圈而来的毛细血管侵入角膜，血管的形成逐渐深入，随缺乏症进展，最后毛细管普及全角膜。结膜炎、眼睑痉挛、畏光、烧灼感和痒感、流泪和视力减退等症状也随之发生。核黄素为维持视网膜正常机能所必需的。

　　核黄素缺乏发生广泛性唇黏膜、唇黏膜皮肤缘的溢脂性皮炎和口角皮肤渗出性的口角炎。舌炎也时而发生。有时还发生阴囊皮炎。

　　据国外资料，人体每日需要量，婴儿 0.6mg，小孩和 20 岁的青年

0.9 ~ 2.5mg，成人 1.8mg，妊娠后半期 2.5mg，哺乳期 3mg。

核黄素迅速从胃肠吸收，分布于全身各组织中，但贮存较少，组织中浓度均低；在肝、肾、心中浓度最高。

茶叶中富含维生素 B_2，每 100g 茶叶含量高达 1.22mg，比含量丰富的黄豆高约 5 倍，比米高 20 倍，比瓜果高到 60 倍。茶叶是很好的维生素 B_2 的来源，经常饮茶是补充该营养的有效办法。

（四）烟酸

烟酸又称维生素 P.P.，即烟酸或烟酰胺，为 3-羧基吡啶。在体内以烟酰胺起作用。烟酰胺是辅酶Ⅰ和辅酶Ⅱ组成成分。辅酶Ⅰ叫烟酰胺腺嘌呤二核苷酸（NAD^+）；辅酶Ⅱ叫烟酰胺腺嘌呤三核苷酸（$NADP^+$）。NAD^+ 和 $NADP^+$ 都不需 O2 脱氢酶的辅酶。NAD^+ 有一个和腺嘌呤相结合的烟酸基，2 个五碳糖和 2 个磷酸根；$NADP^+$ 多含 1 个磷酸根。辅酶的功能为氢的接受者，接受脱氢酶活化代谢产物中的氢。

在制茶过程中，辅酶都起了一定的作用。红茶渥红过程中参与催化作用。茶中含烟酸比硫胺多。从表 6-40 可以看出，烟酸含量因地区、茶类级别不同而差异很大。

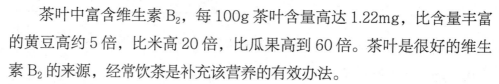

表 6-40　茶类不同烟酸含量比较　　　　　　（ug/100g）

茶别	格鲁吉亚一级红茶	格鲁吉亚一级绿茶	印度二级红茶	青砖茶
含量	15240	10260	8700	5400

烟酸的药理作用是扩张血管，但烟酰胺则无此作用。烟酰胺为细胞氧化还原系统中某种辅酶完整分子中的部分，为人类食物重要因素。

烟酸缺乏，肝和肌肉中辅酶含量显著减少，可引起癞皮病。特征在于皮肤、胃肠道和中枢神经系统的症状。首先在于手背上出现红斑样皮疹，随后在暴露于光中的部分如前额、颈和足相继出现，可广泛蔓延。皮肤症状的特点为对称性的发黑、脱皮和瘢痕等。

消化道的主要症状为口腔炎，舌红肿可发生溃疡。唾液分泌过多，唾液腺肿大。发生肠炎性反复腹泻；大便成水样，有时带血；常有恶心呕吐，有的发生胃液缺乏症。

神经系统症状，如头痛、头晕失眠、抑郁和记忆衰退等，严重的可出现幻想、幻觉和痴呆等症状。也可发生周围神经的运动性和感觉性障碍，有的还可出现大细胞出血。轻度缺乏症，出现神经质和易激动。也伴有消化不良，时而恶心、呕吐，也有可能腹泻和便秘。皮肤常存在一定沉着的色素，并在皮肤损伤区域有烧灼感。

烟酸和其衍生物的特殊用途，为预防和治疗癞皮病。此病对烟酸的反应非常明显。在 20 小时内舌红肿和流涎就可消失，口腔的感染迅速痊愈。黏膜感染也随时即消失，特别是咽喉、尿道、阴道和直肠等处的黏膜感染。恶心呕吐和腹泻在 24 小时内即停止。胃的紧迫感、腹痛和腹胀都减轻，食欲增进。精神上的症状也迅速消除，有时一夜之间就消除。精神上错乱转为清醒，谵妄转为安静，能辨别周围环境，能清楚记忆其在精神变态时的事情。皮肤损伤逐渐转白色而痊愈。癞皮病伴有的血红素尿症，用烟酸治疗也易消失。

应用烟酸和烟酸钠治疗时，可致面、颈、胸、背的皮肤小血管暂时舒张，周围血流增加，皮肤潮红，常伴以瘙痒及温热感，敏感者还能出现荨麻疹、心悸、恶心及呕吐。这些副作用说明烟酸除具生理作用，还有其他药理作用。

（五）泛酸

泛酸又叫维生素 B$_3$。茶中含有泛酸是 1951 年叶戈洛夫发现的，是一复杂有机酸。泛酸即 α，γ - 二羟基 - β，β - 二甲基丁酰基 - β - 丙氨酸（α，γ-Dioxy-β，β-dimetby-Lbutyri-β-alanine）HO-CH$_2$-（CH$_2$）$_2$-CHOH-CO-NH-CH$_2$-CH$_2$-COOH，$[\alpha]_D^{23}$-49.8°，是 β - 丙氨酸（NH$_2$-CH$_2$-CH$_2$-COOH）的衍生物，是维生素群中不被酸性白土吸附的过滤性因子，为抗皮肤炎的水溶性维生素，为酵母生长必需物质，具有抗脂肪肝的性能，可预防动脉粥样硬化。

泛酸为光学活动性化合物，右旋异构体具备生物效力。游离酸为黏性油，不很稳定，常呈钙盐形式，其钙盐为白色无臭的结晶性粉末，味微苦。钙盐用于配制复合维生素制剂。

泛酸为辅酶 I 的补充组分，活化乙酸羧基和甲基碳。在各种二碳中间代谢产物的催化反应中起着作用，包括缩合和乙酰化反应。

肠内微生物合成泛酸，也为此维生素提供来源。营养性泛酸缺乏，尿中排出量减少，如摄入泛酸排出水平回复正常，泛酸由胃肠道迅速吸收，分布各组织中，浓度为每 g 组织 2 ~ 45ug。在肝、肾上腺、心脏和肾浓度最高，正常血中浓度约为每 mg0.2ug。每日由尿中排出 3.5mg。

（六）叶酸

叶酸又称维生素 Bo，存在于植物叶子中，为黄色结晶，不易溶于水。人类缺乏这类维生素就会发生营养性贫血，所以又称之为抗贫血病维生素。1945 年 Spies 等首先提出，叶酸之最大临床意义是促进红细胞的再生，而治疗恶性贫血、巨细胞型贫血等。叶酸在肠内被吸收后，经血液分布至身体各部分，其中以肝脏、肾脏最丰富。叶酸经代谢后，产生双氢叶酸，而双氢叶酸经酶作用，被还原为四氢叶酸。此作用有赖于维生素 C作用得以进行。叶酸可由肠内细菌合成，膳食充足的成人，其每天尿中之排泄量为食入量 4 ~ 7 倍。在氨基酸代谢中，叶酸作为辅酶，缺乏叶酸，婴儿和孕妇易患巨幼红细胞性贫血、舌炎、腹泻等。主要的食物来源是动物肝、肾、牛肉、酵母、绿叶蔬菜等。

美国加州大学食品科学研究报道，喝茶可以防止贫血，原因是茶叶中含大量叶酸，每 100g 茶叶约含 50 ~ 70ug。据实验，茶叶冲泡后，必须加盖闷泡 20 分钟左右饮用，此时茶水叶酸含量为最高。茶叶的补血除了叶酸效能外，还由于茶叶中含有丰富的铁和维生素 B_{12} 的作用，饮茶可预防缺铁性贫血。

（七）维生素 B_{12}

维生素 B_{12} 又称氰钴素，是一个有钴原子占中心位置的假卟啉衍生物。1984 年，美国 Rickes 成功地分离出维生素 B_{12}，即外因子。

维生素 B_{12} 治疗恶性贫血。恶性贫血是维生素 B_{12} 长期缺乏引起的舌、胃黏膜、骨髓及神经系的复合病理变化。胃黏膜在正常情况下分泌一种特殊物质（内因子）与维生素 B_{12}（外因子），在小肠上部起交互作用，变为一种结合体，以免被消化液所破坏而保证维生素 B_{12} 的吸收。恶性贫血病人上述黏膜萎缩，以致内因子的分泌缺乏，这样，小肠上部就不能吸收生理需要的维生素 B_{12}，因此会引起缺乏维生素 B_{12} 的症状。

维生素 B_{12}（微克量）及叶酸（毫克量）对核酸的合成起催化作用。叶酸在肝及骨髓中借助维生素 C 而变成 CF，后者使尿嘧啶甲基化而为胸腺嘧啶，然后胸腺嘧啶由维生素 B_{12} 的作用变为胸腺嘧啶核甙，后者参与核酸的合成，这两种维生素的协同作用能改造血功能，可能就是由于这种缘故。

维生素 B_{12} 与正常生长营养有关，在造血过程中，核酸及核蛋白的生物合成有维生素 B_{12} 的参与。没有 B_{12} 的参与，巨成红血细胞不能形成红血细胞。它间接地具有抗脂肝作用及促进蛋白质代谢中氨基酸的作用，并提高血浆中蛋白质的含量。

维生素 B_{12} 在真菌和细菌中含量很丰富。茶叶的制造过程不是以微生物起主导作用的，但微生物在红茶"发酵"过程、其他茶类的氧化过程、黑茶的渥堆过程、砖茶的贮藏过程中等适宜微生物滋长的温湿度情况下，微生物不可避免的都能够滋生。如红茶"发酵"过程中发现有酪酸菌和其他细菌。此外还发现有青霉菌、曲菌、毛霉、白羽菌。在砖茶上就有绿曲菌（即黄霉）、赭曲菌、黑曲菌等微生物。因此也就增加了茶叶中维生素 B_{12} 及叶酸等的含量。茶叶有补血的作用，特别经过"发酵"及类似过程的茶叶，治疗贫血症有效能。

（八）维生素 P

维生素 P 能保持细胞和毛细血管壁正常的渗透性，加强血管抵抗蛋白质渗透作用，所以又称之为血管渗透维生素。它是一种混合物，植物中许多含有邻苯二酚的化合物都具有维生素 P 的活性，这类化合物最典型的是黄酮类的衍生物。其中生理或药理效应最强的是芸香甙（3，5，7，3'，4'-五羟基黄酮 -3- 葡萄糖 - 鼠李糖甙）。由柠檬中制取的维生素 P 称为柠檬素，它是橙皮甙、槲皮甙的混合物。

茶叶中维生素 P 一类的物质不仅种类繁多，而且含量也大。如：DL-儿茶酚和 L- 表儿茶酚的含量每克干物质中约计 14mg；L- 表儿茶酚没食子酸酯约计 16mg；槲皮甙约计 0.25mg 左右。

1950 年 Kursanov. A. L 等研究茶叶的维生素 P 活性观察（《福建茶

叶》，1984 年 3 月），证明茶叶的多酚类化合物有减少毛细血管出血作用。他们用喂正常饲料、缺维生素 P、1.5% 乌龙青茶溶液、3% 乌龙青茶溶液（后三组原鼠体均缺维生素 P）的 4 组小白鼠实验结果：3% 乌龙青茶组动物每头每天饮茶量约 2ml，相当 60mg，其 PHI 值为 0.137，比缺维生素 P 组显著减少（$P<0.05$），效果与正常组接近。可见乌龙青茶的维生素 P 活性较强。但 1.5% 乌龙青茶组无效果，未能改变缺 VP 的毛细血管韧性。说明要饮一定量的乌龙青茶才能提高缺维生素 P 动物肺毛细血管韧性，减少低气压下肺出血量。

茶叶维生素 P 活性成分，除儿茶多酚类，还有生物黄酮类（Bioflavonoids）及其他类似物质，总的属于多酚类化合物。维生素 P 的生物活性也不仅表现在增强毛细血管韧性，尚可影响血脂水平、儿茶酚胺代谢等。还可加强维生素 C 的作用及促进维生素 C 在体内的蓄积，对增强血管弹性、降低血压具有促进作用。一般维生素 P 与维生素 C 天然存在一起，在生理功能方面起协调作用。

三、脂溶性维生素

在茶中发现的脂溶性维生素，有维生素 A、维生素 D、维生素 K 和维生素 E。这些维生素都能在机体生长发育过程中发挥其特有生理作用。

（一）维生素对机体的作用

从茶中分离出来的胡萝卜素，在紫外线照射时，能发挥维生素 A 的作用，用 1.5mg 可治愈白鼠维生素 A 缺乏病。

维生素 A 在体内有两种重要机能，对视觉起着重要作用，并且对上皮细胞的完整性也有重要关系。为人体正常代谢所不可缺少的物质。

维生素 A 能预防虹膜肌退化。在白天感光细胞质起作用，加强感光度，夜里与感光细胞质分离，促进感光细胞质新陈代谢，因而可以加强感光速度和保证视力不退。饮茶明目，加强视力，历代医书都有记载。

当光线强度减低时，在视网膜内的维生素 A 与蛋白质合成视紫红质，以增强视网膜的感光性。维生素 A 缺乏使视力暗适应发生障碍。视紫红质的新生停止，在转向弱光环境时，视网膜基本失去感光的调节机能，因而发生夜盲症和昼光症。夜盲症对朦胧光线的适应很感困难。暗适应是视网膜圆锥细胞和杆细胞的功能。初步适应由圆锥细胞迅速完成，过程只需要几分钟。第二步适应是杆细胞的功能要 30 分钟，或更长时间才能完成。这一适应过程是一化学过程，在于视网膜内形应感光色素，此色素在弱光度中就分解而引起神经冲动。分解后，此色素再合成。

当食物中缺乏维生素 A，暗适应能力立即受影响，不论是杆细胞或圆锥细胞的感光阈都进行性的提高，最初的变化在几天内即可察觉。杆细胞视觉所受影响比圆锥细胞的大。圆锥细胞—杆细胞的过渡时间没有变化。食物中加入维生素 A 就能使暗适应恢复正常。维生素 A 对食物性夜盲症的影响在几分钟内即能察知，当维生素 A 一到达视网膜肘，视觉即能恢复。

维生素 A 为维持上皮细胞正常机能状态所必需的。全身上皮细胞的功能与结构的完整性，有赖于维生素 A 的充分供应，没有维生素 A 时，上皮发生萎缩，继之在基底细胞发生修补性增殖。新细胞继续增长，使复层角化上皮穿入或换置原来的上皮。

维生素 A 缺乏，眼内泪腺细胞角化而泪液分泌停止，导致眼干燥病，特征是角膜细胞角化，最后可能发生角膜溃疡。全身上皮细胞也发生角化，角质化增厚，逐渐坏死软化，极易受到感染。其他黏膜亦有类似变化，致使抵抗病菌能力大为降低，易招致感染。

维生素 A 缺乏可能损害皮肤组织，全部皮肤干燥并角化，发生角化丘疹，尤其是在手臂与腿部，除了面部外，身体任何部位都能发生。这种损害常常侵及皮脂腺毛囊。

维生素 A 缺乏，支气管—呼吸道的组织变化可使鼻腔、副鼻窦、上呼吸道和肺部感染。并发多发性尿结石的机会多。尿道上皮也具有和全部上皮组织相同的一般病理变化，上皮的落层形成结石的核。有时并发下痢，其原因可能是肠道黏膜的功能障碍。如果在牙齿形成时期，严重缺乏维生素 A，可能发生齿釉质和齿质的缺陷或不足。正常的生长和发育也延缓。

维生素 A 轻度缺乏症状，是重症缺乏的早期表现。主要见于眼和上皮组织。羞明和暗适应减弱是最早的症状。除了视觉变化外，球部结膜外观干燥并呈颗粒状。所有上皮组织都在开始角化。皮肤变干并且有组织变化。

（二）维生素 A 的生理作用

维生素 A 生理作用很大，而需要量很少。当摄入量过大，血浆中维生素 A 含量每升高到 400 ~ 2000 单位 /100ml 时，就产生中毒性综合征，叫维生素过多症。最显著的症状是皮下肿胀，常见于前臂，以及小腿部位。肿胀常在深层，并附于下面的组织直至骨头。上面的皮肤可自由移动，并且没有水肿或颜色异常。损害处特别敏感、疼痛、易被激惹及运动受限制。综合征另一显著现象是骨质增生，骨损害是多发性的，并常见于皮下肿胀处和其他部位。常受损害的骨头是那些没有大肌肉保护的尺骨、跖骨和锁骨，其他骨头也可受到影响。

维生素 A 中毒以慢性发病为主，多见于 1 ~ 2 岁的婴幼儿。常见的症状为毛发枯干易脱，皮肤干燥，体重减轻，有的肝脏肿大，上肢和小腿、头颅和齿骨局部新骨增生，并引起相应部位软组织肿胀、疼痛，睡眠不宁，也有精神萎靡或嗜睡，以及前胸饱胀，颅缝增宽、头围增大等颅压增高现象，甚至头痛不能碰，按头即哭，并有呕吐。其他还有肝功能损害、黄疸等病。

据国外资料，维持正常暗适应加上保证抵偿在吸收和利用的差异，维生素 A 所需要量，婴幼儿每天需 1500 ~ 2000IU（国际单位），儿童 2500 ~ 3500IU，成人 5000IU，妊娠后期和哺乳时为 6000 ~ 8000IU。胡萝卜素不能当作同样有效地利用。如果胡萝卜素是主要来源，则每日需要量应按所需单位，加倍计算。

在一般情况下，膳食中的含量足够生理需要，除因食物中的含量过少，或人体吸收与利用发生障碍，如腹泻，或肝、胆、胰等疾病，以及机体需要量增加，如长期发热、妊娠、哺乳等才会出现缺乏现象。

维生素 A 易从胃肠道吸收，如果食入量不过大于需要量，则吸收完全，当食入量过大时，就可从粪便中排出。维生素 A 的脂溶性虽与脂肪的吸收有关，当胆汁缺乏，脂肪吸收障碍时，其吸收亦有一定的减少，不过影响不大，但肠内对胡萝卜素的吸收则影响很大。

维生素 A 以游离醇或酯的形式分散于水中时，就比其油溶液吸收更快且更完全。如脂肪下痢时，吸收不正常，则吸收显著减少。这样与水混合的制剂比油溶液吸收更好。

摄入后血浆浓度升高，约于 4 小时达到顶点，此后以脂类形式贮积于肝，血中浓度降低。继之再以醇的形式从肝脏释放出来使血液维持恒定的浓度。正常血中浓度为每 100 毫升含 90 ～ 100IU。肝脏贮积量为吸入的95%，因此健康人在一般饮食情况下不感缺乏。

（三）维生素 D 对机体的作用

维生素 D 分 D_2 和 D_3。D_2 是麦角固醇（Ergosterol）在紫外线照射下的产物。D_3 是动物中 7- 脱氢胆固醇（7-Dehydrolesterol）的照射产物。D_2 和 D_3 药理作用相同，与钙和磷的代谢有密切关系。

钙在肠内要先形成磷酸盐而后才能吸收，其成盐过程必须有维生素 D 的存在。钙以磷酸盐形式贮存，也须维生素 D 的参与。维生素 D 能制活骨骼中的磷酸酶。酶的功能是使有机化合物的磷酸无机化。维生素 D 促进磷酸游离与钙结合成磷酸钙而贮于骨中。钙盐是骨骼系统的主要组成成分。钙离子对正常神经功能也是重要的，它在细胞外液中的浓度必须维持在生理的适宜限度内。当钙吸收发生障碍，或由于酸碱度或磷酸浓度改变，引起细胞外液的钙离子浓度降低时，则分泌甲状旁腺激素以稳定原状的机制，就从骨骼贮存中的钙来维持细胞外液的离子浓度。因之缺乏维生素 D 所致钙代谢扰乱，就引起了有关甲状旁腺激素的复变杂化。

肠内摄入维生素 D 增加，使钙和磷自粪便排泄减少，首先影响是钙而不是磷。由于减少钙的排泄，也使磷排泄减少，并因此阻碍肠内不溶性磷酸钙盐的形成。对钙吸收的影响是主要生理功能，钙吸收增加引起细胞液中钙浓度增加，如果超过肾阈，就又使尿中钙排泄增加。

在甲状旁腺功能正常，由于血钙增加而致甲状旁腺激素减少时，尿中磷酸盐排泄减少，血浆内的磷因而增加。

（四）维生素 D 的生理功能

维生素 D 的生理功能是促进钙的吸收，如果同时有钙的摄入量增加，就能维持细胞外液中的钙浓度，并促进骨内钙盐的沉积。没有维生素 D，肠内钙的吸收就不足以维持细胞外液中的钙离子浓度。因此，甲状旁腺激素分泌增加，而促进骨骼的矿物盐释出。

维生素 D 是治疗甲状旁腺机能不足的有效药物，但长期摄入过量又能导致许多甲状旁腺机能亢进症的体征与症状。

麦角固醇的某些照射产物不能促进肠内钙的吸收，但比维生素 D 更能使骨钙分离出来，如二氢速变固醇对治疗甲状旁腺机能不足有重要意义。

维生素 D 缺乏时，即使食物中含有大量磷钙也难以吸收。钙与磷吸收不足，不能维持钙平衡，而把钙从骨中贮存分离出来，因此在儿童和婴孩迅速导致严重的代谢性佝偻病，在孕妇及授乳妇则发生软骨症。成年人虽需要小量钙就能维持钙平衡，如果因食物不当或肠功能失常而使钙吸收受到严重损害时，也可发生佝偻病或骨软化病。

维生素 D 摄入过量，引起中毒症状的钙代谢扰乱。引起严重后果的病理特点是在软组织中有迁徙性的灰变性，特别是骨石灰沉着。开始的体征与症状和高血压有关，表现衰弱、疲倦、憔悴、头痛、恶心、呕吐和腹泻。后来肾功能显著减退，表现为多尿、烦渴、夜尿及轻度蛋白尿，有的可能有轻度高血压。除肾脏外，其他有迁徙性石灰变性，包括血管、心肌、肺和皮肤。

维生素 D 吸收后，消失时间脑中为 1 星期；从其他组织为 5 ~ 8 星期；血浆为 8 ~ 12 星期。消失方式是通过排泄，中毒的血浆中钙浓度恢复正常须待几个月。

维生素 D 成人需要量不大，即在缺乏时都能勉强维持钙平衡。但儿童、孕妇、授乳妇需要量较大，每日为 400 ~ 800IU。成人在食物中含有小量的（每日 135IU），对少见日光的人是有益的。

维生素 D 是治疗婴儿手足抽搐的有效药物，婴儿手足抽搐常与佝偻病并发。也可治疗成人佝偻病或骨软化症。食物中钙和磷含量缺少，或肠道内钙和磷的吸收障碍或利用失常，应用大量的维生素 D 结合改善饮食。大剂量也可治疗皮肤结核病。维生素 D 给予高年骨折病是供给适量的钙以促进愈合。

茶叶能帮助骨骼发育和治疗骨骼创伤，就是含有维生素 D 的缘故。茶叶中的维生素参与钙的代谢，所以可以抗佝偻病。

（五）维生素 K

苏联红茶含维生素 K300 ~ 500 国际单位 /g。茶叶维生素 K 含量可与鱼肉和菠菜比拟。每天饮茶 5 杯，就满足 100%。

维生素 K 又名凝血维生素（Koagnlation Vitamin），是脂溶性物质，为淡黄色油液，存在于植物的光合部分和许多植物油中。维生素 K 不是一种单纯的化合物，自然发现的有 K$_1$ 和 K$_2$ 两种形式。K$_1$ 是 2- 甲基 -3- 植物醇基 1，4- 萘醌；K$_2$ 有一较长的较未饱和的侧链。

维生素 K 的生理功能与肝内合成凝血酶原有关。对于肝细胞合成凝血酶原所必需的酶起辅基作用。维生素 K 缺乏症的主要临床表现是低凝血酶原血症和出血，出血通常发生于因偶然的损伤、外科手术和事先存在的疾病引起的局部损害处。首先发生皮内出血，通常由瘀血点发展扩延而融合。其他出血部位，尤其有组织损伤的部位，如胃肠道、尿道、子宫和手术创口，也可能发生颅内出血。

维生素 K 因溶解度不同，由肠管吸收率也不同。天然 K$_1$ 和 K$_2$ 仅于胆盐存在时才充分自肠道吸收。但具有维生素 K 作用的水溶性制剂，则在没有胆汁时也容易吸收。维生素 K 不见于尿中或胆汁中，但有相当量出现于粪便中。

胆道阻塞或胆瘘能引起维生素 K 缺乏症，引起肠管吸收不良的各种疾病，如：局部性肠炎、溃疡性结肠炎、痢疾、广泛肠切除等等都可能导致维生素 K 缺乏症和低凝血酶原血症。可给予维生素 K 治疗。

（六）维生素 E

印度、斯里兰卡的红茶维生素 E 含量较多，维生素 E 集中在数种植物，特别是种子和鲜叶中。茶树等植物的叶子，经小心干燥后，维生素 E 仍无损失（1925 年美国 Cleveland 解剖学者学会论文）。

维生素 E 又名生育醇（Tocopherol），有 α-，β-，γ- 三种。维生素的活力以 α- 最大，β- 次之，γ- 最小。

α- 生育醇是一个苯并二氢氧杂苣衍生物。β- 生育醇在第七位上少千个甲基；γ- 生育醇则在第五位少一个甲基；δ- 生育醇在环（Coumaran 衍生物）上少一个甲烯基，而只有一个甲基在第八位上。具有维生素 E 作用的化合物，侧链改变不能大，否则就丧失生物学效用，苯环上的甲基也是重要的。旋光性也影响效力；右旋型比消旋型作用大些。

生育醇为黄色黏稠油，易被酯化而形成可溶于油和有机溶媒的结晶性化合物，暴露于空气中或紫外线则缓缓变化。

生育醇是抗氧化剂，可形成可逆性的氧化还原系统。它能保持某些代谢产物，防止形成异常有毒的氧化产物，特别是那些由不饱和脂肪酸形成的产物，也可防止一种非生理氧化还原电位存在于某些组织内。

维生素 E 作为一个协同因素或辅基在一个或更多的酶系统里起着一种真正的特殊维生素的功能。

维生素 E 缺乏症出现于生殖系统、骨骼肌和心血管系统。维生素 E 用于治疗习惯性流产、妊娠毒血症、月经不调、阴道炎，绝经期症状，怀孕症等，治疗各种形式的心脏病和周围血管疾病。

维生素 E 经胃肠道吸收的并不完全，正常人自粪便排泄的生育醇量多于通常饮食摄入量的 50%。吸收后出现于血浆中，并普遍地分布于各组织，在脂肪组织中浓度最高。这些组织的贮存能在相当长的时期内作为维生素的适当来源。在正常人中，血浆浓度变动很大，平均 100ml 含 1.2mg。

第六节　养生茶的保健功效

一、适量饮茶的作用

茶中含有有效成分，已在以上各节作了详细叙述。成分含量多的，药理作用明显，微量成分有无药理作用，还不了解。但是，有些微量成分在人体生理上有不同作用。同一成分在某种生理状态是有利的，在某种生理状态是有害的。微量成分之间，有的药效互相协调的，有的互相抵消，各种成分对人体的药理作用，因人体生理不同，作用也不同。通常饮茶有下述各种不同功效，都是含量较多的生物碱和黄酮类的药效。

1. 脑力劳动茶的保健

咖咖碱是强有力的中枢兴奋药，兴奋中枢神经系统的一切部位。首先兴奋大脑皮质，然后兴奋延脑。兴奋大脑皮质一切部位，主要是影响精神和感觉机能，使头脑思维活动更为迅速清晰，坚持联想更完善，感觉更敏锐。

晚间饮茶可以驱睡，有些作家深夜写作，大多饮茶消除睡意，维持长时间的脑力劳动。和尚坐禅饮茶消除瞌睡，自古以来都是如此，因此有"茶佛一味"的俗谚。有些人否认饮茶而感到兴奋，是茶中咖啡碱含量很少，所引起的非常接近于生理的兴奋，通常使人感觉不到。中枢神经系统兴奋后，继以抑制，但小量所产生的轻度生理性兴奋，就不会转为抑制，因此，饮茶不感觉有作用。

2. 体力劳动茶的保健

咖啡碱兴奋中枢系统，消除肌肉的疲劳，坚持长久劳力活动，体力运动机能有所提高。咖啡碱减轻疲劳的机制，有的认为对肌肉直接作用；有的认为由于中枢兴奋掩盖了疲劳感觉。

疲劳的主要原因，是由于神经系统衰弱，中枢神经兴奋降低，使筋肉收缩力减退，不能充分伸缩。茶中黄嘌呤类能刺激神经和亢进筋肉收缩力、活动筋肉的功效，并有促进新陈代谢的作用，因此，劳动疲乏后，常因饮茶而消除。广大劳动人民饮茶非常普遍，并已养成习惯了。

3. 边区民族饮茶的保健

茶中含中等量的咖啡碱，饮茶可使胃液持久的增加，帮助消化，茶中含有可以分解脂肪物质。如边销茶大多经过"发金花"，即薛氏霉菌，这种霉菌含有脂肪分解酶，助消化脂肪的功效更大。

咖啡碱与有机酸或其他盐类结合，不仅在水中溶解度大，而且胃黏膜刺激性较小。如苯甲酸酚咖啡碱钠、枸橼酸咖啡碱钠，茶中含有这些化合物，都有助消化作用。因此，饮茶加盐，自古有之，现时有些地方饮茶，还有这种习惯。

饮茶适量，咖啡碱不累积在胃中，可使胃液分泌持久的增加，但如饮茶过量或多饮浓茶，咖啡碱聚积，有可能引起胃肠道的病理变化，并形成溃疡。咖啡碱也是消化性溃疡发病的机制因素。

茶中黄嘌呤类都可在一定程度上兴奋胃分泌，咖啡碱缓冲作用很小，如消化性溃疡病饮茶，必须以乳酸充分稀释或茶汤冲淡，并在餐时饮用，以助消化。饮茶加牛乳从此也可以理解。至于活动性胃十二指肠溃疡，则必须限制饮茶。

黄嘌呤类对胃黏膜的局部作用，是重要的不良副作用，容易引起胃不舒服、恶心、呕吐。胃弱要少饮茶，尤其是浓茶。

总之，黄嘌呤类化合物，稀溶液可使胃肠收缩张力及振幅增大，而浓溶液则抑制。这也是不能饮茶过量或饮浓茶的机理。

4. 炎热酷暑饮茶作用

夏天烈日当空，气温很高，体温不能外泄，暑气迫人，口干头昏。饮茶排尿，扩散体温，因此，现时大多数工厂都以茶叶为避暑饮料。

黄嘌呤类都有强大利尿作用，且无毒性。这类化合物使肾脏血流量增加；肾小球滤过速度增加，而引起利尿作用。抑制肾小管重吸收电解质的功能，肾小球与肾小管的作用不平衡是利尿的主要原因。而使过滤速度没

中国天柱养生茶文化

有任何改变时也会发生利尿作用。

黄烷醇还原生成红色素花色苷元的衍生物也有利尿作用。茶中含有其他利尿药物很多，含量多的如葡萄糖、蔗糖也可帮助利尿。茶中含有 Trophyrin 成分，排尿功能强于咖啡碱。

饮茶利尿无不良的反作用，有利排出肾脏和尿道的残留物，对肾结核和结石都有良好作用，尤其是夏天汗水多，小便少，更需要大量饮茶，有利于维持身体健康。

咖啡碱对某些人有时使肾脏末梢收缩过甚，反而有害于利尿，用米可因疗法，可防治此害。饮茶过量或多饮浓茶，刺激肾脏过甚，排尿过多，不仅不利于肾脏功能，而且排尿过多，体内水分过少，有可能引起便秘。

饮茶刺激发汗而解暑散热。每当炎夏，气温很高，体温不能向外发散，就感觉很热很渴，很不好过，这是人们的共同体会。如饮一杯热茶，全身发汗，就止渴舒服。据印度资料，饮一杯热茶，通过皮肤的毛孔蒸发作用，所发散热量相当于一杯茶的 50 倍。但是饮茶过量或多饮浓茶，出汗过多，也不利于身体健康。

二、饮茶是为了劳动需要

据上所述，无论是脑力劳动或体力劳动，都需要饮茶以维持长久劳动。多肉食的民族助消化，或夏天饮茶解暑，也是为了终日劳动。泡茶请来客是自古以来的习俗礼貌，很少有饮茶作用。

早起空腹饮茶，很多人养成习惯。空腹饮茶的利弊要深入分析。所谓利是能除去精神上疲劳的最后痕迹，对体力劳动很有必要。有些乡村的劳动人民早晨都到茶馆饮茶，消除前天疲劳的痕迹，恢复劳力，为当天劳动做好准备。这是历代劳动人民的经验总结，也是农村开设茶馆的原因。

所谓弊者是，空腹饮茶，冲淡胃液，减少胃液分泌。茶汤酸度比胃酸相差很大，其中有些碱性物质，因中和而降低，同时降低胃酸的消化功能，反而妨碍消化。但是早上饮茶对体力劳动者说来，是早餐的需要，这同有些乡村早餐吃干饭有相似的意义。

脑力劳动者，既无前天大的体力消耗，又经过一夜休息，精神饱满，体力充沛。早晨空腹饮茶，不仅妨碍消化，而且是浪费，完全没有必要。所谓早上饮热浓茶清洗肠胃，是一种设想，设想实现也得不偿失。不如早起饮冷盐水效应。前年日本有人说早起饮冷水能治疗胃病，也是无稽之谈。

古时有人说："早起一杯茶，胜似强盗入穷家（一无所得）；饭后一杯茶，闲了医药家。"换一句话说，早晨空腹饮茶没有作用，饭后饮茶作用很大。这样太过分夸张饮茶的利弊，是士大夫闲逸阶级的观点，为劳动人民所鄙弃。

城市一般非体力劳动者早晨空腹饮茶，这是饮茶不良的习俗，应当改变。目前，好茶求过于供，非体力劳动者应该改变早晨空腹饮茶的不良习惯，节约饮用好茶，为满足劳动大众的需要。

三、饮茶要适时适量

一般饮茶以饭后为宜，但饮茶治病或防暑解渴则例外。到了午后将近黄昏，精神疲乏，饮茶保持头脑清醒，解除疲劳，有利于工作，也是必要的。英国人饮午后茶，与吃饭同等重要，每天不可缺少。

根据有关茶叶药理学实验报道，C. Wirts、M. E. Rehfus 的研究，认为饭后饮茶，胃的排空速度既稳而快。热茶对胃的排空速度也有影响。茶汤有类似胃液的效果，协助消化。饮茶对胃的肌肉组织有影响，不仅加速胃里排出，而且有利于肠管紧张性的缓和，加强小肠的运动，缩减运动量。胆汁、胰液和肠液分泌亦随之提高。古时传下来的饭后饮茶可助消化、减轻食后不适之说，证明有充分道理。

饮茶作用因人的体质不同而异。有的饮茶失眠，有的饮茶依然酣睡如故，这与人的精神状态和身体强弱有关系。

饮茶却睡为古今中外医药界所证实。没有饮茶习惯，晚饭后如多饮浓茶，心脏机能亢进，精神兴奋过度，易引起失眠；有饮茶习惯，夜里不需要工作，晚饭后也以少饮为宜。如夜间需要工作，工作时间长就可多饮，工作时间短就少饮。一般说，饮茶对心理上的影响，淡茶二、三小时，浓茶四、五小时。经常饮浓茶，则在四、五周后，即见降低影响。

饮茶有很多好处，但是饮法不得当或过量，就没有好处。饮茶过量过浓，既浪费茶叶，而且有害。如咖啡碱累积过多，神经正常功能失调；刺激过强，引起不良效果。

饮茶利弊，古今中外，争论不休，不是全面赞成，就是全面反对，两者都有局限性。公元 16 世纪，医药家李时珍写在《本草纲目》以辨证法论述饮茶与疾病的关系，说："茶苦而寒，阴中之阴，沉也，降也，最能降火。火为百病，火降则上清矣，然火有五，火有虚实，若少壮胃健之人，心肺脾肾之火多盛，故与茶相宜。温饮则火因寒气而下降（利尿消热），热饮则茶借火气而升散（发散热，印度夏天都饮热茶，不饮冰水，符合李时珍所说的理论）。又兼解酒食之毒，使人神思圆爽，不昏不睡，此茶之功也。若虚寒及血弱之人，饮之既久，则脾胃恶寒，元气暗损，土不制水，精血潜虚，成痰饮，成痞胀，成萎痹，成黄瘦，成呕逆，成洞泻，成腹痛，成疝瘕，种种内伤，此茶之害也。……时珍早年气盛，每饮新茗，必至数碗，轻汗发而肌骨清，颇觉痛快，中年胃气稍损，饮之即觉为害，不痞闷呕恶，即腹冷洞泄。……又浓茶令人吐，乃酸苦涌泄为阴之义，非其性能升也。"

李时珍饮茶论症的经验，以现代科学分析有相应理论。现已分析证明，绿茶含有各种化学成分 100 多种，红茶含有各种化学成分 300 多种，其中有些化学成分，不仅对人体健康无益，而且有害。如草酸或钙含量过多，易形成草酸钙结石；茶中含氟量不超过 100ppm，可预防蛀牙，如超过量就成为致癌物质。茶中含有微量元素，镉、铬亦是致癌物质，铜、锌含量过多有毒性。茶汤中混合物是否组成二级胺与食物中的亚硝酸盐化合成亚硝胺导致癌症还是疑问；茶中是否含有致癌物质 3，4- 甲基苯并芘，有待于进一步研究。此类物质含量过多，为害很大。茶中还含有放射性物质有损人体的健康。因此，国外对这类化学成分订有限量标准，实行检验，不符合标准，禁止进口。

事物都是一分为二，要辩证地分析饮茶的利害。①茶叶和茶汤的有害物质含量不一定相同；成分分析的手段不同，含量相差很大。②有害物质含量很微，也不是所有茶叶都有，某一、二种茶叶含量多些，是有可能，是否致癌未得到科学上的证实。③据李时珍的分析，体质上、生理上、精神上、年龄等不同，饮茶利害也不同。④如果合理饮茶也可去害得利。

四、茶的养生保健

根据现代科学分析，饮茶有利也有害。就要进一步研究，取利除害，充分发挥饮茶的重要经济价值，既有养生保健的现实意义，又有深远的科学意义。

1. 饮茶要适量

每天饮茶要适量，不可过多或过少。大约 5 ~ 10g。细茶多些，粗茶少些。分二次泡饮，耐泡的茶可冲泡 3 ~ 5 次，不耐泡的茶，至少冲泡两次。

饮茶先用茶壶冲泡，然后分盛于茶杯，不仅有利保存香味，而且节约茶叶。这也是历代劳动人民累积的好经验。现时有些人泡茶，无论自饮或请客都是直接泡在茶杯。不仅茶汤香味容易挥发散失，降低饮茶效用，而且有浪费现象。来客时间久谈，有可能再冲一、二次；时间短暂，饮一口或不饮，客去倒掉，就是浪费茶叶。当前，茶叶求过于供，茶价高贵值得考虑，应恢复用茶壶泡茶，不仅保持历代劳动人民优良的传统经验，而且保持茶汤香味和节约茶叶。

2. 泡茶方法的研究

泡茶时间看开水温度和茶叶老嫩以及茶量多少而定。

据日本林荣一实验分析 5 种茶叶泡出量都不同。茶类不同，多酚类化合物的泡出量也不同。见表 6-41，薮北头茶和青茶的头泡，多酚类化合物含量大致相同。薮北头茶和铁观音的第二、三泡却急速下降。然而品质低的薮北二茶和台漳乌龙，头泡和二泡差不多相同。以后再泡只有涩味，粗茶含量格外少；但头、二泡没多大变化，再泡也没有了。茶类不同，泡出量也不同，参阅微量元素的泡出量。

表 6-41　不同茶类的多酚类化合物泡出量　　　（％）

含量　次数　茶类	薮北头茶	薮北二茶	铁观音	台湾乌龙	粗茶
头泡	56	51	48	50	18
二泡	39	45	35	51	15
三泡	28	/	20	/	/

　　武夷山茶区和广东汕头地区，冲泡岩茶既考究又科学，泡茶用具都具有一定的规格，称为四宝：孟臣罐、若深瓯、玉书茶碨、汕头风炉。现泡现饮，保持优美的色香味而不散失，既节约茶水，又排除有害物质。一般饮茶，虽然不可能如此考究，但泡茶饮茶也要合理。刚开的沸水泡茶，时间要短，冲泡嫩茶，茶量多，头一泡随泡随饮；茶量少时间稍长些。第二泡时间稍长一分钟左右；以后随冲泡次数逐渐延长些。冲泡时间过久，不仅香味散失，而且有闷熟味，不仅破坏有效物质，而且浸出无用成分，就没有爽快气味，如苦涩味或其他不良的恶味。粗茶更是如此，保温杯泡茶害处更甚，用保温杯泡奎尖茶，钴的浸出量为16%，而用普通杯钴的浸出量仅为3%。

　　冲泡粗茶，量要少些，时间比嫩茶稍长些。一般头泡二分钟左右，以后逐次稍延长。不论泡嫩茶或粗茶，如开水温度在80～90℃以下（相当冲入热水瓶不久的开水），则宜稍长些。

　　审评茶叶品质好坏，则与一般饮茶不同，3～5g茶量，不论开水温度高低或茶叶老嫩都是冲泡五分钟。这不看条件泡茶，也不合理，应当改进。

　　有人不习惯饮热茶，要饮冷茶，特别是夏天饮茶解暑。茶汤很易变化，明显例子，如绿茶刚冲泡时，汤色碧绿，有的转眼就显出黄绿色，时间越长变色越深，很快变为黄汤，不见绿色。其他茶类也相同，但不像绿茶显而易见，尤其是热汤变色很快。茶汤变色是茶叶内含物再次的化学变化。这样当然与原来的香味不同。

饮冷茶，把茶汤从茶壶倒出充满茶杯，加盖盖上，而后放在冷水中冷却。这样，茶汤不接触空气，而香味物质不会挥发散失，蕴藏在茶汤内，茶汤中物质不易氧化，可保持原色，就能保持原有的色香味。

3. 勿饮浓茶

浓茶有不同概念：叶量很多，开水很少，香味很浓。如闽南泡饮青茶，随泡随饮，浓茶饮量很少，有害物质没有泡出来，则无害，饮量过多就很不利。茶叶冲泡很久，茶汤不倒出来，茶叶长时间的浸渍，引起色香味很大变化，加强色香味的浓度，茶汤品质劣变，而且经久浸渍，有害物质一部或全部浸出，这种浓茶则为害很大。经常饮过量浓茶，如茶汤含有的咖啡碱，累积大量对整个中枢神经系统都兴奋，可能出现阵挛性惊厥而导致死亡。茶中咖啡碱是一种兴奋剂，饮得越多，对身体的作用也越大，特别能增强心脏的机能。因此大量饮浓茶，会致心跳过速，这对已经心动过速的冠心病来说，是不利的。对有早搏或心房纤颤的冠心病人，则会导致其诱发或加重。所以防患于未然，则宜饮淡茶。对有冠心病人是心动过缓或窦房传导阻碍、完全性房室传导阻滞等，病人的心率一般在 60 次 / 分以下，多饮淡茶，不但没有饮浓茶的害处，还可提高心率，有利于配合药物治疗。

空腹饮浓茶，无论是随泡随饮还是经久变质的，危害都更大。空腹饮茶太多太浓，阻碍胃液的分泌，妨碍消化，也会引起失眠、心悸、头痛、眼花、心烦嘈杂，这种观象，俗称"茶醉"。

关于饮用过夜茶的议论，还没有统一认识。首先必须明确过夜茶的概念。过夜茶有两种含义：一是泡后倒出茶汤过夜；二是泡后茶汤不倒出，浸渍过夜。两者概念有所不同。泡后倒出过夜，汤色变劣较大，香味变劣不大。饮过夜茶导致癌症，这个实例可以否定一半。浸渍的过夜茶汤是否有亚硝胺致癌物质，或其他有害物质过夜浸出，有待于化学分析验证。但这样饮过夜茶很罕见，无论如何饮过夜茶不但香味差，而且夏天细菌繁殖，都不是合理饮茶。

饮茶说是小问题，亦可说是大问题。饮茶是广大人民日常生活所必需的，如大家都合理饮茶，不仅发挥饮茶的作用，健康身体，而且节约茶叶，在当前是有现实意义的。

五、饮茶的科学

我国茶类多，各茶类产量相差很大。我国生产大宗绿茶，其次是黑茶，再其次为红茶和青茶，高档黄茶、白茶很少。为了各茶类均衡发展，在了解各茶类特性的同时，必须提倡、宣传、推广饮用多茶类的科学，也是饮茶的卫生保健，有利于保健养生。

饮茶不仅是解渴，还对人体生理具有一定作用。冬末春初，寒气逼人，应饮用最暖性的青茶，如铁观音、武夷岩茶等。青茶性热，因为青茶经长时间炖火，吸热比红、绿茶多。依物质不灭定律，物质吸收多少热，消灭时也放出多少热，且青茶的鲜叶较老，含糖量丰富，有较高热量。产地人民把它作为传统发汗的退热便药。近几年，茶叶抗癌研究已普遍开展，侧重于青茶。日本第四十届"癌学会总会"报道，茶中的多酚类化合物和其主要成分表没食子儿茶酚没食子酸酯（L-EGCG）有抗癌效果，奥田拓男研究出青茶中的酯型儿茶酚对 4 种常见的变异原（TrP-P-l，Glu-P-l，Benzo（a）-Pyrene，Lmidazoquion Line 均为致癌物）及癌细胞有抑制效果以 L-EGCG 效果最明显。福建中医学院临床实验证明青茶能降低血液黏度，防止红细胞聚集，抗凝活血，对心血管病有一定疗效。日本还分析出青茶中含儿茶酰胺羧酸脂（抗癌成分）、儿茶酚胺（长寿物质）。铁观音还可降低脂醇，由此在日本和欧美各国盛行"美容茶"、"减肥茶"等，进而掀起了"乌龙茶"热。

红茶热性比青茶差，"在制"过程中，烘焙时间比青茶短，虽经"发酵"过程，也引起内质变化，生产热性物质，然而鲜叶较嫩，含糖量比青茶少，热性就比不上青茶，适宜于冬初、春末饮用。

中秋前后，秋高气爽，气候温和，应饮用热性适中的绿茶。绿茶虽经过炒热或烘热，但主要的内含物如氨基酸和儿茶多酚类变化不大，且富

含各种维生素，尤以维生素 C 为丰富。绿茶花色多，制法有烘、炒、蒸，不同形状条、圆、扁齐全，可根据产地和爱好不同及习惯选择饮茶。

白茶为福建独特产品，其制法奇异，采制初春气温低的嫩梢，芽叶肥壮。摊放于通风阴凉的自然环境中直接晾干，没有烘炒过程。白茶晾干，不仅不吸热，而且芽心内包，不见日光，性寒刻，适宜于炎日当空、酷热的夏季饮用。白茶是春季寒冷天气制成，不仅无气温的影响，而且无人工加热的作用，全无吸热过程，内质、外形变化不大，近于茶叶的自然的优良香味。白茶"在制"过程中，即使天气不好，就是采用烘干或晒干，时间也短，吸热比其他任何茶类都差，是最阴冷性的饮料。夏季炎热，暑气逼人，饮一杯汤色杏黄、滋味醇厚回甘、毫香新鲜的白茶，给人以清凉之感，这是一种良好的消暑清凉饮料。热带居民如港澳地区及东南亚各国都酷爱饮用白茶，销路旺盛。

白毫银针为白茶之珍品，银针包芽未见日光，冷性更强，产地人民用以治热症的便药，它有健胃提神、祛湿退热之功效。其次还有白牡丹和价廉物美的贡眉、寿眉等，均具有相似效用。

近年来，白茶新种类推陈出新，福建茶科所研制的白云雪芽和白云雪片及上饶的仙台大白，品质比其他白茶优胜一筹。白云雪芽和白云雪片特别突出的是耐泡，冲泡 20 次后，色、香、味还有余留。香气由毫香 – 药香 – 青花香 – 嫩香 – 一般花香；滋味由毫味 – 药味 – 微甜 – 平淡，20泡均无苦涩味，药味虽浓，但过喉爽快。白云雪芽药味胜过白毫银针，效用更大，饮用时要冲泡至无色无味，最为经济。陈白茶也是一种治热症的良药，它经贮放内含物再度氧化，刺激性差些，香味虽不同，但治病功效比新茶大。

绿、黄、黑、白、青、红六大茶类，按其品质特点、性质寒暖，各有千秋。饮茶应科学化，依空间、时间不同，选择适宜的茶饮，各取所需，取长补短，不仅是饮茶合理，保健卫生，而且发展国外所无的白茶、青茶的大量生产，调整国内茶类生产均衡发展，与国外红茶相抗衡，降低绿茶向外推销的难度。一举数得，何乐不为乎！

第七章
天柱养生茶古代秘方

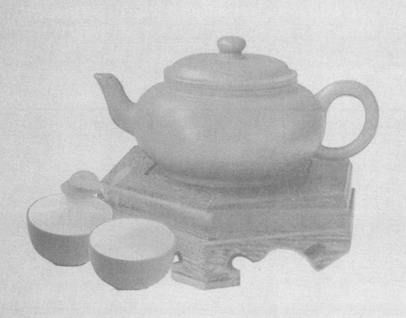

一、御药院茶酒丹方

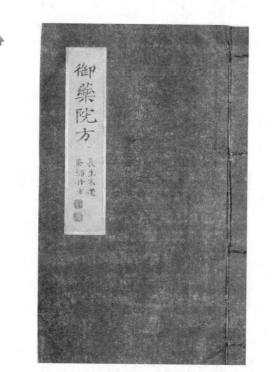

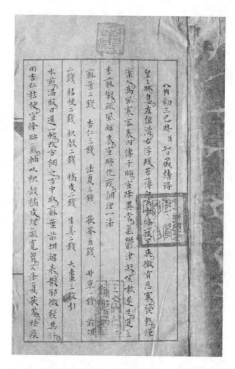

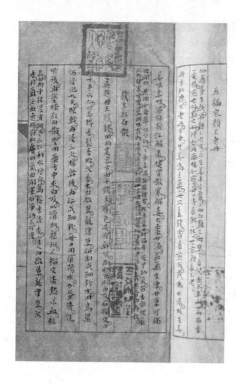

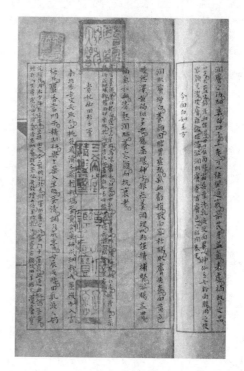

中国天柱养生茶文化

二、仙授八仙茶

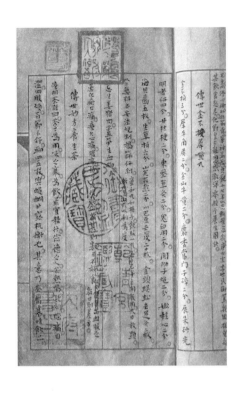
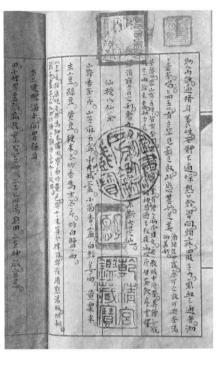

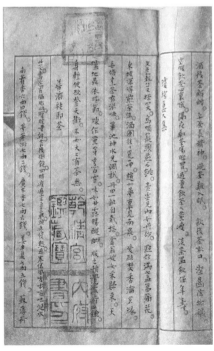
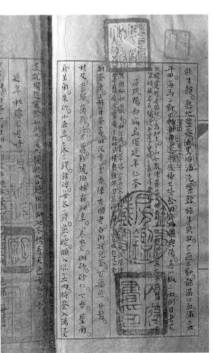

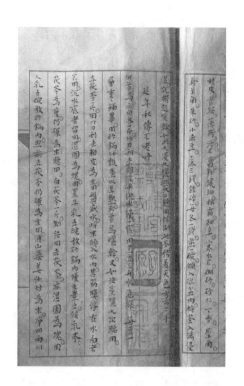

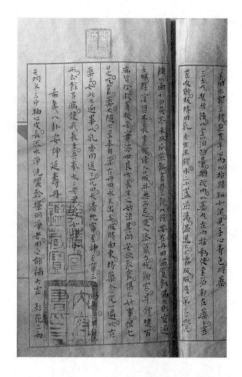

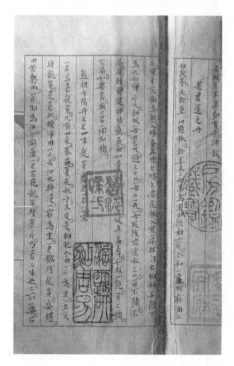

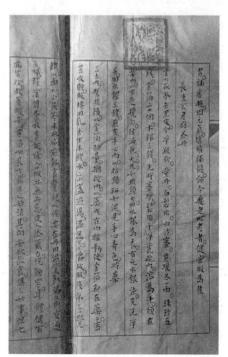

四、彭祖茯苓茶

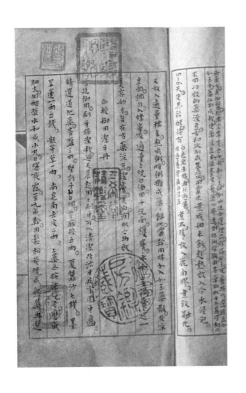

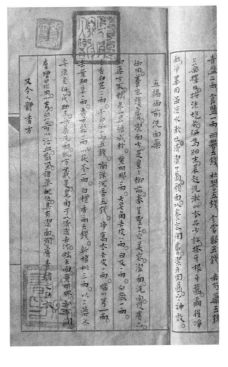

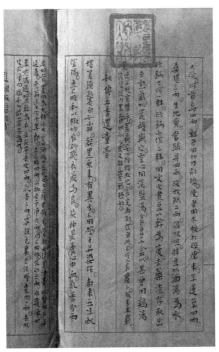

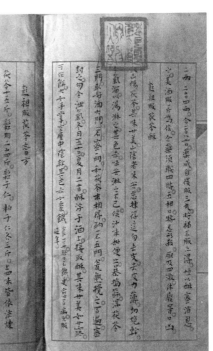

327

第一节　养生保健茶概述

养生保健茶，是以植物的叶、花、实、根等切制净洗后直接浸泡当茶饮用，以单味或复方中药材为原料配用茶叶采用不同工艺制成粗末、茶块状、茶袋及保留天然原味、色、香、型等多种剂型。饮用时以沸水冲泡或加水稍煎后饮用，这是中国特有的一种营养保健养生传统剂型。

养生茶是中医学宝库中的瑰宝，具有悠久的文化历史，在历代医书中多有记载。我国最早的茶学专著《茶经》提出"茶之为饮，发乎神农氏"，认为神农氏是饮茶养生文化开拓的第一人。最早的本草学专著《神农本草经》中就已经有茶的记载，并将茶列为上品，认为茶"主五脏邪气、厌谷、胃痹。久服，安心益气，聪察少卧，轻身耐老"。可见早在上古时期，人们就已经发现茶叶的药用养生价值，并把茶作为一种养生保健治病的最佳饮品。

秦汉时期，人们更加深刻认识到茶的药用保健价值，并且开发出精细的制茶、烹茶工艺，为后来养生茶的发展奠定了坚实的基础。东汉张辑在《广雅》中最早记载了药用茶方和烹茶方法："荆巴间采茶做饼。叶老者，饼成以米膏出之。欲煮茗饮，先炙令赤色，捣末，置瓷器中，以汤浇覆之，用葱、姜、橘子芼之。其饮醒酒，令人不眠。"这是解酒毒益神志保健茶的功效。

在魏晋南北朝时期，随着饮茶风气的盛行及医药知识的丰富，人们开始将一些植物的不同部位切制加工或净洗加入茶叶煎泡饮用，使之药用效果更好，适应范围更广，保健茶的雏形开始显现。如南朝陶弘景《神农本草经集注》引用《桐君采药录》记载"西阳、武昌、庐江、晋陵好茗，皆东人作清茗。茗有饽，饮之宜人。凡可饮之物，皆多取其叶，天门冬、菝葜取根，皆益人"。此时已由医药学家、养生家广泛的配方应用。

至唐代，养生茶开始作为一种临床剂型出现，如医药学家、著名的养生家孙思邈在其著作《备急千金要方》中记载了"竹茹芦根茶"等养生茶10首，其中多不含茶叶。而唐代著名医药学家王焘在《外台秘要》卷三十一列"代茶新饮方"一则，记载了最早的养生茶类中成药：将"黄芪、通草、茯苓、干姜、干葛、桑根白皮、鼠粘根、生干地黄、枸杞根、忍冬、薏苡仁、菝葜、麦冬、萎蕤"等14味药，"捻成饼子，中心穿孔，曝干，百余饼一穿，挂之通风阴处妙。若须煮用，以灰火上炙令香熟，勿令焦，臼中捣末，任随时取足，煎以代茶"。

宋代，养生茶以其简便易行且有实效，成为一种重要的治疗保健方法，获得宫廷及民间广泛的认可，并作为一种被正式确认的中药处方剂型编入当时的国家级大型医学方书《太平圣惠方》中，这也是养生药茶一词首次见载于医书。如《太平圣惠方·卷九十七》载录"保健茶"诸方，如葱豉茶方治伤寒头痛壮热，石膏茶方治伤寒头痛烦热，薄荷茶方治伤寒鼻塞头痛烦躁，等等。而宋代的医家也注意对保健茶治病的机制进行探索。如杨士瀛在《仁斋直指方》中，对当时应用较广的姜茶进行初步探讨，提出："姜茶治痢，姜助阳，茶助阴，又能消暑解酒食毒，且一寒一热，调平阴阳，不论赤白冷热，用之皆良。"将保健养生茶推陈出新并盛行。

元代，保健茶的制作施用更加精致，从太医忽思慧在《饮膳正要》中对贵族社会中多种药茶配方的记录可略微管窥。如记述枸杞茶制作："枸杞五斗，水淘洗净，去浮麦，焙干，用白布简净去蒂萼黑色，选拣红熟者，先用雀舌茶展溲碾子，茶芽不用，次碾枸杞为细末，然后空腹饮用。香茶以白茶一袋、龙脑成片者三钱、百药煎五分、麝香二钱组成，研细后用香粳米熬粥和成剂印作药饼。"邹铉编著的《寿亲养老新书》记载了"食治老人热风下血，明目益气，除邪治齿疼，利脏腑顺气"的槐茶方和"食治老人风冷痹，筋脉缓急"的苍耳茶，两首中药茶首开老年养生保健专用药茶的先河。

明代，周王朱橚主纂、藤弘等协编的《普济方》卷二百五十九"食治门"中，又继续罗列了早已见载于《太平圣惠方》中的中药茶八则，并对其应用进行探讨，中药茶的辨证使用开始出现。李时珍在本草巨著《本草纲目》中也多有养生茶应用的记载，如"失眠，用灯心草煎水代茶喝"，"梅毒，用土茯苓四两、皂角子七个，煎水代茶饮"，等等。并且明代养生茶的种类也增添了不少新内容，如顾元庆所著《茶谱》一书记录的鲜花养生茶（木樨、茉莉、玫瑰、蔷薇、兰蕙、橘花、栀子、木香、梅花皆可作茶。诸花开时，摘其半含半放、蕊之香气全者，量其茶叶多少，摘花为茶），及韩懋在《韩氏医通》中记载的全粮养生茶"八仙茶"［粳米、黄粟米、黄豆、赤小豆、绿豆（五者炒香熟，各一升）、细茶（一斤）、脂麻（净，五合）、花椒（净，一合）、小茴香（净，二合）、干白姜（泡，一两）、白盐（炒，一两）。以上十一味俱为极细末，和合一处，外加麦面，炒黄熟，与前十一味等分拌匀，瓷罐收藏。胡桃仁、南枣、松子仁、瓜仁、白砂糖之类，任意加入。每用二三匙，白汤点服］，两者都是极具代表性的保健养生茶。

清代，茶的保健养生得到了宫廷贵族的喜爱，并在清代宫廷医疗保健中应用广泛。《慈禧光绪医方选议》记载，慈禧热病咳嗽时曾饮用清热止嗽代茶饮。此外，慈禧太后饮用的保健茶还有生津代茶饮、滋胃和中代茶饮、清热理气代茶饮、清热化湿代茶饮、清热养阴代茶饮、养颜护肤类等养生茶。由此可见，清代宫廷保健茶的特点是与中医辨证论治理论紧密结合，使得中药与茶配伍更加对症施方，从而进一步提高了保健茶的养生祛病疗效。如清热茶方，就按证分为清热理气茶、清热化湿茶、清热养阴茶、清热止咳茶等深受宫廷官宦的欢迎。

近代，保健茶以其经济发展的开拓和良好的防病治病作用，日益受到人们的青睐。随着中医保健、养生茶的预防疾病的良好疗效和养生防衰老的独特优势。中华人民共和国成立后所编著的第一部《中华人民共和国药典》（以下简称《中国药典》）（1963年版）附录中登载了中药与茶的一般制法和要求，对保健茶的发掘起到政策的支持，国家药典的收藏促进了保健茶的发展。后来诸多方剂学著作和民间单验方集、各类医学报刊等，也刊载了不少方便实用的药茶保健养生方。许多医院和药厂也适时推出了许多药茶成品，如各种降压茶、减肥茶、排毒茶、养颜茶及午时茶等，进一步推动了保健茶的科学推广和应用。为满足人们的实际需要，确保使用安全，近年来，国家卫生部已陆续公布了《既是食品又是药品的物品名单》《可用于保健食品的物品名单》和《保健食品禁用物品名单》等，国家医药政策的引领，为保健养生茶的研制生产保驾护航，为健康产业的保健服务夯实了基础。

第二节 养生保健茶三大特性

养生保健茶以其取材简易，调配方便，针对性强．灵活度大，防病保健功效确切，在养生抗衰老、美容等方面适用广泛，深受广大群众欢迎。以下介绍养生保健茶的三种主要特性。

一、养生滋补独特

人体的衰老源于自身气血阴阳的慢慢衰退，保健茶性味平和，无损胃气，可长期饮服，滋补阴阳气血，润物无声，对于养生保健、延年益寿大有裨益。所以茶的保健历来是中医养生滋补的重要方法，如《韩氏医通》所记载的"八仙茶"，便是益寿延龄的经典茶方。而且保健茶配方加减灵活，使用者可根据自身需要，针对性地加减，使效果更好，如益气多配用人参、黄芪、西洋参，养血多配用当归、白芍、大枣，滋阴多配用麦冬、沙参、生地黄、石斛，温阳多配用肉桂、干姜、生姜，预防心脑血管疾病常用三七、丹参等。

二、调养防病显著

慢性病患者及病后、术后者，若施以汤剂，虽疗效显著，但煎煮汤药烦琐不便，加之味多量大，增加胃肠负担，易致反胃、腹胀，使长期服用存在一定困难。而一般的丸、散、膏、丹虽适于长期服用，但毕竟作用过缓。若据病情选用针对性强的中药与茶配方，作用温和，不仅方便效显，且无壅滞胃气之弊，常服频饮，渐复正气，无毒副作用，男女老少皆宜，因人施方以显其效，对疾病调养颇为相宜。

三、预防保健神奇

保健茶是中医预防保健的重要方法，尤对防瘟疫和防中暑最有奇效。瘟疫为急性传染病，此病预防十分重要。药茶配制服用方便，适于日常频饮，于瘟疫流行时节，酌情选用适宜的药茶方，日常频饮，对预防瘟疫具有积极意义。如验方"板蓝根茶"由板蓝根、大青叶、野菊花、金银花四味组成，沸水冲泡，代茶频饮，清热解毒功专力大，为预防流行性感冒（简称流感）首选保健茶方。中暑为夏季特有疾病，感受暑热之邪所致，发病较急，易于伤津耗气，饮用配伍金银花、薄荷、六一散等清凉祛暑类药的保健茶，对该病具有未病先防及治轻防重之作用，而且夏季饮用凉茶，亦是老百姓颇为流行的生活习惯。

综上所述，简易可靠的保健茶养生方法，历代医药学家对此积累了丰富的经验，在所著之医药著作中多有论述，载方甚多。如孙思邈《备急千金要方》中用于治疗呃逆的"竹茹芦根茶"（竹茹、芦根、生姜），《太平圣惠方》中用于调气血安胎的"糯米黄芪饮茶"（糯米、黄芪、川芎），李时珍《本草纲目》中用于治疗小儿遗尿的乌药嫩叶煎饮代茶，等等。近代，更有根据药理学研究成果，开发出各种防癌、治癌的保健养生茶和防辐射茶，对维护民众健康有着积极的作用。

第三节 养生保健茶宜忌事项

养生保健茶的科学应用，应因人对症而宜。在中医养生保健临床使用时，为保证服用药与茶的安全，使茶助药力能够充分发挥，达到最佳疗效，如用于疾病防治，必须注意以下几点。

一、保健茶的辨证应用

保健茶的施用应注意辨证论治，通过中医的四诊（望、闻、问、切）收集病情资料，通过分析、综合，辨清疾病的病因、性质、部位，以及正气的盛衰，然后根据辨证结果选用恰当的保健茶方。如此才可取得显著效果，用于养生保健则可自行按方饮用。

二、保健茶的配方宜忌及原料保管

1. 配方宜忌

配伍药茶时，应慎用或不用附子、乌头等有毒性的药物及龟甲、龙骨、赭石等金石贝壳类质地坚硬、有效成分不易溶出的药物。应注意药物配伍宜忌，如"十八反""十九畏"等，或参阅国家规定的"药食同源"配方应用及原料制品保管。

2. 原料保管

（1）为确保保健茶疗效，必须保证所用药材的质量。一般中药材首先须洗涤干净，去除泥土杂质，凡有异味、虫蛀、霉烂、变质变性者均应剔除。长期饮用质量不合格的药茶，不但疗效不佳，对身体保健无益，甚至会引发人体不适或疾病的加重。

（2）已制好的保健茶应妥善做好防潮保管。对调配好的药茶原料及散形茶、块形茶、袋泡茶应注意置于阴凉干燥处，避光保存，以备使用。注意贮存处通风降温防潮，必要时可用生石灰、干燥木炭等吸湿剂。而且每次制作药茶的数量不宜过多，以免发霉变质。

（3）泡制饮用保健茶的茶具以紫砂陶器最好，以其能保存茶味，便于洗涤，且传热均匀，透气性好，不易炸裂，化学性质较为稳定，不易与药物的化学成分发生化学反应。另外，也可选择瓷器茶具，尤其以白瓷为妙。再次，可以选用耐热玻璃器皿或不锈钢器皿。泡制药茶不宜使用铁、铜、铝等金属器皿，因金属在煎泡过程中易与药物的某些化学成分发生化学反应，使药物变质、变味或发生沉淀，影响药物疗效，甚至产生有毒物质，以防服后出现不应有的毒副作用。茶具买来之后，第一次使用前先用水煮沸，杀菌之后再使用。饮用养生保健茶的茶具应经常清洗，以防止细菌滋生。

三、养生保健茶泡制注意事项

1. 泡制用水

为了发挥保健茶的功效，在泡制时选用适宜的水非常重要。被尊为"茶圣"的陆羽先生在其《茶经》中提出："其水用山水上，江水中，井水下。"现代科学研究亦证明，泉水、溪水经山岩沙层自然过滤，水色清澄，洁净甜美，水质软，成分丰富，所含杂质少，是如正能量水最为理想的药茶用水。用江、湖、河水，必须经过充分煮沸，使其中所含的酸性碳酸盐分解、沉淀，否则它可与茶中的茶多酚结合，影响药茶效果。自来水中漂白粉多，内含大量的氯离子，本不宜煎泡药茶，但若贮存过夜或延长煮沸时间，经沉淀，氯离子自然挥发后，亦为常用之药茶用水。井水一般含钙、磷等无机盐和氧化物质最多，用它煮水泡茶，茶水上会浮现一层薄薄的"彩油"，影响药茶的药用效果。

2. 泡制水温和时间

泡制保健茶时应注意水温和泡制时间。一般冲泡中药粗末时用沸水，以水沸滚起泡时停火为宜，药中水溶性成分能迅速溶解出来，使药效得以充分发挥。冲泡花、叶、块状茶时宜用 80℃ 左右的温水，且冲泡时间不宜过久，以免挥发油破坏过多及茶叶中的维生素等营养成分受破坏。对上述药茶每次冲泡约 15 分钟，冲泡 3～5 次；对药茶配方中含有难以出汁药材的，可采取先用正能量水浸泡 30 分钟，再煮 30 分钟的方法取汁。

3. 饮茶温度

服用保健茶，则以温饮为宜，不可过烫，亦不可过冷。因长期饮用过烫的茶水易刺激咽喉、食管和胃，发生黏膜病变；若长期饮用过冷的茶水则对身体有滞寒、聚痰的副作用。适宜的饮用温度应在 60℃ 左右。

4. 饮茶时间

饮服保健茶时，应根据保健茶性质和疾病状况选择恰当的时间。如发汗解表用的药茶，宜温饮顿服，不拘时间，病除为止，但其发汗需以微出为度，避免大汗淋漓发生虚脱；补益药茶为使其充分吸收宜在饭前服用；对胃肠消化道有刺激性的药茶为使其减轻刺激，应在饭后服用；泻下药茶宜早晨空腹服用，使之充分吸收，并能观察服药后大便的次数、色质等，如泻下次数过多，可食小米粥即止；清咽类药茶，宜缓缓温服；治疗泌尿系统疾病的药茶，宜持续频服；安神药茶，宜在夜间临睡前服用；防疫病的药茶，宜按照相应流行季节选用；治疗慢性病或用于老年保健的药茶等，宜经常性、规律性、持续地饮用。

养生保健茶宜现制现服，忌隔夜饮用。因隔夜药茶浸泡的时间过长，味道过浓，且多次冲泡会使药材中的有害物质被浸出。再者药茶搁置时间过长给病原菌的污染造成便利条件，容易变质。

5. 饮茶禁忌

在服用保健茶期间内，应注意饮食禁忌。即所谓的"忌口"，以免降低疗效，甚或引起不良反应。通常，饮药茶时，凡属生冷、油腻、辛辣、腥臭等不易消化及有特殊刺激性的食物，均应予以避免。尤须注意的是：哮喘、过敏性皮炎等过敏性疾病患者，服药茶时切忌食用鱼虾蟹等味腥、有刺激性的食物；黄疸患者，服药茶时切忌油炸、黏腻、辛辣等妨碍脾胃运化的食物；经常头目眩晕，烦躁易怒者，服药茶时切忌食用胡椒、辣椒、大蒜、白酒等辛热助阳的食品；伤风感冒患者，服药茶时切忌食用生冷、酸涩的食物；胸闷腹胀患者，服药茶时切忌豆类、薯类等滞气食物，易引起胀气的气滞不通畅等等。

养生保健药茶不宜与某些西药同服。以免因药茶的作用，增加这些西药的毒性，影响疗效或产生其他副作用，甚至造成身体危害。如苯巴比妥类镇静药、阿司匹林类解热镇痛药，均不宜与药茶同用，其化学生化的物质合成反应于身体不利，特别是药物的毒副作用产生的并发症，更是会对人体造成危害。

中国天柱养生茶文化

336

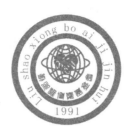

中国天柱养生茶文化

（下）

刘少雄　周淑华　编著

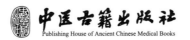

中医古籍出版社
Publishing House of Ancient Chinese Medical Books

第八章 养生茶的四季保健功效

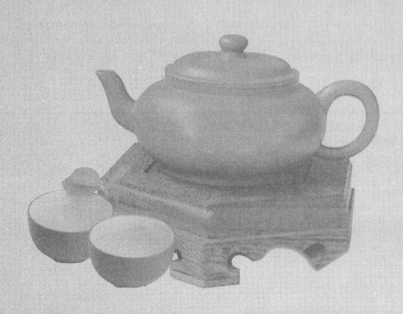

一年四季，寒热温凉，变化有序；人体气血，生长收藏，更迭有律。也就是说，人体的生理功能、病理变化，以及机体组织、气血津液，与四季变化息息相关，正所谓是"天人相应"。若人体顺应了春生、夏长、秋收、冬藏之规律，气血、阴阳就能保持旺盛、平衡，达到"正气存内，邪不可干"的健康状态。所以，因时施膳便成为饮食养生的重要原则之一。因时施膳，亦即是指饮食必须适应气候的特点予以调摄。宋代名医陈直在《养老奉亲书》中介绍，春季调味重甜，夏季调味偏辛，秋季调味偏酸，冬季调味偏苦，是用食物的味道来调整人体阴阳气血，促进脏腑功能。这便是因时施膳、顺时摄食的道理。

第一节　春季养生茶的应用

　　俗话说：一年之计在于春。春季大地回苏，气候转暖，冰消雪融，万物萌发，百花争艳。根据中医的五行学说，春季木气升发，而肝主木，故茶疗药膳首先必须柔肝、护肝、疏肝、养血；其次应为度夏做准备，宜健运脾胃。阳春三月，可酌情选服气味芬芳的花茶，振奋精神，散发体内郁积之寒气，促进人体阳气之生发。选用红茶以解酒宴之油腻，帮助消化，或酌量品用上好的新茶以收涤烦去毒、清利肝胆之效，均是春季茶疗保健养生的有效之法。

　　1. 和胃茶（春季）

　　【功效】清热生津，醒酒和胃。适用于春季气候干燥，咽干口渴，喉痒咳嗽，过食肥腻等。

　　【配方】红茶5克，和胃丹15克，甘蔗500克（削去皮，切碎）。

　　【用法】加水适量，煎汤，代茶频饮之。

2. 明目茶

【功效】清热解毒，宁神明目。适用于春季忽冷忽热，气候干燥，肝火目赤头痛，酒醉不适，并预防感冒。

【配方】天柱绿茶5克，菊花12克，谷精草9克，白糖30克。

【用法】煎水代茶饮，每天1剂。

3. 清热茶

【功效】清热消炎，健脑明目。适用于风热感冒，咽喉肿痛，心火过旺之失眠、头痛。

【配方】龙井茶3克，蒲公英20克，合欢花9克。

【用法】以沸水冲泡代茶饮之。

4. 生津茶（春季）

【功效】清热生津，和胃消食，醒酒除烦。常可作为醒酒的理想饮料，对解除春困其效果尤为明显。

【配方】红茶20克，石斛6克，香橼6克，葛根12克。

【用法】共研末，混匀后分装于滤泡纸袋中。用沸水冲泡温服，亦可煎饮之。

【按语】方中葛根性味甘辛、平，解酒、除烦，去头痛发热。香橼性温、味苦辛酸，功能理气、宽中、化痰。石斛益胃、生津、养阴清热。红茶性味甘苦、微寒，功能强心提神、利尿解毒。诸味合用，共奏提神醒脑、清热生津、和胃消食、醒酒除烦之功效。

5. 温通茶

【功效】温通阳气，清利头目，消食下气。适宜于春季保健养生，治疗感冒疗效极佳。

【配方】天柱茶1把，莱菔子3克，生姜汁1匙，葱白适量。

【用法】将大葱葱白砸扁切细，放锅内加水烧开，放入茶叶等，倒入生姜汁，混合均匀，即可趁热饮用。每日1剂。如饮后就寝，一觉醒来便觉病情减，体力大增。

6. 清热茶

【功效】清热解毒。防治流行性感冒，并主治咽痛热症咳嗽病。适宜于春季保健颐生。

【**配方**】天柱绿茶5克，绿豆50克（捣烂），冰糖15克。

【**用法**】以沸水冲泡，盖浸20分钟服饮。

第二节　夏季养生茶的应用

夏季天气炎热，万物生长，生机盎然。但夏季多火多湿，气候最为炎热。"暑""湿"是夏季气候的特点。根据这一特点，古人将整个夏季又分夏和长夏。暑热炙煿的时节即为盛夏，这是火的季节，通应于心，人体阳气最盛。夏秋之交，暑热肆虐、气候潮湿的时节即为长夏，这是湿的季节，通应于脾。因此，夏季茶疗药膳不离清热、化湿、清心补脾之法。

1. 清凉茶

【**功效**】清热，解毒，利尿，祛暑，生津止渴。夏季饮用最为适宜。

【**配方**】天柱茶3～5克（绿茶最为适宜），淡竹叶6克，麦冬3克。

【**用法**】沸水冲泡服饮，宜温热饮用。

【**按语**】盛夏季节饮热茶可消暑解渴、清热凉身。热茶能促进汗腺分泌，使大量水分通过皮肤表面的毛孔渗出体外，散发热量。据测定，饮用热茶10分钟后可使体温下降1～2℃，并可保持20分钟左右。

2. 清利茶

【**功效**】清利头目，清热利尿。适用于夏热所致的头目不清，精神疲倦，烦热，小便短赤。

【**配方**】天柱茶3克，车前草6克，菊花9克。

【**用法**】以沸水冲泡，代茶徐徐服饮。

3. 清心茶

【**功效**】清心凉血，活血止血。适用于心烦，舌红，衄血，尿赤等。

【**配方**】天柱绿茶3克，莲花（取7月含苞未放的大花蕾或花，阴干）6克，龙芽草6克。

【**用法**】共为细末，以开水冲泡，代茶服饮。每日1剂。

4. 养神茶

【功效】清热解表，提神醒脑，排气，利尿。适用于夏季感冒，暑热烦渴，老年腹胀，矢气不通等。

【配方】天柱绿茶3克，柏子仁3克，薄荷叶2克，白糖适量。

【用法】以沸水冲泡饮用即可。

【按语】方中绿茶、柏子仁功能生津止渴、清热解毒、利尿止泻、养心安神；薄荷清热解表、发汗疏风、清利咽喉。经试验研究证明，薄荷中含有薄荷油，能兴奋中枢神经，使皮肤的毛细血管扩张，促使汗腺分泌，则机体发汗而散热。薄荷还能消食下气、消胀，对脘腹胀闷、矢气不通有缓解作用。于夏日炎炎，令人昏沉欲睡之时，频频服饮本品，具有提神解烦的功效。

5. 养胃茶（夏季）

【功效】消暑解热，清凉醒目，调理脾胃。适宜于夏季作茶疗保健饮料。

【配方】天柱绿茶3克，鲜薄荷3克，太子参6克，生姜1片。

【用法】以沸水冲泡，盖浸片刻，代茶服饮。

6. 生津茶

【功效】生津止渴，敛肺止咳。适用于"苦夏"证及肺虚喘咳等。

【配方】天柱茶3克，乌梅10克，五味子5克，大枣30克（剖开）。

【用法】以沸水冲泡盖浸片刻，代茶服饮。每日1剂。

【按语】苦夏，亦即"疰夏"，为阴虚之证。多发生于春末夏初，病人常感头晕、头痛，身体倦困，常常想打呵欠，脚软无力，体热，食欲不振，心烦自汗等，治宜取滋阴清暑热之法。方中乌梅、五味子均能敛肺止咳，用于肺虚久咳，气短喘促，五味子还有补肾滋阴、安神止汗等作用；大枣补中益气、养血补肝，可增强机体抵抗力；茶叶生津止渴。诸物合用，适宜于作夏季的茶疗保健饮品。

7. 益中茶

【功效】消暑止渴，滋补强身，补中益气。为夏季的保健佳饮。

【配方】浓茶150毫升，牛奶30毫升，蜂蜜30克。

【用法】将浓茶与牛奶（沸）镇凉、调蜜，搅匀后服饮。每日1～2剂。

8. 润肠茶

【功效】清热解毒，润肠通便。为夏季的保健佳饮。

【配方】凉浓茶汁50毫升，白砂糖1匙，苹果1只，香槟酒适量，柠檬1片，柠檬汁少许。

【用法】先将柠檬汁与柠檬片、茶汁、白砂糖置于直筒玻璃杯中，搅匀。再将苹果削皮后，将果肉切成小方块，置杯中。杯加盖后，置于冰箱冷冻室，经5～6小时取出，再注入香槟酒即成。随意饮用之。

9. 清心茶

【功效】生津止渴，清心消暑。

【配方】天柱绿茶2克，青橄榄2枚，莲心3克。

【用法】将青橄榄表皮轻轻剖解后，放入大号玻璃杯中，再放入茶叶和莲心，用沸水泡饮。

10. 止渴茶

【功效】清热解毒，生津止渴。

【配方】天柱绿茶3克，适重西瓜1个。

【用法】将绿茶置杯中，加沸水500～800毫升，冲泡5分钟，待用。将西瓜洗净后剖开，挤取西瓜汁液200毫升，倒入绿茶汁中，搅匀后服饮。

11. 清暑茶

【功效】消暑，止渴。

【配方】天柱茶5克，果汁60克（草莓汁、葡萄汁、橘汁，或其他果汁），白砂糖400克，精制淀粉30克，糖精几粒，清水950毫升。

【用法】先将茶叶置杯中，冲入沸水400毫升，浸泡5分钟，过滤取汁，备用。然后将余水调拌淀粉、果汁、糖精，用文火烧沸，加入茶汁，拌匀冷却，入模冻结即成。

12. 奶油茶

【功效】消暑止渴，增加营养。

【配方】天柱茶 3 克，奶油 300 克，果酱 150 克，果汁少许，白砂糖 45 克，清水 450 毫升。

【用法】先取茶杯 1 个，放入茶叶，冲入沸水，盖浸 5 分钟，过滤取茶汁 450 毫升，备用。将茶汁放入钢锅中，加入白砂糖煮沸，待冷却后加入果酱、果汁，搅拌均匀，打发奶油使之起泡膨胀；然后把上述茶汁混合物加入奶油中，边加边打发，待打发到一定程度后将其注入模具，置冰箱中冻结即成。

13. 生津奶茶

【功效】生津解渴。

【配方】天柱茶汁 150 毫升，牛奶 100 毫升，琼脂 10 克，白砂糖 150 克。

【用法】将琼脂放入锅中，加少量水溶化，置火上熬煮后，倒入牛奶和茶汁，充分拌匀，用文火煎煮，至沸腾时停火。冷却后入模，置冰箱中冷冻即成。

14. 柠檬茶

【功效】消暑解渴。

【配方】绿茶 3 克，橘子汁 80 毫升，蔗糖 30 克，食用柠檬酸 4 克，维生素 C10 毫克，橘子香精 2 滴，食用小苏打 4 克，清水 500 毫升。

【用法】将茶叶置杯中，用沸水 500 毫升冲泡，浸 5 分钟后，滤取茶汁，加入蔗糖、橘汁、食用柠檬酸，冷却后，加入维生素 C 以及橘子香精，灌装入瓶后，加食用小苏打，立即压盖即成。

15. 解暑茶

【功效】清热生津，解暑。

【配方】绿茶 10 克，生姜 3 克，食盐 4.5 克。

【用法】共煎汤 500 毫升，服饮之。

【按语】本品适用于夏季大汗之后烦热、口渴、腹泻者。

16. 健胃茶

【功效】生津止渴，健胃利尿，清热解毒。适宜于夏天暑热口渴，消化不良，痢疾、腹泻失水者服用。

【配方】绿茶 1.5 克,粳米 30 ~ 50 克。

【用法】将粳米加水适量煮成半熟,然后用米汤趁热冲泡绿茶,盖浸 5 分钟即成。每日 1 剂,少量多次缓饮之。

17. 和胃茶（夏季）

【功效】祛暑湿,和脾胃。适宜于夏日防暑、和胃。

【配方】茶叶 3 克,鲜荷叶 0.5 张,滑石 6 克,白术 6 克,藿香 4 克,甘草 3 克,白糖适量。

【用法】水煎取汁,凉后服饮。

18. 祛暑茶

【功效】清热解毒,祛暑除烦。适宜于夏天作消暑解毒之佳饮。

【配方】茶叶 3 克,金银花、土茯苓各 10 克,连翘、甘草各 5 克。

【用法】以沸水冲泡,盖浸片刻,代茶服饮。

19. 加味清暑茶

【功效】祛暑解热,消肿利尿。适用于夏天暑热泄泻、目赤肿痛等症。

【配方】茶叶 3 克,薄荷 3 克,香薷 3 克,淡竹叶 5 克,车前草 5 克。

【用法】水煎代茶服饮。

20. 消暑茶

【功效】清心除烦,生津解渴。可作为盛夏消暑解渴之佳饮。

【配方】茶叶 3 克,鲜枇杷叶 9 克,鲜竹叶 9 克,鲜芦根 9 克。

【用法】将鲜枇杷叶、竹叶、芦根洗净,撕成小碎块,加水煎沸,放入茶叶,再煎数分钟,过滤取汁,加糖或盐调味后服饮。

21. 化湿茶

【功效】夏季感冒暑湿,发热头胀,脘闷少食,小便短少者宜服之,能清热解暑,化湿和中。

【配方】茉莉花 3 克,青茶 3 克,藿香 6 克,荷叶 6 克（切细丝）。

【用法】以沸水浸泡,代茶时时服饮之。

22. 和中茶

【功效】清热解暑，化湿和中。适用于夏季感冒暑湿，头胀目昏，烦闷少食，口淡苔腻，小便短少等。

【配方】茶叶6克，珠兰3克，薄荷3克。

【用法】分3～4次，以沸水泡服。

23. 抗菌茶

【功效】解渴消暑，利尿解毒。

【配方】绿茶3克，金银花6克，紫皮大蒜10克，生甘草2克，红糖少许。

【用法】将大蒜捣烂，放茶杯内，再放入茶叶、金银花、甘草，冲入开水后盖浸15分钟，调入红糖即可服饮之。饮至2/3时，再冲开水，至味淡为止。

【按语】夏天气候干燥、炎热，服用本品既可止渴又能消暑，且对防治夏秋季常见的胃肠炎、细菌性痢疾及清暑、解毒具有良好的效果。注意制好的茶饮品要及时服用，不宜久放，以免有效成分蒜辣素挥发。

24. 润肺茶

【功效】补气养血，润肺益脾。可治便秘、脾胃不和等症。

【配方】茶叶5克，百合6克，大枣（皮烤焦）10枚，蜂蜜20克。

【用法】以开水冲泡盖浸片刻，饭后饮。

25. 清热茶

【功效】清热解暑，防暑止渴。治外感发热、肠炎、疖肿等症。

【配方】茶叶4克，银花6克，薄荷8克。

【用法】开水泡饮。每日1剂。

26. 养生健胃茶

【功效】行气健胃，祛痰止呕。适用于咳嗽、嗳气呕吐、胸闷腹胀等症。

【配方】茶叶4克，青皮、陈皮各10克，白萝卜3片。

【用法】以沸水浸泡饮之。

第三节　秋季养生茶的应用

秋天金风送爽，气温适宜，正是自然界收获的季节。从养生角度来说，也是养收的大好时节。人体经历了酷暑盛夏，一方面由于暑热耗气伤津，以致机体阴阳平衡失调；另一方面，暑邪热毒，余留未清，加之秋高气爽，燥邪当令，气阴易亏，容易产生皮肤干燥、口干唇燥、舌红少津、口渴便秘等症。秋天燥邪犯肺，则可见干咳、少痰或痰黏不易咯出、咽喉和鼻孔干燥、口干少津等症。甚至出现肌肉消瘦、肌肤甲错、指甲发脆、毛发干枯、皮肤瘙痒等症。因此，秋季茶疗药膳应以清热润燥、养阴润肺、益气生津为原则。宜选用性味平和之品，以生津润燥、养血、滋阴润肺。常用的如银耳、橄榄、牛乳、白砂糖、冰糖、蜂蜜、乌梅、罗汉果、柠檬、枇杷、梨、金柑、橙子、柚子、柿饼、萝卜、丝瓜、甘蔗、核桃仁、大枣、鸭子、薏苡仁、芝麻、大豆等，均可与茶茗为伍调制茶疗药膳。

1. 生津茶（秋季）

【功效】清热生津。

【配方】乌龙茶 3 ~ 5 克，石斛花 1 克。

【用法】以沸水冲泡饮用。

【按语】根据中医学的性味归经及因时摄养理论，有人主张夏天饮绿茶、冬天饮红茶，将对人体养生保健更为有益。具体说来，春季，严冬已经过去，气温开始转暖，这时饮些香气馥郁的花茶，或以各种可茶的香花与茶调制茶疗药膳，不仅可以去寒邪，而且有助于理郁，促使人体阳刚之气的升发；夏天，天气炎热，饮上一杯清汤碧叶的绿茶，可给人以清凉之感，还能收到降温消暑之效；秋天，天高气爽，喝上一杯性平的乌龙茶，不寒不热，取其绿茶与红茶兼和之性，以清除夏天余热，又能生津液；冬天，天气寒冷，饮用味甘性温的红茶，可给人以生热暖胃之感。如此根据春夏秋冬四季变化，结合茶的属性而饮不同的茶，不仅可以平添情趣，更对人体健康大有裨益。

2. 滋阴茶

【功效】滋阴润肺。

【配方】袋泡绿茶 2 包，银耳 3 ～ 5 朵，湿淀粉、蜂蜜、白砂糖各适量。

【用法】将银耳用温水泡发 30 分钟，置锅中加热水煮至熟烂并捣碎，然后加入由袋泡绿茶泡出的茶汁和少量湿淀粉煮沸，并加入适量蜂蜜和白砂糖，即成。如选用冰糖制作则更佳。

3. 甘蔗茶

【功效】润肺燥，祛痰热。

【配方】绿茶 1.5 克，甘蔗 400 克。

【用法】将甘蔗洗净，切片，置入锅中加水 500 毫升，煮沸 15 分钟；另将绿茶放入杯中，趁热冲入甘蔗汤即可服饮。

4. 雪梨茶

【功效】润燥生津。适用于秋天干燥气候引起的口干咽燥、鼻干少津等。

【配方】绿茶 5 克，雪梨 1 个（切成薄片）。

【用法】水煎代茶服饮，亦可食梨片。

5. 芝麻茶

【功效】养血润肺，滋补肝肾。适用于皮肤粗糙，毛发干枯或早白，肝肾亏虚、耳鸣等。

【配方】茶叶 3 克，芝麻 6 克（炒至香熟）。

【用法】开水冲泡 10 分钟，喝汤食芝麻和茶叶，每日 1 ～ 2 剂。

【按语】元代《饮膳正要》有"秋气燥，宜食麻以润其燥，禁寒饮"之说。

6. 活血茶

【功效】生津止渴，活血通络。

【配方】绿茶 30 克，朗姆酒 250 毫升，白兰地 250 毫升，方糖 110 克，鲜柠檬 2 只，沸水 1000 毫升。

【用法】先将绿茶用沸水冲泡于金属容器中，并用微火煮沸，备用。再将柠檬挤汁注入另一金属容器内，加入酒及方糖，搅匀后，置微火上加热，并慢慢将茶汁倒入酒液中，共热。另用一块方糖擦柠檬皮，使其汁液吸于方糖中。待加热的混合液酒近沸时，加入方糖，搅拌溶解后，即可分装普通高脚敞口杯内，服饮之。

【按语】本品为一款茶宾饴，香浓、微苦、甜润，可供10人服用。本品适宜于秋冬季作养生保健之用。

7. 开胃茶

【功效】开胃提神，生津止渴。

【配方】绿茶3克，蔗糖50克，香槟酒50克，食用酒精5克，食用柠檬酸4克，食用小苏打4克，沸水500毫升。

【用法】将绿茶置杯中，用沸水冲泡，浸5分钟后，滤取茶汁，趁热加入蔗糖，搅拌至完全溶后，加食用酒精、香槟酒、食用柠檬酸，灌装入瓶后，加入食用小苏打，立即压盖即成。

【按语】本品为一款茶味小香槟，泡沫丰富，清凉爽口，生津止渴，是四季皆宜的保健茶饮。

第四节　冬季养生茶的应用

严寒的冬季，冰天雪地，万物闭藏，生机衰退，是进补养生的大好季节。谚云"冬令进补，开春打虎"，表明了冬令进补强身的重要作用。人体在经历了春、夏、秋三季的消耗，脏腑的阴阳、气血有所偏衰，因此，进入冬季后机体脏腑的生理活动相应减缓，并已做好冬藏的准备，以得到及时的补充。

冬天通应于肾，肾为先天之本，肾阴、肾阳为各脏阴阳之根本，其虚衰直接影响全身各脏的生理功能。因此，冬令养生，补肾为先。冬天气候寒冷，阳气最弱，故最宜温补。温补肾阳为冬季最常用的滋补之法。

此外，冬季还可调补春、夏、秋三季的虚损。如春季，因肝木条达过度，肝阴受损，则冬季可滋阴补肾调之；夏季，心火旺盛，肾阴不足，冬季应补肾阴、清心火，交通心肾，水火既济；秋燥伤肺，冬季可滋阴润肺。

总之，冬季养生调摄当以补肾温阳、培本固元、强身健体为首要原则。具体说来，冬季茶疗药膳应以温热为主体，从补肾入手，调整机体阴阳为手段，以达到强身防病、抗衰延年之功。

1. 止咳茶

【功效】补肾强心，生津止咳。适宜于冬季作茶疗药膳服用，并可预防心血管病发作，治疗肺虚咳嗽，肾虚咳嗽，肉食积滞，便秘等。

【配方】红花3克，核桃仁100克，山楂30克，白糖30克。

【用法】煎汤代茶饮，并食核桃仁。

2. 滋补茶

【功效】温补肾阳，振奋精神，提高抗病力。适宜于冬季作养生保健茶饮。

【配方】乌龙茶3克，虾米15粒，生姜2片。

【用法】以沸水冲泡代茶饮，可复泡复饮，最后食虾米。

3. 强身茶

【功效】滋补强身。

【配方】茶叶、牛骨、枸杞子各适量。

【用法】先把新鲜的牛骨打碎，放入大锅中，加清水熬煮，待骨油出来后，滤去骨肉渣，然后放入茶叶碎渣熬煮，将茶味浸出即成。

【按语】本品鲜香味美，营养价值较高，既能增加热能，又可滋补身体，冬季严寒时节饮用，不失为一款上乘饮品。

4. 青梅茶

【功效】散寒，止咳，开胃。

【配方】红茶1匙，梅干1粒。

【用法】将梅干去核、切细，与红茶混合，放入茶杯内，以沸水200毫升冲泡10分钟，随意代茶温饮之，每日2剂。

【按语】本品为冬季预防感冒、咳嗽之佳饮，尤其适宜于儿童饮用。

若加入少许甘蓝汁其味道更佳。

5. 橘香茶

【**功效**】温中散寒,行气健脾。

【**配方**】茶叶,橘皮,桂皮(或桂枝),茴香,鲜姜。

【**用法**】前4味各取适量,鲜姜3～5片,加清水煮开,或用沸水冲泡浸焖后取汁,调适量白砂糖或蜂蜜服用。

【**按语**】本品为冬季茶疗的保健佳饮。对老年人、身体虚弱者以及久病新愈者大有好处,但血压高或阳亢的人慎服。

6. 活络茶

【**功效**】提神开胃,舒经活络。

【**配方**】热红茶120毫升,红葡萄酒50毫升,橘汁15毫升,杏仁酱15毫升,杏脯1枚。

【**用法**】先把橘汁和红葡萄酒放入小锅里,烧热后,加入红茶继续煮,将沸腾时,端离火口,舀入杏仁酱调匀,倒入杯中,放上一枚杏仁脯,即可服饮。

【**按语**】本品味美可口,能增加身体热能,于严冬冷天饮用甚佳。

7. 暖胃茶

【**功效**】暖胃健脾,去寒气,增进食欲。

【**配方**】浓红茶汁半杯,香桃片2～3片,砂糖30克。

【**用法**】混合后适加白开水,趁热饮之。

【**按语**】冬季在流行性感冒流行期间,晚上用红茶泡饮1杯(失眠者忌),有预防感冒的作用。

第五节　四季养生茶膳的应用

1. 滋阴茶(五香茶蛋)

【**功效**】滋阴润燥。适用于春季作茶疗药膳。

【**配方**】新鲜鸭蛋1000克,红茶叶1勺,精盐2勺,红糖2勺,酱油 60 克，八角茴香少许。

【用法】将洗净的鸭蛋放锅中，加水适量，置旺火上煮至八成熟。捞出鸭蛋放凉水中浸泡 1 ~ 2 分钟后取出，逐个将蛋壳击裂，并放台板上搓滚一下，以增加碎裂程度。然后将破壳蛋放回锅中，加酱油、红糖、茶叶、精盐及八角茴香等配料，用小火煮沸 30 ~ 60 分钟，即成。取蛋随意食用即可。

【按语】此品为五香茶鸭蛋。春季食物的性味宜甘、凉。甘、凉的鸭蛋与茶制做五香茶鸭蛋，营养丰富，味美可口，十分适合作春季保健养生之用。又因性味甘平之食物亦为春季养生食物选用范围，故性味甘平的鸡蛋也可仿此做成五香茶鸡蛋，同时选服。

2. 清热茶

【功效】清热降火，减肥泽肤。适用于桃花癣、痤疮、黑斑等。

【配方】天柱绿茶 5 克，泽泻 10 克，莱菔子 4 克，山楂 10 克，白芷 5 克，神曲 8 克，橘皮 5 克，银耳 15 克，猴头菇 150 克，水发香菇 150 克，蘑菇 150 克，各种调料适量。

【用法】将前 7 味药装入纱布袋中，煮 20 分钟，取出备用。将猴头菇切片，入油锅煸炒，兑入 1/3 药汁，加盐、味精适量，烧开，勾芡装盘；然后煸炒香菇，加黄酒及 1/3 药汁，调入酱油、糖、味精，炒匀，勾芡，淋上麻油，装入盘中；再煸炒蘑菇，调入 1/3 药汁及番茄酱、清汤、红油，调味，勾芡，装盘；最后在盘的四周镶放蒸酥的银耳，即成。佐餐食之。

【按语】每当春暖花开的时候，有些人眼周围和脸上常出现一片红斑，上面有细碎的糠状皮屑，有轻度瘙痒感，且容易再生。这种病多见于 20 ~ 45 岁的妇女，男性较少见，俗称"桃花癣"。产生桃花癣的原因是由于空气中的花粉、灰尘等粘附在皮肤上，经日光照射，使它溶解和吸收而发生的变态反应。除上述原因外，患有卵巢功能早衰、习惯性性功能紊乱等疾病，也可以成为这种病的发病因素。到医院就诊，医生可能诊断为再生性皮炎或过敏性皮炎。

本品可用于桃花癣的预防和治疗。此外，加强自我防护意识也很重要：①外出回来要及时把落在脸上的花粉、灰尘洗去；②不能乱用化妆品和碱性强的肥皂来刺激面部皮肤；③不宜食用辣椒、生葱、生蒜等刺激性食物，以免加重病情。

3. 茶虾仁

【功效】滋补强身。可作夏季家常菜食用。

【配方】鲜虾仁200克，雨前茶10克，湿淀粉40克，鸡蛋清1个，海参丁10克，荸荠丁25克，精盐、料酒、清汤、葱段、姜末各适量，猪油500克，鸡油20克。

【用法】先将虾仁漂洗干净，用鸡蛋清和湿淀粉调匀；雨前茶用沸水100毫升泡好，加精盐、料酒、清汤、湿淀粉适量兑成汁。炒勺内放熟猪油烧热，下虾仁滑散，倒入漏勺滤过。炒勺内留些油，放葱段、姜末煸炒出香味，放入海参丁、荸荠丁、虾仁炒匀，倒入兑好的汁，颠翻均匀，装盘后淋上鸡油即成。佐餐食。

4. 铁观音炖鸭（秋季）

【功效】滋阴养胃，益气生津。

【配方】鸭子1只，铁观音茶叶50克，栗子肉10余粒，大红枣或黑枣10余枚，冰糖2大匙，酱油2大匙，味精少许。

【用法】先将鸭子宰杀，打整干净，斩去头、足后，分切成10块，放入砂锅内。取大茶壶1个，放入铁观音茶叶，以沸水冲泡，滗去水，复加沸水浸泡，一并倒入砂锅内。栗子肉经沸水烫浸后，剔净皮膜，放入砂锅内。之后再放入大红枣、冰糖、酱油，加入约10人份煮饭量的清水，置大火上烧沸，转小火将鸭肉焖至熟烂，其肉能用筷子轻轻插入时，调入少许味精，并洒些铁观音茶末，以增加香气，装盆即成。佐餐食之。

【按语】本品为一款铁观音炖鸭，香郁味美，咸甜可口，十分适宜作秋季养生保健茶疗药膳之用。另外，制作时可先将鸭子肉放油锅中略炸以去血腥等（炸至四五成熟），然后再行炖煮，则味道更香美。

中国天柱养生茶文化

第九章 养生茶在各种体质中的应用

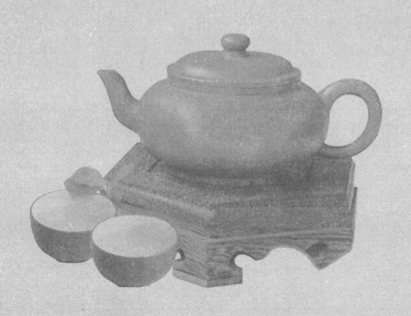

体质，是指个体在形态结构和功能活动方面所固有的、相对稳定的特性……。体质养生调摄是根据"药食同源"的原理，运用中医辨证论治的基本理论和方法，针对个体体质的特殊性，科学地调配、摄取饮食，扶正祛邪、调和阴阳，以达到强身健体、防病治病、延年益寿的目的。

第一节　气虚体质常用养生茶

气虚是某一脏腑或全身功能失调的现象。若先天之气不足，或劳伤过度，或久病失养而损及元气，在人体体内均可出现气虚证。气虚证的常见表现为倦怠乏力，气短懒言，声音低微，多汗自汗，心悸怔忡，头晕耳鸣，食欲不振，腹胀便溏，舌淡苔白，脉弱无力等。

1. 黄芪茶

【功效】补气强壮，固表止汗。适宜于身体虚弱、动则汗出、内脏下垂、子宫脱垂、脱肛、慢性肝炎、肾炎者。

【配方】红茶3克，黄芪15克。

【用法】先将黄芪加水500毫升煮沸5分钟，加入红茶即可。每日3～4次，小儿用量酌减。

2. 理中茶

【功效】补中益气，健脾固卫。适宜于气虚自汗、便软脾虚的患者饮用。

【配方】红茶2克，糯米50～100克。

【用法】将糯米置锅中，加清水600～800毫升，煮熬至熟，趁热加入红茶即可服饮。

3. 清心茶

【功效】养心益肾，清心宁神。适宜于心气不足、心悸怔忡等。

【配方】茶叶 5 克，莲子（带心）30 克，冰糖 20 克。

【用法】先将莲子以温水浸泡数小时后，加冰糖与水炖烂；再用沸水冲泡茶叶，取茶汁和入即可饮服。每日 1 剂，不拘时服饮之。

【按语】方中莲子性味甘平，入心经而养心益肾，《神农本草经》认为其能"补中，养神，益气力"。《日华子本草》谓："益气，止渴，助心。"故莲子多用于心气不足之证。本品三味合用，适用于心火上盛所致之五心烦热、口苦咽干、心悸怔忡、失眠多梦、泄泻遗精等。

4. 健脾茶

【功效】益气健脾。

【配方】茶叶 3 克，党参 10 克，红枣 10 枚。

【用法】加水适量煎服，吃枣喝汤。每日 1 次。

【按语】本品功能补脾和胃，益气生津，适宜于病后体虚、四肢无力、食欲不振、大便溏稀、体困神倦、心悸怔忡等。

第二节　血虚体质常用养生茶

血，即血液，是构成人体和维持人体生命活动的基本物质之一。血液通过气的推动在脉管中周身循环，以维持脏腑的正常功能活动。若失血过多，或生血不足，均可出现血虚证。血虚通常表现为面色苍白无华或萎黄，体质虚弱，口唇、指甲色淡，眼睑缺少血色，视物不清，毛发稀疏、脱落，须发早白，眩晕、耳鸣、头昏、乏力，时有心悸，四肢麻木，妇女月经量少或延后，脉搏微细。血虚证多见于贫血、营养不良、产后血亏、恶性肿瘤、长期使用化疗药物或慢性肝肾疾病的病人。

1. 黄精茶

【功效】强壮补血，健脾除湿。

【配方】红茶 2.5 克，黄精 15 克，黑黄豆 50 克，食盐适量。

【用法】将黄豆放入罐内，加清水 500 毫升，上药置文火上煮透后，留汤去豆，加入茶叶、食盐烧沸。起锅时，连茶带汤盛入碗内即成。

【按语】本品色泽红艳，有清香感。常饮此茶汤，具有补血强壮作用。

2. 龙眼茶

【功效】补血清热，抗癌，预防贫血。

【配方】绿茶6克，龙眼肉9克。

【用法】以沸水冲泡盖浸片刻，趁热代茶饮之，每日1剂。

【按语】方中龙眼肉性味甘、温，功能补益心脾、养血安神。《药品化义》说："桂圆，大补阴血。"茶叶中含有较丰富的叶酸，是预防贫血的一种重要的B族维生素。血虚体质者常饮此茶甚宜。

3. 养血茶

【功效】滋阴补血，振奋精神。适宜于虚弱贫血、血虚头晕、面色萎黄、血虚体质者。

【配方】红茶3克，阿胶6克。

【用法】以沸水冲泡，盖浸片刻，待阿胶溶化，即可趁热服饮。每日1剂。

4. 奶油茶

【功效】补血润肺，提神暖身。适宜于血虚体质者作茶疗保健饮料。

【配方】红茶1.5克，白砂糖15克，牛奶75克或奶油50克。

【用法】先将红茶泡取茶汁备用，将牛奶加热煮沸，离火加糖，和入茶汁调匀，趁热饮之。

第三节　阴虚体质常用养生茶

人体血、津液等物质属阴。年老衰弱或病后体虚等情况发生时，就会造成阴阳或气血的虚损。《素问·调经论》中说："阳虚则外寒，阴虚则内热。"这里所说的阴虚，一般指的是机体精血津液等营养物质的亏耗。人体阴液亏损，失去滋润形体脏腑、充养脑髓骨骼的功能，就称为阴虚证。

阴虚常表现为午后低热，手足心热，或夜热早凉，骨蒸盗汗，失眠心烦，面部烘燥，口干咽痛，口渴喜冷饮，大便干燥秘结，小便短赤，舌质红绛，舌干苔少，脉细数，或经期提前、色暗量少，盗汗遗精，皮下出血等。中医认为阴虚多因久病伤阴，或房事不节，或失血耗液，或过服温燥劫阴之品，或情志内伤等原因引起。

1. 枸骨茶

【功效】祛风止痛，养阴清热。

【配方】茶叶、枸骨叶各500克。

【用法】晒干后共研碎成粗末，和匀，加入少量面粉糊作黏合剂，用模具压成方块状，烘干后以瓷罐密贮备用。每取4克，以沸水冲泡10分钟，温饮之，成人每日2～4次。

【按语】本方祛风活血，舒筋止痛，养阴清热，生津止渴，适用于肺痨咳嗽、咽干、劳伤失血、腰膝痿弱、风湿痹痛、跌打损伤等。

2. 银耳茶

【功效】滋阴降火，润肺止咳。

【配方】茶叶5克，银耳20克，冰糖20克。

【用法】先将银耳用清水泡洗净，再加清水适量，与冰糖置罐内炖烂熟，然后和入泡取的茶汁，搅匀即可。每日1剂，不拘时服用。

【按语】方中银耳性味甘、淡、平，具有滋阴、润肺、养胃、生津之功效。《本草再新》称其"润肺滋阴"；《饮片新参》也说银耳"清肺补阴、滋液，治劳咳"。清代学者张仁安称赞银耳："独有麦冬之润而无其寒，有玉竹之甘而无其腻，诚润肺滋其阴之要品。"本方三味合用，最适宜于肺结核、低热、阴虚咳嗽等病人服用。

3. 麦菊茶

【功效】滋阴清热生津。

【配方】茶叶3克，麦冬15克，滁菊花9克，胖大海3枚。

【用法】加水熬几分钟，边冲开水边饮之。

【按语】麦冬养阴清热生津；菊花清热解毒；胖大海、茶叶清热滋阴解毒。可日服用1剂。适用于阴虚，咽喉干痛、口渴、心烦等症。

4. 花旗参茶

【功效】补气益阴。

【配方】绿茶 3 克，西洋参 1 克。

【用法】水煎代茶服饮，每日 1 剂。

【按语】方中西洋参性味甘、微苦，凉，有补气养阴、清火生津之功效。《本草从新》谓其"补肺降火，生津液，除烦倦。虚而有火者相宜"。《增订伪药条辨》说："凡是阴虚火旺、劳嗽之人，每用真西参，则气平火敛，咳嗽渐平。"本方适用于阴虚烦渴、少气乏力、口干咽干等气阴两亏之证，也可用于暑热烦渴。

5. 天麦茶

【功效】养阴清肺，止渴生津，清热润燥。

【配方】茶叶 6 克，天冬 15 克，麦冬 15 克。

【用法】水煎服。每日 2 ~ 3 次，日服 1 剂。

【按语】本方适宜于阴虚内热者服饮。

6. 青果茶

【功效】滋阴生津，利咽润喉。

【配方】茶叶 3 克，青果 15 克，白菊花 10 克，麦冬 10 克。

【用法】以沸水冲泡或略煎沸，服饮。

【按语】本方适用于咽喉肿痛、咽痹、乳蛾等症。

7. 莲心茶

【功效】养阴清火。

【配方】绿茶 3 克，莲子心 3 克，麦冬 12 克。

【用法】沸水冲泡代茶频饮。

【按语】方中麦冬为清润之品，既能养肺胃之阴，又能清心降火；莲子心可清心火；绿茶能清肝明目。目赤、咽痛、心烦者用之较宜。

8. 酥油茶

【功效】滋阴润燥，降火清痰。适用于阴虚津亏，心烦口干，腰酸纳呆，舌红等。

【配方】粗茶叶 15 克，酥油、芝麻、盐或糖适量。

【用法】茶浓煎取汁，入酥油、芝麻粉、盐或糖，调匀，温饮之。

第四节　阳虚体质常用养生茶

若先天不足、素体阳虚，或过食生冷或过用寒凉药物，或年高肾亏或久病伤阳，均可导致阳气虚弱，除见神疲乏力、少气懒言、蜷卧嗜睡、脉微无力等气虚证候外，还常兼见畏寒肢冷、喜热饮、体温偏低、大便稀溏、小便清长、面白舌淡、脉沉细等症。

1. 紫笋茶

【功效】温肾壮阳，敛涩止泻。

【配方】紫笋茶、诃子皮各 9 克，硫黄 3 克。

【用法】将硫黄研成细末，用净布袋包，与诃子皮、紫笋茶共加水适量，煎沸 10 ～ 15 分钟，过滤取汁，温饮之。每日 1 剂。

【宜忌】阴虚阳亢者，或孕妇，忌用。

【按语】方中硫黄性味酸而大热，为壮阳驱寒、敛泄止泻之重剂，主要用于命门火衰之泄泻或阳痿等。诃子皮涩肠止泻。紫笋茶长于温中散寒，燥湿健脾，功效在于益脾阳而助肾火，散寒湿而止泄泻。本方可用于肾阳虚衰（命门火衰），五更泄泻，腹部冷痛，四肢不温，或久泻不止等，阳虚体质者亦可服饮之。

2. 壮阳茶

【功效】温肾壮阳。适用于阳虚肢冷，阳痿。

【配方】乌龙茶 5 克，鹿茸 0.5 克。

【用法】以沸水冲泡服饮，每日 1 剂。可反复冲泡 3 ～ 5 次。

3. 强肾茶

【功效】滋补肝肾，壮阳增力。

【配方】红茶 3 克，枸杞子 12 克，淫羊藿 6 克。

【用法】煎水代茶服饮。每日 1 剂。

【按语】本方适用于性欲减退、阳痿，亦为阳虚体质者的保健茶疗饮品。

4. 补阳茶

【功效】温补肾阳，提高免疫力。

【配方】茶叶 3 克，干虾米 15 粒。

【用法】以沸水冲泡服饮。每日 1 剂，温饮之。可复泡复饮，最后食虾米。

第五节　气阴两虚常用养生茶

气阴两虚，亦称气阴两伤，是指热性病或某些慢性、消耗性疾病过程中出现的阴液与阳气均受耗损的征象。程度较轻者称为气阴不足，较重者称为气阴两虚。症见低热，手足心热，自汗、盗汗，神疲形倦，少气懒言，口渴少津，口干咽燥，舌红少苔或无苔，脉虚细数等。

气阴两虚体质者多见于高热或术后，也可见于西医的肺结核、糖尿病等慢性消耗性病患者。

1. 养阴茶

【功效】补气养阴，生津止渴，固精安神。

【配方】白茶 3 克（亦可用高级银针茶），西洋参 1 ~ 2 克（切成薄片）。

【用法】以沸水冲泡代茶饮，最后连渣服尽。

2. 滋阴茶

【功效】滋阴补气，健脾提神。

【配方】砖茶 1 撮，酥油 150 克，牛奶 1 杯，精盐适量。

【用法】先用酥油 100 克、精盐 5 克，与牛奶一起倒入干净的茶桶内；再倒入 1 ~ 2 千克熬好的茶水，用洁净的细木棍上下搅拌 5 分钟；

再放入酥油 50 克，再搅拌 2 分钟，打好后，倒入茶壶内加热 1 分钟左右（不可煮沸，沸则茶油分离，不好喝）即可，不拘时服饮。

【按语】本品适用于病后、产后及各种虚弱之人，可增强体质，增进食欲，加快康复。老年人常饮，可增强活力，益寿延年；产妇饮之，则可补益身体，增加乳汁。

第六节　气血双亏常用养生茶

因脾胃为后天元气生化之源，其虚衰则元气不足，亦生血不足，故常为气血两虚。气血虚证体质者，亦称之为倦怠。其表现既有气虚的征象，如精神疲乏、少气懒言、自汗、纳差、腹胀便溏，亦有血虚证的面色萎黄、心悸怔忡、目眩耳鸣、爪甲枯萎等症状。此证多因久病不愈或失血过多造成，可见于多种慢性消耗性疾病，各种贫血，以及妇女产后血虚等。

1. 补血茶

【功效】益心脾，补气血。

【配方】绿茶 1.5 克，龙眼肉 25 克。

【用法】将龙眼肉放入碗内，加盖蒸熟，备用。每取配方量，以沸水 300 毫升冲泡即可服饮。

【按语】方中龙眼肉性味甘、温，功能补益心脾，养血安神。《药品化义》载："桂圆，大补阴血；"《滇南本草》亦称其"养血安神，长智敛汗，开胃益脾"。中医认为，龙眼肉为补血益心之佳果，是益脾长智之要药。龙眼肉在补气之中，又有补血作用，凡因思虑过度引起的失眠、惊悸，选用龙眼肉治之最好。龙眼肉不但能补脾固气，而且能保血不耗，亦可用于体衰、产后、大病之后，用于气血不足诸证。

2. 养血茶

【功效】补气养血，增力提神。

【配方】乌龙茶 5 克，党参 10 克，枸杞子 12 克，麦芽 15 克，山楂 20 克，红糖 25 克。

【用法】煎水代茶服饮，每日1剂。

【按语】本方可作为体质虚弱者的保健养生茶疗药膳，可有良好效果。

3. 益肝茶

【功效】滋养气血，补肝强身。

【配方】鲜牛乳100毫升，红茶3克，食盐适量。

【用法】先将红茶用水煎取浓汁，去渣；然后将牛乳煮沸，与浓茶汁混合，加入少许食盐，调匀，早晨空腹服饮，每日1次。

【按语】本品滋养气血、润肌泽肤、补肝强身，且味道鲜香可口，补而不腻，最适宜于气血不足及产后、病后等作茶疗药膳滋补强身之用。

4. 滋补茶

【功效】滋补肝肾，益气养血。

【配方】茶叶3克，枸杞子10克，龙眼肉6克，大枣9克，甘草1克。

【用法】水煎代茶服饮，每日1剂。

【按语】方中枸杞子滋补肝肾，龙眼肉、大枣养血安神、补益心脾。适宜于气血亏虚者服饮。

5. 养血茶

【功效】益气养血。适用于气血两虚证。

【配方】茶叶3克，红糖100克，黄酒适量。

【用法】煎汤，每日早、晚各服1次。

第七节　脾胃虚弱常用养生茶

脾之与胃皆属土，为后天之本，气血生化之源，故脾胃虚弱之人，多见面色萎黄、精神困倦、四肢软弱、短气懒言、纳谷减少、胃痛腹痛、脘腹痞满、便溏腹泻、舌质淡、苔薄白、脉细弱无力等症。多由于饮食失调、思虑劳倦过度等损伤脾气，脾虚则健运无力，消化吸收障碍所致。

1. 和胃茶

【功效】健脾和胃，补血消食。

【配方】红茶 1.5 克，鲜红枣 30 克，生姜 30 克。

【用法】将鲜红枣剖开洗净，生姜洗净切片，共放入锅内，加清水 300 毫升，煮沸 5 分钟，投入红茶再略煮沸，装碗即成，随意服用即可。

【按语】本品最适宜食欲不振，妊娠恶阻者服食。

2. 健脾茶

【功效】健脾益气。可治疗脾虚纳呆，对于脾胃素虚者宜时时服饮之。

【配方】红茶 3 克，麦芽 9 克，太子参 9 克，红糖 30 克。

【用法】煎水代茶饮，每日 1 剂。

3. 健脾茶

【功效】健脾益胃。适宜于脾胃虚弱，食欲不振，倦怠乏力者作茶疗方服饮。

【配方】红茶 5 克，山药（干品）50 克。

【用法】煎水代茶饮，每日 1 剂。

4. 乌龙茶

【功效】健脾温中。适宜于脾胃虚弱之食欲不振，消化不良，腹胀，便溏者服用。

【配方】乌龙茶 5 克，山楂 5 克，白术 6 克。

【用法】煎水代茶饮，每日 1 剂。

5. 生津茶

【功效】健胃消食，生津止渴。

【配方】浓茶 150 毫升，草莓糖浆 50 毫升，牛奶 20 毫升。

【用法】将牛奶煮沸，然后与草莓糖浆、浓茶汁搅拌均匀，即可服饮。

【按语】本品功能健胃消食、顺气止痛，适用于食欲不振，消化不良，虚弱劳损，目昏等病症。

6. 养胃茶

【功效】健脾养胃，生津止渴。

【配方】茶叶 10 克，冬雪水净者 1500 毫升，大米 100 克。

【用法】将雪水熬沸后，加入茶叶，煎 30 分钟，取汁，加入大米，同煮为粥，即成。每日 1 次，常服。

【按语】本方适宜于胃癌，症见胃脘灼热，胃内嘈杂，纳后痛剧，口干欲饮，烦热尿黄，舌红等症。

第八节　肝肾不足常用养生茶

肝藏血，肾藏精，精血互生，肝肾相互滋养，故肝血不足或肾精亏损积久不愈，均可导致肝肾阴虚。肝阴虚多见头昏眼花、目涩眼蒙、两胁隐痛、绵绵不休、口干心烦、时觉烦热、两眼干燥、视物不清、舌红少苔、脉细数。肾阴虚一般表现为形体虚弱、头昏耳鸣、失眠健忘、腰腿酸软、遗精、舌红苔少、脉细数；如果阴虚火旺，则更有颧红、唇赤、潮热盗汗、虚烦不眠、阳强易举、咽痛或咳嗽、尿红、便结、脉细数等症，有的可有五心发热、尿如脂膏、视力减退、女子闭经不孕、男子精少不育。

因肝阴虚常与肾阴虚同时存在，故除肝阳偏亢的证候外，还有阴虚内热现象，临床可见头晕目眩、耳鸣、胁痛、腰膝酸软、咽干、颧红、盗汗、五心烦热，男子或见遗精，女子或见月经不调，舌红无苔，脉细数。

1. 养肝茶

【功效】养肝滋肾，疏风明目。

【配方】优质绿茶 3 克，枸杞子 10 克，白菊花 10 克。

【用法】以沸水冲泡，盖浸 10 分钟，不拘时代茶频饮之，每日 1 剂。

【按语】本方适宜肝肾不足所致视力减退、目眩、夜盲以及青少年近视等患者服用。

2. 益寿茶

【功效】滋养肝肾，润五脏、抗衰老。

【配方】绿茶 1.5 克，芝麻适量（取 500 克炒香熟），红糖 25 克。

【用法】每取芝麻 5 ~ 7 克，与绿茶、红糖放入杯中，冲入沸水 400 毫升服饮，最后连渣服尽。

【按语】本方最适宜于阴虚头晕、高血压病患者服用。龋齿患者、脾虚腹泻或白带较多者忌服。

3. 滋润茶

【功效】滋补肝肾养血润肺。

【配方】茶叶 3 克，黑芝麻 6 克（炒黄）。

【用法】加水适量略煎沸，或以沸水冲泡盖浸 10 分钟，饮汤及食芝麻与茶叶，每日 1 ~ 2 剂。

【按语】本方适用于肝肾亏虚，皮肤粗糙，毛发枯黄或早白，耳鸣等症。

4. 壮筋茶

【功效】补肝肾，强筋骨，降血压。

【配方】优质绿茶、杜仲各等份。

【用法】共制为粗末，混匀，用滤泡纸袋分装，每装 6 克，贮藏干燥处备用。每取 1 袋，以沸水冲泡 10 分钟，温服。每日 1 ~ 2 次。

【按语】本方适用于高血压合并心脏病及腰膝酸痛等症。也可用绿茶 3 克、杜仲叶 10 克，以沸水冲泡 10 分钟或水煎，代茶温服，每日 1 剂。

5. 益肾茶

【功效】补肝肾，聪耳明目。

【配方】茶叶 6 克，枸杞子 30 克，山萸肉 20 克，山药 30 克。

【用法】将枸杞子、山萸肉、山药同捣，每取 20 克，加茶叶 1.5 克，以沸水泡饮。

【按语】本方适用于肝肾不足所致视物昏花、耳鸣耳聋、腰膝酸软、梦遗滑精、阳痿者。

6. 润肺茶

【功效】补肝明目，滋肾润肺。

【配方】红茶、红熟枸杞子、干面粉各适量。

【用法】将红熟枸杞子与干面粉和成剂，用擀面杖擀作饼样，或捣糊成饼，晒干，为细末；每剂用红茶（研末）30克、枸杞末60克，煎汤饮服。每日1剂，分早、中、晚服之。

【按语】本方适用于肝肾阴虚致头晕目眩，视力减退，腰膝酸软，遗精，消渴，夜盲等症。服用时，也可每剂取红茶30克、枸杞末60克，共和匀，用酥油或菜油90克入炼，添汤搅成膏子，用食盐少许，入锅煎熟，饮之。

7. 首乌茶

【功效】滋补肝肾，润须乌发，消脂减肥。

【配方】乌龙茶3克，槐角18克，山楂肉15克，冬瓜皮18克，何首乌30克。

【用法】先将槐角、何首乌、冬瓜皮、山楂肉加清水适量煎沸20分钟左右，去药渣，取沸烫药汁冲泡乌龙茶，温热服饮，每日1剂。

【按语】本方适用于头晕目眩，耳鸣，毛发枯黄、早白，肥胖症，高血压，高血脂，动脉硬化等，常服延年益寿。

8. 益寿养生茶

【功效】补肝益肾，延年益寿。

【配方】乌龙茶4克，山楂15克，何首乌30克。

【用法】将何首乌、山楂水煎取汁泡茶服饮。

9. 舒肝茶

【功效】补益肝肾。适宜于肝肾虚弱所致胆固醇升高，动脉硬化肥胖者服用。

【配方】乌龙茶3克，枸杞子10克。

【用法】先将枸杞子煎水，取汁泡茶服饮。

10. 滋补茶

【功效】滋补肝肾，养心安神，防老抗衰。

【配方】茶叶8克，菊花6克，枸杞子10克，大红枣6枚（剖开先煮)。

【用法】水煎沸 5 分钟即可，每日 1 剂，代茶频饮之。

第九节　各体质常用养生茶膳

1. 滋阴茶

【功效】滋阴清肺，润燥止渴。适用于阴虚肺燥，消渴等症。

【配方】绿茶 20 克，鸭蛋 1000 克，精盐适量。

【用法】将洗净的鸭蛋放锅中，加水适量，置旺火上煮熟。然后捞出鸭蛋放凉水中浸泡约 1 ~ 2 分钟，取出后逐个将蛋壳磕破，并将破壳蛋放案板上滚搓一下，以增加蛋壳裂纹。再将破壳鸭蛋放回锅中，加精盐继续煮，待沸后放入绿茶，盖上锅盖，以微火焖煮 30 分钟，然后打开盖，自然放凉，浸泡 3 ~ 4 小时即成。

2. 补肾茶

【功效】补肾壮阳，化痰开胃，清神益思。

【配方】大对虾 300 克，龙井茶 10 克，料酒、精盐、味精、鸡清汤各适量。

【用法】先将对虾去头，剥皮去肠洗净，片成小薄片。将龙井茶放在茶杯中，用煮开的鸡清汤沏好，备用。锅内倒入鸡清汤，烧开，放入虾片烫透，捞在汤钵子内。再将沏好的鸡汤茶倒入锅内，加精盐、味精、料酒烧开，撇净浮沫，倒入汤钵子内，另选少许嫩茶芯放在汤内即成。佐餐食用即可。

【按语】方中对虾性味甘、咸，温，具有补肾壮阳、滋阴健胃和镇静的作用。龙井茶为我国名特茶品，其功能除烦、止渴、清热解毒、提神、去腻、轻身减肥。两物合用，旨在补肾壮阳、化痰开胃、提神益思，适用于肾阳不足、性功能减退、阳痿、神疲乏力、腰膝酸痛、中风后遗症半身不遂等症，也为阳虚体质者上乘的茶疗药膳。

3. 益气茶

【功效】益气养阴，悦脾提神，健脑清心。

【配方】茶叶 10 克，粳米 50 克，白糖适量。

【用法】先将茶叶煮或泡取浓汁 1000 毫升，然后与粳米、白糖共置砂锅中，再加清水 400 毫升，共煮成粥即成，每日 2 次，温热服用。

【按语】本品适宜于体质虚弱、胃肠不佳者服用，也适宜于肺心病、心脏病、水肿等患者服食，常服还具有抗老延年作用。本品因有兴奋提神作用，所以睡前不宜服用，尤其是失眠患者更应注意。产妇哺乳期间及习惯性便秘者忌食。

4. 补益茶

【功效】补益气血，健脾开胃，增力耐劳。

【配方】牛肉 500 克，素鸡 300 克，熟猪油 500 克，鸡蛋 10 个，红茶 15 克，茴香、五香粉、精盐、酱油、白糖、料酒、葱结、姜块、味精各适量。

【用法】先将鸡蛋洗净，放入锅中，加清水适量，煮至八九成熟，捞出并将蛋壳击裂，待用。素鸡切块，备用。锅中下油烧热，放入素鸡块炸至结皮，捞起沥去油，待用。烧锅加清水 2000 克，下入牛肉、葱姜等各种佐料，大火烧开后转小火将肉焖酥，放下素鸡、熟蛋，再煮 30 分钟入味即成。牛肉切片与素鸡、茶蛋同装碟上席食用。

5. 壮骨茶

【功效】滋阴补血，强筋骨，补脾胃。

【配方】熟牛脯 500 克，枸杞子 50 克，红茶 15 克，鸡蛋 1 个，水淀粉 50 克，面粉少许，葱丝、姜丝各 10 克，花椒、八角、精盐、味精、料酒各适量，酱油 20 克，清汤 750 克，米醋少许，植物油 750 克（实耗约 75 克），蒜 5 克。

【用法】将枸杞子分作 2 份，取 1 份加水适量煮煎 2 次，取浓缩汁 25 克。将另 1 份洗净，置小碗内，上屉蒸 30 分钟备用。将红茶放入茶杯中，冲沸水 75 毫升，泡约 5 分钟，将茶汁滗入小碗内备用。将牛肉切成 2 厘米见方的块，鸡蛋破壳放入碗内，加淀粉、面粉、水少许搅成糊，将牛肉放入浆匀，将锅置火上，加入植物油至五成热时，投下牛肉逐块炸成金黄色时捞出，沥去余油。同时，将葱、姜、蒜、泡开的茶叶、花椒、八角及蒸熟的枸杞子撒在碗底，将牛肉码在上面。锅内添上清汤，加入精盐、味精、料酒，调好味道，浇入牛肉碗内，用旺火蒸 30 分钟取出，将汁倒在锅内，把牛肉合在盘内，滗出花椒、八角。将锅置火上，加入香油、食醋少许，倒入红茶汁及枸杞子浓缩汁，烧至汤沸时，浇在熟肉上即成。可作茶疗药膳服用。

6. 开胃茶

【功效】健脾开胃，补气化湿。

【配方】青鱼 1 条，花椒、炒盐、白糖、绍酒、酱油、麻油、大小茴香、茶叶末各适量。

【用法】选青鱼较肥者，除去鳞及内脏，洗净，把鱼横切 1.5 厘米厚片，晾干水气，用花椒、炒过的细盐、白糖逐块抹搽，腌半日；然后去卤，再加绍酒、酱油浸泡，并时时翻动。一昼夜后，将鱼取出晒至半干。在锅内放麻油烧热，把晒好的鱼放入，两面煎黄。把大、小茴香以及花椒炒过，再研成细末，涂在煎好的鱼上；然后把鱼摆在细铁丝罩上，炭炉内放茶叶末适量，烧烟熏鱼。不能熏得过久，稍有茶香气味即可。每日或隔日吃 1 次。

7. 益肝茶

【功效】养血，补肝，明目。

【配方】生猪肝 1 个，葱段、姜片、花椒、八角、绍酒、香油、精盐各适量，茶叶 30 克，白糖 20 克。

【用法】先将生猪肝洗净，在正面剞上条纹状，用沸水焯透，清水洗净，放入由清水和葱段、姜片、花椒、八角、绍酒、精盐等调料配成的沸水锅内，煮至熟透，取出。

取熏锅 1 口，放入白糖、茶叶，置入箅子，放上卤制好的猪肝，盖好锅盖，以文火熏约 7 分钟离火，俟锅内熏烟散尽，取出猪肝冷却后，刷上香油，切成薄片，装盘即成。佐餐食用。

【按语】猪肝有补肝、养血及明目诸功效。《随息居饮食谱》说猪肝

"补肝，明目，治诸血病"。现代医学研究证实了动物肝脏（包括猪肝、牛肝、羊肝、鸡肝等）均含有肝糖、维生素 A、维生素 B_{12}、铁质等成分，营养相当丰富，猪肝的补血作用甚强，对血虚体衰、视力不足的人具有明显的滋补作用。

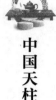

中国天柱养生茶文化

第十章 养生茶应用于不同人群的功效

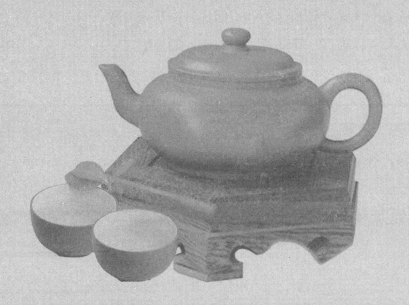

第一节 小儿常用的养生茶

中国天柱养生茶文化

　　为使小儿健康成长，保证其正常的生长发育，合理的食养是很重要的环节。年龄愈小，则愈要得到细致和全面的照顾，尤其是乳婴儿时期的合理食养更为重要。那么，作为食养内容重要组成部分的茶疗药膳，对于小儿是否适宜？回答是肯定的。《中国食疗大全》指出："新生婴儿常有眼结膜充血、眼睑周围发红、小便发浑、大便不通或粪质酸臭，中医学认为是'胎热'表现，常用黄连、生大黄或牛黄清火解毒。在食疗方面可将竹叶、生地、芦根、菊花、绿茶叶等制成饮料，加冰糖适量调味后代茶饮服，起清火、养阴、解毒作用。"

　　1. 滋养茶

　　【功效】增加食欲，滋养强身。适宜于厌奶儿童作茶疗药膳服饮。

　　【配方】红茶、酸奶、白砂糖、柠檬各适量。

　　【用法】将红茶1大勺放入杯中，注入开水焖3分钟，待凉后放入白砂糖和等量的酸奶，再放入1片柠檬即可服用。

　　【按语】营养学家认为，酸牛奶不但营养丰富，所含的维生素E等成分对人体有很好的医疗作用。酸牛奶能使人体免受和减轻有毒物质的侵害，刺激胃液分泌，增强胃肠消化功能，促进身体新陈代谢。本方对肝脏病、胃肠病病人和身体虚弱、婴幼儿、中老年人最为适宜。

　　2. 开胃茶

　　【功效】醒脾开胃。适用于小儿厌食。

　　【配方】淡茶水适量。

　　【用法】时时喂服，宜温服饮。

　　3. 清热茶

　　【功效】清热解毒，消炎杀菌。适宜于小儿口腔保健，减少口疮发生，并防龋齿。

　　【配方】茶叶适量。

【用法】泡浓茶含漱口腔，每日 10 余次。

4. 消食茶

【功效】健脾和胃，消食导滞。适宜于肠胃虚弱、食积不化，小儿诸疾初起等。

【配方】茶叶 4 克，焦槟榔 4 克，山楂 10 克，炒麦芽 10 克。

【用法】以开水冲泡盖浸 3 ~ 5 分钟，温服。此为成人用量，小儿酌减。孕妇忌服。

【按语】若同时以茶叶煎水洗浴，疗效更佳。

第二节　青少年的养生茶

许多家长情愿给自己的孩子买各种饮料喝，也不愿或不敢给孩子饮茶，认为茶的刺激性大，饮茶会伤害孩子的脾胃；还认为小孩饮茶会引起贫血，影响孩子身体健康。其实这种顾虑大可不必，只要饮茶科学合理，同样有利于少年儿童的健康。

由于儿童少年往往比较贪食，常常饮食过饱，因此适当饮茶，茶中丰富的多酚类物质能消食去腻，促进胃肠蠕动和消化液的分泌，可帮助消化，解除油荤带来的不适之感。小儿元阳稚体，经常容易上"火"，大便干结困难，甚至挣裂肛门而造成痛苦。而茶"苦而寒"，有明显的清火功效，其"上清头目，中消食滞，下利二便"正能解除这种痛苦。至于对青年人，李时珍认为："少壮胃健之人，心肺脾胃之火多盛，故与茶相宜。"

少年儿童正处于生长发育阶段，茶中的维生素、氨基酸以及众多的矿质元素和微量元素大多能溶于茶汤，为他们的身体所利用。尤其是矿物质元素和微量元素，对维持人体健康具有重要的作用，有的还是构成人体骨架、牙齿、毛发、指甲不可缺少的。例如茶叶微量元素钾能调节儿童贪玩多汗而造成的身体虚弱，锌能促进儿童生长发育，铁能增强造血功能，防止贫血。

特别值得指出的是，茶叶中所含的氟，每100克茶叶中含量高达10～15mg，老茶叶中含量更高，且80%能溶于茶汤，所以，儿童少年适当喝些老茶叶冲成的茶，或用其漱口、刷牙，还有保护牙齿和防治龋齿的作用。

总之，合理饮茶对少年儿童有许多益处，但不宜喝过量和过浓的茶，尤其年龄小的孩子，更不能过量饮茶，以及不能饮浓茶和凉茶。因为少年儿童饮浓茶，会使茶叶的茶多酚与食物中的铁质结合，妨碍黏膜对铁质的吸收，从而导致或加重少年儿童缺铁性贫血的发生，亦不利于对该病的有效治疗。加之浓茶中还含有较高浓度的咖啡碱，会使孩子夜晚兴奋不已，引起失眠，或小便频繁，直至尿床等。孩子正处于生长发育阶段，各系统的发育还没有完全成熟，经常使孩子处于过度兴奋状态，以及使孩子睡眠时间减少，都会消耗过多养分而影响生长发育。因此，少年儿童不宜饮浓茶。根据一些专家的建议，少年儿童饮茶每日不应超过2～3杯，宜尽量在白天饮用，茶叶可粗老些，茶汤要偏淡温饮。

1. 康保茶

【功效】增进营养，促进健康。

【配方】茶叶3～6克，枸杞子6克，红枣1枚。

【用法】以开水冲泡服饮，宜淡茶温饮。

2. 养肝茶

【功效】滋养肝肾，疏风明目。适宜于防治青少年近视等症。

【配方】优质绿茶3克，枸杞子10克，白菊花10克。

【用法】以沸水冲泡盖浸10分钟，代茶不拘时频频服饮，每日1剂，年龄小可酌减量。

3. 开胃茶

【功效】散寒，止咳，开胃。

【配方】红茶1匙，梅干1粒。

【用法】先将梅干去核切细，与红茶一起放入大陶瓷碗内，以沸水200毫升冲泡10分钟，随意温饮之，每日2剂。

【按语】本品适宜于冬季预防感冒、咳嗽之御寒热茶饮料，尤其适宜于少年儿童饮用，并对感冒咳嗽、纳差有效。

4. 养血茶

【功效】治未老先衰、青年贫血体弱。

【配方】绿茶、制何首乌（切片蒸后晒干）、大生地（酒洗）各等份。

【用法】煎水取汁（用砂锅煎，忌沾铁器），服饮，连服 3 ~ 4 个月。

【按语】服本品期间，注意饮食起居，心情要愉快，忌吃各种血类和鳞鱼、葱、蒜、萝卜等食物。同时，若出现伤风咳嗽，或消化不良、腹泻、大便溏薄，应暂停服用。

5. 贯众茶

【功效】预防病毒感染。适用于流行性感冒、流行性腮腺炎、风疹、水痘等病的预防。

【配方】茶叶 30 克，板蓝根、生贯众各 150 克。

【用法】共研粗末。混匀后分作 10 包，每天 2 次，成人每次 1 包，以沸水冲泡盖浸 3 ~ 5 分钟，取汁去渣，调入蜂蜜适量，趁热服饮，连服 5 天。学龄前儿童（包括幼儿）用 1/4 量；学龄儿童用 1/2 量。

6. 明目茶

【功效】清热利尿，抗菌解毒，清心明目。适宜于青年人、高血压病患者服用。

【配方】优质绿茶 5 克，槐花或枣花槐 30 克。

【用法】将绿茶放入容积 500 毫升的茶杯内，用 90℃开水冲泡，然后盖浸片刻，候温，调入蜂蜜搅匀即可服饮，每日 3 ~ 4 次，15 天为 1 疗程，并可连续服用。

【按语】本方热服可治疗细菌性疾病；凉饮清心明目、去火，防治便秘。

第三节　中年人的养生茶

青壮年体质坚实，精力充沛，一般情况下只要合理饮食，就可达到健身的目的，不需要用特别的药膳茶疗。但青壮年因肩负学习和工作的重任，往往损精耗神，故在精神疲乏、劳作后沏泡一杯香茗，怡然自得地把玩品饮，既可提神解乏、恢复精力，又可释怀祛躁、陶冶性情，对于身心健康具有莫大的益处！倘若体力、精力一时难以恢复，则可酌情有针对性地选用一些补肝肾、益精气的茶疗药膳。

人到中年，往往需要支撑社会、家庭这两副沉重的担子，人生会面临各种严峻的挑战，各种令人烦恼苦闷的矛盾、问题也会接踵而来。所以，心身问题也是困扰着中年人的一大人生难题。下面，将介绍一些与中年人身心保健有关的茶疗药膳，可试着选用。

1. 银杏茶

【**功效**】益心，除烦，安神。

【**配方**】绿茶 2 ~ 3 克，银杏叶（洗净）5 克。

【**用法**】以沸水冲泡代茶服饮，每日 1 剂。

【**按语**】本方益心除烦，安神释怀，既可稳定情绪、平定心神，又可消气制怒。适宜于冠心病、心绞痛等病人服饮，还可作为中年人调节身心的保健茶饮。

2. 安神茶

【**功效**】疏肝理气，养心安神。

【**配方**】绿茶、绿萼梅各 3 克，合欢花 4 克，枸杞子 5 克。

【**用法**】以沸水冲泡，代茶服饮，每日 1 剂。

【**按语**】本方功能疏肝理气，适用于忧郁胁痛、心烦失眠者。一般每剂冲泡 1 ~ 2 次即可，应及时更换新茶。

3. 清肝茶

【**功效**】清肝明目。

【配方】绿茶（茉莉花茶更佳）3克，菊花3克，槐花3克。

【用法】以沸水冲泡5分钟代茶饮，每日数次。

【按语】本方平肝潜阳、清热明目，可用于治疗肝阳上亢之头痛、眩晕、目赤等症，也可作为中年人克服情绪波动的保健茶饮。方中若用花茶，则更具疏肝理气之功效。

4. 固肾茶

【功效】益精悦颜，保元固肾，此为武当山道人秘传的"八仙茶"，适宜于中年人防衰老。

【配方】细茶500克，粳米、黄粟米、黄豆、赤小豆、绿豆各750克（炒香熟），净芝麻375克，净花椒75克，净小茴香150克，炮干白姜、炒白盐各30克。

【用法】共研细末，混匀后加麦面适量，炒黄熟，拌匀，瓷罐收贮。每服3匙约50克，白开水泡冲，代茶点饮服。

【按语】本方适宜于气血不足之倦怠疲劳，畏寒，四肢不温，皮肤燥涩，容易感冒及命门火衰、肾气不足之证。服用时，胡桃仁、南枣、松子仁、白糖类可任意加入。

八仙茶以豆、米等粮食类物品为主，天然混成，取药补不如食补、食补以茶为雅之意。实为中年男子补养之良方。方中黄豆补脾益胃，养精护肤，近代誉其为"植物蛋白"；粳米入脾、胃二经，补中益气，健脾和胃及除烦止泻；黄粟米，入肾经而兼养脾胃；赤小豆气血双补；绿豆补中带清，养而不滞。此五味与其他诸品相配伍，营养成分丰富，生化水谷精微，健养脾胃，五脏精气得到充盈，周身筋骨肌肉得以濡润，故男子得以强健。其虽以补为主，但其功不在速图一时之快，而以"细水长流"之恒功取胜，实为气血不足，或命门火衰，或肾气不足之中年男子补益佳方。

5. 延年茶

【功效】益气养阴，滋补脾肾，延缓衰老。

【配方】茶叶6克，黄芪20克，枸杞子20克，五味子20克，大枣20克，人参5克。

【用法】将后5味药共研成粗末，混匀，每取20克，加茶叶1.5克，以沸水冲泡服饮，每日服用 1 剂，也可加水略煎服用。

【按语】本方适宜于中老年体虚之人。

人的生命进程，离不开生、长、壮、老、死的客观规律。人到中年后，生理功能由盛转衰，不少人出现腰酸背痛、耳鸣重听、眩晕眼花、健忘少寐、多动气急、脚跟疼痛、容易疲倦、性欲减退、小便后有余沥、夜尿增多、头发花白、牙齿疏动等肾气虚亏的表现。中医学认为，肾为先天之本，生命之根。肾藏精，能充养骨髓和脑髓，调节生殖功能和泌尿功能，并对生长发育和生命进程起重要作用。中西医结合医学研究证实，肾亏者可比同龄健康人早衰 10～15 年左右。中年肾气亏损，可过早罹患高血压、冠心病、脑动脉硬化、糖尿病、脊椎肥大性改变和内分泌疾病，并提前出现性功能衰退和更年期综合征。但是，人到中年，如果注意益肾保精，即使已经出现肾亏早衰，也可再度充养肾气，涵育肾精，推迟衰老的进程。明代医家张景岳云："中年重振根基，自可尚余强半。"意思是中年要注意益肾，把身体根基重新整固一下，就可使下半生更加健康。

6. 解郁茶

【功效】理气解郁，养血安神。适用于中年人性情忧郁，具有"忘忧"之功效。

【配方】绿茶 3 克，合欢花 10 克，大枣 15 克。

【用法】加水适量煎沸 3 分钟，代茶服饮，并食枣，每日 1 剂。

7. 益智茶

【功效】兴奋解郁，活血利尿，治忧郁症。

【配方】红茶 3 克，合欢皮 15 克，芡实 25 克，甘草 3 克，红糖 25 克。

【用法】将合欢皮、芡实、甘草加水 1000 毫升，煮沸 30 分钟，去合欢皮和甘草渣，调入红糖，再煎至约 300 毫升，后加红茶即可，分 3 次温服。

【按语】方中芡实亦称鸡头米，功能补益脾肾。《食疗本草》称其有"补中焦，益精，强意志，耳目聪明"之功效。由于芡实含有较为全面的营养素，是良好的益智健脑之品，为历代医家所推崇，从现代营养学要求分析，芡实所含的糖类、蛋白质和钙等能提供脑所需的能量，为复杂智力活动补充其基本物质。

8. 川芎茶

【**主治**】颈椎病。

【**配方**】茶叶6克，川芎3克（研末）。

【**用法**】以沸水冲泡5分钟温服，每日1剂。

【**功效**】行气活血，祛风止痛。

【**按语**】方中川芎功能活血祛瘀，祛风，行气止痛。现代研究表明，川芎有扩张周围血管、抗平滑肌痉挛及降血压等作用。本方适宜作保健茶服用，中医认为肝主筋、肾主骨，人到中年以后，肝肾不足、筋失所养、骨失润濡是发生本病的内在因素，所以补益肝肾为治其本，然而以平补、清补为主，膏粱厚味、峻补之品则可能适得其反。颈椎病近年来发病率有逐年上升趋势，这是值得引起注意的现象。

第四节　老年人的养生茶

老年人饮茶益处很多，但是老年人由于身体的各个器官功能开始逐渐减退，加上患有一些慢性疾病，所以老年人须注意合理饮茶。李时珍在晚年时曾谈及饮茶体会："早年气盛，每饮新茗，必至数碗，轻汗发而肌骨清，颇觉痛快。中年胃气稍损，饮之即觉为害，不痞闷呕恶，即腹令洞泄。"由此可见，老年人饮浓茶过量对身体有害。因此，老人喝茶应注意以下几个方面：

第一，喝茶不能过量。过多地饮茶，会使体内的水分增多，加重心脏和肾脏的负担，长期大量饮茶是并发心脏病或肾脏病的一种诱发因素。

第二，喝茶不能太浓。浓茶中含有的咖啡碱会使心脏过度地兴奋而引起心动过速和心律不齐。人到老年多患有高血压、心脏病，据报道，70岁以上的老年患者中有44%的心肌纤维化病人，20%有肌变性，36%有冠心病。因此，患有冠心病、肺心病、高血压病以及甲状腺功能亢进的老年人更不宜喝浓茶。

第三，睡觉之前不能喝茶。茶中所含的咖啡碱能兴奋大脑，临睡之前喝茶，会使大脑得不到很好的休息，引起失眠，特别是患有神经衰弱者，更不宜在睡觉前喝茶。

第四，饭前不宜喝茶。饭前喝茶会冲淡胃液影响消化，再则茶又能刺激胃酸分泌，故患有溃疡病者，饭前就更不宜喝茶——尤其是浓茶。

第五，饭后不宜立即喝茶。

第六，浸泡时间长的茶不宜喝，宜现泡现饮。

总之，老年人应该合理喝茶，可以归纳为"清淡最佳，适宜为好，泡后便喝，饭后少饮，睡前不饮"。至于最宜选用什么茶，可据各人嗜好而定。名老中医何任教授曾说："60多岁的老年人，多表现为阴虚阳亢的虚热体质。既然老年人的体质偏于阴虚内热，而茶叶为清热之品，服之自宜。"何任教授认为，雨前茶甘寒无毒，香味鲜醇，得先春之气，寒而不烈，消而不峻，"雨前茶对老年人最为适宜"，"由于具有上述特点，故虽益心神，而无助烦之弊，清六经之火，而无伤胃之害"。

由于老年人阴阳气血日趋亏虚，故老人于合理饮茶的同时，尚可选取适宜的茶疗药膳进行调治。阴虚补阴、阳虚补阳、气虚补气、血虚补血，在此基础上，还要注意抗衰老、益智防痴呆、防治老年病。

1. 延年茶

【功效】益气扶正，抗衰延年，适宜于体虚及老年人作养生保健茶饮。

【配方】绿茶10克，黄芪20克，大枣20克，枸杞子20克。

【用法】将黄芪、大枣、枸杞子研粗末再与茶叶混合均匀。每取10克，以沸水煮沸5分钟后服饮，每日1剂。

2. 健脑茶

【功效】益智健脑，增强思维记忆，适宜于中老年人作养生保健饮料。

【配方】茶叶6克，龙眼肉30克，人参5克，五味子20克。

【用法】先将龙眼肉、人参、五味子研粗末，每取约20克，加茶叶

2 克，沸水泡饮，每日 1 剂。

3. 滋补茶

【功效】润肠通便，滋补身体，适宜于年老体虚便秘，胃寒不适。坚持服用可有较好效果。

【配方】茶叶 3 克，蜂蜜 5 毫升。

【用法】将茶叶以沸水冲泡 10 分钟，调入蜂蜜，饭后 30 分钟服用 1 杯，每月 3 剂。

4. 活血茶

【功效】提神，活血，止渴。

【配方】凉浓茶 30 毫升，红葡萄酒 140 毫升，白兰地 10 毫升，樱桃利口酒 1 匙，汽水 20 毫升，鲜橙片 1 片，鲜草莓果 1 颗，碎冰块适量。

【用法】将碎冰块置调酒器中，加入上述各种液体原料，摇匀后，滤入高脚敞口杯中，然后将橙片和草莓栽置杯中点缀，即可服饮。

【按语】本品茶酒液暗红色，香浓，微酸微甜，适宜于春、夏季老年人作茶品服饮。

5. 益寿茶

【功效】益气补精，延年益寿。

【配方】茶叶 5 克，灵芝草 10 克（切薄片）。

【用法】以沸水冲泡盖浸片刻服饮。亦可将茶叶灵芝稍加煎煮后服用。

【按语】本品适用于老年体虚及呼吸系统疾病、心脏病所致之心、肺功能减退及高脂血症、动脉硬化症等。

6. 强身茶

【功效】补虚强身，延缓衰老。

【配方】绿茶 1 份，覆盆子 2 份（制好）。

【用法】开水冲泡，代茶服饮。坚持 3 个月可见佳效，多数人自觉精神好转，记忆力增加，视力得到改善，食欲增强等。

7. 抗衰茶

【功效】延年益寿，防病健体。

【配方】茶叶、茉莉花、芝麻、生姜、花生仁各适量。

【用法】将芝麻用香油炸黄，花生仁炒熟。然后将以上各种用料共置臼内，捣成碎末，每次1大匙，以沸水冲泡，即可服用。

8. 消食茶

【功效】祛寒暖身，下气消食，适用于老年人受寒腹痛（老年性便秘还可服饮蜜茶）。

【配方】茶叶3克，莱菔子3克，红糖15克。

【用法】以沸水冲泡，趁热服饮，饭后1杯。

9. 滋阴茶

【功效】清心祛烦，滋阴生津。适宜于老年抑郁症，常服可收良效。

【配方】茶叶3克，莲子25克，银耳15克。

【用法】将莲子加水适量煨熟，再加入泡发好的银耳，以文火炖至熟烂，然后和入泡取的茶汁，并调入少许白糖，搅拌均匀即可服用。

10. 清热茶

【功效】清热利尿，消食下气。适用于夏季感冒，暑热烦渴，老年腹胀，矢气不通等。

【配方】绿茶3克，薄荷叶2克（洗净），白糖适量。

【用法】以沸水冲泡服。

11. 消脂茶

【功效】行气降浊，消脂减肥。适宜于体态偏胖而大便秘结的老年人服用。

【配方】绿茶3克，荷叶10克，橘皮6克。

【用法】以沸水冲泡，代茶频饮，每日1剂。

【按语】老年人时常大便秘结，若体态偏胖者，不妨选用本品服饮。另也可用槐角、首乌、冬瓜皮、山楂煎汤，再取汁冲泡乌龙茶服饮。常服可收通肠降浊、消脂减肥之功效。

12. 降脂茶

【功效】降低血脂，活血化瘀，防治老年病。

【配方】绿茶5克，红花5克，山楂9克。

【用法】以沸水冲泡，代茶频频服饮之。每日1剂，一般可冲泡3~5次。

【按语】本方主治血瘀痰浊型高脂血症，症见身体肥胖，胸闷刺痛，脘痞腹胀等。方中红花含有亚油酸、油酸，可降低血清中总胆固醇和三酰甘油水平。另据《生活与健康报》报道：日本学者最近通过动物实验证实，红花能消除人体内的活性氧，预防脑梗死和老年痴呆等老年病，可用来生产预防老年病的食品。

第五节 男性的养生茶

1. 莲蕊茶

【功效】清热，涩精，止遗。

【配方】绿茶2克，莲须12克，红糖20克，莲花雄蕊2克。

【用法】共加水500毫升，煮沸5分钟，代茶服饮，每日1剂。

【按语】本方适用于男性遗精。

2. 人参茶

【功效】壮阳补元，强肾益气。

【配方】茶叶3克（研细末），上等人参9克。

【用法】共放入500毫升沸水中，急火煮煎15分钟即成。温服之，每日1剂，茶、参可食之。

【按语】本品对男子肾气衰微阳虚型阳痿或性功能衰退具有良好作用。注意选材非常重要，人参要选上等的，野山参最好，如栽种的至少要6年生，否则功效极差。茶叶要选精制的、质优的红茶，以保证疗效。同时，服用此茶也不宜过久，时间一般以7天为1疗程，最多以3个疗程为限。

3. 补虚茶

【功效】健脾肾，止消渴，和五脏，补虚损。

【配方】红茶30克，鲫鱼2条（每条重100克）。

【用法】将鲫鱼去脏杂，留鳞，与茶叶放在锅内，加水 3 碗，炖至半碗汤时，开锅吃鱼、喝汤，剩茶，每日 1 次。

【按语】本品适用于老年男性肾虚。

4. 车前茶

【功效】清热，利湿，解毒。

【配方】绿茶 1 克，车前草 150 克。

【用法】将车前草加水 500 毫升，煮沸 7 分钟，再加入绿茶，代茶服饮即可，每日 1 剂。

【按语】本方适用于男性前列腺炎。

5. 茅根茶

【主治】前列腺炎。

【配方】青茶叶 6 克，通草、灯心草各 3 克，白茅根 30 克。

【用法】以沸水冲泡，代茶频饮之。

6. 益母茶

【主治】前列腺炎。

【配方】茶叶、益母草子各 6 ~ 9 克。

【用法】以沸水冲泡 20 分钟，空腹趁热顿服，每日 2 剂。

第六节　女性的养生茶

1. 天贝茶

【功效】清热消肿，养阴润肺。主治乳腺增生。

【配方】绿茶 3 克，天门冬（去皮）30 克，土贝母 10 克，蜂蜜 1 匙。

【用法】将天门冬、土贝母加水适量，煎沸 15 分钟，取汁泡茶和蜜，不拘时温饮，每日 1 剂。

2. 柠檬茶

【功效】暖腹紧肤，尤其对脾虚怕冷、皮肤松弛的中年妇女，具有滋润保暖的功效。

【配方】红茶汁 8 杯，酸柠檬 1 只，白糖适量。

【用法】取酸柠檬榨汁（可调 8 杯红茶）备用。如没有柠檬，可用酸橙代，但需加倍用量。红茶取优质的英国红茶，冲入沸水后，晾至 80℃时，滤去茶渣。将茶汤冲入高身杯中，加柠檬汁与新鲜白砂糖搅匀即成，随意服饮。

3. 松仁茶

【功效】提神解乏。

【配方】浓茶 8 杯（加少量糖使之略甜），杜松子酒 2 杯，伏特加 2 杯，柑香酒 1 杯。

【用法】提前一个晚上，用冷开水泡茶，最好用印度或斯里兰卡碎橙白毫茶叶 25 克，加清水 1000 毫升。饮用前，将茶和酒调匀即成。

4. 红花茶

【功效】活血止痛，治轻微头痛，四季均可饮。

【配方】袋泡红茶 1 包，番红花 0.5 克，柠檬汁、白糖少许。

【用法】将袋泡红茶放杯中，冲入沸水，将柠檬汁、糖和入，取出茶袋；然后将番红花放入茶杯内，搅匀，趁热饮之。孕妇禁用。

饮茶为人们提供了一定的营养成分和起到了一定的防病治病作用。英国学者调查研究发现，女子每天饮用半杯茶，可使受孕率增加一倍（据《茶博览》1998 年 2 期）。这又从另一方面表明饮茶可使妇女受益匪浅。但是，由于妇女特殊的生理条件和生理需要的不同，妇女"三期"（孕期、经期、哺乳期）期间，一般不宜多饮茶，尤其忌讳喝浓茶。

妇女孕期饮浓茶，由于咖啡碱的作用，会使孕妇心跳加快、排尿增加，加重孕妇的心、肾负担，容易诱发妊娠中毒症。不仅如此，在孕妇吸收咖啡碱的同时，胎儿也随之被动吸收，而胎儿对咖啡碱的代谢速度要比成年人慢得多，其作用时间相对较长，这对胎儿的生长发育是不利的。为避免咖啡碱对胎儿的刺激作用，妇女孕期以少饮茶为好。

妇女哺乳期饮浓茶，有可能产生两种不良反应：一是浓茶中茶多酚含量较高，一旦被产妇吸收进入血液后，便会收敛及至抑制乳腺分泌，最终影响哺乳期乳汁的分泌；二是浓茶中咖啡碱的含量相对较高，被母亲吸收后，会通过乳汁进入婴儿体内，对婴儿起到兴奋作用，或者发生肠痉挛，以致出现婴儿烦躁啼哭。

妇女经期饮浓茶，由于茶叶中咖啡碱对神经和心血管有一定刺激作用，从而使经期基础代谢增高，引起痛经、经血过多，直至经期延长。

当然，妇女在"三期"期间适当饮用清淡的茶水，却是有益无害的。

第七节　不同职业人群养生茶的应用

劳动是维护和促进人体健康的基本活动之一。但是，不良的劳动条件会破坏人体生理代谢的平衡，以致损害人体健康。因此，人们在"因人制宜"进行养生调摄时，不仅要注重个体体质的特殊性，而且要充分考虑到在职业活动中不良劳动条件对人体的影响。

不良的劳动条件一般包括生物因素、化学因素、物理因素等3个方面。如炼钢厂炉前工处于高温环境；南北极考察者处于低温环境；印刷厂工人接触有害金属铅，油漆工人常接触有机溶剂苯；放射线工作者可能受到射线的内、外照射；雷达站人员会受到微波损害等。对于不良劳动条件的影响，机体常通过扶正祛邪、平衡阴阳、调和气血等方式予以调节或补偿，以维持人体生理代谢的相对平衡或稳定。在此过程中，茶疗药膳对一些职业危害因素所致的职业病可以起到不同程度的防治作用。如航海以及少数民族地区由于缺乏蔬菜、水果供应而发生坏血病，茶叶中富含维生素C可以预防和治疗坏血病，而且便于携带；茶叶中的茶多酚类化合物、脂多糖、维生素C和E及部分氨基酸，可起到良好的防辐射作用。

随着社会、经济发展和科技进步，人们的职业劳动分工越来越细，每一种职业活动都具有一些特征性的劳动条件。本节将从茶馔养生调摄角度，着重介绍一些具有代表性的职业者养生调摄的茶疗药膳，以聊备一格。

一、体力劳动的养生茶

在现代社会里，以人体体力消耗的能量值为依据，一般将劳动强度分为极轻劳动、轻劳动、中等劳动（中等强度作业）、重劳动（大强度作业）、极重劳动（极大强度作业）五级。不同劳动强度的作业，其体力消耗的能量值差异很大。极重劳动强度的作业者，其能量消耗要比极轻劳动增加 2/3 以上。但不论何种劳动强度，就作业者的养生调摄来说，其首要的原则是要保持能量消耗量与供给量的平衡，营养素的需求量与供给量的平衡。尤其是对纯体力劳动者，由于活动量大，体力和水分消耗较多，因此很容易出现出汗、口渴、食欲不振、疲劳、肢体酸困、腰腿酸痛等症。鉴于以上情况，其相应的养生茶疗药膳也应具有补充水分、益气补血、消除疲劳、生津止渴、强筋壮骨、增肌耐劳、增进食欲等作用。

1. 壮筋茶

【功效】强骨壮筋，补肾安神，抗疲劳，驱风湿。适宜于体力劳动者，常服甚有助益。

【配方】乌龙茶 5 克，鸡血藤 10 克，刺五加根茎（切碎，干品）12 克。

【用法】煎水代茶饮，每日 1 剂。

2. 壮骨茶

【功效】补肾壮骨，抗疲劳，振奋精神。

【配方】红茶 3 克，枸杞子 10 克，仙鹤草 10 克，刺五加根茎（切碎，干品）15 克。

【用法】煎水代茶服饮。

【按语】本品适宜于神经衰弱，肾虚腰酸，劳累过度者作茶疗，亦宜于体力劳动者、运动员作茶保健饮料。

3. 开胃茶

【功效】开胃消食，消除疲劳。

【配方】茶叶 1 撮，大米 30 克，食盐少许。

【用法】先将大米炒至黄焦，加茶叶和清水适量，煎煮取汁，然后调入少许食盐，趁热饮。

4. 振奋茶

【功效】振奋精神，消除疲劳。

【配方】热红茶 160 毫升，草莓酱（或其他果酱）适量。

【用法】草莓酱倒入热红茶中调匀即可服用，所加草莓酱用量视饮用者嗜好而定。

二、脑力劳动的养生茶

科学技术是第一生产力的科学论断，充分说明了脑力劳动在四个现代化建设中的地位和作用。但是，目前尚有不少脑力劳动者对加强养生调摄，以延长生物年龄和工作年限还缺乏应有的重视。因此，加强脑力劳动养生调摄的研究，为脑力劳动者提供有关简便有效的茶疗药膳以及相应的知识，具有十分重要的现实意义。

根据中医理论，脑力劳动者长年累月劳心劳神、多思多虑，常可导致"思则气结"、心神不宁；长年伏案工作者又常有中气不足、心脾两虚之征象；精神高度集中的长时间的脑力劳动可使人体气机郁滞。劳动过程中各种因素对人体精神刺激程度过重或持续时间过长，均可损及大脑皮质兴奋和抑制的平衡，导致人体阴阳失调、脏腑功能紊乱，其中常以心、肝、脾三脏的虚证为多见，如头晕耳鸣、心悸失眠、倦怠乏力、食欲不振等。正所谓"久视伤血、久卧伤气、久坐伤肉、久立伤骨、久行伤筋"（此即"五劳所伤"）。因此，脑力劳动者的饮食养生原则应着重做到：首先，维持脑组织生理代谢的平衡，即保持脑组织能量与营养素消耗与供给的平衡，食物摄入原则应为高蛋白、高维生素，有控制、有选择性地摄入碳水化合物和脂肪；其次，养心益智，补肾健脾。

据此，脑力劳动者的养生茶疗药膳应具有促进血液循环、强身健脑、扶肝明目、振奋精神、滋养脾肾、营养补虚、养心益智、增进食欲等作用。

1. 健脑茶

【功效】养生安神，健脑益智，振奋精神，增强记忆。适宜于失眠健忘、头晕乏力等症。

【配方】高级龙井茶3克，龙眼肉6克。

【用法】煎水代茶服饮，每日1剂。

【按语】茶有许多功效，益思提神就是其中一项重要功能。古人对茶有益思提神作用多有论述，如明代顾元庆《茶谱》就有饮茶可以"少睡""益思"的记载，明代文人文震亨赞茶能"清心悦神"，明代诗人汪道令称茶"功调五脏能益思"。

龙眼肉性味甘、温，功能补益心脾、养血安神。中医历来认为，龙眼肉为补血益心之佳果，是益脾长智之要药。龙眼肉在补气之中又有补血作用，凡因思虑过度引起的失眠、惊悸，用龙眼肉调治最好。龙眼肉不但能补脾固气，而且能保血不耗，亦可用于体衰、产后、大病之后，用于一切气血不足之证，单用即有功效。

2. 益智茶

【功效】健脑强身，益智宁神，增强记忆力，适宜于脑力劳动者、知识分子服饮的茶疗佳饮。

【配方】茉莉花茶（或其他花茶）3克，核桃仁9克，茯苓9克，刺五加根茎（干品切碎）9克。

【用法】煎水代茶饮，每剂煎服3次，每日1剂。

3. 养神茶

【功效】益智健脑，活血化瘀，清热明目。适宜于用脑过度引起的头胀、头痛、头昏、失眠、梦多等症。

【配方】绿茶3克，丹参9克，何首乌15克，白蒺藜10克，桑叶5克。

【用法】煎水代茶服饮，每日1剂。

4. 健身茶

【功效】补肾填精，健脑益智。适用于脑力劳动者，记忆力减退、头昏脑胀等症。

【配方】龙井茶 3 克，枸杞子 15 克，山楂 10 克。

【用法】煎水代茶服饮，每日 1 剂。

【按语】方中枸杞子性味甘平，具有补肾益精、养肝明目的功效。因有规律饮用人参茶及枸杞茶而寿逾百年以上者之实例报道，在我国已屡见不鲜。枸杞子之所以具有"返老还童""益智健脑"的功效，是因为它可以刺激性腺及内分泌腺，增加荷尔蒙的分泌，强化脑细胞及神经系统的功能，以维持体内各种功能正常进行。

5. 醒脑茶

【功效】清热解毒，提神醒脑。

【配方】绿茶 2 克，蒲公英花蕾（晒干）6 克或蒲公英（鲜品）10 克。

【用法】煎水代茶服饮，每日 1 剂。

【按语】本方可以用于伏案久坐而活动量小，用脑用目过度，以致出现头晕眼花、腰酸背痛、精神不振、头昏脑胀等症状。若需调理胃肠，宜使用蒲公英全草（连根同用）。

6. 降脂茶

【功效】去脂，降压。适宜于脑力劳动者高脂血症等。

【配方】绿茶、丹参、何首乌、泽泻各 10 克。

【用法】水煎代茶服饮，每日 1 剂。

【按语】通过观察发现，长期从事较紧张的脑力劳动时，机体可出现脂肪代谢障碍，血清胆固醇含量升高，导致高脂血症或肥胖症。有相当一部分脑力劳动者，其体位长期以坐为主，躯干长期处于屈曲姿势，因而易出现血压升高，促使腹腔静脉淤血，从而导致消化不良、结肠炎、痔疮等；还可引起慢性便秘及一系列妇科疾病。另外，从事写作或要观察、辨别微细物体的作业人员，视力常受影响，可出现视力下降、幻觉等。因此，长期进行脑力劳动或紧张的学习时，从全身的需要或从保健角度出发，或者从提高工作效率考虑，选择、采取适宜的茶疗药膳进行养生调摄就显得非常的重要了。

7. 罗汉茶

【功效】清肝明目，去脂降压。适宜于脑力劳动者高脂血症的治疗。

【配方】普洱茶、菊花、罗汉果各等份。

【用法】共为末，和匀备用，每日取20克，沸水冲泡，代茶服饮。

8. 降脂茶

【功效】行气，活血，祛脂。适宜于脑力劳动者高脂血症等。

【配方】红茶3克，陈皮（炒）9克，生山楂、炒山楂各7克。

【用法】以沸水冲泡，盖浸10分钟，代茶饮。

9. 去脂茶

【功效】清肝明目，去脂通便。适宜于脑力劳动者高脂血症。

【配方】绿茶6克，大黄2克。

【用法】沸水冲泡，代茶服饮，每日1剂。

10. 清肝茶

【功效】清肝明目，去脂减肥，降压。适宜于高血压、高脂血症等。

【配方】绿茶10克，干荷叶10克。

【用法】沸水冲泡，代茶服饮，每日1剂。

11. 明目茶

【功效】清肝明目。适宜于脑方劳动者视力减退等，并可治疗神经衰弱、嗜睡等症。

【配方】绿茶1.5克，北五味子（炒焦）4克，蜂蜜25克。

【用法】水煎服饮，每日1剂。

12. 补肾茶

【功效】滋补肝肾，清肝明目。适用于视力减退、夜盲症等。

【配方】红茶1.5克，盐炒枸杞子10克，白菊花10克。

【用法】沸水冲泡，代茶服饮，每日1剂。

13. 提神茶

【功效】提神健脑、消食散瘀，适用于脾胃不足性记忆力减退者。

【配方】绿茶3克，山楂15克，白砂糖适量。

【用法】沸水冲泡，代茶服饮，每日1剂。

14. 强体茶

【功效】提神强身。适宜于脑力劳动者作茶饮料。

【配方】红茶 4 克，鸡蛋 1 个，蜂蜜 20 克，糖粉 40 克，柠檬汁 20 毫升，清水 200 毫升。

【用法】将红茶放入壶中，冲入沸水，盖浸 3 分钟，然后用竹筷捣压，使茶充分泡出，制取茶汁 190 毫升，备用。将蛋黄和蛋清分开，在蛋黄中加入蜂蜜，搅匀后加入红茶汁，一起搅打均匀，再滴入柠檬汁混合，盛入 2 个杯内；将蛋清和糖粉一起搅打成为一体，注入红茶混合液中即可服饮。

15. 消食茶

【功效】平肝泄热，消食降脂。

【配方】茶叶 6 克，荷叶 6 克，山楂 30 克，麦芽 30 克，决明子 15 克。

【用法】先取决明子、山楂、麦芽同置锅内，加适量水煎沸 30 分钟，然后加入茶叶、荷叶，煮 5 ~ 10 分钟，倒出药汁，药渣复加水再煎取汁。将 2 次药汁合并，装入保温瓶中备用，可适加冰糖调味。代茶时时服饮之，每天 1 剂，连服 10 天。

【禁忌】心脾不足、脾肾虚弱者不宜服用。

【按语】本方适宜于肥胖病、冠心病、动脉粥样硬化、高脂血症患者服用。方中决明子清肝降压、明目通便；荷叶利湿升阳、降脂减肥；麦芽消食和中。本品宜为中老年脑力劳动者保健用。

16. 益肾茶

【功效】养心安神，和血益肾。适宜于失眠多梦、眩晕心悸、视物昏花者。

【配方】绿茶 1 ~ 2 克，龙眼肉、枣仁、芡实各 6 ~ 10 克。

【用法】以沸水冲泡或略煎煮服饮，每日 1 剂。

【按语】方中龙眼肉补益心脾、养血安神，常用于治疗虚劳羸瘦、体弱乏力、失眠、健忘、惊悸、怔忡等症。《本草纲目》称其可"开胃益脾，补虚长智"。据研究，龙眼对脑细胞有一定的补养作用，尤其对增强记忆力、消除疲劳特别有效；酸枣仁有养肝、宁心、安神、敛汗等功效，可治虚烦不眠、惊悸怔忡、烦渴、虚汗等；芡实益肾固精，补脾止泻；茶叶清利头目。神经衰弱是中年知识分子的常见病之一，凡出现失眠多梦、眩晕心悸、视物昏花者，宜服本方。

17. 理气茶

【功效】理气解郁，适宜于中年知识分子性情忧郁者，常服具有"忘忧"之效。

【配方】绿茶 3 克，合欢花 10 克。

【用法】以沸水冲泡代茶服饮，每日 1 剂。

18. 活血茶

【功效】祛风清热，活血止痛，行气开郁。适用于中年知识分子常有偏头痛发作者。

【配方】茶叶 3 克，川芎 6 克，葱白适量。

【用法】水煎服。

【按语】本方亦可治疗痰热昏睡。

19. 开胃茶

【功效】祛寒、开胃、提神、除乏，可治感冒及乏力。湖南人嗜好本品，当结束一天的紧张工作后，浑身无力，精神欠佳，只要浓浓地喝上一碗，乏意便消，本品俗称"姜盐茶"。

【配方】茶叶、生姜、食盐、豆子、芝麻各适量。

【用法】在茶中加适量的姜盐，用开水冲泡，然后加些炒熟的豆子和芝麻等佐料，即可服饮。

20. 降压茶

【功效】清热降脂。可治早期高血压、血管硬化、神经衰弱诸症。

【配方】红茶适量，芹菜 500 克，糖少许。

【用法】芹菜水煎取汁，加糖和红茶水适量，代茶服饮之，每日 1 剂。

三、低气压环境的养生茶

低气压环境是指海拔在 3000 米以上的高山、高原和高空。该地区的居民因长期生活已能适应当地的气压，少有不良反应。但如从平原地带进入低气压环境生活或作业时，常有不同程度的不良反应。选服适宜的茶疗药膳，有助于提高人体适应环境的能力。

1. 保健茶

【功效】增加人体适应能力，治疗高原不适综合征。

【配方】茶叶，佐料各适量。

【用法】制成各种各样茶食或茶饮，常服。

【按语】居住在高原地区的居民，由于他们处于气压低、含氧量少的环境中，容易发生胸闷、气促、头晕乏力、心慌等高原不适综合征。由于低气压，可使腹内气体膨胀、胃肠蠕动受限、消化液减少，以致出现腹痛、腹胀、腹泻等症状。饮茶能增强人体对低气压、缺氧的适应能力，防止发生高原不适综合征。再加上高原地区的牧民以肉食为主，饮茶又能除油腻、助消化、生津止渴、补充维生素 C 等营养素。因此，高原地区的居民、从事高原地区生产作业（如勘探工作）的工作人员，每天就像吃饭一样离不开茶叶。

例如，藏族牧民每天就要饮上四次茶。第一次在清晨，称为喝早茶。喝早茶时，先在碗底里放上一撮炒面、一撮干酪、一片奶油，然后倒入茶水。等到一碗一碗地把茶水喝足后，才把碗底里的食物用中指搅拌成面糊吃净。早餐即是以这种茶当饭的，除此之外一般不再吃其他东西。第二次是在中午饮茶，除了饮茶外，还要吃一些烤饼、灌肠之类的冷食品。第三次在下午，喝足茶后，用手拌一碗糌粑吃。最后第四次为晚茶，人们在晚饭后就盘坐在牛粪火旁，端着色泽红润的热茶边吹边喝，一直喝到睡觉前。这里所说的一天四遍茶，是指一般的藏族牧民。对于藏区寺院里的僧侣，他们由于终日坐禅、诵经，更需要用茶来止渴和振作精神。据说，拥有 3000 僧侣著称的青海塔尔寺，就有能供千人饮茶的大锅，滚一次茶水要放 50 多千克茯茶。

青海藏区所饮的茶叶一般为"茯砖"，其饮茶的方法也另有讲究。将茶先用石臼捣碎，然后在锅里用旺火熬成褐色的茶汁，再倾入铜质的大壶里，调入鲜奶，这种具有高原风味的奶茶便制成了。有的地区在制茶时，要放入适量的食盐，投入红枣，增添姜皮、草果、花椒等调料，这种奶香中略带五味的茶十分可口。

2. 滋阴茶

【功效】滋阴补气、健脾提神。适宜于高原地区缺氧、寒冷、干燥环境中生活和工作者服用。

【配方】砖茶适量，鲜酥油150克，牛奶少许（1杯），精盐5克。

【用法】先用酥油100克、精盐5克，与牛奶一起倒入干净的茶桶内，再倒入约1~2千克熬好的茶水；然后用洁净的细木棍上下抽打5分钟，再放入50克酥油，再抽打2分钟；打好后，倒入茶壶内加热1~2分钟即成。加热时注意不可煮沸，沸则茶油分离，影响口感。饮用时，宜将茶壶轻轻摇晃几下，使茶、水、乳、油交融后再喝。另外，制作酥油茶时，讲究一点的还可加入核桃仁、芝麻粉、花生米、瓜子仁、松子仁等佐料。

【按语】经常喝酥油茶，在隆冬腊月可以御寒；爬山口不干、舌不燥、肚不饿；工作疲劳时则可以使人很快恢复精力；病后服用可增加食欲，有助于恢复健康；老年人常喝，可增加活力；产妇多喝，可增加乳汁，滋补身体；不适应高原气候者，常喝可使人很快适应。所以酥油茶是藏族人民生活、待客不可缺少的茶品，可配糌粑同吃。

3. 活络茶

【功效】活血化瘀、豁痰开窍。可用于治疗飞行人员动脉粥样硬化属风痰闭阻证者。

【配方】绿茶3克，杭白菊25克，山楂25克。

【用法】以沸水冲泡，代茶服饮，每日1剂。

【按语】在现代航空飞行的条件下，飞行员除受到噪声、震动、加速度、低气压、缺氧、高温、低温等环境因素的作用外，还因飞机航程远、飞行速度快、高度变化大等，要求飞行员精力高度集中，反应迅速和操作准确。飞行因素可影响脂肪代谢，使血清脂质升高，动脉粥样硬化发生增加。有关研究表明，飞行员动脉粥样硬化症的发生，较地勤人员也提前很多年。本方可供有关人员选用。

四、高温环境职业的养生茶

人们在生产劳动和生活中，常会接触到高温环境，如炼钢、炼铁、铸造、锻造、金属冶炼、生产陶瓷、生产玻璃、印染，以及炎夏露天作业如运输、田间劳动与行军等。

人体在高温条件下，会出现一系列生理功能的改变。如高温作业时，血液浓缩、有效血容量减少，可引起血压降低，久之亦可使心肌发生生理性肥大；消化系统血流量及人体消化液分泌量减少，胃肠道活动及消化吸收功能减弱；在高温条件下，胃排空加快，使进入胃内的食物，在尚未获得基本消化的情况下即被排至肠道，不利于充分消化吸收。高温环境引起的食欲减退、消化不良，常与消化液分泌减少及口渴有关，这是因为口渴时，饮水中枢兴奋，使摄食中枢受到抑制。

高温环境作业与夏季气候特点对人体的影响有相似之处，但亦有较为显著的差异。其不仅可由暑、燥、湿引起暑温、暑湿、温燥之证，心热、脾湿、肺燥之证，而且也因劳动强度较高、持续时间较长而出现劳伤的征象。

高温作业者的养生茶疗药膳，除可参考夏季的茶疗药膳处方外，还可试用下列所介绍的茶疗膳食方剂。

1. 清利茶

【功效】清利头目，除烦止渴，利尿解毒。

【配方】花茶 3 克（亦可用花茶 2 克加红茶 1 克和用），开水 1000 毫升。

【用法】以开水泡饮之。

【按语】将每升水中加花茶 3 克（亦可每升水中加红茶 1 克、花茶 2 克）所制的茶品，曾被某些学者推崇为最为适宜的高温饮料。茶叶性味苦甘、凉，入心、肺、胃经，可清头目除烦渴、化痰消食、利尿解毒。

2. 清凉茶

【功效】清凉解热，补充人体水和盐分，缓解中暑。

【配方】绿茶 3 ~ 5 克，精盐少许。

【用法】绿茶用 200 毫升沸水冲泡，加盐调味饮用即可。每份绿茶可反复冲泡 2 ~ 3 次。

3. 祛暑茶

【功效】解渴，提神，祛暑，消炎。适用于中暑患者。

【配方】绿茶 10 克，维生素 B_2 3 片（制粉），白糖适量。

【用法】将绿茶用 500 毫升开水冲泡，稍凉后倒出茶汁再冲泡 1 次，将两次茶汁合并，加入维生素 B_2 粉及白糖，调溶后分次饮用，每日 1 剂。

4. 提神茶

【功效】解渴，提神。

【配方】红茶 4 克，柠檬汁、橘汁各 15 毫升，白砂糖 90 克，橘子 6 瓣，白兰地酒 15 毫升，薄荷叶 6 片，热开水 150 毫升，凉开水 50 毫升。

【用法】先将红茶冲入开水，取红茶汁 140 毫升，然后将红茶汁、果汁、白砂糖放入容器中，搅匀后，再加入凉开水和白兰地酒；另在 2 个杯中，分别放入少许冰块，再注入调制好的红茶，并各杯放入薄荷叶 3 片，橘子 3 瓣，即可服饮，可出品 2 杯。

5. 解渴茶

【功效】防暑解渴，消除疲劳。

【配方】茶叶适量，柠檬汁 100 克，白砂糖 100 克（或蜂蜜）。

【用法】先用开水冲泡茶叶，晾凉。再将柠檬汁和煮化的糖水混合在一起，冷却后，放入茶水、凉开水及少许冰块即可。饮用时，可加柠檬 1 片。

6. 清心茶

【功效】清心除烦，益气除燥。适用于暑热心烦，气虚热汗等。

【配方】茶叶 3 ~ 5 克，麦冬、黄芪、甘草各 10 克。

【用法】水煎代茶服饮。

7. 解毒茶

【功效】清热解毒，去暑除烦，适用于暑热烦躁等症。

【配方】茶叶 5 克，金银茶、白菊花各 15 克，扁豆花、白蔻花各

6克。

【用法】水煎代茶服饮。

8. 清凉茶

【功效】清心除烦，适用于暑热症。

【配方】茶叶3克，鲜竹叶10克。

【用法】沸水冲泡代茶饮。

9. 银花茶

【功效】清热解毒，祛暑化湿。

【配方】绿茶3克，紫皮大蒜10克（去皮捣烂），金银花6克，甘草2克。

【用法】以沸水冲泡，盖焖15分钟，服饮。

10. 芦根茶

【功效】清胃火，除肺热。适用于热病烦渴、胃热呕哕、暑热、口渴等症。

【配方】茶叶2克，鲜芦根5克。

【用法】先将芦根加水适量煮沸片刻，加入茶叶略沸，即可代茶服饮。

11. 二根茶

【功效】清热解渴生津。适用于热病口渴、中暑、烦渴，以及酒醉等。

【配方】茶叶3克，葛根10克，芦根15克。

【用法】二根水煎取汁，冲泡茶叶代茶服饮。

12. 生津茶

【功效】清暑热，生津液。适宜于暑热天或高温环境，烦热大汗或脱水，口渴喜饮。

【配方】绿茶6克，酸角15克，盐5克，白砂糖适量。

【用法】将绿茶、酸角加水适量，取汁加盐、白糖适量，煎溶，待冷时服饮之。

13. 凉血茶

【功效】清热凉血，消除疲劳，振奋精神，解渴除烦，适宜于神疲乏力、暑热烦渴等。

【配方】浓茶汁适量（以茶末1茶匙泡取），柠檬半只，蜜糖2汤匙。

【用法】将柠檬洗净，放入搅拌机内粉碎成汁，然后倒入预先放有浓茶汁的杯中，用长匙调拌均匀，再加蜜糖混合，最后用开水冲泡即可服饮。

14. 辛凉茶

【功效】清热利尿，辛凉发散。适用于夏季感冒，暑热烦渴等症。

【配方】茶叶10克，鲜薄荷叶数片（3～5片）。

【用法】以开水泡焖2～3分钟即可服饮。如能加入少许食用冰块，则更为清凉可口，既能清暑，又可健胃。

【按语】方中薄荷性味辛凉，其气芳烈，轻清凉散，适用于风热感冒或头痛，目赤，咽喉肿痛及疹透不畅等症。其芳香之气，又能理气郁，辟秽恶，故亦可用于肝郁不舒引起的胸胁闷胀及夏感暑秽所致的痧胀腹痛等症。

15. 清热茶

【功效】清热化痰，生津止渴。适用于暑热口干，疲劳体乏，常服可清暑解热，预防中暑。

【配方】茶叶5克，鲜丝瓜250克（切片），盐少许。

【用法】将丝瓜煮熟，加盐及茶叶，取汁服。

五、采矿职业的养生茶

采矿作业有许多特点，其中主要的有如下四点：第一，地下工作时间长；第二，劳动强度大；第三，常受井下一些有害因素的影响；第四，井下膳食供应受限制。矿工在井下工作，由于劳动强度高、热能消耗大、出汗多等，其机体的生理功能和代谢常可发生一些变化，以致矿工中容易发生感冒、支气管炎、慢性胃肠炎、硅沉着病及其他特殊中毒等。本小节将着重介绍防治矿工感冒的茶疗药膳。

感冒是矿工的多发病之一。因外邪的性质不同，中医临床将普通感冒分为风寒感冒、风热感冒及风湿（暑湿）感冒等。感冒者常发热、出汗，使体内丧失的水分更多，加大饮水量，可以增进血液循环，加速体内代谢废物的排泄，使体温得到及时的散发，故矿工感冒时坚持多饮开水很重要。如无胃病的矿工感冒时，则宜以淡绿茶水补充水分，效果较好。因茶叶有很好的利尿解毒作用，还可发汗健胃、消内热、清利头目。

（一）风寒感冒

风寒感冒症见恶寒发热、无汗、头痛、四肢酸痛、鼻塞、流清涕、喷嚏、喉痒咳嗽、声重、痰白清稀、口不渴、小便清长、舌苔薄白、脉浮紧等。治宜取辛温解表之法。

1.解表茶

【功效】发汗解表。

【配方】茶叶、荆芥、苏叶、生姜各 6 ~ 10 克，红糖 20 克。

【用法】将苏叶和荆芥洗净，与茶叶、生姜一起加清水 500 毫升先煎，用武火煮沸约 5 分钟取汁；药渣再加清水适量，复煎 1 次取汁。将两次药汁合并，用纱布过滤，共取药汁 500 毫升左右，加红糖煮溶，分 3 次温服，每日 1 剂。

【按语】本方适宜于风寒感冒所出现的畏寒、身痛、无汗等症。

2.解毒茶

【功效】发汗解毒。

【配方】茶叶、生姜各 5 克，生芝麻 30 克。

【用法】将生芝麻放入口中嚼食，同时冲泡姜茶汤 1 碗趁热送服，服后盖被取汗。

【按语】本方适用于风寒感冒初起，具有较好效果。

（二）风热感冒

风热感冒症见发热头痛、微畏寒、汗出、鼻塞流浊涕、咽喉肿痛、咳嗽、痰黄稠、口渴欲饮、小便短赤、舌苔薄白或微黄、脉浮数等。治宜取辛凉解表之法。

1. 辛散茶

【功效】辛散解表。

【配方】茶叶2克，苍耳子12克，辛夷9克，白芷9克，薄荷4.5克，干葱白3根。

【用法】共为粗末，和匀，分3包，每次开水冲服1包，每日1剂。

2. 清热茶

【功效】清热解毒，疏风解表。

【配方】绿茶9克，绿豆20克，白糖适量。

【用法】将绿茶包入纱布袋内，绿豆碾碎，一起加水约300毫升，用文火煎煮至150毫升，去茶叶包，加白糖调味，分次服用，每日1剂。

【按语】本方对风热感冒、暑湿感冒引起的咽喉肿痛、热咳等有较好效果，将白糖改用冰糖则效更佳。本方还可试用于防治流行性感冒。

（三）暑湿感冒

暑湿感冒症见发热头痛、头重如裹、鼻塞身重、面色黄白、困倦乏力、纳减欲吐、舌苔白腻、舌淡红、脉濡滑等。治宜取清暑利湿之法。

1. 化湿茶

【功效】清暑化湿、芳香和胃。

【配方】茶叶3克，藿香、佩兰、荷叶各6克。

【用法】开水冲泡，代茶频频饮之，每日2剂。

2. 解暑茶

【功效】清热解暑，化湿和中。

【配方】青茶3克，茉莉花3克，藿香6克，荷叶（切细丝）6克。

【用法】以沸水浸泡，代茶频频服饮。

【按语】本方适用于感冒暑湿，发热头胀，脘闷少食，小便短少等症。

六、矽尘职业的养生茶

在工业生产过程中，产生的固体微粒，飞扬在生产环境中，较大的颗粒短时间内即沉降于地面，较小的颗粒则长时间地悬浮在空气中。在空气中呈悬浮状态的尘粒，就叫生产性粉尘。生产性粉尘大都含有二氧化硅（矽），含硅量在 5% 以上时，对工人健康危害最严重。接触矽尘的行业及造成空气中含矽尘的工种非常多，如采矿业、矿石及岩石的加工业、耐火材料业、玻璃制造业、陶（搪）瓷业、铸造业等。在高分散度和高浓度的矽尘环境下工作，如果劳动条件不好，又无个人防护措施，久而久之，就可能得矽肺病。矽肺是长期吸入含有一定量游离二氧化硅粉尘，造成肺部弥漫性纤维化的疾病。

硅沉着病（矽肺）是危害人体健康的职业病，单纯硅沉着病的病情发展比较缓慢，一旦发生并发症，往往使病情急剧恶化，可造成患者劳动能力丧失和致死。硅沉着病患者最常见的并发症有肺结核、呼吸道感染（如感冒、支气管炎等）、自发气胸、肺源性心脏病等，其中威胁最大的是肺结核。

1. 润肺茶

【**功效**】补肾润肺，益肝明目。

【**配方**】茶叶 3 克，枸杞子 6 克。

【**用法**】以开水冲泡代茶饮，每日 3～4 次。

【**按语**】方中枸杞子性味甘、平，有滋肾、润肺、补肝、明目之功效。《本草纲目》称其能"滋肾，润肺，明目"；《食疗本草》称其"坚筋，耐老，除风，补益筋骨，能益人，去虚劳"；《本草汇言》则更加推崇此药，说枸杞子"使气可充，血可补，阳可生，阴可长，火可降，风湿可去"。本方可作为矽肺病人的茶疗药膳，并常服。

2. 养阴茶

【**功效**】清虚热，敛汗。适用于矽肺并发肺结核低热、盗汗者服饮。

【**配方**】绿茶 1 克，浮小麦 200 克，大枣 30 克，莲子 25 克，生甘草 10 克。

【**用法**】将后 4 味共加水 1500 毫升，煮至浮小麦熟后，加入绿茶稍煮即可，每日 1 剂，代茶频饮之。

中国天柱养生茶文化

3. 清润茶

【功效】清热，润肺，止咳，止血。适用于矽肺并发肺结核属肺虚燥热证者。

【配方】绿茶1克，甜瓜200克，莲藕100克，冰糖25克。

【用法】将莲藕、甜瓜洗净、切片，与冰糖一起加水500毫升，煮沸3分钟后，加绿茶稍煮即可，每日1剂，分2次饮服。

4. 葶苈茶

【功效】化痰止咳，利尿消肿。适用于矽肺所致肺心病水肿者服饮。

【配方】茶叶5～10克，葶苈子15克，粳米50～100克，白糖适量。

【用法】将茶水煎，取汁100毫升，入粳米、白糖，再加水400毫升，煮为稀稠粥即成，每日1～2剂，温热服食之。

5. 解毒茶

【功效】解毒，排毒。适宜于预防尘肺。

【配方】桑叶、莱菔子、茶叶适量。

【用法】开水沏泡浓淡适宜的茶水服饮。

【按语】冶金工、机械厂的车工、电焊工等，由于经常接触粉尘，有可能患尘肺。根据所吸入之粉尘不同，尘肺又有锡肺、铝肺、焊工尘肺等种类。常饮茶是个人防护的较好办法。

七、放射性职业的养生茶

放射性物质能自发地释放出各种射线，其中有 α、β、γ 射线和中子，它们的性质和穿透能力不同，对机体的作用方式各异。γ 射线和中子穿透物质的能力最强，可引起机体外照射损伤，如放射性物质通过消化道、呼吸道、皮肤黏膜及伤口进入机体时，α、β 射线则起主要作用，因为它们有很强的电离作用，可引起内照射损伤，比如乙种射线作用于皮肤，就可引起"β 线烧伤"。内外照射损伤均有急、慢性之分，一般平时多见的是慢性损伤（即慢性放射病）。

慢性放射病，是指机体在较长时间内反复受到低剂量的照射，损伤累积直至引起的全身性疾病。慢性放射病主要发生在从事外照射工作者中，因防护条件差和违反操作规定而致病。多数病人有头昏、头痛、乏力、记忆力减退、睡眠障碍、易激动、心悸、气短、食欲减退等自主神经功能紊乱综合征。

1. 防辐茶

【功效】防辐射，适用于日常生活中保健。

【配方】黄芪9克，绿茶6克。

【用法】开水泡服，每天饮2～3杯。

2. 防护茶

【功效】减轻外照射损伤。

【配方】粗茶提取物"7369"

【用法】取适量口服。

【按语】天津中心妇产科医院等8个单位，用茶叶总提取物"7369"为茶叶沸水浸泡液冰冻干燥制品，可防治肿瘤放疗反应。观察119例，其中以宫颈癌、乳腺癌、食管癌病人居多。每日给量4.3克，分3次口服，防治效果表现：①减轻了放射反应症状。服药后，因放疗引起的一系列不良反应，如恶心、呕吐、食欲不振、腹泻等症状有所减轻；②明显减轻了白细胞下降幅度。

"7369"还具有改善放射性白细胞减少症的作用。据有关专家报道，"7369"片可以治疗放射性白细胞减少症。每人每日用量，男性为4克，女性为3克，分3次饭后口服。近期有效率为81.4%，显效率为58.1%，无效率为18.6%。

3. 养生茶

【功效】促进放射性核素排出。

【配方】茶叶提取物。

【用法】口服。

【按语】据有关研究证实，茶叶提取物对 ^{90}Sr 内照射损伤有防护作用。苏联学者波拉波依报道，摄入放射性物质的动物，经定期喂给浓缩儿茶素后成活，不喂给的对照动物则死亡。他还指出，茶黄烷醇可使 ^{90}Sr 在引起辐射危害之前，从人体内排出。杰弗里等也证实，以 2% 茶单宁液喂养小白鼠，经 48 小时后，可将已渗入骨质的 ^{90}Sr 全部置换出来，而对照动物同时间内，体内仍有 ^{90}Sr 存留。此种实验多次重复进行，结果相同。

4. 松花茶

【功效】补精益血，扶正祛邪。适宜于肝肾亏虚及从事化学性、放射性、农药制造、核技术工作、矿下作业等人员，及放化疗后白细胞减少等人服用。

【配方】乌龙茶 5 克，松针（松花更好）30 克，何首乌 18 克。

【用法】先将首乌、松针或松花用清水煮沸 20 分钟左右，去渣，以沸烫药汁冲泡乌龙茶 5 分钟，不拘时服饮。每日 1 剂。

5. 女贞茶

【功效】祛风除湿，收敛抗菌，消炎止血。适用于放射性皮炎。

【配方】茶叶、艾叶、女贞子叶、皂角各 15 克。

【用法】混合后加水煎沸 10 分钟成浓汁，经纱布过滤后，外洗或湿敷患处。每日 1 剂，分 3 次用。

6. 甘绿茶

【功效】抗辐射，抗癌。适用于白细胞减少。

【配方】绿茶 3 克，甘草 6 克。

【用法】甘草煎沸 10 分钟泡茶，分 3 次服饮。

茶叶可以防辐射的发现可以追溯到第二次世界大战结束后的时期，在二次大战末期，美国在日本广岛投掷原子弹迫使日本军国政府无条件投降。战后的追踪调查发现，在广岛地区经受核战争后存活的日本居民，由于受到核辐射的伤害，在健康上或轻或重受到了损伤，但人们意外地发现，凡饮用茶叶量多的人其体质状况、白细胞指标以及寿命都明显地好于和长于不饮茶或少饮茶的人。根据用茶叶及其提取物对以致死剂量的 ^{90}Se 处理过的动物进行的实验证明，茶叶中的儿茶素类化合物可以吸收 90% 的这种放射性核素，防止在体内扩散，而且吸收的速度很快，以致这些放射性核素在尚未到达骨髓时即已被吸收。服用茶叶中提取的儿茶素类化合物的动物组大多数动物存活，而经辐射处理而未服用儿茶素类化合物的对照组动物则全部死亡。我国科学家曾用 2% 普洱茶茶汤喂实验动物，每天饮茶 3.3 ～ 3.8 毫升，证明对 ^{60}Co 射线有防护作用。许多实验证明，只要经常饮茶，可以起到防辐射作用。

至于茶叶防辐射的有效成分，据实验证明主要是茶多酚类化合物、脂多糖、维生素 C 和 E 及部分氨基酸。其作用机理也是针对辐射引起过量自由基并导致过氧化毒害而产生的解毒作用，茶多酚类化合物可以抗氧化和清除自由基，因而达到抗辐射效果，起着一种辐射保护剂的作用。

八、铅职业者的养生茶

随着生产的发展，铅的应用日益广泛，目前已知有数百种铅作业，故接触铅及其化合物的人数也很多。铅作业主要的有：铅矿的开采、冶炼，印刷工业的印刷、铸字、浇版，接触塑料工业的稳定剂，在无线电、医药、制陶、玻璃、橡胶等工业中也有许多铅作业岗位。铅化合物主要以烟、气、尘的形式经呼吸道进入人体，少量由消化道进入人体。铅及其化合物均为毒物，可危及健康，应重视劳动保护。

1. 绿豆茶

【功效】清热解毒。适用于铅中毒。

【配方】绿茶 3 克，绿豆粉 50 克，甘草 15 克。

【用法】将绿豆粉、甘草加水 500 毫升，煮沸 5 分钟，然后加入绿茶即可。分 3 次温服饮，每日 1 剂。

2. 乌药茶

【功效】清热解毒。适用于铅中毒。

【配方】陈细茶 15 克，乌药少许。

【用法】共为末。以沸水冲泡，连服 3 剂。

3. 解毒茶

【功效】清热解毒，抗菌消炎。适宜于铅中毒者服用。

【配方】绿茶1～1.5克，大蒜头9～25克（剥去皮，捣成泥状），红糖25克。

【用法】以沸水500毫升泡浸5分钟，分3次温饮之，每日1剂。

【按语】据研究，铅中毒者，服一定量大蒜后，尿铅值可降至正常以下。国内有资料报道，给190名铅生产工人，每日吃大蒜1.5克，连续3个月，没有1名工人出现铅中毒症状的。所以，大蒜对预防和治疗铅中毒具有良好作用。

九、汞职业者的养生茶

汞俗称水银，广泛应用于工业、农业等多种行业。如汞矿的开采、冶炼、成品加工，整流器、石英灯、X线球管等器材的制造和修理，原子能工业中的冷却剂，金、银等有色金属的提炼，氯碱的电解，医疗器械生产等作业过程，均有接触汞的作业。金属汞主要以蒸气形式经呼吸道进入人体内，通过肺泡壁毛细血管吸收。汞的化合物主要经消化道进入人体，由消化道吸收入血液，分布全身。

1. 解毒茶

【功效】解毒、排毒。适用于急性汞中毒。

【配方】茶叶50克，牛奶50克。

【用法】茶叶泡浓汁，牛奶煮熟，二味交替连续服用。茶中的多酚类化合物，牛奶中的蛋白质，可与汞结合，以延缓汞的吸收。

2. 排毒茶

【功效】解毒。适用于误食有毒金属。

【配方】茶叶适量。

【用法】用大剂量茶叶，或煎或冲泡取浓汁，频频服饮。茶叶中的有效成分可以与金属盐类结合、沉淀以阻止或延迟毒物被人体吸收，患者在饮浓茶后，仍需急送医院救治。

从事金属工作的工人，加工时会飞出细小的金属灰尘，污染空气。虽然经过除尘，但微量的金属灰尘仍然能存在，长时间接触难免侵入身体，影响健康。如果从事金属工作的工人，每天工作之余喝一定量的茶水，就可以避免微量金属元素对身体的损害，有益健康。

十、四氯化碳职业者的养生茶

四氯化碳为无色、易挥发的油状液体。本品主要用于制造二氯二氟甲烷和三氯氟甲烷；也用作漆、脂肪、橡胶、硫磺、树脂等的溶剂，香料的浸出剂，纤维的脱脂剂，灭火剂、熏蒸剂、分析试剂；还用于制造氯仿和其他药物等。四氯化碳蒸汽，主要经呼吸道进入人体，也可经皮肤、消化道进入人体。四氯化碳慢性中毒时，可造成神经系统受损，以及肝脏、肾脏受损。

1. 清热茶

【功效】清热解毒，滋阴敛肺。适用于职业性气体中毒。

【配方】绿茶3克，乌梅肉3克，野菊花2克，天冬1克。

【用法】水煎沸，温浸半小时后服饮。

2. 凉血茶

【功效】清热，凉血，利尿，解毒，降酶退黄。适用于肝炎患者服饮。

【配方】绿茶6克，紫草9克。

【用法】开水冲泡代茶服饮。

3. 泽泻茶

【功效】祛痰去湿，护肝消脂。适宜于四氯化碳作业者有脂肪肝时作茶疗服饮。

【配方】乌龙茶3克，泽泻15克。

【用法】先将泽泻加水煮沸20分钟，取药汁冲泡乌龙茶，代茶频饮。每日1剂，一般每剂可冲泡3～5次。

十一、二硫化碳职业者的养生茶

二硫化碳是一种无色、具烂萝卜味、在常温下易挥发、易燃烧的液体，是重要的化工原料。主要用于制造粘胶纤维、树脂、玻璃纸、四氯化碳等，作为硫、磷、溴、樟脑、脂肪、橡胶等的溶剂。在农业上，用作粮食除虫剂、农作物杀虫剂，还可用于羊毛脱脂、干洗衣服等。二硫化碳对金属和木制品有很强的腐蚀性，生产设备常被其腐蚀破坏，进而污染环境，致使作业人员吸入造成危害。

二硫化碳主要经呼吸道吸入中毒，也可经皮肤及胃肠道吸收中毒。其中毒有急、慢性之分。急性中毒多在事故情况下发生，开始有酒醉感，出现头痛、头晕、恶心、呕吐、全身乏力等，严重者可出现走路不稳、精神错乱，甚至昏迷、呼吸衰竭以至死亡。慢性中毒者可出现多系统病变；长期接触二硫化碳者，可出现脂肪代谢紊乱，从而导致动脉粥样硬化和高血压病。

1. 醒脑茶

【功效】醒脑提神，利尿解毒。适宜于二硫化碳急性中毒"酒醉状"作茶疗。

【配方】红茶 20 克，黄芪 12 克，石菖蒲 6 克。

【用法】用开水冲泡待凉服饮，每剂 1 次顿服，可重复用 1 次。

2. 槐花茶

【功效】平肝潜阳。适宜于二硫化碳作业者高血压属肝阳上亢者。

【配方】绿茶，菊花、槐花各 3 克。

【用法】沸水冲泡，代茶频饮，每日 1 剂。

【按语】本方可加决明子（炒黄捣碎）10 克同用。

十二、航海职业者的养生茶

随着我国对外开放政策的深入，从事海洋运输、海洋资源开发、南极考察等活动的海上作业人员也越来越多。这些人员不仅食品和用水受到限制，而且要受到船上微环境和海洋环境的多重影响，以致航海人员最容易发生维生素缺乏症，以及晕船、肥胖病等。因此，选用一些适宜的茶疗药膳，以避免或减少某些航海职业病症的发生，增进航海作业人员的身体健康，具有重要意义。

古代航海称坏血病为"水手的恐怖"。葡萄牙航海家伽马（1497年），率160名船员绕过好望角，结果100人死于好望角。当麦哲伦（1519年）开辟环球航行时，死神光临了他的船队，参加航行的265名水手，生返的仅18人。当时，由于维生素C的缺乏引起的坏血病，造成了大批水手的死亡。

时至今日，在现代化的考察船上，维生素C及B_1缺乏症的发生率仍有5%～15%。所以，坏血病等仍为海员的常见病。航海人员，如维生素C长期供给不足，便可发生坏血病，出现齿龈浮肿、出血，及肌肉、关节疼痛等症状；由于血管脆性增加，可发生皮下出血及紫癜，严重者可发生内脏和黏膜出血，如出现血尿、便血、吐血等。

此外，航海人员生活水平较高，每日摄入脂肪量较多，再加上船上活动受限制，运动量不足，故易发胖，进一步可引起肥胖病。据调查，在脂质代谢高的海员中，86.8%的人体重超标，其中有27.6%的人达轻度肥胖症。还有资料表明，海员血中的总胆固醇、β脂蛋白等指标明显较高，易发生动脉粥样硬化。因此，航海人员每天坚持喝一定量的绿茶，不仅可补充大量维生素C及其他营养成分，而且还有消食下气、消脂去腻的功效，有助于防治肥胖症的发生，减少动脉粥样硬化。

1. 养血茶

【功效】减肥消脂，补充营养。防治坏血病。

【配方】绿茶3～5克，柠檬汁适量。

【用法】将绿茶用90℃的开水泡饮，也可加入适量柠檬汁服用，每日数次。

【按语】茶叶富含维生素C、每100克茶叶中含有100～500mg，优质绿茶大多在200mg以上。因此，每天服用茶叶10克左右，就可补充大量维生素 C，对坏血病防治有效果。

2. 健脾茶

【**功效**】补精养血，健脾和胃，补充营养。适用于维生素缺乏症等。

【**配方**】绿茶 5 克，大枣 10 枚，白糖 10 克。

【**用法**】将大枣洗净，加水适量，与白糖共煮至大红枣熟烂，再放入绿茶略沸即可。每日 1 剂，不拘时温饮之。

【**按语**】红茶菌富含维生素（尤其是 B 族维生素），可防治脚气病，宜选用。

3. 姜汁茶

【**功效**】防晕船。

【**配方**】浓茶 1 杯，姜汁少许，酱油 2 匙。

【**用法**】共和匀趁热服饮，有助于防止晕船。

【**按语**】人体由于受到船体不断颠簸的作用，而引起眩晕、面色苍白、出冷汗、恶心、呕吐等暂时性反应，称为晕船。据统计，当风波大而船的摇摆度很大时，航海人员中出现轻、中、重度晕船的发生率分别为 65%、20% 和 10%。可见，航海人员晕船的发生率也是很高的。晕船还严重影响航海人员的食欲，易诱发胃病。本方具有消食开胃、下气降逆之效，可试用之。

4. 强身茶

【**功效**】提神解渴，消除疲劳，祛病强身。

【**配方**】茶叶少许，虾米仁 10 余粒，白糖少许。

【**用法**】将捕上岸的新鲜海虾，洗干净后先在清水锅里放入少量食盐（500 克虾大约放 25～50 克），水烧沸后，下虾煮熟，捞出晒干后再去掉外壳，即为淡红色的虾米仁，装进罐子或塑料袋中密封存贮备用。服用时，以开水冲泡即可。可反复冲泡几次，边喝边吃虾米仁。

5. 养胃茶

【**功效**】滋阴补肾，宽中健胃，消除疲劳。

【**配方**】绿茶 3 克，银鱼干适量。

【**用法**】共置茶杯中，冲入沸水，盖浸片刻即成。边喝茶边吃鱼干。

【按语】以上2方均系江苏连云港一带渔民常喝的茶（虾米茶和银鱼茶），最适宜于渔民在海上作业时饮用。清朝康熙年间，银鱼与白虾、梅鲚合称为"太湖三宝"，并列为贡品。银鱼的可食率为100%，是为营养学家所确认的长寿食品之一，被誉为"鱼参"。银鱼小者仅3厘米多，大者不过15厘米左右，体柔软无鳞，全身透明，体内水多，肉嫩，无刺，可制作美味佳肴，含较高蛋白质，少量脂肪、糖类，富含钙、磷、铁和各种维生素等。经干制后的银鱼所含的营养素更高，其中以钙含量最高，超过了其他一般鱼类的含量，为群鱼之冠。中医认为，银鱼性平、味甘，具有滋阴补肾、益肺止咳、宽中健胃、利水补虚之功能，可用于治疗营养不良、消化不良、小儿疳积、腹胀水肿等症。本品用以制茶，喝起来茶香鲜美，风味诱人，堪称茶馔珍品。

十三、大众养生茶

1. 强体茶

【功效】益气健脾、强身祛病。本品适宜于中老年人及气血不足者作茶疗，也适用于运动员作保健饮品。

【配方】茶叶适量，黄芪20克，白术25克，人参5克。

【用法】将黄芪、白术、人参共研粗末，备用。每取10克，加茶叶1.5克，开水泡服。

2. 增力茶

【功效】增加气力。适宜于运动场上耐力不足。

【配方】红茶汁1杯，鸡蛋黄1个，补药酒20毫升，柠檬1片，葡萄糖适量。

【用法】以上各料溶于一杯红茶中，搅匀服。

【按语】运动员在运动场上进行锻炼前，饮此茶一杯，可增强耐力，最为适宜。

3. 养神茶

【功效】醒脑提神，增加营养。适宜于夜间读书、写作者服饮，可保持头脑清醒，减轻胃肠负担。

【配方】浓茶汁 40 毫升，酸牛奶 100 毫升，香蕉 1 支（约 100 克），苹果 25 克（数片），蜂蜜 5 克，牛奶 50 毫升。

【用法】将香蕉去皮，切段；苹果去皮和核，切片；牛奶和浓茶置入杯中，调匀。各料放入捣搅机中，搅打 30 秒钟，再加入酸牛奶和蜂蜜，打匀即成。

4. 宁神茶

【功效】清脑醒神。适宜于学生保持头脑清醒作茶饮料服饮。

【配方】红茶 1 小勺，碳酸水 150 毫升，柠檬、白砂糖各适量。

【用法】将红茶放入杯中，冲入 1/3 杯开水泡浸 3 分钟，过滤取汁、冷却，然后加入白砂糖、碳酸水、柠檬片即可服用。

5. 利咽茶

【功效】敛肺，利咽，润喉。适宜于职业性声音嘶哑。

【配方】茶叶 3 克，诃子 9 克，甘草 3 克。

【用法】水煎沸 10 分钟，调白糖适量，代茶频饮之，宜温服，每日 1 剂。

6. 大海茶

【功效】清热润肺，利咽解毒。适宜于教师职业性慢性咽炎者服用。

【配方】绿茶 6 克，橄榄 6 克，胖大海 3 枚。

【用法】以开水冲泡，再调入蜂蜜 1 匙，代茶频饮之，每日 1 剂。

7. 润喉茶

【功效】清热生津，利咽润喉。治慢性咽炎。

【配方】绿茶 2 ~ 3 克，青果 2 枚（切成两半）。

【用法】以沸水冲泡 2/3 杯，盖浸 5 分钟服饮。可喝至略留余汁，再泡再饮，直至味淡为止。

【按语】教师、演员常饮本品，有保养咽喉和声带的作用。慢性咽炎患者可长期服用。

8. 大海利咽茶

【功效】滋阴清热，利咽开音。适宜于文艺演唱职业性音哑以及慢性咽喉炎。

【配方】隔年绿茶 5 克，橄榄 5 枚，乌梅 2 枚，胖大海 2 枚，麦冬

30克，白砂糖适量。

【用法】前5味水煎，再调白糖代茶频服。

9. 金蝉养咽茶

【功效】疏风清热，利咽开音。歌唱演员常饮，可保持嗓音清亮、不哑。

【配方】绿茶10克，蝉蜕5克。

【用法】以沸水冲泡，随泡随饮。

十四、养生茶的保健功能

1. 板蓝茶

【功效】预防病毒感染，适用于流行性感冒、流行性腮腺炎、风疹、水痘的预防。

【配方】茶叶30克，生贯众150克，板蓝根150克。

【用法】共研粗末，分成10包，备用。每天2次，每次1包，放入有盖的茶杯中，以沸水冲泡，盖浸5分钟，去渣取汁，调入蜂蜜适量，趁热服饮，连服5天。学龄前儿童（包括幼儿）用1/4量，学龄儿童用1/2量。

【按语】方中贯众具有清热解毒、祛暑凉血、杀虫驱虫之功效，常可用于风热感冒、暑热斑疹、带下及虫证等。其对治疗流行性感冒和四时感冒具有较好疗效。此外，对脊髓灰质炎、乙型脑炎、单纯疱疹病毒均有较强抑制和抵抗作用。板蓝根具有较强的清热凉血解毒作用，是治疗急性热病的妙品，如流行性感冒、流行性腮腺炎、乙型脑炎、传染性肝炎等病毒性疾病有良好的疗效。

2. 清热茶

【功效】清热败毒。预防流感，防治感冒。

【配方】绿茶3克，金银花10克，贯众9克，板蓝根9克，甘草7克。

【用法】煎水代茶服饮，每日1剂，连服7天为1疗程。

3. 散寒茶

【功效】散寒解表，感受风寒、雨淋、水浸之后服之宜，可预防感冒。

【配方】红茶5克，生姜30克，胡椒粉0.5克，红砂糖50克。

【用法】煎水趁热服饮，盖被避风取汗。

4. 老姜茶

【功效】感冒初期头痛服之宜，能发汗解表。

【配方】茶叶10克，老姜、葱白各15克。

【用法】煎水代茶服饮，取微汗，每日1剂。

5. 止咳茶

【功效】发汗解表，温肺止咳。对流行性感冒、伤寒、咳嗽等病症的防治颇有疗效。

【配方】茶叶6克，桑叶6克，生姜（去皮）10片。

【用法】水煎汁服饮，饭后饮之。

6. 二花茶

【功效】清热解毒，祛风明目。适用于头痛、心胸烦热，特别对内热不解，伴有感冒的中暑患者有较显著的治疗效果。

【配方】花茶5克，金银花6克，菊花10克。

【用法】水煎沸5分钟，代茶服饮。

【按语】方中金银花清热解毒，宣散风热；菊花疏散风热，清肝明目；茶叶清热解毒，生津止渴，清心祛烦。

7. 杏仁茶

【功效】健脾化湿，润肺止咳，解表散寒。适宜于平时痰湿体质，感冒则口腻纳呆，或痰嗽作咳者。

【配方】绿茶3克，杏仁、防风各10克，米仁30克。

【用法】将杏仁、防风、米仁水煎，泡茶服。

第八节　颐养延年保健茶

一、天柱形体健美养生茶

形体健美应根据不同年龄对形体健美要求不同，针对性选用养生茶。青年人喜欢身材苗条，潇洒俊逸；中年人喜欢壮实剽悍，精力充沛；老年人喜欢轻身灵便，步履矫健。健美要求肥胖者变"轻身"，即指肌肉结实、轻劲有力、反应敏捷、动作灵活、精力旺盛；它还要求使消瘦者变"肥健"。所谓"肥健"绝不是肥胖，而是指肌肉丰满、皮肤润泽、行动轻盈、形态健美、精气神充满活力。

经研究证实：任何程度的体重超重对健康都是一种潜在的危害。为此美国最近修正了原来的超重和肥胖标准，将超重的标准由原来的体重指数27（或以上）降低为25。即：体重指数＝体重（千克）/〔身高（m）〕^{2}，达到或超过30，属肥胖。世界卫生组织已将此标准定为全球通用标准。

调查发现，体重指数超过25时，血压和不良胆固醇上升，良性胆固醇下降，正常血糖的维持也更为困难，随之而来的是许多疾病发病危险增加。对于绝大多数的超重者来说，肥胖不是与生俱来的，是不健康的生活方式，加之吃得太多与运动过少造成的。

新标准还要求人们关注腰围。体重指数在25～35的男、女性，如果腰围分别大于102厘米和89厘米，产生严重健康问题的危险性就会增加。即使体重指数在21～25之间，脂肪积聚在腰部的人比积聚在臀部和大腿的人具有更大的危险。另外，体重指数正常者在成年后增重4.5千克以上的人比体重与大学时代保持一致的人更为不利。

历代医家证实，养生茶具有很好的消脂、减肥、祛痰作用，而如何使虚弱消瘦、病态"苗条"的人，变成肌肉丰满、形体健美的体健之躯，却是值得研究养生茶与药膳学进一步探讨的新课题。

1. 山楂养生茶

【功效】开胃健脾，减肥。

【配方】天柱山茶 3 克，东山楂 12 克。

【用法】开水冲泡服饮，每日 1 剂。

2. 决明养生茶

【功效】消脂减肥，降压明目，润肠通便。

【配方】天柱山茶 3 克，杭菊花 3 克，决明子 15 克。

【用法】以沸水冲泡，盖浸片刻服饮，每日 1 剂。

3. 荷叶玉竹茶

【功效】减肥健美，清热解毒。

【配方】天柱山茶 25 克，薏苡仁 25 克，新绿豆 25 克，鲜荷叶 30 克，玉竹 15 克。

【用法】先将鲜荷叶、新绿豆、薏苡仁、玉竹洗净，用纱布袋装；然后加入经过净化处理的清水煮沸 10 分钟即可（煮沸时间过长，水色会变黄）。以此浅绿色沸汤汁，冲入天柱山茶中即可服饮，可反复冲饮几次。

【按语】方中茶叶强心利尿、兴奋提神、去腻祛脂、下气消食、消炎杀菌，配荷叶清暑利湿、清心止泻，绿豆利水消肿、清热解毒，薏苡仁清热排毒，玉竹养阴润燥。

4. 诃子保健茶

【功效】除宿滞，减肥。

【配方】天柱山茶 3 克，生姜 3 片，诃子 9 克，炒麦芽 9 克。

【用法】先将茶叶、诃子、麦芽加水 1 碗，令其沸热后，再加生姜煎服即可服用，每日 1 剂。

5. 荷叶减肥茶

【功效】减肥，降压。

【配方】天柱山茶 3 克，鲜荷叶 1 张，生山楂 12 克，生薏米 12 克，陈皮 3 克。

【用法】先将荷叶切成细丝、晾干，再和入其余各味研粗末、和匀，开水冲泡饮用，每日 1 剂。

【按语】本方适宜于肥胖、高血压、高脂血症等患者服用，具有较好的效果。

6. 山麦养生茶

【功效】消食，降脂，降压。

【配方】天柱山茶3克，山楂10克，菊花6克，麦冬6克，陈皮3克。

【用法】以沸水冲泡，代茶服饮，每日1剂。

7. 首乌降脂茶

【功效】软化血管，降脂减肥。

【配方】天柱山茶6克，槐角9克，何首乌15克，冬瓜皮9克，山楂肉9克。

【用法】先将槐角、何首乌、冬瓜皮、山楂肉用清水洗净后，再加水适量煎沸20分钟左右，取汁冲泡天柱山茶即可服饮，每日1剂。

【按语】本方适用于高脂血症、肥胖症及高血压、冠心病、动脉硬化症等。

8. 荷香佩兰茶

【功效】消脂减肥。

【配方】天柱山茶3克，荷叶15克，藿香6克，佩兰9克，车前子9克。

【用法】以上用料共放入杯中，以沸水冲泡盖浸15分钟，代茶服饮，每日2次。常服效更佳。

9. 赤豆养生茶

【功效】消脂减肥。

【配方】天柱山茶3克，赤小豆色素0.3克，陈皮3克。

【用法】将以上3味放入杯中，加沸水300毫升，盖浸10～15分钟，代茶服饮，每日1剂。

【按语】赤小豆色素制取方法是：将赤小豆磨碎，筛取或漂取豆皮，加豆皮的5～10倍清水，于室内浸泡20～36小时，加热至60℃，保持1～2小时，过滤，将滤液浓缩（注意不能烧焦），干燥粉碎即成。

10. 天柱保健茶

【功效】营养减肥，滋养瘦身。

【配方】天柱山茶，干燥海带，薏苡仁。

【用法】将天柱山茶、干燥海带、薏苡仁分别粉碎为 0.3～2mm、0.2～2mm、0.2～2mm 的微粒，再分别按其 50%～60%、30%～40%、5%～10% 的重量比予以混合拌匀即成，每次取 6 克，加沸水 300 毫升冲泡盖浸 15 分钟，代茶服用，每日 1 剂。

11. 补气茶

【功效】补气生肌。适用于纳谷不香、面黄肌瘦、身倦乏力者作茶疗药膳。

【配方】粗茶叶 15 克，炒面适量，芝麻酱适量，牛奶适量，精盐 1.5 克。

【用法】将粗茶叶开水泡浸取汁，兑入炒面、芝麻酱和牛奶，加入食盐调味即可服用，每日 1 次。

12. 茶菌保健方

【功效】健脾胃，益五脏，祛疾病，强身体。常服使体胖者减肥，瘦弱者复壮。

【配方】茶叶 6 克，白砂糖 25 克，洁净水 500 毫升，菌母膜适量。

【用法】将茶叶、白糖加水煮沸 10 分钟，经过滤后，将滤液倒入消毒后的广口瓶中，放入选好的菌母膜及母液，用洁净纱布包扎瓶口，放置在避阳处 7 天，当溶液出现甜酸香气时即成。日服 100 毫升，1 次或数次分服。

【按语】据研究，红茶菌有 28 种功效，其中健美减肥是其中之一，故常服本品对养生保健很有益处。有关菌母膜的制取方法可参看"未病强身"节。

13. 健美保健方

【功效】减肥健美，也可用于防治高血压。

【配方】花茶叶 500 克，生山楂片 100 克，生麦芽、陈皮、茯苓、泽泻、神曲、莱菔子各 10 克，夏枯草 6 克，草决明、赤小豆、藿香各 20 克。

【用法】除茶叶外，将其余 11 味药入砂锅水煮 2 次，取汁合并浓缩至稠备用；然后将花茶叶置瓷盘中摊开，洒喷药汁，并不断翻动，直至均匀粘上为止；最后，将茶叶晾干，收藏备用。每取 6 ~ 9 克，以开水泡沏服饮，每日 1 剂。

二、天柱养颜美发养生茶

俗话说："爱美之心，人皆有之。"人的健美，除了要有强健的体魄外，一头浓密乌黑漂亮的头发恐怕也是必不可少的。因为头发的健康与人体的健康息息相关，须乌发黑且带有诱人的光泽，反映出人体的精力旺盛和健美素质。头发的荣、枯、稀、脱、早白或萎黄等现象，在相当程度上可以反映出个体身心健康的基本状况。中医认为，肾精充沛，毛发润泽有光；肾气虚衰，头发早白易脱落。生发乌发要从中医治本辨证施方取效。

1. 养颜保健茶

【功效】滋阴养血，丰肌泽肤，乌须黑发。

【配方】天柱山茶 3 克，黑芝麻 10 克（取 500 克炒香熟，备用），九制黄精 12 克。

【用法】以上开水冲泡，可反复冲泡 2 ~ 3 次，代茶服饮，最后一次茶水饮尽时，可去茶叶渣（也可嚼食），将芝麻渣吃下。

【按语】本品老少皆宜，尤其适应于皮肤干裂粗糙、面色无华、须发早白、失眠耳鸣诸症者。亦可取红茶 5 克煎取汁，再冲芝麻末 40 克（芝麻炒香研末），趁温饮之，每日 1 剂。最好在下午 3 点钟以前饮服此茶，晚上不饮此茶，以免引起失眠而影响睡眠。

2. 地黄首乌茶

【功效】补肾养血，乌须黑发。

【配方】绿茶 3 克，制何首乌 20 克，熟地 30 克。

【用法】煎水代茶服饮，每日1剂。

【按语】本方适宜于体虚白发症患者服饮。

3. 护发养生茶

【功效】可治脱发。

【配方】茶叶适量，开尽的牡丹花瓣1000克，花旗参60克。

【用法】将牡丹花瓣洗净晒干，早、晚各取花瓣1克，加茶叶1.5克、花旗参1.5克以开水浸泡服用。早、晚各1次。连服20天左右，脱发可止或大见好转。

4. 抗衰保健茶

【功效】益血填精，补肾润肝，延年益寿，消脂减肥，乌发固齿，护肤美颜。

【配方】天柱山茶3克，槐角15克，何首乌30克，冬瓜皮20克，焦山楂15克。

【用法】将何首乌、冬瓜皮、槐角、山楂煎水，取已煎好的沸汤汁，冲泡天柱山茶即成，代茶温饮之，每日1剂。

【按语】本方适宜于体胖的中老年人，精血亏虚所致的皮肤粗糙、颜面多皱、毛发枯黄、须发早发、头晕耳鸣、失眠健忘以及高血压、高血脂等病症者。但便溏及湿痰较重者不宜服。服此茶期间，应禁食鸡、鸭、鹅、猪之血。

三、天柱润肤养容茶

人体健美必须具备正常的健康体能、强健有力的肌肉，以及健康的肤质（色）。皮肤的健美往往是人体健美的主要标志，也是反映人体健康状况的一面镜子。健美的皮肤应富有弹性，且光滑、丰润、细嫩，并保持皮肤组织细胞旺盛的新陈代谢和良好的贮水功能。光洁柔润、色泽鲜明、坚韧有劲、舒心透红的皮肤，常给人以一种无尽的美感，令人羡慕不已。同时，皮肤又是人体防卫的第一道屏障，它每天都抗御着无数细菌的侵袭。

中医学认为，皮肤为一身之表，内合于肺，由气血来充养，有保护机体的作用。中国传统的美容方法，就是从"身心合一""天人合一"的整体观出发，强调整体健美的容颜。这就是说，人体是一个有机的整体，颜面、毛发、五官、爪甲不是孤立存在的，要想容貌不衰，青春常驻，必须身体健康，脏腑功能旺盛，气血充足。选择适宜的茶疗药膳护肤，不仅有美容驻颜的良好作用，而且有强身健体、预防疾病的独特功效。

1. 桃蜜养颜茶

【功效】美容护肤。

【配方】天柱山茶 1.5 克，核桃仁 1 枚，蜂蜜 20 克。

【用法】将大核桃仁 1 个捣碎，加清水 1 杯煮沸 5 分钟后，放入天柱山茶，然后调蜂蜜，搅匀，每天早晨空腹饮之。如能长久坚持下去，即使到了 60 岁，人的面部皮肤仍会光滑无皱。

2. 玫瑰健身养生方

【功效】健美护肤保健。

【配方】天柱山茶 15 克，玫瑰花 12 克，艾叶 9 克。

【用法】将以上方用布包好，在 60℃浴水中，浸泡 15 分钟再沐浴；也可用以上 3 味布包直接搓揉擦洗全身。具有消脂减肥、健肤美肤、防止血管硬化、增加皮肤弹性等功效。浴后全身还有一股茶花香味，浴后可用天柱护肤露保养机体，每日 1 次。

3. 檀红保健茶

【功效】活血化瘀，祛风止痛，润肤悦颜。

【配方】绿茶 3 克，红花、檀香各 6 克，红糖 30 克。

【用法】同置于茶杯中，以沸水冲泡，盖浸 10 分钟服饮。可反复冲泡 3 ~ 4 次，每日 1 剂。

【按语】本品适宜于面有黑斑者，居住于高山、海滨及南方地区，受较强日照而致肤色较黑者、皮肤较粗糙者，因气虚、寒凝、热结、痰阻等原因导致胸闷、心绞痛、肩痛、背痛、头晕、目眩诸症者。孕妇、哺乳妇及经血量过多者，忌服本方。

4. 首乌丹参茶

【功效】活血化瘀，利湿排毒，降脂轻身，润肤悦颜。适用于面有黑斑、皮肤较黑的肥胖者。

【配方】绿茶 5 克，红花 5 克，制何首乌 10 克，泽泻 10 克，紫丹参 10 克。

【用法】先将绿茶置于杯中，然后将红花、首乌、泽泻、丹参加水适量，用旺火烧沸后，改文火煎 30 分钟，再取汁泡绿茶即可。水煎汁 2 次，绿茶亦冲泡 2 次，每次冲泡后均需盖浸 5 分钟再服饮，每日 1 剂，代茶频饮之。

5. 苦瓜养生茶

【功效】清热解毒，降脂轻身，润肤悦色。

【配方】绿茶 60 克，新鲜苦瓜 1 条。

【用法】将鲜苦瓜洗净，在其中部剖开 1 小口，将苦瓜瓤取出，塞入绿茶，将小口接合，把苦瓜悬挂于通风处阴干，然后取下将苦瓜连同茶叶一起切碎，混匀后装瓶，加入干燥剂贮存备用。每日取 10 ~ 15 克，置茶杯中，以沸水冲泡，代茶服饮。可反复冲泡 2 ~ 3 次，特别适合于夏秋季服用，每日 1 剂。

【按语】本方适宜于素体有热、皮肤粗糙者，皮肤易生毛囊炎者，颜面部有痤疮者，身体肥胖者，糖尿病、高血压、高血脂、结膜炎等患者。本品对于体质消瘦者慎服，脾胃虚寒、大便泄泻者忌服。

6. 润肤保健茶

【功效】补气填精，润肤嫩肤，强筋健骨。

【配方】红茶 3 克，新鲜牛奶 200 克。

【用法】将红茶水煎 2 次，取茶叶汁共约 300 毫升，然后蒸沸牛奶，与红茶汁和匀即可趁热服饮，每日 1 剂，可加少许食盐调服。

【按语】本品适宜于皮肤较粗糙者、病后体虚者以及中老年人服饮。

7. 杏仁保健茶

【功效】祛斑，洁面，润肤，美颜。

【配方】隔夜茶、杏仁粉、冬瓜仁粉、豆腐、蜂蜜各适量。

【用法】先将隔夜茶用搅碎机搅成细末，然后调入杏仁粉、冬瓜仁粉、豆腐及蜂蜜各适量，搅拌均匀后涂面，每周 2 ~ 3 次。此为祛斑面膜制用方法。

8. 润肤保健茶（面膜）

【功效】润肤美颜，白皙皮肤。

【配方】红茶、红糖各 2 匙，面粉适量。

【用法】将红茶、红糖加水适量煲煎，然后以面粉打基底调匀敷面，15 分钟后再用湿毛巾搽净面部。每日涂 1 次，1 个月之后可使容颜滋润白皙。

【按语】据新加坡有关资料介绍：用饮用过的茶叶渣研成粗粉，加入适量鸡蛋清、胶原蛋白搅成糊状，涂抹于面部，经 15 ~ 20 分钟之后除去。此法可促进皮肤营养，增加白嫩润泽，除去黑斑，治疗一次即有效果。

9. 珍珠养生茶

【功效】养血安神，镇心定惊，润肤悦颜。

【配方】绿茶 3 克，珍珠 2 克。

【用法】将珍珠加工成极细的粉末，将绿茶装入绢制小药袋中，将药袋、珍珠粉末置于茶杯中，以沸水冲泡，代茶频饮，饮用时可将珍珠末一起吞下，每日 1 剂，每 15 剂为 1 疗程，间隔 5 日后可以续服下 1 个疗程。

【按语】本方适宜于皮肤多皱的中老年，脾气较急躁的中青年，居住于海滨、高山及南方地区因受较强日照而皮肤较黑者，有心悸失眠、头晕目眩、皮肤感染、肝火目赤诸症者。但孕妇忌服。

10. 荷月保健茶

【功效】活血祛斑，去湿消风。适用于面部色素斑。

【配方】绿茶 15 克，荷花 10 克，月季花 5 克。

【用法】将配方各料混匀，然后分 3 ~ 5 次放入茶杯中，以沸水冲泡，温浸片刻，候温热，代茶服饮，每日1剂。

11. 玫瑰保健茶

【功效】柔润细腻皮肤，清热养血。

【配方】天柱山茶3克，玫瑰花6克，荷花6克。

【用法】以上3味花茶以沸水冲泡，代茶服用，每日1剂。

12. 养颜保健茶

【功效】润肤美容，使肌肤白净，并可治疗黄褐斑。

【配方】天柱山茶3克，柿叶6克，当归10克，陈皮3克。

【用法】煎水代茶服饮，每日1剂。

13. 麻仁保健茶

【功效】乌发美容，常服显佳效。

【配方】绿茶3克，黑芝麻500克，核桃仁300克，白砂糖300克。

【用法】将芝麻、核桃仁同研碎，糖溶化后拌入，放凉收贮。每取10克，加绿茶3克，以开水冲服，可反复冲泡2～3次，最后可服渣，每日1剂。

14. 枣仁养生茶

【功效】补脾和胃，润肺保肝，活血养颜。

【配方】茶叶5克，红枣15克，花生米15克。

【用法】将红枣、花生米加水适量煮熟，再将茶叶冲泡至2分钟，加冰糖煮化后饮用，每日1剂。

15. 柠檬养生茶

【功效】提神健脑，润肤美身。

【配方】绿茶3克，桑叶6片，柠檬3片，蜂蜜1匙（以不可太甜为宜）。

【用法】先以开水泡茶，数分钟后滤去茶叶取汁；桑叶洗净放入锅内煮沸，滤去桑叶，加入蜂蜜、柠檬片，再加少许温开水，与茶水调匀后服饮，每日1剂。

16. 强身保健茶

【功效】增强人体新陈代谢，保健养颜。

【配方】绿茶3克，食醋1匙，柠檬3片。

【用法】将茶叶、柠檬冲泡5分钟，过滤取汁加入醋调匀饮用，每日1剂。

17. 葡萄养生茶

【功效】强身健体美容。

【配方】绿茶6克，葡萄100克，白糖适量。

【用法】将绿茶开水冲泡去渣取汁。葡萄与白糖加水制成汁，然后与茶汁混匀后服饮，每天服用1~2杯，常服佳效。

18. 陈皮保健茶

【功效】增强体质，促进皮肤细腻柔嫩。

【配方】茶叶6克，陈皮3克，优质矿泉水500毫升，赤砂糖适量。

【用法】将茶叶、陈皮泡取或煎取浓汁，然后加矿泉水并调入赤砂糖适量，服饮之，每日1剂。

19. 黄精养生茶

【功效】滋补强身，提神养颜，坚持饮用数月，可使白发逐渐变成乌黑。

【配方】绿茶3克，胡萝卜60克，黄精12克。

【用法】将绿茶泡取汁，与胡萝卜、黄精煎浓汁饮用即可，每日1剂。

20. 杞子养生茶

【功效】提神养颜，本品清香回甜，久服甚佳。

【配方】茶叶3克，枸杞子6克，西洋参1.5克，莲子6粒，大枣1颗，菊花3朵，百合6克。

【用法】沸水泡半杯盖上，待诸物发开后，再煎水当茶服用。可按季节变化而随意饮用，每日1剂。

21. 保健红茶菌

【功效】补益五脏，养颜美容。

【配方】红茶菌适量。

【用法】每天服约 100 毫升，1 次或分数次服。

【按语】据有关研究表明，红茶菌有 28 种功效，其中有 5 项属于美容：①消除白斑、麻斑，减少皱纹；②滋润皮肤，恢复青春美丽；③强健肌肉；④使白发返黑，秃发再生；⑤使胖者减肥，瘦弱者复壮。红茶菌中含有多种 B 族维生素，尤其是丰富的维生素 B_2，可治疗牛皮癣、日光性皮炎和疱疹性皮炎、癞皮病、痤疮、脂溢性皮炎等；另外，红茶菌中的酵母细胞内所含的氨基酸有抗灰色发和皮肤色素的功能，不但能治疗早秃、少白头，且能使毛发变黑，防止毛发脱落。故有不少人将红茶菌誉为保健美容的天然佳品。

四、强身保健茶

增力促健、抗乏耐劳，是运用茶疗药膳来增强体质、增加体力、解除疲劳、提高工作效率的一种摄养方法。一个人体力的强弱，工作效率的高低，取决于身体的健康状况。而身体健康与否，又与机体阴阳的盛衰、气血肾精的充盈及脏腑功能的强弱有着密切的关系。

茶叶可以说是一种天然的增力耐劳的佳品。唐代孙思邈在《千金要方》中就称茶能使人"有力"；宋代苏颂的《本草图经》称茶能"固肌换骨"。现代科学研究证实，茶具有抗疲劳、解除疲劳的作用。这是由于茶叶中的咖啡碱、茶碱能兴奋中枢神经系统功能，增强大脑皮质的兴奋过程，兴奋脊髓则可增加肌力，从而起到抗疲劳的效果。所以，饮茶之后人们就会感到精神振奋，不易疲劳。而当已经感到疲劳时，饮茶则有解除疲劳、振奋精神的作用。这是因为茶叶属于碱性食物，在体内代谢后产生碱性代谢物，可使肌肉中的酸性物质得到中和，从而起到解除疲劳、恢复体力的作用。此外，茶叶中富含维生素等多种营养成分，对益气增力、保健强身十分有益。

通常具有补阳滋阴、益气养血及补益五脏（特别是脾肾）作用的茶疗药膳，可使人体气血阴阳充盛，五脏功能强健，从而达到增力、促健、耐劳抗乏的目的。

1. 枣杞养生茶

【功效】健脾胃，养肝血，补血益气，增力强体，坚持服用可收良好效果。

【配方】茶叶 3 克，红枣 3 枚（剖开），枸杞子 6 克。

【用法】以沸水冲泡代茶服饮，每日 1 剂。

2. 白术健脾茶

【功效】健脾补肾，益气生血。

【配方】绿茶 3 克，白术 15 克，甘草 3 克。

【用法】将白术、甘草加水 600 毫升，煮沸 10 分钟，加入绿茶即可，分 3 次温饮之，可再泡再服，每日 1 剂。

3. 菠萝柠檬茶

【功效】提神解乏。

【配方】红茶 10 克，菠萝汁 30 克，白砂糖 50 克，柠檬 1 片。

【用法】以沸水泡茶，再调入白砂糖；待温热，放入菠萝汁搅匀，最后放入柠檬 1 片，即可服饮，每日 1 剂。

4. 柠檬丁香茶

【功效】提神醒脑，解除疲劳。

【配方】红茶 15 克，白砂糖 400 克，丁香 1.5 克，柠檬酸 0.5 克。

【用法】将红茶置于茶壶中，注入沸水 150 毫升，浸泡 10 分钟，滗出茶汁，再注入沸水 100 毫升，浸泡 10 分钟，滗出茶汁，将两次所得茶汁倒入锅中；将丁香磨细，放入小锅中，加入清水 100 毫升，再煮沸约 10 分钟，过滤取液，加入柠檬酸；最后在红茶汁中加入白砂糖，煮沸，倒入丁香柠檬酸液混合，冷后装瓶即可。以上为茶糖浆。服用时，加入温热水，一般以 1 份糖浆，加水 4 份，调匀即可饮用，上料可分数次饮用。

5. 仙鹤五加茶

【功效】补益脾肾，益气增力，抗疲劳。

【配方】茶叶 3 克，刺五加 15 克，仙鹤草 10 克，红枣 6 枚。

【用法】水煎代茶服饮，每日 1 剂。

【按语】方中刺五加益气健脾，补肾安神，壮筋骨，祛风湿。晋代陶弘景说其有"强志意"的作用；《本草经疏》谓其"益精强志"。现代研究证实，刺五加有良好的抗衰老、强壮、抗疲劳作用，在机体抵抗力下降时，有增强体力、增强智力的效能。同时具有调节神经系统功能，可加强神经系统的兴奋过程，又能加强其抑制过程，从而使神经系统的这两个过程处于平衡状态。仙鹤草功能止血，补虚，止痢，杀虫。现代药理认为仙鹤草能促进血小板生成，加速凝血，并有升高血压、强心和消除疲劳的作用。江浙等地区农村又将仙鹤草称为"脱力草"，常和红枣一起煮汤具有补气养血之效，可防治脱力劳伤等病症。茶叶具有益气耐劳、提神解乏的作用。现代研究认为，人体的疲劳现象（气虚症状之一）与中枢神经系统有关，而茶的兴奋中枢神经作用，能使精神振奋，思想活跃，从运动系统方面说，茶也有消除疲劳的作用，这是因为茶一方面能因咖啡碱而降低肌浆和膜的钙，使钙离子释放出来产生加强骨骼肌的收缩能力，另一方面又可使肌肉中的酸性物质得到中和，从而加强了肌力，消除了疲劳。本方诸品合用，具有较强的益气增力、耐劳抗乏的功效，可作抗疲劳茶品常服。

6. 保健牛蒡茶

【功效】提神解渴，消除疲劳。

【配方】茶叶 10%，草药混合料 90%（组成及比例是：牛蒡子 3 克、菊花 3 克、薄荷 3 克、款冬 3 克、金丝桃 6 克、缬草 1 克、玉米须 12 克、山楂 3 克、金樱子 6 克、桉叶 1.5 克）。

【用法】先将草药混料研碎、搅拌，然后与茶叶混均匀，用开水泡浸 10 ~ 15 分钟，即可服饮，热喝或温饮均可。

【按语】本品为苏联研制的一种香茶。香茶可以加少量糖或蜜，也可以加牛奶或乳脂，但饮用量每次不能超过两杯。本品不仅能解渴，而且能消除疲劳，对神经及心血管系统及消化器官都十分有益；另还有饱腹感，因此，胖人最宜饮用（不加糖服）。

7. 抗衰老保健方

【功效】消除疲劳，提神醒脑，抗老延年。

【配方】茶叶10克，粳米50克，白糖适量。

【用法】将茶叶加水先煮取浓汁约100毫升，去茶渣，入粳米、白糖，再加水400毫升左右，同煮为稀稠粥，每日2次，温热服食。

8. 抗疲劳保健方

【功效】解困去乏，抗疲劳。适宜于困倦乏力者服用。

【配方】茶叶20克，大米60克，食盐少许。

【用法】将茶叶、大米同放入锅内，炒至大米微黄，再冲入开水一杯，煮沸15分钟，取汁调食盐少许，趁热服下，卧床半小时，每日1次，连服数天见效。

9. 素春保健茶

【功效】消除疲劳，保健防衰。

【配方】茶叶10克，素馨花、春砂仁（打碎）各6克。

【用法】混匀后分作2次泡茶频饮之。

五、天柱益智健脑茶

《易经》云："天行健，君子以自强不息。"人应该要像天地运行那样，永远向前进，精行不已。对于一个人来说，疾健而行、自强不息，不只是要有健壮结实的身体，还要有聪慧敏捷的头脑。脑是身体最重要的器官，是慧命之所、元神之府。生命的活力，取决于脑功能的智慧运转状态。只有脑的功能健全，才能保证生命的高质量。聪明是人类的财富，随着科学的发展，技术的进步，提高人类自身的素质和智能便日益成为人类的迫切愿望。如今，人类已进入知识经济时代，知识和技术的竞争，在某种程度上就取决于人的科技素质和智力。因此，要想在科学腾飞的时代奋勇拼搏，并有所创新和贡献，就要修养慧命，以培养一个高智能的大脑。

茶叶具有益思提神、开发智慧、调节身心的作用。中国人一向以聪明勤劳著称于世，在世界范围内，中国人的智商名列前茅。我国著名营养学家于若木女士认为，中国人之所以智商较高，与悠久的茶文化不无关系。她说："世界各国的华人表现出优秀的品质，中国人较高的智商和茶不无关系。这并不是他们在国外都喝茶，而是说中华民族的祖先由于茶文化培养了较为发达的智力，并把这种优良的素质遗传给后代。"适当的饮茶，提神醒脑，振奋精神，增强思维，加强记忆力，提高工作效率；既可从药理上发挥养身健体之功效，又可从心理上起着调节身心之作用。唐代陆羽在《茶经》中曾引《神农食经》之言云："茶茗久服，令人有力、悦志。"《中华临床药膳食疗学》一书曾对近 40 部古今本草书籍中所载的益智食物进行了统计，其中茶叶就作为益智食物而被归于"强志类"一栏。"强志"，包括了"强意志""益志""志高""悦志""利意"等说法。

1. 五味人参茶

【功效】健脑强身，补中益气。

【配方】茶叶 15 克，五味子 20 克，人参 10 克，龙眼肉 30 克。

【用法】将五味子、人参捣烂、研末，龙眼肉切细丝，然后与茶叶共拌匀，备用。每取 10 克，以沸水冲泡 10 分钟，随意服饮，每日 1 剂。

2. 龙眼养生茶

【功效】益智健脑，增强思维记忆。适宜于中老年人服用。

【配方】茶叶 6 克，龙眼肉 30 克，人参 5 克，五味子 20 克。

【用法】将龙眼肉、人参、五味子共捣，研粗末，与茶叶混合均匀。每取 20 克，沸水泡饮，每日 1 剂。

3. 川芎保健茶

【功效】活血祛风，利窍健脑。

【配方】茶叶 6 克，川芎 6 克。

【用法】共制粗末，以沸水冲泡，代茶频饮之。每日 2 次，日服 1 剂。

【按语】方中川芎辛温，功能行气开郁，活血祛风止痛。《神农本草经》谓其能主治"中风入脑头痛"。

4. 杞子山楂茶

【功效】补肾填精，益智健脑，增强记忆力。

【配方】绿茶3克，枸杞子15克，山楂10克。

【用法】煎水代茶服饮，每日1剂。

5. 桃麻养生茶

【功效】补肾填精，益肝养血，健脑益智。

【配方】茶叶3克，核桃仁、芝麻各适量。

【用法】将核桃仁、芝麻各取500克，碾碎；然后取白砂糖250克，溶化后拌入核桃芝麻粉，放凉收贮。每取15克，加绿茶3克，开水冲泡，代茶服饮。可冲泡2～3次，最后连渣食用更佳。本品也可将核桃芝麻制成糖膏，配茶服用。

【按语】方中核桃仁功能补肾填精、益智健脑。《神农本草经》载云"食之令人肥健"。日本学者指出，核桃仁外形确似人的脑回，按中医取类比象、以脏养脏的原理，此物显然有益于人脑的生长发育。核桃仁可谓是健脑益智的精品。如果每日食用核桃仁6枚，对治疗神经衰弱，改善因脑动脉硬化引起的眩晕、健忘、反应迟钝等症状，具有一定效果。核桃肉作为补脑的高级食物，不管是儿童、少年，还是成人、老人，均可服用。

芝麻功能补益肝肾，润肠通便。芝麻的功用，历代评价甚高，尤其是它的健脑益智作用。如《神农本草经》称其能"补五内，益气力，长肌肉，填髓脑"；《日华子本草》称其能"补中益气，养五藏，治劳气、产后羸困，耐寒暑，止心凉"；《玉楸药解》谓其"补益精液，润肝脏，养血舒筋"。芝麻作为健脑佳品，可以常服。对肝肾虚损、精血不足引起的脑力不足、智力低下、健忘、头晕等症尤为适宜，且有健身美容润肤的效果。

而适当饮茶，可振奋精神，集中注意力，活跃思维和加速联想。早在东汉华佗《食论》中，就有茶叶"久服，益聪思"的论述。

六、天柱延年益寿茶

延年益寿是指延长人的生命长度，增强人的寿命质量。生、长、壮、老，这是人类生命的自然规律，"寿"是人类生息繁衍过程中一直梦寐以求的美好愿望。《庄子》一书中载云："人上寿百岁，中寿八十，下寿六十。"所以一般到六十岁才称寿。人类的寿命究竟有多长，是一个很复杂的问题，它与先天禀赋的强弱盛衰以及后天给养、居住条件、公共卫生和个人养护、医疗预防措施等多种因素的影响有关。随着社会时代的进步，科学技术的发展，生态环境的改善，机体素质的提高，以及医疗保健的加强，人的衰老在逐步延缓，人类寿命普遍地延长，平均寿命在不断提高。如新中国成立前我国人口平均寿命仅 35 岁左右，现代人口平均寿命已超过 73 岁。这些事实说明，虽说世间尚无不老长生之药，衰老是人的生命过程的必然现象，但推迟衰老、寿享高龄以尽天年，则是可以争取的。

饮茶具有一定的抗衰耐老、延年益寿作用，中国、日本的老星多善饮茶，我国古代早有寿星饮茶之记载。据北宋钱易《南部新书》说："大中三年，京都进一僧年一百二十岁，宣皇问服何药而至此。僧对曰，臣少也贱，素不知药，却本好茶，至处唯茶是求。或出，亦日过百余碗，如常亦不下四五十碗。"又如，李白在答友人赠茶诗序中，也曾说："玉泉寺，其水边处处有茗草……玉泉真公常采而饮之，年八十余，颜色如桃花。"在日本，据说"茶道"人士多长寿高龄，而且气色好，皮肤润泽。这与他们经常合理地饮茶摄生保健，具有密切的关系。因茶叶具有抗衰老、益寿命的作用，故日本人盛赞"茶叶是长生不老的仙药"。

1. 覆盆养生茶

【功效】补虚强身，延缓衰老。

【配方】绿茶 3 克，覆盆子 9 克（制），北杞子 6 克。

【用法】泡茶服饮，每日数次，每日 1 剂。

【按语】本方具有益肾涩精、助阳明目、延缓衰老等功效。可治疗小便频数、遗精、阳痿等症。身体虚弱者连续服饮此茶品，3个月之后，多数人自觉精神好转，记忆力增加，视力得到改善，食欲增强。中老年人在盛夏酷暑高温季节每天饮用本品，可以提高机体对暑热的耐受力，预防中暑。

2. 抗衰保健茶

【功效】预防早衰。

【配方】红茶、草菇各10克，生姜3片。

【用法】将草菇洗净晒干，粉碎，与红茶、生姜混合，然后放入茶壶内，以开水冲泡服饮即可，每日1剂。

3. 延年首乌茶

【功效】补益肝肾，养血乌发，消脂减肥，抗衰耐老，延年益寿。

【配方】乌龙茶3克，槐角15克，何首乌20克，冬瓜皮15克，山楂肉10克，枸杞子10克，桑椹子9克。

【用法】水煎取汁，代茶服饮，每日1剂。

4. 杞桑养生茶

【功效】补肾益精，养肝明目，抗衰耐老，延年益寿。

【配方】绿茶3克，枸杞子12克，桑叶6克。

【用法】煎水代茶服饮，每日1剂。

5. 三七陈皮茶

【功效】补气血、和血脉、降血压、延天年、益寿命，预防高血压、动脉硬化、冠心病及高脂血症等。

【配方】龙井茶3克，三七3克（研粗末），陈皮1.5克。

【用法】以沸水冲泡，代茶服饮，每日1剂。

6. 杏芝保健方

【功效】补脾肾，益寿命。适用于营养不良、身体虚弱、早衰。

【配方】茶叶、牛奶、白砂糖、蜂蜜、杏仁、芝麻各适量。

【用法】将杏仁、芝麻研成细末；熬好奶茶后，放入杏仁、芝麻末，再调入白砂糖、蜂蜜即成。作早点或加餐服用，每日1次。

7. 女贞养生茶

【功效】益寿健体。

【配方】茶叶60克，女贞子30克，大枣30克。

【用法】烘干研粗末，混匀。制成颗粒茶，每取12克以沸水冲泡服饮，每日1剂。

8. 宁神保健茶

【功效】提神醒脑，解除疲乏，利尿消肿，化痰消食，抗老延年。

【配方】茶叶10克，粳米50克，白糖适量。

【用法】将茶叶煮取浓汁100毫升左右，去渣，入粳米再加水400毫升左右，同煮为稀稠粥。温热服饮，每日2次，可加白糖适量调味服。本品临睡前不宜服，以免引起失眠。

9. 延年保健茶

【功效】却病，延年。

【配方】上好芽茶500克，沉香、降香、甘草、白术、孩儿茶、百药煎、甘松、桂皮、当归、薄荷、活石、葛粉、琥珀、柿霜三软、细辛、寒水石、硼砂、砂仁、丁香、犀角、羚羊角、朱砂、赤小豆各9克。

【用法】上药24味。将后23味共剉碎，各3克用水3碗，煎至2碗倾入盆内，将茶入汤浸湿状捞起晒干，如此九浸九晒，共九日听用。但制此茶务看天色好，方可下手，每次取9克开水冲泡，代茶服用，每日1~2次。

10. 参花养生茶

【功效】补益元气，清涤五脏六腑浊气，美容强肾，调理阴阳平衡。长期服用，可达祛病延年、养生益寿之功效。

【配方】天柱山茶1000克，荷花3朵，桂花60克，桃花30克，菊花60克，人参60克，枸杞250克，冰糖250克。

【用法】上八味切碎和匀，干燥密封，每取20克，以开水冲泡，代茶频饮，每日1剂。

七、天柱明目增视保健茶

明目增视是运用茶疗药膳来保护眼睛、增强视力、预防眼病、促进眼病康复和防止老视的摄养之法，属眼科保健范畴。也是强身健体、延年益寿的主要内容之一。眼睛是心灵的窗户，是我们感受和认识世界的窗户，它又是有生命力的活生生的细胞组织，必须靠悉心调理和养护，才能目光炯炯有神，洞察敏锐明晰。中医学认为，眼睛不仅可视万物、辨五色、审短长，而且又是脏腑精气汇聚之处，在生理上与脏腑经络、气血津液有密切的关系。古代医家认为，眼与心、肝、肾的关系尤为密切。《内经》把目与肝密切联系在一起，说肝的升发太过，肝气上逆，可面红目赤，头目胀痛，烦躁易怒；肝的经脉上联目系，目的视力有赖于肝气之疏泄和肝血之濡养；肝血不足，视物不清或夜盲；肝阴亏损，两目干涩；肝经风热，目赤痒痛；肝火上炎，目赤生翳。

1. 清热明目茶

【**功效**】清头明目，泻火解毒。

【**配方**】绿茶3克，菊花9克，生石膏9克。

【**用法**】将菊花、生石膏共为细末调匀，每服4.5克，以绿茶泡取茶水调服，每日1剂。

【**按语**】方中菊花清头明目解毒；生石膏清热泻火；茶叶清利头目。本方适用于风热火毒上攻所致的目赤头痛等。

2. 清肝保健茶

【**功效**】平肝潜阳，清热明目。适用于肝阳偏亢之眩晕目赤等症。

【**配方**】绿茶3克，菊花3克，槐花3克。

【**用法**】沸水冲泡5分钟，代茶频饮，每日1剂。

3. 健脾养生茶

【**功效**】消肥减胖，提神明目，健脾益胃。

【**配方**】2勺茶汁，1勺牛奶，白糖适量。

【用法】先将牛奶、白糖入锅煮开，再按比例用茶水冲服，每次200毫升，每日1～2次。

4. 桑菊保健茶

【功效】清肝明目，消积提神，疏络通脉，降热祛暑，健脾养生及降脂抗老等。

【配方】茶叶9克，菊花6克，桑叶6克，冰糖5克，蜂蜜9克。

【用法】以开水泡浸，温服之，每日1剂。

5. 滋养肝肾茶

【功效】滋养肝肾，疏风明目。适用于视力减退、目眩、夜盲等症。

【配方】天柱山茶3克，枸杞子10克，白菊花10克。

【用法】沸水冲泡盖浸10分钟，代茶频饮，每日1剂。

6. 决明保健茶

【功效】明目增视，降压降脂，润肠通便。

【配方】绿茶2～3克，草决明6克，陈皮1.5克。

【用法】以沸水冲泡盖浸10分钟，代茶频饮，每日1剂。

【按语】本方适宜于高血压症伴有便秘的老年人服用，久饮能增强视力，降血压，降血脂。

八、天柱聪耳延年茶

聪耳助听，是运用茶疗药膳来保护耳，增强听力，提高听觉灵敏度，预防耳疾，以及促进耳疾康复和防止老年耳聋的方法。属耳科保健范围，也是强身健体、延年益寿的摄养方法之一。人之听觉，同人体脏腑、经络的生理功能均有密切关系，如肾的精气不足或老年人肾之精气渐衰，则可出现耳鸣、听力减退等症。临床上，耳鸣的发病率较高，据一些调查表明，成人中20%有不同程度的耳鸣，其中4%诉严重耳鸣，发病率随年龄增长而增高，74%～80%的发病年龄在40岁以上。临床上，常由气血两虚、脾虚、肾虚等原因引起耳聋，故在茶疗药膳保健中，应多服一些益气养血、健脾、滋阴补肾之方剂，以预防耳聋的发生，促进耳聋的康复。

1. 益肾保健方

【功效】聪耳明目，开心益智。

【配方】绿茶 50 克，生姜 100 克（切），花椒 100 克，食醋 250 克。

【用法】用半盆水煎开后熏足，至水温适度，浸足过脚腕，每晚 1 次；1 剂连用 3 ~ 5 天，再换。此为足浴茶疗方。

【按语】此方若坚持 1 个月以上，多收温暖下元、强健腰肾等功效，能聪耳明目、开心益智。

2. 五子保健茶

【功效】补肝益肾，对腰酸乏力、胃寒腹胀、头昏耳鸣、肝肾阴虚等症疗效显著。

【配方】茶叶 6 克，五味子 6 克，苏子 10 克，女贞子 12 克，枸杞子 12 克，莱菔子 10 克。

【用法】水煎，分 3 次服饮，每日 1 剂。

3. 参蒲保健茶

【功效】益气，聪耳。适用于体虚听力减弱、耳鸣等症。

【配方】茶叶 3 克，参须 3 克，石菖蒲 3 克。

【用法】以沸水冲泡，代茶服饮，以味淡为度。每日 1 剂。

4. 益寿保健方

【功效】益寿养颜，安神益智，聪耳明目。

【配方】茶叶（新茶或泡过的茶渣）300 克，谷精草 600 克，决明子 1200 克。

【用法】制成茶枕作枕用之。

5. 益气生津茶

【功效】滋肾敛肺，宁心安神。适用于目眩、耳鸣、视力减退、腿软乏力等。

【配方】绿茶 3 克，北五味子 6 克（取五味子 250 克用文火炒至微焦备用），蜂蜜 25 克。

【用法】以开水 400～500 毫升冲泡，分 3 次代茶温饮，每日 1 剂。

【按语】方中五味子性温，味酸，上能收敛肺气而止咳喘，下能滋肾水以固涩下焦，内能益气生津、宁心安神，外能收敛止汗。现代研究指出，五味子对不同水平的中枢神经系统均有兴奋与强壮作用，能改善人的智力，提高工作效率，能提高血糖及血乳酸的水平，尚可提高正常人和眼病患者的视力及扩大视野，对提高听力也有良好作用。此外，五味子对子宫平滑肌有兴奋作用，使其节律性收缩加强。

6. 滋阴养生茶

【功效】滋养肾阴，补益肝血，聪耳明目。

【配方】茶叶 3 克，枸杞子 9 克，山萸肉 6 克，山药 9 克。

【用法】将后 3 味共捣，然后与茶共用沸水冲泡，代茶频饮之，每日 1 剂。

7. 补益肝肾茶

【功效】补肝益肾，聪耳明目。适用于视力、听力减退，目暗、耳鸣等症。

【配方】雨前茶 3 克，桑椹子 9 克。

【用法】以沸水冲泡，盖浸 5 分钟，代茶饮，每日 1 剂。

【按语】可加菊花 3 克同用，方中桑椹有补肝益肾、滋液熄风的功效，常可用于心悸失眠、头晕耳鸣目眩、便秘盗汗、关节酸痛不利等。

九、天柱固齿养生茶

常言道"民以食为天"，人类生存所托依、仰赖的食物，都是经过口而吃进去的。一张开嘴，第一道关口就是牙齿。在这里，牙齿起着咀嚼食物、调和消化的作用；同时，牙齿还兼负帮助发育并保持外形美观的重任。一副结实硬朗、次第井然的牙齿，将与人一生同在，从这个意义上说，齿是生命的象征。因此，护牙固齿就显得极为重要了。中医学认为，牙齿的生长发育及病变与肾气的盛衰有密切的关系。肾中精气充足，牙齿坚固有力；肾精虚少，骨髓化源不足，牙齿就易松动、脱落，小儿牙齿则生长迟缓。由此可知，牙疼亦是病，要及早医治。我们祖先历来重视牙病对人体的危害，认为治牙当如治军。牙齿是口腔的门户，一旦患疾，置之不理，那就会溃不成军了。诱发牙病的原因很多，如不注意口腔卫生，缺乏漱口刷牙习惯，会让食物残渣留在牙齿缝间，时间长了牙齿必然会遭受损害、腐蚀而成蛀牙（龋齿）；平时饮食不节，喜食酸甜食物或有吃零食习惯的人，就很容易引起龋齿等病症；某些营养素（钙、磷、维生素 A 及 D 等）的缺乏，可直接或间接促成龋齿等病症。不论是婴幼儿还是青少年，倘若钙摄入不足，就会影响牙齿坚固；牙齿缺钙后会变得疏松，就更易被腐蚀而生成龋洞。还有，氟在牙齿中虽其含量极少，但也是牙齿不可缺少的重要成分。饮水中如长期缺氟，就有可能发生龋齿。总而言之，小小一颗牙，与方方面面都有密切的关系。因此，全方位防治牙病是至关重要的，除了应注意口腔卫生外，还应从根本上增强机体的素质，加强养生调摄；同时，选服一些益脾胃、补肝肾的茶疗药膳，将有十分重要的意义。

1. 天柱固齿茶

【功效】防龋齿及口腔疾病。

【配方】天柱山茶 6 克，薄荷 3 克，莲心 3 克。

【用法】以开水 500 ~ 800 毫升冲泡，50 分钟后饮用、含漱、刷牙，即可达到安全、有效的防龋剂量，起到防龋、抗龋作用。

【按语】茶叶性味苦、甘，凉。有清头目、除烦渴、消食、利尿、解毒诸功效，可治食积厌腻，口疮龈炎，并能消除口臭。茶叶中氟、茶多酚、金属离子和挥发性物质等都有防龋作用，而茶多酚与氟的协同作用被认为是最重要的。

2. 石斛养生茶

【功效】护齿，固齿，除臭。

【配方】绿茶 6 克，鲜石斛 15 克（洗净、切段），陈皮 3 克。

【用法】共放入小瓦罐茶壶内，冲开水，然后小火上炖6～10分钟，每天冲泡1壶饮之。

【按语】本方适用于胃阴不足、肾阴亏损等所致的烦热、消渴、口臭、牙龈出血或溃烂等症，具有白齿、固齿的功效。凡肾热和胃热引起的口臭、齿龈出血或溃烂者，均可饮之。方中石斛能滋养胃肾之阴液、清胃肾之热；绿茶清热生津，下气化积，利尿解毒。

3. 天柱保健茶

【功效】固齿，轻身，防癌。适用于龋齿，肥胖。

【配方】天柱山茶6克或花茶（任选一种），陈皮1.5克。

【用法】取适量泡茶水服饮。每天坚持饮用并漱口，每天数次。

【按语】失眠者，午后及睡前忌服。另外，也可咀嚼茶叶或茶渣，然后用茶水漱口。张仲景指出："食毕当漱口数过，令牙齿不败、口香。"

4. 益寿养生茶

【功效】益血填精，补肾润肝，消脂减肥，乌发固齿，延年益寿，护肤美颜。

【配方】茶叶3克，制何首乌30克，冬瓜皮20克，槐角15克，焦山楂15克。

【用法】后4味煎水，泡茶服饮，每日1剂。

5. 滋养肝肾茶

【功效】补血填精，滋肝固肾，润肤美颜，乌发固齿，延年益寿。

【配方】乌龙茶5克，制何首乌20克，松针（或松花）30克。

【用法】先将乌龙茶放于茶杯中，将何首乌与松针水煎，约30分钟，取汁泡茶服饮，可水煎2次，冲泡乌龙茶2次。代茶温饮，每日1剂。

6. 天柱二花保健茶

【功效】芳香辟秽，解毒除臭。

【配方】茉莉花茶（或红茶）3克，桂花5克，陈皮1.5克。

【用法】先将桂花、陈皮加水200毫升，煮沸后加入茶叶，沸后即可，代茶频饮之。本方可治口臭，胃部湿热等症，适宜于消化不良性嗳腐口臭者；胃火炽盛之口臭者不宜服用。

7. 天柱二仁保健茶

【功效】香口，理气生津。

【配方】上好细茶 30 克，孩儿茶 35 克，砂仁 60 克，白豆蔻 15 克，沉香 9 克，片脑 0.6 克，麝香 1 克。

【用法】共为细末，甘草膏为丸，豌豆大。每次 1 丸，嚼化之。

【按语】本方主治口臭、熏香。适用于口中气味欠佳而不甚者。

8. 天柱理气保健茶

【功效】健脾理气，生津止渴，防止口气臭秽。适宜于消化不良、口腔炎、口干舌燥、高血压口气臭秽患者。

【配方】乌龙茶 1 撮（3 ~ 5 克），藿香 9 克，苹果 1 个（用清水洗净、去蒂去心、切片），蜂蜜适量。

【用法】将前 3 味入罐内用清水漂去浮沫，煮 15 分钟，候茶水温时，调入蜂蜜服饮。

【按语】脾胃虚寒腹泻者不宜服用。

十、天柱未病强身茶

现代医学的健康概念是人的生物体与自然和社会环境的一种动态平衡。健康应是身体的、心理的、精神的、社会的完满状态的综合反映。就是说，一个属于生物医学健康范围的人，应体力充沛，能愉快地进行生活、工作和学习；肤色润泽，富有弹性；食欲正常，消化吸收功能旺盛；大、小便正常，中医学的情志、脉象、舌象等都正常；体重正常范围，形体既不肥胖，又不瘦弱。按现代医学的观念，应是无明显疾患，且又无疾病的早期症状或先兆。其次，应有较强的适应外界（自然界和社会）环境的能力，一方面，健康者应对居住环境、工作环境及气象条件的变化有较强的适应能力，由于风、火、暑、燥、寒、湿六气可以说无处不在、无时不有，若机体不能自我调节以适应六气之变化，阴阳不能调和，或正气不足以成虚证，或病邪亢盛致成实证；另一方面，健康者应对社会环境具有较强的知变、适变、应变的能力，心理上有较强的承受和抵抗挫折的能力。

然而，在实际生活中，在目前现有的条件下，绝大多数人难以达到上述的这种完满境界，少数人有不同程度地都处于无明显疾患的不完全健康状态（医学上称"第三状态""亚健康状态"）。在这种情况下，人们如果能够选用一些适宜的茶疗药膳进行养生调摄，或许能够使健康水平上一个台阶，收到意想不到的捷效。

此外，在日常的生活当中，还有些人由于先天不足，或劳累过度，或病后，或产后及患有某些慢性疾病等，均可出现不同程度的虚证现象，如贫血乏力、心悸、腰膝酸软、耳鸣、头晕、目糊、汗多、遗精、早泄、失眠、易惊醒、皮肤粗糙、毛发枯黄、头发早白等。对于这些人而言，若服用适症的茶疗滋补剂，无疑有利于机体的康复。有关这方面的茶疗药膳，在本章的相关几节已有较详细的介绍，本小节的内容也可一并供作参考。

1. 养血健脾茶

【功效】补精养血，健脾和胃。适宜于久病体虚、贫血及维生素缺乏症等。

【配方】茶叶 3 克，黄芪 9 克，红枣 9 枚，白糖 10 克。

【用法】先将红枣、黄芪洗净加水适量，与白糖共煮至红枣烂熟，再将泡取的茶汁和入，不拘时温服饮，每日 1 剂。

2. 莲桂养生茶

【功效】健脾开胃，补精养血。

【配方】茶叶 3 克，莲藕 50 克，白糖桂花适量。

【用法】将莲藕用文火煮煎 10 分钟后留下汁水，然后加入茶叶、白糖桂花调匀，放凉服饮，每日 1 剂。

3. 保健奶茶

【功效】润心肺，疗虚劳，滋阴养胃，益精补肾。适用于病后体弱者及老年人可常服。

【配方】绿茶 3 克，柠檬 3 片，奶油 30 克。

【用法】将手提锅内，放入茶叶、柠檬、沸水，待茶叶下沉后，徐徐加入奶油，搅拌均匀，并适当加热，但不可煮沸，可经常服用，每日1剂。

4. 保健酥油茶

【功效】滋阴补气、健脾提神，服用本品可增进食欲，加速病人康复。对老人、产妇及病后体弱者有益。

【配方】砖茶适量，奶油150克，牛奶1杯，食盐、姜汁少许。

【用法】取奶油100克、精盐3克、姜汁少许和牛奶一起倒入茶桶内，再倒入熬好的茶水1～2千克，然后用细木棍上下抽打5分钟，再放入奶油50克，再抽打3～5分钟。将酥油茶打好后，倒进茶壶内，加热1分钟左右，不可煮沸，否则茶油分离，口味不好。倒茶时轻轻摇动，使水乳茶油交融，则更加香美可口。此为2日量，不拘时温饮之。

5. 养生擂茶

【功效】祛病防病，强身健体，延年益寿。

【配方】茶叶、茉莉花、芝麻、生姜、生花生仁各适量。

【用法】将芝麻用香油炸黄，花生仁炒香熟。然后将以上各料共置臼内，捣成碎末，每次1匙，以沸水冲泡，即可服用。亦可加白砂糖同制，每日服用1次。

【按语】本品为"擂茶"。简单的制法可取茶叶、生姜、花生各适量，用擂钵捣碎，然后以沸水冲泡代茶服饮即可。尤适于体质较差、脾胃虚弱者服用。

6. 黄芪养生茶

【功效】补中益气，增强体质。适宜于老年体虚瘦弱之人服用。

【配方】红茶1克，黄芪15克。

【用法】将黄芪加水400毫升煮沸5～10分钟，加入红茶即可。分3次温饮，每日1剂。

7. 益气生津茶

【功效】补脾和胃，益气生津。适宜于体虚、病后饮食减少、大便溏稀、体困神疲、心悸怔忡、妇女脏躁等。

【配方】茶叶 3 克，陈皮 3 克，红枣 10～20 枚，党参 20 克。

【用法】将红枣、陈皮、党参洗净后，与茶叶同煮汤汁服饮。每日 1 剂，不拘时代茶温饮之。

8. 滋补保健方

【功效】滋补健身，营养丰富，香甜可口。

【配方】茶汁 200 毫升，鸡蛋黄 2 个，砂糖适量。

【用法】共调匀服饮，每日 1～2 次，老少皆宜。

9. 强身养生方

【功效】初服一匙，百体遍香；若常服，身体强健、壮阳滋骨、补益丹田，不可尽述。适宜于五膈五噎痞塞，诸虚百损，五劳七伤，体气，口气，龋气等症。

【配方】细茶、沉香、木香、丁香、藿香、没药、甘松、零陵香、缩砂、丁皮、官桂、白芷、香附、儿茶、白蔻、槟榔、人参各 30 克，乳香、檀香、三奈、细辛、益智、当归、川芎、乌药各 15 克，麝香、潮脑各 6 克，薄荷 30 克，大粉草 300 克（锉片）。

【用法】先将大粉草加水煮汁，去渣，将汁熬膏；其余诸药共为末，膏蜜为丸如芡实大。每晨嚼 1 丸，黄酒下。忌生冷毒物解之。

10. 益肾养生茶

【功效】补肾壮阳，健脾开胃，祛病强身，提高机体免疫力。适用于身体虚弱、抵抗力下降者。

【配方】茶叶 3 克，洁净干虾仁 15 粒。

【用法】以沸水冲泡服饮。可反复冲泡 2～3 次，最后将虾仁服下，每日 1 剂。

11. 天柱保健茶

【功效】补虚，利湿。适用于治虚劳体弱、消渴等。

【配方】天柱山茶 12 克，黄芪 15 克，砂仁 12 克，陈皮 6 克，鸡蛋 20 个，食盐 6 克。

【用法】上药共加水慢煮，待蛋熟可轻轻将皮壳击裂，煮至熟透。浸泡更佳。每服 2 个。

12. 益元养生茶

【功效】益气补元，强壮提神，祛病抗癌。适宜于元气虚亏所致之身体虚弱、四肢软弱、精神不振，以及各种慢性病患者、癌症患者。

【配方】绿茶3克，黄芪9克，绞股蓝15克（烘或焙干）。

【用法】将黄芪、绞股蓝焙干后研粗末与茶叶混匀，每取适量以沸水冲泡或略加煮煎后服饮，每日1剂（以上制作时可加大量炮制，分数次服用）。

【按语】本品可适加蜂蜜或白糖调味服。适用于诸虚证，尤其是体弱多病者、老年人更宜服用。

13. 和胃保健茶

【功效】和胃通便。适用于病后大便不通、胃部不适等，具有和胃暖脾、补中益气之效。

【配方】茶叶3克，红糖5克（老年人用蜂蜜）。

【用法】以开水冲泡5分钟，每顿饭后饮1杯。如用蜂蜜泡沏成蜜茶服，则更兼有益肾润肠之效。

14. 滋阴保健茶

【功效】滋阴解渴，生津补虚。适用于病后体虚、消渴等症。

【配方】茶叶5克，鲜丝瓜200克，食盐少许。

【用法】先将丝瓜洗净切成薄片，加盐水煮熟，然后掺入泡取的茶汁即可，日饮2次。

15. 养生红茶菌

【功效】益五脏，健脾胃，强身体，祛疾病。适宜于脾胃不和，食欲不振，消化不良，体弱多病，贫血，营养不良，维生素缺乏症，高血脂，高血压，秃顶，面部雀斑，脚气，神经衰弱等。

【配方】茶叶、白砂糖、菌母膜、洁净水各适量。

【用法】选取两只洁净的广口瓶或奶粉瓶，煮沸消毒后备用。将茶：糖：水按1～2:5～10:100的比例放入茶壶中，煮沸10分钟；或像平日泡茶一样，将茶叶5克放入茶杯中，加白糖1匙，冲入沸水，待茶糖水冷却至20～30℃时，再将茶糖水进行过滤，把纯净的滤液倒入消毒好的广口瓶中 2/3 处，接上选好的菌母膜，并倒入母液，然后用纱布扎包好瓶口。将瓶子置于避光和平稳的地方，待 1 周左右的时间，菌膜迅速增大，充满液面，培养液的颜色变浅，溶液变浊，有气泡产生，并挥发出酸甜的香气，即成。饮用时，可将菌液轻轻倒入杯中，余下 1/3 的菌液及菌母仍留在瓶中，然后按上述泡制好的茶糖水，徐徐注入瓶中，进行再制。2 个培养瓶可以交替使用，循环往复取之不尽。

【按语】①菌母要选好：以新鲜、纯净、健康的乳白带黄者为佳；呈棕红色、茶色者已老化，不宜使用，而应重新再接，再度培养。接种时要注意清洁卫生，严防杂菌感染。一旦发生感染，应弃去。②红茶、绿茶、乌龙茶、花茶等均可，但茶灰和霉茶不能用。糖以白砂糖、冰糖、葡萄糖或蜂糖为宜，红糖和土制糖不宜用。水以自来水、泉水或沙滤水等清洁之水为好。所用器具应洁净和煮沸消毒杀菌，一般用玻璃或陶瓷品，而不能用铝、铁制品。③应在 25 ~ 30℃的干燥通风处，培养菌液为宜。忌阳光曝晒和震动。④饮用时，红茶菌的酸度可依人的嗜好进行调节，过酸可以加糖和冷开水，或用茶汤冲淡。每天可服饮 100 ~ 200 毫升红茶菌，一般在饭后服饮为宜，如空腹服饮则可引起不适（如导致头晕等）。饮用时切不可将菌液加热或煮沸，以免菌液失去活性，降低保健作用。⑤禁忌：由于菌液呈酸性，pH 为 2 ~ 4，故饮用红茶菌时忌与其他药物同服，尤其是碱性药物。

第九节　日常生活保健养生茶

一、养生茶与旅游保健

旅游给人生带来乐趣，已成为当今的热门时尚。但是，旅游者在饱览湖光山色之时，切莫忽视一个重要问题，那就是旅途中的饮食与营养。因为游山玩水体力上会有较大的消耗，旅途车船劳累必须要有足够的食物热量供给，营养如果跟不上，人就提不起精神来；如果整天拖着疲惫的身子，无疑会影响游兴，景色再美也无心欣赏，兴味索然。茶叶不仅富含营养成分，而且还有益气疗饥、增力耐劳、下气消食、提神抗乏等多种功能，不失为一种理想的旅游保健食品。倘若再进一步选用一些适宜的茶疗药膳，无疑会给旅游者频添情趣。

1. 甘榄保健茶

【功效】提神醒脑，利尿解毒，提高抗病能力。

【配方】天柱山茶 3 克（或选当地的常饮茶叶），青甘榄 3 枚。

【用法】取适量以开水泡饮。每日数次。

【按语】旅途中喝茶 1 杯可提神解乏，生津止渴，增进游兴。倘若在旅游中带自己常饮或本地所产的茶叶，还可减轻水土不服。

人们在外出时常会水土不服，肚子发胀，胃口不好，甚至腹泻，这主要是由于饮用水的水质差异所造成的。例如生活在红黄壤地区的南方人常饮带微酸性的水，一旦去北方喝上带碱性的水，会抑制消化道某些酶的功能，影响正常的消化，产生肚子不适、腹胀、口臭、乏力等症状。在外地如果仍饮用自己常饮的茶叶，可缩小自身消化液的改变，保持酶的功能正常，缓和由于水质差异所引起的水土不服反应。

另外，旅游往往少不了坐船乘车的，对于有晕动病的人来说，如上车前喝一杯浓茶水，可预防晕车；或将 3 片生姜加入适量浓茶后饮服，或口含 3 片生姜，下车（船）吐掉，均可防晕车晕船。

2. 和胃保健茶

【功效】理气和胃，消食化滞。适宜于食积停滞引起的脘腹胀闷、不思饮食及水土不服等症。

【配方】茶叶 90 克，橘皮 120 克，乌药、炒山楂、姜炙川朴、麸炒枳壳各 24 克，炒谷芽 30 克，麸炒六神曲 45 克。

【用法】先将橘皮用盐水浸润炒干，与其他各药共制粗末，和匀过筛，分装成每袋 9 克。每次 1 袋，加鲜生姜 1 片，开水泡饮。

中国天柱养生茶文化

二、养生茶与烟民保健

世人皆知，吸烟危害人体健康，但由于社会交际的需要及嗜好等因素，烟民有增无减。吸烟者因尼古丁的吸入，可以导致血压上升、动脉硬化及维生素 C 的减少而加速人体衰老。据调查，每吸一支烟可使体内维生素 C 含量减少 25mg，吸烟者体内维生素 C 的浓度低于不吸烟者。另外，香烟烟雾中还含有苯并芘等多种化学致癌物，养生茶以减轻吸烟者的伤害。

1. 甘陈保健茶

【功效】减轻烟毒。

【配方】绿茶 3 克，甘榄 6 克，陈皮 3 克。

【用法】开水泡饮，每日数次，每日 1 剂。

【按语】吸烟者喝茶，尤其是绿茶，可以解烟毒并补充人体的维生素 C。提倡吸烟者同时饮茶，对减轻香烟的毒害作用是有益的。

2. 大海保健茶

【功效】利尿解毒。适用于香烟中毒，证见头晕头痛、胸闷、疲倦多汗、恶心呕吐、失眠。

【配方】天柱山茶 3 克，胖大海 6 克，橘红 3 克，白糖适量。

【用法】共搅匀沸水浸泡服饮，每日 1 剂。

3. 连陈保健茶

【功效】解毒。治水烟醉伤，兼治旱烟醉伤。

【配方】胡黄连 3 克，陈皮 3 克，甘草 3 克。

【用法】煎水，对茶汁饮之，即解。

【按语】本小节所介绍的茶方，均系针对吸烟者、嗜烟者为抵消、降低烟的毒性反应，加强自身保健所设。然则，最佳、最为理想的保健之法，莫过于戒烟。有关戒烟的茶疗药膳可参看内科部分的相关内容，此不赘述。

三、养生茶与嗜酒保健

祖国医学认为，"酒大伤身""酒极则乱"。酒少饮有益健康，多饮则会伤气耗血，损肾之精，生疾动火，损害健康。茶能解酒毒、醒酒，单味茶服饮即可见效。如与某些食品或中药合伍同用，则功效更佳。下面将略作介绍，供嗜好酒者保健选用。

茶叶醒酒解醉的主要作用是：兴奋中枢神经，对抗和缓解酒精的抑制作用，以减轻酒后的昏晕感；扩张血管，利于血液循环，有助于将血液中乙醇排出；补充维生素C等有益成分，提高肝脏代谢能力，有利于乙醇在肝脏内解毒；通过茅根、葛根茶的利尿作用，促使乙醇迅速排出体外，从而起到解酒作用。

然而，大醉后饮茶有时也可以出现弊病。早在明代李时珍《本草纲目》中就提到过：酒后饮茶伤肾脏，容易引起腰脚重坠、膀胱冷痛、痰饮水肿、消渴挛痛之疾。我们知道，乙醇在人体内分解过程很缓慢，一般人醉酒后，乙醇全部分解需要 3～4 小时之久。若饮酒大醉后马上用浓茶来解，会使大量乙醇通过肾脏从小便排出的同时刺激肾脏，影响肾脏功能。并且，过多地饮茶，纳水量太多也会增加心脏和肾脏的负担，这对患有高血压、心脏病等疾患的人是不利的。故而，权衡利弊，大醉后立即频饮茶是一种得不偿失之举，不宜提倡，加入茅根、葛根可对症应用。

1. 茅根保健茶

【功效】醒酒解醉，清热解毒。

【配方】天柱山茶 3 克，白茅根 9 克，葛根 6 克。

【用法】开水泡饮，日饮数次，每日 1 剂。

【按语】多种茶叶均有良好的解酒作用，一般轻、中度酒醉适用，而大醉则不宜。

2. 双花保健茶

【功效】醒酒解醉，利尿解毒。

【配方】绿茶 3 克，葛花、绿豆花各 10 克。

【用法】水煎浓汁服饮，每日 1 剂。

【按语】据称，本方如酒醉灌服即解。边饮茶，边饮酒，可千杯不倒，酒入肚化为水。

3. 葡果保健茶

【功效】解酒毒，清湿热。

【配方】细茶 120 克，白果仁 240 克，葡萄 240 克，佩兰叶 30 克，藿香叶 30 克，薄荷叶 30 克，侧柏 30 克，细辛 1.5 克，朝脑 1.5 克，丁香 1.5 克，官桂 1.5 克，当归 15 克，砂仁 30 克，甘松 30 克。

【用法】为细末。炼蜜为丸，芡实大。细嚼，清茶送下。此曰"解酒丹"，用于解酒可立醒。

【按语】本方适用于素体胃脾虚寒、中阳不振、湿从寒化者，则宜增加温燥之品为妥。用本方解酒立醒，尤适合脾胃虚寒者。

4. 姜茶保健方

【功效】消食化痰，除烦止渴，兴奋提神。适用于食积不消，过食油腻，饮酒过量，口干烦渴，多睡不醒等。

【配方】陈茶叶 9 克，生姜 3 片，粳米 50～100 克。

【用法】煮取茶汁，入粳米同煮为粥。每日 2 次，温热服。

四、养生茶与荤食保健

喜食荤者是指日常生活食荤腻食物之人。平时爱吃肉类等荤油食品的人易形成酸性体质，并出现全身乏力、易疲倦、精神萎弱、厌食等症状，宜多用成碱性食物，即蔬菜、豆类、牛奶、海带、茶叶等，这些食物内含钾、钠、钙、镁金属元素，在体内代谢后产生碱性代谢物，有利于改善体质。茶叶是一种很好的成碱性食品，时常饮用茶水或服食有关的茶疗药膳，便可调节酸性体质，颐生保健。我国西藏、新疆等地区的居民以及广大的游牧区，以肉食为生，缺乏水果蔬菜，维生素 C 等营养物质主要靠茶叶来补充，加之茶叶具有很好的消食开胃、解油去腻、利尿解毒、提神除烦等作用，茶叶已成为他们生活中不可或缺的饮料（有关"酥油茶""奶茶"等茶馔的调制请参看有关章节）。

1. 麦芽保健茶

【功效】消脂去腻。

【配方】天柱山茶 6 克，麦芽 9 克。

【用法】开水泡饮，或煎服饮用，每日 1 剂。

【按语】各类茶均可用，一般认为乌龙茶、普洱茶、绿茶较优，而有胃部疾病者较宜红茶。自古茶就被认为是消食祛滞、去脂除腻的良品，《本草备要》称"茶有解酒食、油腻、烧炙之毒，利大小便"之功；明朝谈修在《滴露漫录》中，曾谈到茶叶是中国边疆少数民族的必需品："以其腥肉之食，非茶不消；青稞之热，非茶不解。"现代研究认为，茶的消食开胃、助消化、去油腻、解膻腥作用，是茶叶多种成分综合作用的结果。

2. 山楂保健茶

【功效】消食化滞，解油腻，和血脉。适用于食肉类食品过多，脾胃虚弱、食欲不振等。

【配方】乌龙茶 5 克，山楂 30 克。

【用法】煎水代茶频饮，每日 1 剂。

【按语】据报道，以山楂为主的中药复方，经提取后，加入湖南安化云雾茶中制成"健脾开胃茶"，能增强食欲，促进消化。适宜于脾胃虚弱、消化不良、食积腹胀、腹泻、高脂血症和肥胖病多种疾病。

3. 槟榔保健茶

【功效】破积下气，消食开胃。适用于食肉食等荤腻食品过多，油腻积滞、腹胀不舒等。

【配方】红茶 6 克，槟榔 9 克，砂仁 3 克。

【用法】煎水代茶频饮，每日 1 剂。

4. 瓜仁赤豆茶

【功效】消脂去腻，祛痰减肥。适宜于肥胖、痰多、喜食油腻者服用。

【配方】乌龙茶、干荷叶各适量（用洁净的纱布包好），薏苡仁30克，冬瓜子100克，赤小豆20克。

【用法】将薏苡仁、冬瓜子、赤小豆用清水洗净，放入锅中，加清水烧开，用文火煎煮至豆熟，然后放入乌龙茶、干荷叶纱布包，再熬约7～8分钟，将纱布包取出即成，吃豆喝汤。

5. 莱菔红茶方

【功效】化食消滞。可治消化不良，积食不消，胃纳不舒等症。

【配方】红茶500克，白砂糖500克，陈皮15克为末，莱菔子30克为末。

【用法】红茶水煎，每过20分钟取煎汁1次，加水再煎，共取煎汁四次，加入陈皮、莱菔子末合并以小火煮至浓缩，加白砂糖，调匀。再熬至用铲挑起呈丝状而不粘手时，趁热装入抹过食油的盛器中，稍冷后分割成块（每块10～15克）即成。每日2次，每次1块，饭后含食或开水嚼化送服。

第十节　不同人群常用养生茶膳

1. 八宝茶（油茶汤）

【功效】祛病强身。本品清香、味美，既解渴，又饱肚。老年人常喝能延年益寿，小伙子常喝能膘悍神气，姑娘们常喝能俊秀美丽。

【配方】油茶汤（茶叶、茶油、花椒、姜丝、精盐、大蒜各适量），阴苞谷、黄豆、花生米、核桃仁、阴米子、团散、干豆腐丁、粉条各适量。

【用法】将阴苞谷（将苞火烫后晾干）、黄豆、花生米、核桃仁、阴米子（将糯米蒸熟后晾干）、团散（阴米子粘结成薄饼）、干豆腐丁、粉条等物料，分别用茶油炸好，制成油炸物待用。制油茶汤：将锅置火上，放入适量的茶油，待油冒青烟时，放入一撮茶叶和少许花椒。待锅内茶叶呈焦黄时，快速倒入适量冷水，再放入姜丝等，并用铲子挤压茶、姜等，以充分榨出茶汁、姜汁等。等到了水滚开时，徐徐掺入冷水。之后，待水沸而不滚沸时，加入精盐、大蒜、花椒等调料，搅拌均匀即成。将油茶汤制好，沸后，即盛入有油炸物的碗中即成。随即便可奉送客人服饮。

【按语】本品是在油茶汤的基础上佐以八种辅料（即八种油炸物）制作而成，称之为"八宝油茶汤"，系土家族人待客的佳品之一。

土家族的本地人素有喝油茶汤的风俗，一日三餐都离不开油茶汤，即使宾客临门，也以油茶汤迎客。当地流传的歌谣颂云"来凤名茶传千里，土家油茶香天下"，"一日不喝油茶汤，满桌酒菜都不香"。土家人喝油茶汤代代相传而沿袭至今，其风俗可谓古朴，其历史可谓久远矣。

2. 益气茶（绿雪荸荠）

【功效】清热生津，益气滋阴。

【配方】敬亭绿雪茶50克，干淀粉30克，荸荠10个，猪油500克，白糖适量。

【用法】先将50克敬亭绿雪茶以沸水冲泡，盖浸5分钟左右，捞出沥干水分，用10克干淀粉搅拌后，下五成热的猪油锅内炸成暗绿色，捞出盛盘中。再将荸荠切丝，拌干淀粉20克，下六成热油锅炸至嫩黄色，捞出。最后，将制好的茶松堆放盘中央，上摆白糖，将炸荸荠丝放茶松周围，原盘上桌，食用时将白糖拌和。

【备注】①猪油500克，炸两次后，实耗50克，余油可另作他用。②茶叶拌淀粉后，下五成热油锅炸30分钟即捞出，切忌油温过高或油炸时间过长，茶松为暗绿色，万勿炸黄。

【按语】本品色泽素雅，茶香浓郁，清口甘美。且绿茶清心宁神，荸荠润肺止咳，凡年过花甲，阴气已虚，烦热不寐，干咳少痰者，用此进补，食治胜于药治也，此为茶疗药膳佳品之一。

敬亭山在宣州（今安徽宣城），宣州是六朝以来江南名郡，大诗人谢灵运、谢朓等曾在这里做过太守，唐代诗仙李白一生曾七游宣城，有诗曰："众鸟高飞尽，孤云独去闲。相看两不厌，只有敬亭山。"据《茶品大成》记载："敬亭山（安徽宣城县敬亭山）产茶品细嫩，有白毫处其上，不易多得。"以此入菜，系当地传统佳肴。名地、名茶、名菜，可谓"三绝"。

3. 强体茶

【功效】益气补虚，增力耐劳。适宜于气血不足，乏力倦怠，久病体虚等症。

【配方】牛肉 500 克，植物油 25 克，葱段、姜片各 15 克，料酒 50 克，酱油 75 克，白糖 25 克，绿茶 5 克，桂皮、茴香各 3 克，红枣 25 克。

【用法】将牛肉洗净去筋切成小块；红枣洗净待用。炒锅放入清水，投入牛肉块，置旺火上烧沸，撇去浮沫，再改小火煮 30 分钟，捞出用清水洗净沥干。原汤倒入容器中待用。将炒锅洗净后置旺火上烧热，用油滑锅后，加入油，待油热时，投入葱段、姜片及牛肉块略加煸炒，加入料酒、酱油、白糖、绿茶、桂皮、茴香、红枣及原汤适量，用大火烧开后，即改用小火焖烧约 90 分钟，至牛肉酥烂、茶香扑鼻时，移至大火上收浓卤汁，装盘即成。

【按语】本品肉酥茶香味美，无腥膻气，适宜于体力劳动者经常食用。

4. 补益茶

【功效】益智健脑，补益气血。

【配方】鹌鹑蛋 150 克，杏仁 100 克，龙眼肉 50 克，红茶 10 克，冰糖 500 克，碱面 25 克。

【用法】将鹌鹑蛋置入凉水锅内，煮至熟，捞出入凉开水中浸凉，剥去蛋壳。杏仁以开水稍泡，剥去外仁皮，放入碗中，加入碱面和清水 250 毫升，置大火上蒸 30 分钟，至杏仁熟烂取出，用凉水慢慢漂去碱味。再将鹌鹑蛋放入碗内，加入红茶 5 克，冰糖 150 克，沸水适量，上蒸笼蒸至鹌鹑蛋入味，取出，待用。此后，将龙眼肉放入碗内，加清水浸没之，上笼蒸 20 分钟，待肉变软，涨开，取出。最后，将红茶 5 克放入杯中，冲沸水泡浸。取锅置火上，加入清水 1000 毫升，冰糖 350 克，以小火化开后，加入杏仁；把鹌鹑蛋取出，放入甜茶小碗中；将茶水滗入糖水内，龙眼肉连汤倒入糖水内，再盛入甜茶碗内即成。

【按语】诸物合用，甜而不腻，入口舒适甘美。适宜于脑力劳动者作茶疗药膳服用。方中龙眼肉补益心脾、养血安神、增强记忆、消除疲劳；甜杏仁滋养润肺、止咳；鹌鹑蛋为食物中之珍品，不仅营养丰富，且具有很高的药用价值，古代多为帝王将相所食用，故有"宫廷珍贵食品"之名。鹌鹑蛋中含蛋白质与鸡蛋相近，维生素 B_1、B_2 等含量均高于鸡蛋，而胆固醇含量低于鸡蛋，并含有芦丁和对大脑有益的脑磷脂、激素等，常服对健脑益智具有良好作用。

5. 生津茶

【功效】清热，生津润燥，调和脾胃。适宜于温燥环境下的高温作业者作茶疗药膳服用。

【配方】豆腐 200 克，高级龙井茶 2 克，海米 15 克，料酒、精盐、味精、水淀粉各适量，鸡油少许（也可用色拉油）。

【用法】将豆腐切成小块；海米用清水洗净，放在小碗内，加上酒和少许开水泡发。炒锅放入适量清水置旺火上烧开，放入豆腐和海米（包括浸泡的酒和水），加入精盐，煮沸后，撇去浮沫，放入茶叶，改用小火略烧。待茶香溢出，加上味精，用水淀粉勾芡，出锅盛在汤碗内，再浇少许鸡油或色拉油即成。

6. 养生健美方

【功效】补脾胃，利水湿。本品茶香浓、味鲜美，少女食用健身美容，肥胖者食用有减肥效用。

【配方】鲢鱼肉 500 克，白蔻仁 3 克，鲜荷叶 3 张，猪网油 150 克，生姜 15 克，酱油 30 克，料酒 10 克，精盐 1 克，胡椒粉 2 克，味精 1 克，茶叶 25 克，白糖 9 克，米饭锅巴 60 克。

【用法】先将鲢鱼肉修净，切成 3 厘米长方块 12 块；姜剁末；鲜荷叶洗净沸水烫软，入冷水漂凉，切成 12 块；猪网油洗净，切 12 块；白蔻仁打油末。将肉块用酱油、精盐、料酒、白蔻仁粉、胡椒粉、味精、姜末调匀抹上，腌渍10分钟。取猪网油1块包鱼肉1块，分别用荷叶块包好。锅中放入茶叶、米饭、白糖、水500毫升，上放箅子，将包好的鱼块置其上面，用小火烧开至水分干，米饭白糖茶叶冒烟后，熏10分钟，取出肉块放入盘中即成。食用时，除去荷叶，常用养生健美。

7. 银耳养生方

【功效】清热降火，减肥泽肤。适用于痤疮、桃花癣及皮肤黑斑等。

【配方】绿茶6克，泽泻12克，莱菔子6克，山楂12克，白芷6克，神曲9克，橘皮6克，银耳15克，猴头菇150克，水发香菇150克，蘑菇150克，各种佐料适量。

【用法】先将前7味药装入纱布袋中，煮煎20分钟，取汁分3份备用。然后将猴头菇切片，入油锅煸炒，兑入1/3药汁，加盐、味精适量，烧开，勾芡装盘；然后煸炒香菇，加黄酒及1/3药汁，调入酱油、糖、味精，炒匀，勾芡，淋上麻油，装入盘中；最后再煸炒蘑菇，调入1/3药汁及番茄酱、消汤、红油、调味，勾芡，装盘；在盘的四周镶放蒸酥的银耳即服用，每日1剂。

8. 保健茶鸽蛋

【功效】益气增力，提神补虚。

【配方】鸽蛋50只，天柱山茶叶30克，葱段25克，姜片25克，桂皮10克，花椒2.5克，陈皮10克，小茴香2.5克，料酒25克，味精5克，白糖10克，精盐10克，酱油50克。

【用法】取大号砂锅1只，洗净，垫入竹垫，将洗净的鸽蛋放入，加葱段、姜片、桂皮、花椒、陈皮、小茴香、料酒、味精、白糖、精盐、酱油、天柱山茶叶（装入纱布袋中），加满水，上旺火烧沸，转小火炖20分钟。再焖浸片刻。将鸽蛋取出，放汤盆中，滗出卤汁浸好即可，每次服用1～3只。

【按语】本品适宜于气虚乏力、久病体虚等症。

9. 益神保健方

【功效】填饥解渴，提神醒脑，消除疲劳。

【配方】茶叶、茶油、油炸米花、油炸黄豆或花生、糍粑、糯饭、籼饭、熟红苕各适量。

【用法】将采摘来的茶叶，用沸水略烫一下，使其柔软，塞入蒸糯米饭的木甑内，用手压紧，约3厘米厚时，隔一层丝瓜布，再继续塞入。二层茶叶一层丝瓜布，直至塞满为止。茶叶经过蒸煮自然黏合，取出晒干或晾干，即成盘子一样的茶饼，备用。将锅置火上，待锅内的茶油滚辣，将晒干的糯米饭粒放入锅内，立即受热膨胀，形如金珠。米花炸好，又炸黄豆和花生，然后往锅里放入1把籼米，炸焦时，再从茶饼上撕下茶叶一起炒拌片刻，闻到香味，立即冲入冷水。滚开一阵，再用竹篾漏勺过滤，味浓的油茶水即成。碗里放一勺油炸米花和一撮黄豆或花生、再冲半瓢油茶水即可饮用。第一次吃完后，再往碗内加入切成小片的糍粑、糯饭、籼饭、熟红苕等食物，面上放米花、黄豆，泡入茶水后可再吃少许。

10. 健脑保健方

【功效】补骨髓，益虚劳，滋肾补脑。

【配方】鲜猪脑400克，生菜200克，姜葱10克，精盐5克，味精8克，绍酒10克，辣酱油20克，香油10克，茶叶25克，白糖15克，松柏叶、松柏果、枣核、梨核各少许。

【用法】①将猪脑放在冷水中抽掉血筋，再放入开水锅汆透，捞出切成3厘米见方的丁，反复换两次沸水，除净腥味。将猪脑与精盐、味精、绍酒、姜葱汁放在一起，腌制20分钟，上笼蒸熟待用。②先将松柏叶放入锅焙炒出香味，再下松柏果壳、枣核、梨核、茶叶、白糖，上置铁箅子，再摆2张洗净的生菜叶；然后将猪脑放在生菜叶上面，盖上锅盖，用小火烧至见锅内起烟时，将锅端下，熏20分钟后，将猪脑取出，抹上香油。将生菜洗净，围在猪脑周围，与辣酱油同时上桌即可。

【按语】本品脑嫩适口，香味四溢，颇具特色。《四川中药志》认为猪脑能"补骨髓，益虚劳，治神经衰弱、偏正头风及老人头眩"。现代医学证实，猪脑含有多种氨基酸和蛋白质，尤其是赖氨酸的含量很高，对人体的中枢神经系统有补益作用；羊脑亦具同样之功效，能益肾填髓补脑。

11. 益智保健方

【功效】营养滋补，健脑益智。

【配方】乌鱼1尾（约600克），天柱山茶10克，精盐、葱、姜、料酒、味精各少许。

【用法】将鲜鱼除去鳞、鳃及内脏，用精盐、料酒、味精腌渍15分钟。天柱山茶用温水泡开后倒去水，将茶叶纳入鱼腹中装盘，再把盘边摆放十数片茶叶，上笼以旺火蒸20分钟。出锅后，淋上爆香的葱姜丝即成。

【按语】"鱼是人脑的粮食，吃鱼能健脑"，此说已被科学论证是正确无讹的。《食疗歌诀》中也有"鱼虾能把脑汁补"之句。鱼作为餐饮食品的方法很多，各色菜系烹饪搭配，已不下数百种之多。以营养滋补、健脑益智而言，自然以白煨、清蒸、淡饮为上，又以吃鱼头对大脑最有助益。最近，日本的一些营养学家对鱼头的化学成分进行了分析，发现鱼头堪称当今最为优秀的天然健脑食品。专家们指出，鱼头内含有比任何其他天然食品丰富得多的DHA物质，而DHA这种不饱和脂肪酸的主要功能之一，能使大脑细胞空前活跃，从而大大增强记忆力、判断力和推理力；对于老年人，其健脑功能尤为明显。研究人员进一步指出，鱼眼脂肪中的DHA，具有减少血栓形成、防治各种心血管疾病作用，同时，还可促进婴幼儿大脑发育，增强记忆，有利于智力发展。对老年人来说，则还有激活大脑细胞，延缓学习机能衰退，阻止记忆力下降等作用，可以用来防治老年性疾病。研究还发现，不同的鱼类，其眼窝脂肪中所含的DHA有所差异：金枪鱼和鲣鱼较多，而沙丁鱼和竹荚鱼较少。我国民间也有多吃鱼头令人聪明的说法；台湾人认为鱼脑价廉味美，大有补脑作用。

12. 聪志保健方

【功效】清心宁志，健脑益智，爽神补体，通利水道。

【配方】茶叶50克，鸡蛋15只，盐1汤匙，花椒1茶匙。

【用法】诸料共放一处煮至鸡蛋熟，再将鸡蛋微微击裂，微火炖3小时即成。可作点心食，每次食用1只，每日1～2次。

【按语】鸡蛋是人人皆知的营养食品，而鸡蛋中的蛋黄则更是健脑的精华。《食疗歌诀》中也说："禽蛋益智营养高。"

蛋黄中含有多量的卵磷脂、三酰甘油、胆固醇。卵磷脂被消化后，可释放出胆碱；胆碱进入血液，很快就会到达脑。据美国科学家研究发现，一种胆碱成分进入大脑后，与脑中的醋酸结合生成乙酰胆碱。而乙酰胆碱是大脑在活动时所必不可少的，胆碱的大量缺乏会干扰大脑的工作。故含有胆碱食物对提高脑的工作效率、增进人的记忆大有裨益。鸡蛋黄中的胆固醇含量较多，但适量食用不会使人体血脂及胆固醇水平升高。国外一项研究测试表明，每日食用2个鸡蛋时血清胆固醇平均值并无不良影响。中医认为鸡蛋性味甘平，具有益心、补脑、镇心、安五脏、止惊悸及养血滋阴等作用。营养学家指出，鸡蛋与牛奶、大豆、蔬菜合吃，可明显提高鸡蛋的营养价值。

13. 肝肾保健茶

【功效】明目，增视，滋养肝肾。

【配方】红茶，枸杞子，干面，香油，精盐。

【用法】深秋摘熟透枸杞子，用干面拌和成剂，擀作饼样，晒干，研为细末。

每服用红茶15克、枸杞子末30克拌匀，入炼化酥油（或香油）30克亦可，添汤搅成膏子，用食盐少许，入锅煎熟饮之。每日1剂，分早、中、晚服之。本方适宜于肝肾阴虚、头晕目眩、视力减退、腰膝酸软、遗精、消渴、夜盲等症。

14. 肺肾养生茶

【功效】滋肾润肺，补肝明目。

【配方】松萝茶120克，面粉3000克，白糖1500克，芝麻2000克，瓜子仁300克，核桃仁、松仁、枸杞子、芝麻油、羊油、麻油各500克。

【用法】将面粉炒成黄色，枸杞炒干研成面，芝麻炒香，松萝茶打卤，核桃仁、松仁、瓜子仁均炒香。羊油、麻油放锅内烧温，倒入炒面炒一会儿；把芝麻油徐徐倒入，再稍炒一会儿，把松萝茶、核桃仁、松仁、瓜子仁放在里面拌匀，盛入瓷器。

临食用时，取适量（30 ~ 60 克）用水和开，入锅煮沸数分钟，即可趁温服饮之，每日 1 次。

【按语】入锅煎煮时注意：要不停搅动，以免糊锅，影响口味。

15. 补益保健方

【功效】补中益气，清肝明目。适宜于头昏晕、目干涩、视物模糊等症。

【配方】鸡脯肉 300 克，菊花 3 朵，茉莉花 70 朵，花茶 15 克，小白菜 500 克，清汤 750 克，鸡蛋清 2 个，生粉、精盐、味精、胡椒粉各适量。

【用法】①将鸡脯肉剔去筋膜，切成大小适中的极薄片，用凉水漂洗干净。小白菜心消去硬皮，洗净，用沸水烫熟后，捞入凉水盆内凉透，用凉水泡上。②将鸡蛋清加生粉调成稀糊（以能挂在鸡片上不流为度），备用。取茉莉花 50 朵，每 5 朵用铜丝穿成一串备用。③从凉水中捞出鸡片，小沥去水分，用精盐、味精拌匀，拖上蛋清糊，逐片理伸放入沸水锅内氽熟，捞出后，放入清汤内（用清汤 250 克）。将 50 朵茉莉花放入茶盅内，用开水冲泡后盖上茶盖，放在盘中央。④食用时，把茶叶放在碗内，用沸水泡上。将锅烧热放入热汤，烧沸后，再下小白菜（挤净水分）、精盐、胡椒粉、味精，烧至入味后，捞出放在盘子的周围。将冲泡茶叶的茶水滗去，用沸水冲入茶碗内。⑤将锅置火上，放入清汤、精盐、胡椒粉、味精，把菊花和茉莉花下入汤锅内，烫一下捞去。再下鸡片（原汤不用），待沸后，再下入少许茶水（大约汤 2/3、茶水 1/3），浇在小白菜面上（汤不要流入茉莉花内）即成。

16. 天柱养生茶

【功效】消食化痰，清心明目，消除疲劳。

【配方】天柱山茶 6 克，粳米 50 ~ 100 克，白糖适量。

【用法】先将茶叶磨碎，过 200 目筛，去除梗杂等物。然后将粳米淘洗干净，按米水 1：10 ~ 15 的比例入锅。先用文火熬煮，将熟时，放入茶粉，搅拌均匀，再入白糖，片刻起锅，即可服食，每日 1 次。

17. 补益养生方

【功效】补脾益肾，益气聪耳。

【配方】鸽1只，青茶叶3克，枸杞子10克，大枣25克，冰糖适量。

【用法】将鸽去毛及内脏、洗净，加枸杞子、大枣、冰糖、青茶叶及水适量，炖至熟烂，吃肉喝汤，可每日或隔日服1剂。

18. 固齿养生方

【功效】固齿坚齿，适用于牙齿根松动。

【配方】鲜茶树根60克（洗净切小片），鸡蛋黄3个。

【用法】将茶根放碗中，蛋黄放茶根上，加入清水，覆盖住树根和鸡蛋，上笼蒸1小时。每日1碗，分早晚2次吃完，喝汤吃蛋（除掉茶根）。连吃3天牙齿就紧了。

19. 扶养正气茶

【功效】健脾护肝，利尿解毒。适宜于手术后气血两虚及蛋白质缺乏症等。

【配方】绿茶1.5克，陈皮1.5克，鸡蛋1～2只，蜂蜜30克。

【用法】将水300毫升煮沸后，加入上药，煮至蛋熟，每日早餐后服用1剂，45天为1疗程。

20. 阳春茶蛋方

【功效】补益气血，健运脾胃。适宜于久病、大病之后，年老体弱者，以及消化不良、食欲不振者。

【配方】新鲜鸡蛋1000克，春砂仁30克，陈皮15克，红茶叶1勺，精盐2勺，红糖2勺，酱油60克，八角茴香少许。

【用法】将洗净的鸡蛋放锅中，加水适量，置旺火上煮熟。捞出鸡蛋放凉水中浸泡1～2分钟取出，再逐个将蛋壳敲裂，并放手中搓揉一下以增加裂度。将破壳蛋放回锅中，加各种佐料用小火煮沸30分钟，将蛋捞出，沥干水分即可服用，可作点心食之。鸡蛋服用，每日1～2只。

21. 补益养生方

【功效】补气健脾，养血行瘀。适宜于久病气虚成痨，食少羸瘦，气短乏力，咳嗽潮热，血虚血瘀，产生结块，腹中恶血停蓄，肠风便血等症。

【配方】鳜鱼1条（约重500克），豌豆荚150克，天柱山茶6克，陈皮3克，生姜3片，荤油50克，精盐、料酒少许。

【用法】将鱼洗净后，批鳞去杂，用刀在背上划成斜畦状，用开水冲浇一下。陈皮及天柱山茶放在不锈钢杯中煮开，取其汁2杯。豌豆荚以荤油、精盐焙软。将鱼置于砂锅中，洒上精盐、料酒，随即倾入茶汁及生姜至鱼面，用小火煮15分钟，覆上豌豆荚，再煮约15分钟，连锅上桌即可食用，每日1次。

22. 天柱养生方

【功效】益气、填精、利水，和五脏、补虚弱、止消渴。适宜于热病或体虚消渴、水肿（肾病）、消化不良、饮食积滞等病人服用。

【配方】鲫鱼1条（300克），陈皮3克，杞子12克，大枣3个，绿茶12克，油、盐少许。

【用法】将鲫鱼除去脏杂、留鳞，洗净，然后将绿茶纳入鱼腹中，用竹签封好切口；杞子、陈皮、大枣煎汁水同鱼一起放入盘中，另加油、盐少许调味，放蒸锅中，隔水蒸制约1小时，待鱼熟后，去茶叶食鱼。

【按语】本方也可将绿茶纳入鲫鱼腹内，加药料煎水适量炖服；或隔水蒸熟后，淡食鱼肉。

23. 紫苏神曲茶

【功效】解油腻，消饮食。适用于预防因食品过于油腻厚味，以及暴饮暴食而致食积不化，胀满呕恶，腹痛腹泻等。

【配方】天柱山茶6克，紫苏6克，炒山楂12克，小茴香2克，神曲6克。

【用法】诸味用料均杵碎，用滤泡纸包装，密封。可于任何肉类（包括禽、畜、水产等）之浓汤中应用。若与肉同入锅炖煲，上桌后当众将药袋取出。如用于火锅，光将药袋用温水浸泡（亦可略滚一下，但忌煎熬）；上桌后，待水滚即将药袋取出，置大碗中，注入开水至满将其浸液，供火锅加水用。

【按语】本品为一种解腻消食炖料，深受民众选用。

中国天柱养生茶文化

第十一章
天柱养生保健茶方
（调养类）

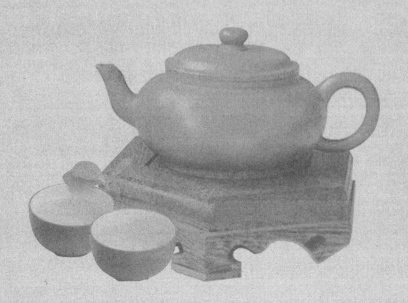

第一节　益气养阴保健茶方

1. 益气生津茶（出自《千金方》）

【组方】五味子 6g，人参 3g，麦冬 3g，天柱山花茶 3g，陈皮 1.5g，天柱石珍珠 6g。

【制作】用 300ml 开水冲泡（可加入冰糖 10g）后饮用，冲饮至味淡。

【功效】养阴益气，生津止渴。

【适应证】阴阳失衡，热伤元气，常见症状为肢体倦怠、气短懒言、口干作渴、汗出不止等。

【按语】五味子味酸、甘，性温，能收敛固涩、益气生津、补肾宁心。用于久咳虚喘，梦遗滑精，遗尿，尿频，久泻不止，内热消渴，心悸，失眠。

人参味甘、微苦，性微温，大补元气，补脾益肺，生津止渴，安神增智。可用于气虚欲脱之危证，脾气不足之倦怠无力、食欲不振、上腹痞满、呕吐泄泻等，肺气亏虚之呼吸短促、神疲乏力、动则气喘、脉虚自汗等；津伤口渴、消渴、心神不安、失眠多梦、惊悸健忘等疾患均可选用。

麦冬味甘、微苦，性微寒，能润肺养阴、益胃生津、清心除烦。用于肺阴不足，温燥伤肺，干咳气逆，咽干鼻燥等；用于胃阴不足，舌干口渴；用于温病邪热入营，身热夜甚，烦躁不安；还可用于肠燥便秘。

加陈皮、花茶理气化痰，组方合用，可益气养阴，敛汗生脉。注意，表邪未尽或有痰饮湿浊，以及内有实热、咳嗽初起、麻疹初发均不宜用。

2. 莱菔诃梨勒茶（出自《食医心镜》）

【组方】诃梨勒 30g，莱菔子 6g，天柱益元草 6g，青皮 3g，盐适量。

【制作】将诃梨勒去核，取水 500ml 将药茶加入煮开，三沸后入诃梨勒，再煮三至五沸加入盐少许当茶饮用。

【功效】润肺止咳，消食下气，涩肠止泻。

【适应证】久咳失音及饮食积滞或久泻不止。

【按语】诃梨勒，性温微苦。《南方草木状》谓："可作饮，变白髭发令黑。"可见它有黑发美容的作用。《食医心鉴》曰："治下气消食，诃梨勒茶方。"加入莱菔子消食除胀、降气化痰，青皮理气化滞，三味组合疗效显著。但湿热内盛者忌服。

3. 桑椹萝藦茶（出自《太平圣惠方》）

【组方】萝藦叶、桑椹、天柱益元草适量。

【制作】夏季采摘萝藦叶，不拘多少洗净，3味各等份蒸熟焙干，碾成细末，收藏备用。服用时每次取6克，开水冲泡，当茶饮用。

【功效】补益精气，生津润燥。

【适应证】一切劳损力役，筋骨疲惫，生津止渴。

【按语】萝藦叶，为萝藦科植物的叶，其性平味甘、辛，补益精气、通乳、解毒；桑椹有滋阴补血、生津润燥的功效，主治虚损劳伤、阳痿、带下、乳汁不通、丹毒疮肿等病证。《本草汇言》："萝藦，补虚劳，益精气也。此药温平培补，统治一切劳损力役之人，筋骨血脉久为劳力疲痹（惫）者，服此立安。然补血、生血，功过归、地；壮精培元，力堪枸杞；化毒解疔，与金银花、半枝莲、紫花地丁，其效验亦相等也。"每日取其末5g，开水冲泡代茶服，可治疗上述诸病证。

4. 古方法制芽茶（出自《寿世保元》）

【组方】芽茶（天柱山绿茶）500g，白檀香25g，白豆蔻25g，冰片5g，天柱石葫芦25g，甘草适量。

【制作】将芽茶洗净焙干，白檀香、白豆蔻、天柱石葫芦共碾成细末，冰片成粉；芽茶和甘草熬成膏状后，撒入另三味药末，晒干成块备用。服用时每次取6克，开水冲泡，当茶饮用。

【功效】清热化痰，消食止渴。

【适应证】心神烦闷，饮食不下，肺热咳嗽以及醉酒。

【按语】法制芽茶即古人制茶的方法之一。除了主料芽茶外，还用了芳香理气的檀香、白豆蔻和清凉醒神的冰片，以及甘甜调味的甘草，共成芬芳清香的名茗。可经常饮用。用时取一小块放在嘴中，咀嚼咽下。正如《寿世保元》所说："法制芽茶，清火化痰，消食解酒止渴。"

5. 安神养心茶（出自《竹屿山房杂部》）

【组方】天柱山芽尖好茶 30g，梅花片脑 3g，天柱石菖蒲 10g。

【制作】先将好茶、石菖蒲研细，用薄纸把梅花片脑包好，放在茶末里，用茶末埋好，过一夜，第 2 日取茶末 3g，用开水冲泡饮用。

【功效】清心醒脑，解毒除烦。

【适应证】气郁心烦，热病神昏，口腔溃烂，牙龈肿痛以及饮酒过量。

【按语】这是一道著名的古代茗茶，因其具有清心醒脑的作用而得名。梅花片脑即冰片，气味清香，有清热解毒、醒脑开窍、加入石菖蒲化湿开胃的功能。每次取 3g，用开水冲泡即可。《本经逢原》："凡茶皆能除火，清头目。"

6. 天柱梅甘草茶（出自《医门八法》）

【组方】乌梅 3 枚，甘草 3g，天柱绿茶 3g，冰糖 10g。

【制作】用开水冲泡乌梅、甘草、绿茶，可加入冰糖饮用。

【功效】生津止渴，敛肺止咳，涩肠安蛔。

【适应证】肝气有余，肝血不足，以致胃气痛。

【按语】乌梅性平，味酸、涩，能敛肺、涩肠、生津、安蛔；可用于肺虚久咳、久痢滑肠、虚热消渴、蛔厥呕吐腹痛、胆道蛔虫病。注意，外有表邪或内有实热积滞者均不宜服。

7. 古方鹿苑茶

【组方】黄茶、大麦芽、天柱英行草适量。

【制作】制法主要分杀青、炒二青、闷堆、炒干四道工序。另外加入大麦芽、天柱英行草适量揉捻工序与炒二青和炒干工序同时进行，而闷堆则是该茶在精制中的关键工序，使其色泽成为谷黄色。每次取 9 克，开水冲泡当茶饮用，冲饮至味淡。

【功效】健脾，消食。

【适应证】消化不良，食欲不振，懒动肥胖。

【按语】黄茶是一种与绿茶的加工工艺略有不同的茶，是用产于湖北远安县鹿苑寺一带的鹿苑茶，经一道闷堆沤黄工序后，使叶变黄，再经干燥制成。黄茶浸泡，色泽谷黄，略带鱼子泡，白毫显露，条索紧结稍曲，呈环子脚。汤色黄绿，叶底黄亮，清香味醇，故而得名。此茶在清代就已闻名，清代光绪临济正宗四十五世僧金田在品尝鹿苑黄茶后赞叹道："山精石液晶超群，一种馨香满面薰。不但清心明目好，参禅能伏睡魔军。"这首赞誉鹿苑茶的诗文，今已成为鹿苑山进山之碑刻。

8. 参芪保元茶Ⅰ（天柱经验方）

【组方】人参 1g，黄芪 3g，甘草 3g，天柱花茶 3g，天柱回阳丹 3g。

【制作】上药用 300ml 开水冲泡后饮用，冲饮至味淡。

【功效】补气保元，益卫固表。

【适应证】元气虚弱，脾肺不足，中气下陷，表虚自汗，倦怠无力，食少便溏，气短懒言。

【按语】人参味甘、微苦，性微温，有益智、抗疲劳、降血糖、降血脂、抗衰老、保肝和增强机体抗应激能力的药理作用。中医认为人参能大补元气、补脾益肺、生津止渴、安神增智，可用于气虚欲脱之危证，脾气不足之倦怠无力、食欲不振、上腹痞满、呕吐泄泻等症，肺气亏虚之呼吸短促、神疲乏力、动则气喘、脉虚自汗等症及津伤口渴、消渴、心神不安、失眠多梦、惊悸健忘。治疗阳痿，多与鹿茸、紫河车等补阳药同用，可以起益气壮阳的效果。使用时需注意：人参为珍贵药材，一般宜炖服或研末吞服，实证、热证须慎用。另外人参反藜芦、畏五灵脂、恶皂荚，服人参不宜喝茶及吃萝卜。

黄芪味甘，性微温，对免疫功能有双向调节作用，还有强心、降血压、促进机体代谢、利尿及抗实验性肾炎等作用。中医认为，黄芪能补气固表、利尿消肿、托毒排脓、敛疮生肌，善补脾肺之气，为补气要药，且有升举阳气的作用，故可用于脾肺气虚或中气下陷之证。使用时注意：本品补气升阳，易于助火，又能止汗，实证、阴虚阳亢、痈疽初起或溃后热毒炽盛者，均不宜用。

甘草味甘，性平，炙甘草则味甘，性微温。甘草具有盐皮质激素样和糖皮质激素样作用，故不可大剂量使用及久用；有抗炎、免疫调节、解毒、抗脂肪肝等功效。中医认为，甘草能补脾益气、清热解毒、祛痰止咳、缓急止痛、调和诸药，故有"国老"之称。使用时注意：清热解毒宜生用，补中缓急宜炙用。湿盛、中满及呕吐者忌服。甘草反海藻、大戟、甘遂、芫花，久服大剂甘草易致水肿，使用亦当注意。

上五药合用，补气保元，益卫固表。实证、热证、阴虚阳亢者均慎用。

9. 养胃保元茶Ⅱ（天柱经验方）

【组方】焦曲 3g，谷芽 3g，茯苓 3g，山楂 3g，天柱花茶 3g，天柱元阳丹 3g。

【制作】用 300ml 开水冲泡后饮用，冲饮至味淡。

【功效】消食导滞，健脾渗湿。

【适应证】病后体弱，食纳欠佳。

【按语】焦曲即神曲，与谷芽、山楂三味共用，增强消食之功。茯苓利水渗湿、健脾安胎。茯苓利水而不伤气，药性平和，为利水渗湿要药，凡水湿、停饮均适用。本茶孕妇不宜服用。

10. 益气安神参莲茶（天柱经验方）

【组方】党参 6g，莲子肉 5g，天柱花茶 3g，天柱石莲子 6g。

【制作】用上药的煎煮液 300ml 泡茶饮用，也可不用茶。

【功效】补中益气，健脾安神。

【适应证】中气不足，症状可见食欲不振、大便溏薄、心悸失眠等。

【按语】党参性平，味甘，能补中益气、健脾益肺，为常用的补中益气药，适用于中气不足导致的食少便溏、四肢倦怠，肺气亏虚引起的气短咳喘、言语无力、声音低弱等。使用时注意，本品对虚寒证最为适用，若属热证，则不宜单独应用。反藜芦，与其不宜同用。

莲子肉鲜者，味甘、涩，性平；干者，味甘、涩，性温。现代药理研究证实，莲子有镇静、强心、抗衰老等多种作用。中医认为莲子肉具有清心醒脾、健脾止泻、养心安神、明目益肾、涩精止带的作用，可用于心烦失眠，脾虚久泻，大便溏泄，久痢，男子遗精，妇人赤白带下等疾患。古人说，吃莲子能返老还童、长生不老，这一点固不可信，但关于其在养心安神、健脑益智、消除疲劳等方面的药用价值，历代医药典籍多有记载。但要注意，中满痞胀及大便燥结者忌服。另外，莲子不能与牛奶同服，否则会加重便秘。莲子作为保健药膳食疗时，一般是不弃莲子心的。莲子心是莲子中央的青绿色胚芽，味苦，有清热、固精、安神、强心之功效。

党参、莲子肉两药合用，补中益气，健脾安神。

11. 天柱苹果枣仁茶（天柱经验方）

【组方】鲜苹果1个，酸枣仁5g，天柱绿茶3g，天柱石连子6g，山楂3g，可加入白糖15g。

【制作】将苹果切成小块，与酸枣仁、山楂、天柱石连子同煮，用其煮液泡茶饮用。

【功效】补心益气，生津止渴。

【适应证】心脾气虚，失眠，口渴。

【按语】苹果味甘酸而平、微咸，含有丰富的微量元素和多种维生素，具有降低胆固醇、降血压、抗氧化、强化骨骼、预防癌症等药理作用，是具有多种药效的水果，国外谚语"一天一苹果，医生远离我"也说明它的药用价值。中医认为苹果能生津润肺、补脑养血、安眠养神、解暑除烦，加入山楂开胃消食、醒酒。《千金方·食治》云，苹果能"益心气"。唐代药学家孟诜认为，苹果"主补中焦诸不足气，和脾"。《滇南本草图说》载苹果"治脾虚火盛，补中益气"。《医林纂要》云："止渴，除烦，去瘀。"《随息居饮食谱》云："润肺悦心，生津开胃。"因此，无论是对心脾两虚、阴虚火旺、肝胆不和还是肠胃不和所致之失眠症都有较好的疗效。

酸枣仁养心安神，对于心脾气虚者能补心益气，生津止渴，还有一定的安眠养神效果。但要注意，脾胃虚寒者不能多吃。

12. 天柱苹果陈皮茶（天柱经验方）

【组方】鲜苹果1个，广陈皮3g，天柱益元草3g，天柱绿茶3g，可加入冰糖15g。

【制作】用苹果、陈皮、天柱益元草的煎煮液泡茶饮用。

【功效】解暑开胃，醒酒。

【适应证】食欲不振及醉酒。

【按语】苹果味甘酸而平、微咸，能生津润肺、补脑养血、安眠养神、解暑除烦、开胃消食、醒酒；陈皮味苦、辛，性温，理气健脾、燥湿化痰。二者合用后具有一定的解暑开胃和醒酒作用。需注意的是脾胃虚寒者不能多饮。

13. 健脾橘姜茶（天柱经验方）

【组方】鲜橘 2 个，天柱生津草 3g，生姜 3g，青甘榄 1 个，天柱花茶 3g。

【制作】将橘去皮后，用水煎煮上药至水沸后，泡茶饮用。

【功效】开胃健脾，生津。

【适应证】脾胃弱见口渴、欲呕等。

【按语】鲜橘、青甘榄润肺生津、理气和胃；生姜味辛，性温，发汗解表、温中止呕。合用天柱生津草可以开胃健脾，生津止渴。阴虚内热者忌服。

14. 生津柑陈茶（天柱经验方）

【组方】鲜柑 1 个，天柱生津草 3g，陈皮 5g，青甘榄 1 个，天柱绿茶 3g。

【制作】柑去皮，与陈皮、青甘榄共煎至水沸后，泡茶饮用。可加冰糖。

【功效】醒酒利尿，生津止渴。

【适应证】食欲不振及醉酒口渴。

【按语】鲜柑、青甘榄润肺生津、理气和胃；陈皮味苦、辛，性温，理气健脾、燥湿化痰。合用可醒酒利尿，生津止渴。脾胃虚寒者不能多吃。

15. 养胃柚楂茶（天柱经验方）

【组方】鲜柚 3 瓣，山楂 3g，天柱养胃丹 3g，神曲 5g，陈皮 3g，天柱绿茶 3g。

【制作】去除柚瓣皮后，与山楂、天柱养胃丹、神曲、陈皮共煎至水沸后，泡茶饮用。可加冰糖。

【功效】开胃，生津，醒酒。

【适应证】食欲不振及醉酒口渴。

【按语】鲜柚子含有糖类（碳水化合物），多种维生素和钾、磷等微量元素，具有降低血液中的胆固醇、血糖，减少动脉壁的损坏，帮助身体更容易吸收钙及铁质等药理作用。中医认为，柚子果肉性寒，味甘、酸，有止咳平喘、清热化痰、健脾消食、解酒除烦的功效。山楂味酸、甘，性微温，开胃消食、化滞消积、活血散瘀、化痰行气。陈皮味苦、辛，性温，理气健脾、燥湿化痰。

此茶能开胃，生津，醒酒。但需注意，脾虚泄泻的人吃了柚子会腹泻，故身体虚寒的人不宜多食。另外柚子中含有大量的钾，肾病患者要在医生指导下服用。

16. 茯神葡萄参茶（天柱经验方）

【组方】鲜葡萄 30g，人参 3g，茯神 10g，天柱花茶 3g，可加白糖 10g。

【制作】用 400ml 水煎煮葡萄、人参、茯神后泡茶，冲泡饮至味淡。

【功效】补气血，益精神。

【适应证】体弱神差。

【按语】葡萄号称"水晶明珠"，因为它果色艳丽、汁多味美、营养丰富，果实含糖量为 10%～30%，以葡萄糖为主，并含有多种微量元素，具有降低胆固醇、抗血小板聚集、抗氧化、清除自由基等作用。中医认为，葡萄性平、味甘酸，有补气血、益肝肾、生津液、强筋骨、止咳除烦、补益气血、通利小便的功效。《神农本草经》载文说：葡萄主"筋骨湿痹，益气，倍力强志，令肌肉健，耐饥，忍风寒。久食，轻身不老，延年"。人参味甘、微苦，性微温，能大补元气，加入茯神补脾益肺、生津止渴、安神增智。

此茶补气血，益精神。但要注意，糖尿病患者、便秘者、脾胃虚寒者宜少食。本茶忌与海鲜、鱼、萝卜、四环素同食。

17. 麦冬甘蔗生地茶（天柱经验方）

【组方】鲜甘蔗（去皮）200g，生地 3g，麦冬 10g，天柱绿茶 3g。

【制作】将甘蔗切成小块，用水煎煮甘蔗、生地、麦冬至水沸后，泡茶饮用。可加冰糖。

【功效】清热养阴。

【适应证】热病伤阴。

【按语】甘蔗含多种氨基酸、有机酸、维生素和糖类，营养价值很高，其含铁量在各种水果中名列前茅。甘蔗是能清、能润，甘凉滋养的食疗佳品。中医认为，甘蔗具有清热、生津、下气、润燥、补肺益胃的特殊效果，可治疗因热病引起的伤津、心烦口渴、反胃呕吐，肺燥引发的咳嗽气喘。此外，甘蔗还可以通便解结，饮其汁还可缓解酒精中毒。古往今来甘蔗被人们广为称道，就连那些清高儒雅的文人墨客们对其也情有独钟。唐代诗人王维在《樱桃诗》中写道："饮食不须愁内热，大官还有蔗浆寒。"而大医药学家李时珍对甘蔗则别有一番见解，他说："凡蔗榨浆饮固佳，又不若咀嚼之味隽永也。"将食用甘蔗的微妙之处表述得淋漓尽致。生地味甘、苦，性寒，具有清热凉血及养阴作用，能凉血止血、生津止渴。两药合用可清热养阴，生津止渴。脾胃虚寒、胃腹寒疼者不宜食用。

18. 佛手龙眼肉茶（天柱经验方）

【组方】龙眼肉 10g，佛手 6g，天柱红茶 3g。

【制作】用龙眼肉、佛手的煎煮液泡茶饮用，可加糖。

【功效】益心脾，补气血，安神益智。

【适应证】心脾亏虚之心悸、失眠、健忘及身体虚弱怕冷。

【按语】龙眼俗称"桂圆"，味甘，性温，含葡萄糖、蔗糖、蛋白质、脂肪、B族维生素、维生素 C、磷、钙、铁、酒石酸、腺嘌呤、胆碱等多种营养成分。中医认为加入疏肝理气之佛手，故能益心脾、补气血、安神。明代李时珍曾有"资益以龙眼为良"的评价。龙眼可治疗贫血、心悸、失眠、健忘、神经衰弱及病后、产后身体虚弱等。《随息居饮食谱》谓其能"大补气血，力胜参芪"。注意，内有痰火及湿滞停饮者忌服。

19. 柏子龙眼参茶（天柱经验方）

【组方】龙眼肉 10g，人参 3g，柏子仁 6g，天柱红茶 3g，可加白糖 10g。

【制作】用上药的煎煮液泡茶饮用。

【功效】补气养血，养心安神。

【适应证】气血虚弱，心脏疾病。

【按语】龙眼有温阳益气、补益心脾、养血安神、润肤美容等多种功效，人参大补元气、安神益智。加入柏子仁合用能补气养血安神，但体内有痰火、表邪未尽、湿滞停饮者忌服。

20. 酸枣龙眼百合茶（天柱经验方）

【组方】龙眼肉 10g，百合 6g，酸枣仁 6g，天柱花茶 3g。

【制作】用前三味药的煎煮液泡茶饮用。可加冰糖。

【功效】养心安神，润肺祛痰。

【适应证】虚烦惊悸，失眠多梦。

【按语】龙眼功效参见"佛手龙眼肉茶""柏子龙眼参茶"。百合味甘，性微寒，养阴润肺、清心安神，主治阴虚久咳，痰中带血，虚烦惊悸，失眠多梦，合用加入酸枣仁后能补心安神。体内有痰火及湿滞停饮者忌服。

21. 决明大枣茶（天柱经验方）

【组方】大枣 6 枚，决明子 6g，天柱红茶 3g，可加入红糖 5g。

【制作】用大枣、决明子的煎煮液泡茶饮用。

【功效】温补脾胃，生津。

【适应证】脾胃虚弱，清肝明目。

【按语】大枣味甘，性温，富含蛋白质、脂肪、糖类、胡萝卜素、B族维生素、维生素 C、维生素 P 以及钙、磷、铁和环磷酸腺苷等营养成分。其中维生素 C 的含量在果品中名列前茅，有维生素王之美称。大枣的现代药理研究表明其具有增加白细胞内的 cAMP 的作用，具有增强免疫力、抗变态反应、降血脂、降胆固醇、保肝、增加肌力、镇静、催眠和降压等作用。这些均有利于延年益寿，对人体有多种保健防病功效。中医认为大枣具有益气生津、养血安神、健脾和胃等作用，对胃虚食少、脾弱便溏、倦怠无力、失眠多梦、气血津液不足、营卫不和具有调理作用。加入天柱山茶、决明子可清肝明目，平衡血压，降血脂。

第二节 天柱养颜美容茶方

1.天柱玫瑰花茶Ⅰ（出自《天柱养生茶谱》）

【组方】玫瑰花6g，天柱茶、天柱石仙桃各6g。

【制作】用上品配方煮沸水冲泡，代茶饮，冲泡饮至味淡。

【功效】理气解郁，美容养颜。

【适应证】疲乏，伤口久不愈合，肝病，胃肠功能差等。

【按语】玫瑰花富含香茅醇、橙花醇、香叶醇、苯乙醇及芐醇等多种挥发性香气成分，因此玫瑰花具有甜美的香气，是食品、化妆品的主要添加剂，也是红茶窨花的主要原料。玫瑰窨制花茶，早在明代《茶谱》中就有详细的记载。《本草正义》云："玫瑰花，香气最浓，清而不浊，和而不猛，柔肝醒胃，理气活血，宣通窒滞，而绝无辛温刚燥之弊，断推气分药之中，最有捷效而最为驯良者，芳香诸品，殆无其匹。"《本草纲目拾遗》认为玫瑰花能"和血行血，理气，治……肝胃气痛"。此茶孕妇不宜用。

2.天柱玫瑰花茶Ⅱ（出自《本草纲目拾遗》）

【组方】干玫瑰花6～10g，天柱石珍珠3g，天柱山茶。

【制作】将干玫瑰花瓣及石珍珠、茶放入茶盅内，冲入沸水，加盖焖片刻，当茶饮用。

【功效】行气和血，疏肝解郁。

【适应证】肝胃气痛，胸胁胀满作痛，胃脘疼痛，纳呆不思食等。

【按语】玫瑰花味甘、微苦，性温，归肝、脾经，具有理气解郁、活血散瘀、调经止痛的明显功效。其温养心肝血脉，舒发体内郁气，可起到镇静、安抚、抗抑郁的作用。《本草再新》记载其"舒肝胆之郁气，健脾降火。治腹中冷痛，胃脘积寒，兼能破血"。玫瑰花茶性质温和，花形唯美，颜色粉嫩，香气优雅迷人，入口甘柔不腻，能令人缓和情绪、舒解抑郁，很适合上班一族。代茶饮用，不拘时温服。常饮可去除皮肤上的黑斑，令皮肤嫩白自然。

中国天柱养生茶文化

3. 天柱玫瑰花茶Ⅲ（天柱经验方）

【组方】玫瑰花 1.5g，天柱花茶 3g，可加入冰糖 10g。

【制作】用开水冲泡后饮用。

【功效】理气解郁，和血散瘀。

【适应证】肝胃气痛，新久风痹，吐血咯血，月经不调，赤白带下，痢疾，乳腺小叶增生等。

【按语】玫瑰花气香性温，含有少量挥发油、鞣质等。玫瑰油中主要成分为醇类化合物，能利气行血、治风痹、散瘀止痛。玫瑰花及其全株都有收敛性，可用于妇女月经过多、赤白带下，肠炎下痢，便血等。《食物本草》谓其"利肺脾、益肝胆，食之芳香甘美，令人神爽"。长期服用，美容效果甚佳，能有效地清除自由基，消除色素沉着，令人焕发青春活力。用于泡茶，可理气解郁、和血散瘀、调经止痛。阴虚有火者勿服。

4. 山泉水养生茶（出自《食疗本草》）

【组方】茶叶适量，天然山泉水 500ml。

【制作】将山泉水煮好后加入茶叶一起冲泡，即可饮用。

【功效】补中益气，增强体力，美容护肤等。

【适应证】身体乏力，皮肤粗糙等，一般人群日常保健。

【按语】绿茶味微苦，性寒，有提神清心、清热解暑、消食化痰、去腻减肥的功效。绿茶还有抗衰老、抗病毒、抑制心血管疾病、美容护肤、降脂助消化等作用。天然山泉水含有一定量的无机盐、微量元素，长期饮用对人体有较明显的保健作用，能促进骨骼和牙齿生长发育，有利于骨骼钙化，防治骨质疏松；还能预防高血压，保护心脏。肾功能不全者不宜饮用。

5. 益寿首乌茶（出自《本草纲目》）

【组方】何首乌 6g，天柱山茶、黑豆各 6g。

【制作】将何首乌洗净后，切薄片，黑豆浸泡煎熟与茶同放入杯中，用沸水冲泡片刻即成，冲泡饮至味淡。

【功效】补肝肾，益精血，乌须发，强筋骨。

【适应证】年老体虚，筋骨无力，白发衰颜。

【按语】首乌茶是我国传统的茶方。《本草纲目》言，何首乌苦、涩、微温，无毒，有"止心痛、益血气、黑髭发、悦颜色，久服长筋骨、益精髓、延年不老"之功，冠心病、高脂血症患者更宜久服。现代研究发现，何首乌补肝肾、益精血、乌须发、强筋骨功效相关的药理作用是促进造血功能、提高机体免疫功能、降血脂、抗动脉粥样硬化、保肝、延缓衰老、影响内分泌功能、润肠通便等。何首乌功效作用的物质基础主要为磷脂、蒽醌类、葡萄糖苷类等成分。本方代茶温饮，不拘时常服。因何首乌的不良反应具有很多肝病的体征和症状，包括黄疸、尿色变深、恶心、呕吐、乏力、虚弱、胃痛、腹痛、食欲减退，所以肝病患者不宜饮用首乌茶。

6. 宫廷则天女皇茶（天柱经验方）

【组方】益母草10g，天柱映山红根10g，滑石3g，天柱绿茶3g。

【制作】用以上药的水煎剂350ml泡茶饮用，可加冰糖，冲饮至味淡。

【功效】润肤祛斑，消皱。

【适应证】面色晦暗，皮肤干燥，皱纹增多，黑斑。

【按语】益母草味辛、苦，性凉，与映山红根配方能活血祛瘀、调经、利水消肿。滑石味甘、淡，性寒，能利尿通淋、清暑解热、渗湿。三药合用，具有一定的活血祛瘀、利水渗湿、润肤祛斑、消皱作用。脾虚、热病伤津、阴虚血少、无瘀血、月经过多者和孕妇忌服。

7. 天柱玉芝茶（天柱经验方）

【组方】人参3g，白术3g，甘菊3g，葛根6g，蔓荆子3g，天柱绿茶6g。

【制作】用450ml水煎煮前五味药至水沸后，冲泡绿茶饮用。可加冰糖。冲饮至味淡。

【功效】润肤益神。

【适应证】皮肤粗糙，肌肉松弛，神经衰弱。

【按语】人参味甘、微苦，性微温，大补元气、补脾益肺、生津止渴、安神增智；白术味苦、甘，性温，补脾益气、燥湿利水、止汗安胎；菊花味辛、甘、苦，性微寒，散风清热、平肝明目；葛根味甘、辛，性凉，解肌退热、生津、透疹、升阳止泻；蔓荆子味辛、苦，性平，疏散风热、清利头目。诸药合用，人参、白术大补元气、补脾益肺，甘菊、葛根、蔓荆子清热生津、清利头目、引药上行，有一定的润肤益神作用。血虚有火、阴虚内热伤津者忌用。

8. 天柱元宫养颜茶（天柱经验方）

【组方】何首乌6g，肉苁蓉3g，菟丝子3g，泽泻3g，枸杞3g，天柱绿茶6g。

【制作】用前四味药的水煎液400ml泡茶饮用，可加冰糖，冲饮至味淡。

【功效】美发养颜。

【适应证】肝肾不足所致脱发、白发、面容无华。

【按语】何首乌味苦、甘、涩，性微温，能补肝肾、益精血、解毒润肠，自古为养发乌发要药；肉苁蓉味咸，性温，具有补肾益精、润肠通便的作用；菟丝子味甘，性平，补阳益阴、固精缩尿、明目止泻；枸杞味甘，性平，能滋补肝肾、益精明目；泽泻味甘、淡，性寒，利水渗湿、清热泻火。诸药合用，具有补肝肾、益精血、美发养颜的作用。血虚有火、阴虚内热伤津者忌用。

9. 明宫容颜永润茶（天柱经验方）

【组方】枸杞6g，天冬3g，生地3g，人参3g，茯苓6g，天柱绿茶6g，蜂蜜10g。

【制作】用前五味药的煎煮液450ml泡茶，待半温，调入蜂蜜饮用，冲饮至味淡。

【功效】补气养阴，美肤强身。

【适应证】面色不华，容颜憔悴。

【按语】枸杞味甘，性平，能滋补肝肾、益精明目；天门冬味甘、苦，性大寒，能清肺降火、养阴润燥；生地味甘、苦，性寒，清热凉血止血、养阴生津止渴；人参味甘、微苦，性微温，大补元气、补脾益肺、生津止渴、安神增智；茯苓味甘、淡，性平，利水渗湿、健脾补中、宁心安神。诸药合用，补气生津、养阴益精，能美肤强身。湿热内蕴者忌用。

10. 天柱玉容茶（天柱经验方）

【组方】西洋参 3g，当归 3g，枸杞 6g，合欢花 3g，佛手 3g，绿茶 6g。

【制作】用前五味药的煎煮液 400ml 泡茶饮用，可加蜂蜜，冲饮至味淡。

【功效】补益美颜，润泽肌肤。

【适应证】年老肌肤失润、枯燥。

【按语】西洋参味甘、微苦，性微凉，同人参作用相当，可以大补元气、补脾益肺、生津止渴、安神增智；当归味甘、辛，性温，补血活血、调经止痛、润肠通便；枸杞味甘，性平，能滋补肝肾、益精明目；合欢花味甘，性平，主要有宁神作用，多用于郁结胸闷、失眠健忘、神经衰弱等；佛手又名九爪木、五指橘、佛手柑，味辛、苦、酸，性温，能疏肝理气、和胃止痛，用于肝胃气滞、胸胁胀痛、胃脘痞满、食少呕吐。诸药合用，补气血、益肝肾、安心神、疏肝理气，有补益美颜、润泽肌肤的作用。湿热内蕴者忌用。

11. 清宫廷乌须茶（天柱经验方）

【组方】当归 3g，天麻 3g，没食子 3g，诃子 3g，天柱红茶 6g。

【制作】用前五味煎煮液 300ml 泡茶饮用，可加蜂蜜，冲饮至味淡。

【功效】补肾养血，黑发生发。

【适应证】头发早白，脱发。

【按语】当归味甘、辛，性温，补血活血、调经止痛、润肠通便；天麻味甘，性平，功专平肝息风止痉，为治疗头痛眩晕、肢体麻木的常用药；细辛味辛，性温，祛风、散寒止痛、温肺化饮、宣通鼻窍；没食子，味苦，性温，能固气、涩精、敛肺、止血；诃子味酸涩，能敛肺、涩肠、下气、利咽。诸药合用，补气血、温通经络。对于肾虚的头发早白、脱发需要配合其他药使用。外邪未解、阴虚阳亢、内有湿热火邪者忌服，肾功能不全者慎用。

12. 清宫廷生发茶（天柱经验方）

【组方】何首乌 6g，菟丝子 6g，牛膝 3g，生地 3g，柏子仁 3g，天柱红茶 6g。

【制作】用前五味药的煎煮液 400ml 泡茶饮用，可加蜂蜜，冲饮至味淡。

【功效】滋补肝肾，生发黑发。

【适应证】少发，脱发，须发早白。

【按语】何首乌能补肝肾、益精血、解毒润肠，自古为养发乌发要药；菟丝子味甘，性平，补阳益阴、固精缩尿、明目止泻；牛膝味苦、酸，性平，活血通经、消痈肿、补肝肾、强筋骨，常用于治疗腰膝酸痛、阳痿等；生地清热凉血止血、养阴生津止渴；柏子仁味甘，性平，养心安神、止汗、润肠。诸药合用，滋补肝肾，生发黑发。阴虚阳亢、内有湿热火邪者忌服。

13. 天柱金宫香口茶（天柱经验方）

【组方】黄连 3g，升麻 3g，藿香 5g，木香 1.5g，甘草 5g，天柱绿茶 3g，可加入冰糖 10g。

【制作】用前四味药的煎煮液 450ml，泡甘草、绿茶饮用，冲饮至味淡。

【功效】清胃热，洁牙香口，固齿止痛。

【适应证】胃热所致口臭、牙龈出血、牙齿松动与疼痛等。

【按语】黄连味苦，性寒，清热燥湿、泻火解毒、清心除烦；升麻味辛、甘，性微寒，发表透疹、清热解毒、升举阳气、引药上行；藿香味辛，性微温，芳香化浊、开胃止呕、发表解暑；木香味辛、苦，性温，行气止痛、健脾消食，主治胸脘胀痛、泻痢后重、食积不消、不思饮食等；甘草味甘，性平，炙甘草则味甘，性微温，补脾润肺、解毒、止痛。诸药合用，清热解毒、芳香化浊、健脾消食。胃寒呕吐、脾虚泄泻者忌用。

14. 元朝增颜茶（天柱经验方）

【组方】冬瓜仁 10g，桃仁 3g，陈皮 3g，天柱绿茶 6g，可加入冰糖 3g。

【制作】用前三味药的煎煮液 300ml 泡茶饮用，冲饮至味淡。

【功效】润肤增艳。

【适应证】面色晦暗，憔悴，有斑点。

【按语】冬瓜仁味甘，性凉，能清肺化痰、消痈排脓、利湿；桃仁味苦、甘，性平，能活血祛瘀、润肠通便、止咳平喘；陈皮性温，味辛、苦，理气健脾、调中、燥湿化痰。诸药合用，活血祛瘀、理气利湿。胃寒呕吐、脾虚泄泻者忌用。

15. 宫廷美肤茶（天柱经验方）

【组方】枸杞6g，龙眼肉6g，山楂3g，菊花3g，橄榄1个。

【制作】用300ml开水冲泡后饮用，冲饮至味淡。

【功效】生血养阴，润肤美容。

【适应证】阴血不足或久病后，面容枯瘦、肌肤无泽。

【按语】《宁夏枸杞研究》记述，服用枸杞的老年人的免疫学、生理学、生物化学和遗传学功能状态的多项指标在向年轻化方向逆转。枸杞子虽无人参之名望，虫草之尊贵，但无论男女老幼、贵贱贫富，识之者众，用之者众，是一味天赐的百姓良药。枸杞味甘，性平，能滋补肝肾、益精明目；龙眼肉性温、味甘，能补益心脾、养血安神；山楂味酸、甘，性微温，开胃消食、化滞消积、活血散瘀、化痰行气；菊花味辛、甘、苦，性微寒，散风清热、平肝明目；橄榄又称青果，因果实尚呈青绿色时即可供鲜食而得名，性平，味甘、酸，清肺、利咽、生津、解毒。诸药合用，益精养血、清热生津、解毒散瘀。阴虚阳亢、内有湿热火邪者忌服。

16. 天柱金龙杜仲茶（天柱经验方）

【组方】杜仲10g，天柱金荞麦10g，天柱山茶。

【制作】沸水冲泡代茶饮。

【功效】补肝肾，强筋骨。

【适应证】用于强身健体，美容。

【按语】历史上，杜仲茶为皇家贵族的养生补益品。可治腰脊酸疼，足膝痿弱，小便余沥，阴下湿痒，胎漏欲堕，胎动不安，高血压。据《本草纲目》记载，杜仲茶具有强身健体、美容等功效，深受日本朋友的青睐。《神农本草经》记载其"主腰脊痛，补中益精气，坚筋骨，强志，除阴下痒湿，小便余沥"。本茶阴虚火旺者慎服。

17. 天柱红茶柠檬汤（天柱经验方）

【组方】天柱红茶 5g，腌柠檬 1 只，青甘榄 1 个，可加入蜂蜜 25g。

【制作】鲜柠檬、食盐按 2：1 比例腌制，阳光下连续曝晒至柠檬皮皱、果发软，久存备用；上三味按量用沸开水冲泡 5 分钟，取汁分 3 次饮。

【功效】生津解暑，助消化。

【适应证】用于美容养颜。

【按语】柠檬可生津、止渴、祛暑、安胎，用于咽痛口干，胃脘胀气，高血压，心肌梗死，不思饮食。《食物考》载其"浆饮渴瘳，能避暑。孕妇宜食，能安胎"；《纲目拾遗》载其"腌食，下气和胃"。蜂蜜，补中、润燥、止痛、解毒，治肺燥咳嗽、肠燥便秘、胃脘疼痛、鼻渊、口疮、汤火烫伤，解乌头毒。《本草拾遗》载其"主牙齿疳䘌，唇口疮，目肤赤障，杀虫"。本茶用开水泡饮，日服 1 剂。消化性溃疡和胃酸过多患者忌服。

18. 天柱黑芝麻茶（天柱经验方）

【组方】黑芝麻 15g，天柱黄精 15g，黑豆 15g，天柱茶，适量冰糖。

【制作】炒研成末的黑芝麻 15g，加适量冰糖，沸水冲泡代茶饮。

【功效】补肝肾，润五脏。

【适应证】头晕眼花，燥咳，耳鸣耳聋，须发早白，病后脱发，肠燥便秘等，及美容养颜用。

【按语】《本草纲目》称："服黑芝麻百日能除一切痼疾。一年身面光泽不饥，二年白发返黑，三年齿落更出。"黑芝麻补肝肾、益精血、润肠燥，一般人群均可服用。

19. 天柱美肤茶 I（天柱经验方）

【组方】天柱陈醋、天柱玉芙蓉花、残茶水适量。

【制作】用喝剩的残茶水洗脸。

【功效】润泽肌肤，美容护肤。

【适应证】皮肤缺乏光泽。

【按语】绿茶有清热解毒、美容护肤、抗衰老的作用。据现代科学分析，茶叶中有 300 多种化学成分，其中茶多酚（以儿茶素为主体的酚类化合物）可抗氧化、抗衰老、抗菌、防肥胖；单宁酸吸收并排除人体黑色素，使皮肤更白皙，抗癌肿；叶绿素促进组织、血液再生；糖类可增强肌肤免疫力；咖啡因提神醒脑，有紧肤收敛作用；还有多种维生素、无机盐、氨基酸调节皮肤功能，促使皮肤更有活力。经常用茶水洗脸能起到很好的护肤作用。

20. 天柱美肤茶Ⅱ（出自《食物补疗大典》）

【组方】天柱绿茶末适量，霜桑叶 12g，金银花 9g。

【制作】先用沸水冲泡药材、绿茶一杯，然后倒出一杯药茶，加入白醋 6g 调和茶水中洗面，尔后清水洗净。

【功效】美艳肌肤，使皮肤富有弹性。

【适应证】黑眼圈，雀斑，粉刺等。

【按语】绿茶有清热解毒、美容护肤、抗衰老的作用。此茶经常饮用，能保持青春，保有美丽容颜。此茶不适宜肾功能不全者服用。

21. 天柱护眉茶（天柱经验方）

【组方】隔夜茶适量，蛋清 1 个，加入蜂蜜少许。

【制作】隔夜茶中加蛋清及少许蜂蜜调匀。

【功效】润泽护眉。

【适应证】眉毛缺乏光泽，眉毛稀疏。

【按语】未变质的隔夜茶还有很多保健作用，生发就是隔夜茶的功效之一。蛋清、蜂蜜是营养丰富的天然滋养食品，也是最常用的滋补品。据分析，它们含有与人体血清浓度相近的多种无机盐和维生素、铁、钙、铜、锰、钾、磷等有机酸和有益人体健康的微量元素，以及果糖、葡萄糖、淀粉酶、氧化酶、还原酶等，具有滋养、润燥、解毒之功效。所以隔夜茶与蛋清、蜂蜜调匀用刷子蘸取刷眉，日子久了，眉毛自然变得浓密光亮。

22. 天柱乌发茶（天柱经验方）

【组方】黑芝麻 500g，核桃仁 200g，白糖 200g，天柱山养生茶适量。

【制作】黑芝麻、核桃仁同拍碎，糖熔化后拌入，放凉收贮。用时取芝麻核桃糖 10g，用茶冲服。

【功效】乌发美容。

【适应证】头发花白等。

【按语】黑芝麻味甘，性平，有补肝肾、益精血的功效，可用于头晕眼花、耳鸣耳聋、须发早白、病后脱发。核桃仁味甘，性温，有补肾温肺、润肠通便的功效，可用于肾阳虚衰、肺肾不足。此茶适合常饮，可延缓衰老，常用可保持头发不花不白。痰热咳嗽、便溏腹泻、素有内热及痰湿重者不宜服用。

23. 天柱芍药花茶（天柱经验方）

【组方】芍药花 3g，生地 6g，天柱山养生绿茶 3g。

【制作】用开水冲泡后饮用。

【功效】养阴清热，柔肝疏肝。

【适应证】用于女性保健。

【按语】古人评花，牡丹第一，芍药第二，谓牡丹为花王，芍药为花相。因为芍药开花较迟，故又称为"殿春"。芍药花能养血柔肝、散郁祛瘀、强五脏、散恶血、调经，可以治疗内分泌紊乱引起的雀斑、黄褐斑、暗疮，促进新陈代谢，延缓皮肤衰老，提高机体免疫力。常饮花茶可调节女性内分泌，去除黄气及色斑，使气血充沛，容颜润泽，精神饱满。生地能清热凉血止血、养阴生津止渴。两药合用可清热养阴、生津止渴、柔肝疏肝。脾胃虚寒者不宜食用。

24. 天柱乌发养颜茶（天柱经验方）

【组方】制首乌、大生地、天柱养生绿茶各等份。

【制作】将制首乌洗净、切片，与黑大豆同浸泡 3 天，然后文武火蒸首乌，蒸后晒干，生地用酒浸洗，这两味放入锅中（忌沾铁器），加水煎煮后取汁即成。

【功效】滋补肝肾，荣养气血。

【适应证】气血两虚证的体虚衰弱、青少年贫血体弱均可服用。

【按语】制首乌味甘、涩，性微温，能补肝肾、益精血、乌须发、强筋骨。《本草纲目》记载首乌能"养血益肝，固精益肾，健筋骨，乌须发，为滋补良药,不寒不燥,功在地黄、天门冬诸药之上"。首乌还有促进造血功能、增强免疫功能、降血脂、延缓衰老、润肠通便等作用。生地黄有清热凉血、养阴生津的作用。《开宝本草》论述道:"味甘、苦,寒,无毒。主男子五劳七伤,女子伤中、胞漏、下血,破恶血、溺血,利大小肠,去胃中宿食,饱力断绝,补五脏内伤不足,通血脉,益气力,利耳目。生者大寒。主妇人崩中血不止,及产后血上薄心闷绝,伤身胎动下血,胎不落;堕坠,腕折,瘀血,留血,衄鼻,吐血,皆捣饮之。"此方代茶频饮,不拘时温服,连服三四个月。注意饮食起居,心情要愉快,忌食各种血和鳞鱼、葱蒜、萝卜等食物。

25. 慈禧珍珠茶(出自《御香缥缈录》)

【组方】珍珠、天柱养生茶叶适量。

【制作】以沸水冲泡茶叶,用茶汁送服珍珠粉,每日 2 ~ 3g,隔 10 日服 1 次。

【功效】润泽肌肤,养颜美容。

【适应证】面部皮肤衰老干燥憔悴。

【按语】珍珠味甘、咸,性寒。据慈禧太后身边的女官德龄在《御香缥缈录》中记载,慈禧到了老年,面部与全身的皮肤仍然细嫩红润,与青年女子相差无几。这就是因为她平素注意养生和美容,特别是与她常年服用珍珠茶有关。据现代研究,珍珠中含有多种氨基酸和微量元素,对皮肤有很好的营养作用。

第三节　天柱养生减肥茶方

1. 天柱雀舌茶(出自《饮膳正要》)

【组方】雀舌茶、枸杞各等份。

【制作】文火煎服。

【功效】消食,化气,壮阳,减肥。

【适应证】消化不良,食积,肥胖等。

【按语】雀舌茶，也叫白毛尖，产于贵州南部的都匀市。据史料记载，该茶早在明代就被列为上贡之佳品，深受明崇祯皇帝所喜爱，曾赐名白毛尖为"鱼钩茶"。它以优美的外形，独特的风格被列为中国名茶珍品之一。其含多酚类化合物高于一般茶叶10%左右，氨基酸含量也较高。枸杞，味甘，性平，有养肝、滋肾、润肺的功效。现代研究，枸杞还有降低血糖、抗脂肪肝、抗动脉粥样硬化、抗衰老等作用。此茶尤其适用于肝肾亏虚者食用，既美味，药效又非常好，宜时常饮用。外邪实热、脾虚有湿及泄泻者忌用。

2. 清宫廷美体茶（天柱经验方）

【组方】泽泻3g，石菖蒲6g，山楂6g，紫苏3g，天柱绿茶3g。

【制作】用350ml开水冲泡后饮用，冲饮至味淡。

【功效】行水减肥，降脂。

【适应证】肥胖，高脂血症。

【按语】泽泻味甘、淡，性寒，利水渗湿、清热泻火；石菖蒲气芳香，味苦、微辛，能化湿开胃、开窍豁痰、醒神益智，用于脘痞不饥、噤口下痢、神昏癫痫、健忘耳聋等；山楂又名山里果、山里红、酸里红，味酸、甘，性微温，开胃消食、化滞消积、活血散瘀、化痰行气；紫苏味辛，性温，解表散寒、行气和胃。诸药合用，能利水渗湿、化湿开胃、化滞消积，可用于单纯性体胖和高脂血症者的减肥、降脂。胃寒呕吐、脾虚泄泻者忌用。

3. 仙女减肥茶（天柱经验方）

【组方】茯苓6g，泽泻3g，车前草3g，山楂6g，大腹皮3g，天柱绿茶6g。

【制作】用350ml开水冲泡后饮用，或用前五味药的煎煮液泡茶饮用，冲饮至味淡。

【功效】利尿除湿，降血压，降血脂，减肥。

【适应证】肥胖，水肿，高血压，高脂血症。

【按语】茯苓味甘、淡，性平，利水渗湿、健脾补中、宁心安神；泽泻利水渗湿、清热泻火；车前草味甘、淡，性微寒，清热利尿、渗湿止泻、明目、祛痰；山楂开胃消食、化滞消积、活血散瘀、化痰行气；大腹皮为槟榔的干燥果皮，又名槟榔衣，性微温，主要功效为下气宽中、行水消肿。诸药合用，利水渗湿、化滞消积，对于单纯性肥胖者，或有高血压、高脂血症者具有降血压、降脂、减肥等效果。胃寒、阴虚阳亢、脾虚泄泻者忌用。

4. 天柱红茶干姜汤（天柱经验方）

【组方】红茶3g，干姜3～5g，炙甘草3g。

【制作】干姜，晒干或微火烘干。蜜炙甘草，取甘草片，加炼熟的蜂蜜与开水少许，拌匀，稍闷，置锅内用文火炒至变为深黄色、不粘手为度，取出放凉。与红茶一起用开水泡饮。

【功效】健胃消食，消脂去腻。

【适应证】脾胃虚寒或食后饱胀，食欲不振，肥胖等。

【按语】干姜，温中逐寒、回阳通脉，治心腹冷痛，吐泻，肢冷脉微，寒饮喘咳，风寒湿痹，阳虚吐衄、下血。《神农本草经》谓其"主胸满咳逆上气，温中，止血，出汗，逐风湿痹，肠癖下痢。生者尤良"。红茶，提神消疲、生津清热、养胃护胃。日服1剂，分3次饭后服。孕妇及胃酸过多者慎用。血虚者可加剖开的大枣25g。

5. 天柱荷叶松仁茶（天柱经验方）

【组方】干荷叶9g，松子仁3g。

【制作】搓碎（鲜荷叶为30g，切碎），煎水代茶频饮。

【功效】消肿降脂，润肠通便。

【适应证】肥胖，高脂血症。

【按语】荷叶性平，味苦、涩。《证治要诀》称："荷叶服之，令人瘦劣，故单服可以消阳水水肿之气。"中药研究结果表明，荷叶有降血脂作用。荷叶碱是荷叶中提取的生物碱，可扩张血管、清热解暑，有降血压的作用。松子仁主要含有油酸酯、亚油酸酯、蛋白质、挥发油等，本品气香甘润，有润肠通便作用，与茶叶配伍是减肥的良药。该茶连饮2～3个月，每日1剂。胃溃疡、胃酸过多者忌服，孕妇禁用。

6. 天柱减肥茶Ⅰ（天柱经验方）

【组方】干荷叶 90g，生山楂、生薏苡仁各 30g。

【制作】制细末，每次 6g，沸水冲泡代茶饮，以味淡为度。

【功效】利水降脂。

【适应证】高血压、冠心病、肥胖症有一定疗效。

7. 天柱减肥茶Ⅱ（天柱经验方）

【组方】干荷叶 20g，生山楂、生薏苡仁各 20g，橘皮 15g。

【制作】制细末，每次用 6g，沸水冲泡代茶饮，以味淡为度。

【功效】利水降脂。

【适应证】高血压，冠心病，肥胖。

8. 天柱减肥茶Ⅲ（天柱经验方）

【组方】陈葫芦 15g，茶叶 3g。

【制作】制细末，沸水冲泡代茶饮，以味淡为度。

【功效】利水降脂。

【适应证】高血压，冠心病，肥胖。

【按语】以上三方俱为我国传统的减肥方，流传民间，广为应用。荷叶、山楂减肥降脂之功，在我国汉代以前便已有定论。《本草经疏》："山楂，《神农本草经》云：味酸气冷，然观其能消食积，行瘀血，则气非冷矣。"生薏苡仁有健脾利湿的作用。上三药配伍应用，可以起到利水降脂的功效。中医认为，山楂只消不补，脾胃虚弱者不宜多食。孕妇及胃酸过多、消化性溃疡和龋齿者，及服用滋补药品期间忌服本茶。

9. 何首乌保健茶Ⅰ（天柱经验方）

【组方】何首乌 30g、天柱绿茶、泽泻、丹参各 10g。

【制作】上药水煎取汁。

【功效】活血利湿，降脂减肥。

【适应证】痰湿体质之肥胖。

【按语】何首乌味苦、甘、涩，性微温，有养血滋阴、润肠通便的功效，还有抗衰老、提高免疫力、降血脂、保肝等作用。泽泻味甘、淡，性寒，有利水渗湿、泄热通淋的功效，又有降血脂、保肝的作用。丹参味苦，性微寒，有活血调经、祛瘀止痛的功效。三药合用，养血活血、利湿减肥。痰湿壅盛、素体肥胖者常饮此茶，每日1剂，有益身体健康。另外，为了有效减肥，还需配合饮食调理，避免高胆固醇、高脂饮食。

10. 养生何首乌茶Ⅱ（天柱经验方）

【组方】何首乌15g，天柱红茶6g。

【制作】将何首乌洗净后切细，放入砂锅，加水300ml煎煮5～10分钟后去渣取汁，再以之冲泡红茶即成。

【功效】补肝益肾，养血祛风，降血脂，解毒。

【适应证】肝肾阴亏所致发须早白、头晕、遗精、腰膝酸软等，慢性肝炎，痈肿，瘰疬，痔疮。

【按语】何首乌具有降胆固醇、抗动脉硬化、促进肠蠕动、抗病毒的药理作用，还有兴奋神经系统、类似肾上腺皮质激素样的作用，能补肝肾、益精血、解毒润肠，主要用于精血亏虚、头晕眼花、须发早白、腰酸脚软、遗精、崩漏、带下、肠燥便秘等。补益精血用制首乌，截疟、解毒、润肠宜用生首乌，鲜首乌解毒润肠的功效较生首乌更佳。本方代茶温饮，不拘时常服，冲饮至味淡。便溏泄及痰湿盛者不宜服。

11. 保健桑杞茶（天柱经验方）

【组方】嫩桑枝30g，枸杞6g。

【制作】嫩桑枝切成薄片，加入枸杞，沸水冲泡代茶饮。

【功效】祛风湿，行水气。

【适应证】风湿性关节炎、类风湿关节炎、肥胖等。

【按语】桑枝，味苦，性平。《医部全录》载，桑枝茶能"逐湿，令人瘦，过肥者宜久服之"。桑枝有通经活络、祛风湿、行水气的作用。桑枝茶可以服用也可外洗应用。本品可以连续饮用2～3个月。不宜用于体质瘦弱患者。

12. 保健桑白皮茶（天柱经验方）

【组方】桑根白皮30g，天柱山茶6g。

【制作】洗净切丝，晒干备用，每日30g，煎水泡茶频饮。

【功效】降压利水。

【适应证】肥胖，素有痰湿、血压偏高的眩晕，尿量减少，时有水肿和体虚盗汗。

【按语】桑白皮的药理作用，在古书中已有记载。味甘，性寒，入肺经，具有利水消肿、修复瘢痕之功效。《名医别录》记载其"利水道，去寸白，可以缝金创"。《本草别录》载："去肺中水气，唾血，热渴，水肿，腹满肿胀，利水道，可以缝金疮。"《本草钩元》载："利水用生，咳嗽蜜炙或炒。"《本草备要》载："如恐其泻气，用蜜炙之。"肺寒无火及风寒咳嗽禁服。

13. 养生消脂茶（天柱经验方）

【组方】天柱山茶叶、生姜、诃子皮各等份。

【制作】茶叶、诃子皮加水1碗共煮。

【功效】健脾消食，减肥。

【适应证】食积，肥胖。

【按语】生姜，味辛，性微温，有开胃止呕的功效。诃子皮味苦、酸、涩，性平，有涩肠止泻、下气消胀的作用。上茶沸热后，再加生姜煎服。常饮此茶有很好的保健作用。

14. 清口气佩香茶（出自《瀚海颐生十二茶》）

【组方】佩兰6g，藿香3g，薄荷4.5g，白蔻仁1.5g。

【制作】佩兰、藿香、薄荷、白蔻仁共制粗末，沸水冲泡后，加盖闷10分钟，代茶饮。

【功效】化湿消滞醒胃，清口气异味。

【适应证】过食肥腻，消化不良，纳呆食减，口中黏腻无味或口臭等。

【按语】佩兰，清暑、辟秽、化湿、调经，治感受暑湿，寒热头痛，湿邪内蕴，脘痞不饥，口甘苔腻，月经不调。《本草别录》载佩兰"除胸中痰癖"。藿香，快气、和中、辟秽、祛湿，治感冒暑湿，寒热，头痛，胸脘痞闷，呕吐泄泻，疟疾，痢疾，口臭。《本草图经》谓藿香"治脾胃吐逆，为最要之药"。方中佩兰、藿香、白蔻仁，都有化湿醒脾之功。薄荷，能辟秽、解毒。四药合用，化湿和胃，清口气（口臭）。该茶每日

1 剂。阴虚者忌服。

15. 天柱三花减肥茶（出自《中成药研究》）

【组方】玫瑰花、茉莉花、代代花各 3g，川芎 6g，荷叶 9g。

【制作】上药搓碎，置入热水瓶中，用沸水冲泡，加盖闷 10 分钟。

【功效】芳香化浊，行气活血。

【适应证】肥胖，体重超过正常标准，懒于行动。

【按语】此方升清降浊、理气宽胸、活血降脂，肥胖体臃者饮用最合宜。方中玫瑰花甘苦而温，功专理气解郁、和血散瘀，《本草拾遗》说本品"和血，行血，理气"；茉莉花、代代花均有理气解郁、辟秽和中的作用，与玫瑰花相伍既走气分又走血分；荷叶升发清阳、醒脾利湿。以上四味理气解郁而有提神作用，辟秽化湿而奏祛痰利湿、消脂减肥之功。配以川芎活血行气，通行全身血脉，扩张血管，有助降脂。代茶饮，宜频频饮用，1 日内饮尽。阴虚口渴者不宜饮用，孕妇禁服。

第四节　天柱延年益寿茶方

1. 养生二子茶（出自《摄生众妙方》）

【组方】枸杞子 10g，五味子 3g。

【制作】将枸杞子、五味子研细，滚水泡封 3 小时，代茶饮。

【功效】养阴生津，延年益寿。

【适应证】阴血亏虚和暑热伤津所致汗多、心烦、口渴等。

【按语】枸杞子具有填精养血、滋补肝肾的作用；五味子可益气生津、补肾宁心。两味相伍可养五脏之阴、益心肺之气，是老人秋季调补气阴的佳品。将枸杞子、五味子研细泡水代茶饮。因五味子味酸性温，有收敛之性，枸杞子味甘性平，不宜用于外邪实热及脾虚有湿者，忌用于有湿热者。

2. 古方八仙茶（出自《韩氏医通》）

【组方】黄粟米、黄豆、赤小豆、绿豆各 750g，天柱细茶 500g，净脂麻 375g，净花椒 75g，净小茴香 150g，泡干白姜、炒白盐各 30g。

【制作】取炒熟黄粟米、黄豆、赤小豆、绿豆各 750g，细茶、净脂麻、净花椒、净小茴香、泡干白姜、炒白盐，研末加炒熟麦面拌匀，置瓷罐中存贮待用，每日取 9 克，开水冲服至味淡。

【功效】益精悦颜，保元固肾。

【适应证】肾虚，早衰。

【按语】方中芝麻、黄豆、赤小豆等均可补肾强健、抗老防衰，花椒、小茴香、干姜可温阳理气，因而可用于延缓衰老。开水冲服，用开水冲泡饮服时亦可任意加入核桃仁、松子仁、南枣等。

3. 古方龟鹿二仙茶（出自《仙传四十九方》）

【组方】鹿角 6g，龟板 6g，枸杞 15g，人参 3g，天柱红茶 6g。

【制作】用 350ml 水煎煮鹿角、龟板、人参至水沸后 15 ~ 30 分钟，冲泡枸杞、红茶饮用。可加蜂蜜。冲饮至味淡。

【功效】滋精补血，益气提神。

【适应证】中老年气血虚弱。

【按语】人以精、气、神为根本，精不足则无以生气，气不足则无以生神，然而补精必以滋味醇厚的药品为主。《本草纲目》记载：龟鹿皆灵而有寿。龟首常藏于腹，能通任脉，故取其甲，以补心、补肾、补血，皆以养阴也。鹿鼻常返向尾，能通督脉，故取其角，以补命、补精、补气，皆以养阳也。乃物理之玄微，神工之能事也！

原方龟鹿二仙胶，又名四珍胶，出自《医便》卷一。龟、鹿皆为血肉有情之品，具有填补精血、益气壮阳的作用。再加上人参、枸杞，益气生精。四者合一，可达精生而气旺，气旺而神昌的境界。久服可以延年益寿，故有"二仙"之美称。但要注意，脾胃虚弱者、有感冒或腹泻者，不宜服用。

4. 养生芝麻养血茶（出自《醒园录》）

【组方】黑芝麻 6g，天柱山茶叶 3g。

【制作】黑芝麻炒黄，与茶叶一起加水煎煮 10 分钟。饮汤并食芝麻与茶叶。

【功效】滋补肝肾，养血润肺。

【适应证】肝肾亏虚引起的皮肤粗糙、毛发枯黄或早白、耳鸣等。

【按语】芝麻，相传是西汉张骞通西域时引进中国的。现经科学考证，芝麻原产我国云贵高原。在浙江湖州市钱山漾新石器时代遗址和杭州水田畈史前遗址中，发现有古芝麻的种子，证实了中国是芝麻的故乡。黑芝麻味甘，性平。芝麻具有养血的功效，可以治疗皮肤干枯、粗糙，令皮肤细腻光滑、红润光泽。黑芝麻还有降血糖、抗炎等作用。慢性肠炎、便溏腹泻患者忌食。

5. 天柱神仙康寿茶（天柱经验方）

【组方】人参3g，牛膝6g，巴戟6g，杜仲6g，枸杞10g，天柱红茶6g。

【制作】用500ml水煎煮上药至水沸后10 ~ 15分钟，即可冲泡红茶饮用。可加蜂蜜。冲饮至味淡。

【功效】滋补气血，养精益脑。

【适应证】中老年体弱。

【按语】人参大补元气、补脾益肺、生津止渴、安神增智；牛膝味苦、酸，性平，活血通经、消痈肿、补肝肾、强筋骨，常用于治疗腰膝酸痛、阳痿等；巴戟味辛、甘，性微温，补肾阳、强筋骨、祛风湿；杜仲味甘，性温，具有补肝肾、强筋骨、安胎的作用，为治腰痛要药；枸杞味甘，性平，能滋补肝肾、益精明目。诸药合用，以温补肝肾为主，兼补气行血。该茶每日1剂。但阴虚火旺或有湿热者均不宜服。

6. 天柱真人茶（天柱经验方）

【组方】天柱茯苓10g，熟地6g，菊花3g，人参3g，柏子仁6g，天柱红茶6g。

【制作】用500ml水煎煮上药至水沸后10 ~ 15分钟，冲泡红茶饮用。也可去茶以煎液代茶饮。可加蜂蜜。冲饮至味淡。

【功效】补脏益智，安神。

【适应证】中老年体虚。

【按语】茯苓味甘、淡，性平，利水渗湿、健脾补中、宁心安神；熟地味甘，性微温，养血滋阴、补精益髓，用于血虚、肾阴不足，为滋阴主药，凡腰酸脚软、头晕眼花、耳鸣耳聋、须发早白等一切精血亏虚证之表现均可应用；菊花味辛、甘、苦，性微寒，散风清热、平肝明目；人参大补元气、补脾益肺、生津止渴、安神增智；柏子仁味甘，性平，养心安神、止汗、润肠。诸药合用，补气健脾、养血滋阴、养心安神，该茶每日1剂。湿热内蕴、腹胀便溏者均不宜服。

7. 天柱延寿茶（天柱经验方）

【组方】远志 3g，山药 6g，巴戟 6g，菟丝子 6g，五味子 3g，天柱红茶 10g。

【制作】用 500ml 水煎煮上药至水沸后 10～15 分钟，冲泡红茶饮用。可加蜂蜜。冲饮至味淡。

【功效】延年益寿，益智宁神。

【适应证】中老年体虚神衰。

【按语】远志《本草纲目》称："此草服之能益智强志，故有远志之称。"远志味苦、辛，性温，安神益智、祛痰开窍、消散痈肿；山药味甘，性平，补脾养胃、生津益肺、补肾涩精；巴戟补肾阳、强筋骨、祛风湿；菟丝子味甘，性平，补阳益阴、固精缩尿、明目止泻；五味子味酸、甘，性温，收敛固涩、益气生津、补肾宁心。诸药合用，温补脾肾、益气生津、安神益智。凡实热或痰火内盛者、阴虚火旺者、湿盛中满或有积滞者忌服。

8. 天柱回春茶（天柱经验方）

【组方】菟丝子 6g，牛膝 3g，山药 6g，茯苓 10g，续断 3g，天柱红茶 10g。

【制作】用 500ml 水煎煮上药至水沸后 10～15 分钟，冲泡红茶饮用。可加蜂蜜。冲饮至味淡。

【功效】补脾肾，益精神。

【适应证】中老年体弱多病。

【按语】菟丝子又名豆寄生、黄藤子、萝丝子等，为旋花科植物菟丝子的种子，有"续绝伤、补不足、益健人"之功。《名医别录》谓其有

"养肌强阴、坚筋骨"的作用，入肝、肾二经，具有补肾益精、养肝明目、安胎等作用。牛膝活血通经、消痈肿、补肝肾、强筋骨，常用于治疗腰膝酸痛、阳痿等；山药补脾养胃、生津益肺、补肾涩精；茯苓利水渗湿、健脾补中、宁心安神；续断味辛，性微温，补肝肾、续筋骨、调血脉。诸药合用，对于中老年体虚者具有一定的补益作用。但需注意，凡实热或痰火内盛者、阴虚火旺者、湿盛中满或有积滞者忌服。

9. 天柱壮阳茶（天柱经验方）

【组方】苍术 6g，人参 3g，鹿茸 1.5g，淫羊藿 6g，泽泻 3g，天柱红茶 5g。

【制作】用 500ml 水煎煮上药至水沸后 10 ~ 15 分钟，泡茶饮用。可加蜂蜜。冲饮至味淡。

【功效】补阳祛湿，强身壮体。

【适应证】中老年体胖痰湿壅盛，性功能低下。

【按语】淫羊藿味辛、甘，性温，具有补肾壮阳、祛风除湿的作用；苍术味苦、辛，性温，能燥湿健脾、祛风散寒、明目；人参大补元气，补脾益肺、生津止渴、安神增智；鹿茸味甘、咸，性温，补肾阳、益精血、强筋骨，壮阳益精功效较突出；泽泻味甘、淡，性寒，利水渗湿、清热泻火。方中人参、鹿茸、淫羊藿温肾壮阳、补气益精，苍术燥湿健脾，泽泻利水渗湿，诸药合用，能补阳祛湿、强身壮体。但需注意，阴虚火旺者、温热病患者忌服。

10. 天柱延龄茶（天柱经验方）

【组方】菟丝子 6g，肉苁蓉 6g，枸杞 6g，山茱萸 3g，覆盆子 6g，天柱红茶 10g。

【制作】用上药的煎煮液 500ml 泡红茶饮用，可加蜂蜜，冲饮至味淡。

【功效】滋补肝肾，延年增智。

【适应证】中老年肝肾不足，房事渐衰。

【按语】菟丝子补阳益阴、固精缩尿、明目止泻；肉苁蓉味咸，性温，具有补肾益精、润肠通便的作用；枸杞味甘，性平，能滋补肝肾、益精明目；山茱萸性微温，味酸涩，能补肝肾、涩精、敛汗；覆盆子味甘酸，性平，补肝肾、缩小便、助阳、固精、明目。诸药合用，温肾壮阳、固精缩尿。素有湿热、阴虚火旺者不宜服用。

11. 天柱蟠龙茶（天柱经验方）

【组方】山茱萸6g，当归3g，牛膝3g，菟丝子3g，白鱼鳔6g，天柱红茶10g。

【制作】用500ml水煎煮上药至水沸后10～15分钟，冲泡红茶饮用，可加适量蜂蜜，冲饮至味淡。

【功效】温补肝肾，固精缩尿。

【适应证】中老年体弱多病。

【按语】山茱萸性微温，味酸涩，能补肝肾、涩精、敛汗；当归味甘、辛，性温，补血活血、调经止痛、润肠通便；菟丝子补阳益阴、固精缩尿、明目止泻；牛膝味苦、酸，性平，活血通经、消痈肿、补肝肾、强筋骨，常用于治疗腰膝酸痛、阳痿等；白鱼鳔以鲟鱼、鳇鱼的鱼鳔制成，有一定的治肾虚滑精的作用。诸药合用，温补肝肾、固精缩尿、补血活血。脾胃虚弱者、有感冒或腹泻者，不宜服用该茶。

12. 天柱延年茶（天柱经验方）

【组方】覆盆子6g，石斛3g，杜仲3g，续断3g，五味子3g，天柱红茶10g。

【制作】用500ml水煎煮上药至水沸后10～15分钟，泡茶饮用。可加适量蜂蜜。冲饮至味淡。

【功效】养生延年，益智健脑。

【适应证】中老年体弱神衰健忘。

【按语】覆盆子味甘、酸，性平，补肝肾、缩小便、助阳、固精、明目；石斛味甘，性微寒，益胃生津、养阴清热；杜仲味甘，性温，具有补肝肾、强筋骨、安胎的作用，为治腰痛要药；续断味辛，性微温，补肝肾、续筋骨、调血脉；五味子味酸、甘，性温，收敛固涩、益气生津、补肾宁心。诸药合用，补肝肾、强筋骨、养阴清热、益气生津。脾胃虚弱者、湿热内蕴者、有感冒或腹泻者，不宜服用。

13. 天柱二子延年茶（天柱经验方）

【**组方**】枸杞子、五味子各 9g，白糖适量。

【**制作**】将前两味捣烂后，加糖，沸水冲泡，代茶饮。

【**功效**】养心益肺。

【**适应证**】老人秋季气阴亏虚。

【**按语**】枸杞子具有填精养血、滋补肝肾的作用；五味子可益气生津、补肾宁心。两味相配可养五脏之阴、益心肺之气，宜长期服用。因五味子味酸性温，有收敛之性，枸杞子味甘性平，外邪实热、脾虚有湿及泄泻者忌服。

北宋文学家苏轼曾云："蜀青城山老人村，有见五世孙者，道极险远，生不识盐醯，而溪中多枸杞，根如龙蛇，饮其水，故寿。"至于五味子，孙思邈早已视之为益寿佳品，谓"五月常服五味子以补五脏气""六月常服五味子，以益肺金之气，在上则滋源，在下则补肾"。

14. 天柱玉竹茶 I（天柱经验方）

【**组方**】玉竹 9g。

【**制作**】玉竹制成粗末后，沸水冲泡代茶饮。

【**功效**】养阴润燥，生津延年。

【**适应证**】糖尿病或热病之阴虚、燥热、烦渴。

【**按语**】玉竹，能养阴润燥、除烦止渴，治热病阴伤、咳嗽烦渴、虚劳发热、消谷易饥、小便频数。《本草拾遗》载其："主聪明，调血气，令人强壮。"沸水冲泡，每日代茶频饮。胃有痰湿气滞者忌服。

15. 天柱玉竹茶 II（天柱经验方）

【**组方**】天柱玉竹 10g，天柱绿茶 3g。

【**制作**】用 300ml 开水冲泡后饮用，可加冰糖。

【**功效**】养阴润燥，除烦止渴。

【**适应证**】热病伤阴，咳嗽烦渴，虚劳发热，消谷易饥，小便频数，咽喉不利。

【**按语**】玉竹，性微寒，味甘，具有强心、类肾上腺皮质激素作用及润肠通便的药理作用。养阴润燥、生津止渴。本品虽性质平和，但毕竟为

中国天柱养生茶文化

滋阴润燥之品，故脾虚而有湿痰者不宜服。

16. 保健龙眼茶（天柱经验方）

【组方】龙眼肉5～10枚，陈皮3g。

【制作】龙眼肉、陈皮隔水蒸熟后，沸水冲泡代茶饮。

【功效】益心脾，补气血，安神。

【适应证】虚劳羸弱，失眠，健忘，惊悸，怔忡。

【按语】龙眼茶，无病长饮，能益寿延年。《神农本草经》亦称其能"主五脏邪气，安志厌食，久服强魂，聪明，经身不老，通神明"。代茶饮。内有痰火及湿滞停饮者忌服。

17. 天柱灵芝茶Ⅰ（天柱经验方）

【组方】天柱灵芝10g，人参3g。

【制作】灵芝、人参切薄片，沸水冲泡后代茶饮。

【功效】补中益气，益年延寿。

【适应证】神经衰弱，健忘，慢性肝炎（乙肝），水肿，肾虚，高脂血症。

【按语】灵芝素有"仙草""瑞草"之美誉，自古象征吉祥、富贵、美好、长寿，历来被古代帝王将相视为"灵丹妙药"，并被西方人昵称为"神奇的东方蘑菇"。灵芝，入五脏，补全身之气，所以心、肺、肝、脾、肾脏虚弱，均可服之。灵芝所治病种涉及呼吸、循环、消化、神经、内分泌及运动等各个系统，涵盖内、外、妇、儿、五官各科疾病。其根本原因，就在于灵芝扶正固本，增强免疫功能，提高机体抵抗力的巨大作用。《神农本草经》载其性味甘平，"主耳聋，利关节，保神，益精气，坚筋骨，好颜色"。

18. 天柱灵芝茶Ⅱ（天柱经验方）

【组方】灵芝草10g，天柱绿茶少许。

【制作】灵芝草切薄片，沸水冲泡，加绿茶饮用，冲泡至味淡。

【功效】补中益气，增强筋骨，保持青春美颜。

【适应证】虚劳，咳嗽，气喘，失眠，消化不良，恶性肿瘤等。

【按语】灵芝味甘，性平，有益精气、坚筋骨、利关节等功效。现代药理研究发现灵芝还有抗肿瘤、保肝、抗衰老、抗神经衰弱等作用。中华传统医学长期以来一直视其为滋补强壮、固本扶正的珍贵中草药。民间传说灵芝有起死回生、长生不老之功效。此茶可日常饮用，尤其适合体弱多病者饮用。常饮此茶能扶正固本、延缓衰老、延年益寿。实证者慎服，忌与扁青、茵陈蒿同用。

19. 天柱首乌松针茶（天柱经验方）

【组方】何首乌18g，松针（松花更佳）30g，乌龙茶6g。

【制作】先将何首乌、松针或松花用清水煎沸20分钟左右，去渣，以沸烫药汁冲泡乌龙茶5分钟即可饮用。

【功效】补精益血，扶正祛邪。

【适应证】肝肾亏虚，从事化学性、放射性、农药制造、核技术工作及矿下作业等人员保健，放疗、化疗后白细胞减少等。

【按语】何首乌有养血滋阴、润肠通便、截疟、祛风、解毒功效，还有增强免疫功能、保肝的作用。松针能祛风活血、明目、安神、解毒、止痒。所以此茶对于肝肾阴亏的患者及从事化学性、放射性等工作的人员具有很好的保健作用。此茶每日1剂，不拘时饮服。大便清稀及有湿痰者不宜饮用。另外，制作本茶忌用铁器。

20. 保健苑子茶Ⅰ（天柱经验方）

【组方】沙苑子10g，天柱山茶6g。

【制作】将沙苑子洗净捣碎，沸水冲泡代茶饮。

【功效】健身益寿，久服可补肾强腰。

【适应证】肾虚所致遗精、滑精、腰膝酸软、小便频数、夜尿多等。

【按语】沙苑子功能补肝、益肾、明目、固精，治肝肾不足，腰膝酸痛，目昏，遗精早泄，小便频数，遗尿，尿血，白带。《本草纲目》载：沙苑子性味甘温无毒，"补肾，治腰痛泄精，虚损劳乏"。《本经逢原》则云："沙苑蒺藜，性降而补，益肾，治腰痛，为泄精虚劳要药。以之点汤代茶，亦甚甘美益人。"相火炽盛、阳强易举者忌服。

21. 保健沙苑子茶Ⅱ（天柱经验方）

【组方】沙苑子6g，天柱红茶3g，陈皮3g。

【制作】沙苑子洗净后切细，与陈皮、红茶放入杯中，用250ml沸水冲泡即成。

【功效】补肝益肾，明目固精。

【适应证】肝肾不足所致腰膝酸痛、目昏、遗精、早泄、遗尿。

【按语】沙苑子又名潼蒺藜、沙苑蒺藜，性温，味甘，具有降压、降脂、护肝、提高免疫力、抗疲劳及抑制肿瘤细胞生长的药理作用，能温补肝肾、固精缩尿、明目，多用于肝肾虚弱所致腰痛、遗精、早泄、白浊带下、小便余沥、眩晕目昏等。本方代茶温饮，不拘时常服，冲饮至味淡。阴虚火旺、阳强易举者忌服。

第十二章

天柱养生保健茶方

（康复类）

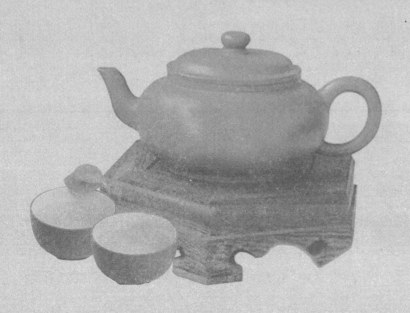

第一节　利咽止咳康复保健茶方

1. 麦冬甘夏茶（出自《金匮要略》）

【组方】麦门冬 6g，半夏 3g，人参 3g，粳米 10g，甘草 3g，天柱山绿茶 6g。

【制作】用前五味药的煎煮液 350ml 泡茶饮用，冲饮至味淡。

【功效】养阴益气，利咽喉。

【适应证】火逆上气所致咽喉不利、干咳咯痰。

【按语】麦门冬味甘、微苦，性微寒，功能润肺养阴、益胃生津、清心除烦。半夏味辛，性温，有毒，功能燥湿化痰、降逆止呕、消痞散结；姜半夏多用于降逆止呕，法半夏多用于燥湿化痰。人参大补元气、补脾益肺、生津止渴、安神增智。原方麦门冬汤，出自《金匮要略》，主要功效为滋养肺胃、降逆和中，治疗肺痿之肺胃阴虚不足。方中重用麦门冬滋养肺胃、清降虚火为君，人参益气生津为臣，半夏降逆化痰为佐，甘草、大枣、粳米益胃气、生津液为使。诸药合用，使肺胃气阴得复，则虚火平，逆气降，痰涎清，咽喉利，咳喘自愈。外感发热咳嗽不宜用。

2. 僵蚕止咳茶（出自《瑞竹堂经验方》）

【组方】白僵蚕 30g，天柱山茶 60g。

【制作】白僵蚕 30g 碾为末，放碗内，倾沸水一小盏，盖定。又米白糖 500g，猪板油 120g，雨前茶 60g，水 4 碗。先将茶煎至 2 碗半，再将板油去膜切碎，与糖一起加入茶中，熬化待用。服用时，以白开水冲一匙服之，早晚各服一次。

【功效】消炎，止咳。

【适应证】咳嗽，喉痛如锯，不能安卧。

【按语】白僵蚕来源为蚕蛾科昆虫蚕蛾的幼虫感染白僵菌而僵死的干燥全虫。白僵蚕味辛、咸，具有祛风解痉、化痰散结的作用，能治中风失音、惊痫、头风、喉风等。白僵蚕末沸水冲泡，临卧温服。熬化的白糖猪油茶每次用白开水冲 1 匙服之，每日数次。此茶具有很好的止咳作用。心虚不宁、血虚生风者慎服。

3. 三才茶（出自《儒门事亲》）

【组方】天门冬 9g，人参 3g，生地 6g，天柱花茶 3g。

【制作】用前三味药的煎煮液 350ml 泡茶饮用，可加冰糖。

【功效】养阴益气，润肺止咳。

【适应证】肺气阴虚所致咳嗽。

【按语】天门冬味甘、苦，性大寒，能清肺降火、养阴润燥，用于肺燥干咳、顿咳痰黏、咽干口渴、肠燥便秘；人参大补元气、补脾益肺、生津止渴、安神增智；生地味甘、苦，性寒，能清热凉血止血、养阴生津止渴。三才者，天、地、人，此方养阴益气，润肺止咳。外感咳嗽、脾胃虚寒、食少便溏者忌服。

4. 三味茶（出自《儒门事亲》）

【组方】茶叶 10g，蜂蜜 50g，荞麦面 200g。

【制作】茶叶研细末，沸水冲泡，同时调入蜂蜜、荞麦面，置炉火上略煮至熟为度，分数次饮用。

【功效】止咳化痰。

【适应证】咳嗽痰涎。

【按语】这是一道著名的古代甜味药茶。《儒门事亲》："三分茶，治咳嗽痰涎。"此茶中用茶叶配蜂蜜和荞麦面，使茶汁变得甘甜，而且具有润肺止咳化痰的作用。荞麦，为五谷杂粮之一，《本草纲目》谓："荞麦，最降气宽肠，故能炼肠胃滓滞，而治浊、带、泻痢、腹痛、上气之疾，气盛有湿热者宜之，若脾胃虚寒人食之，则大脱元气而落须眉，非所宜矣。"对其功用主治及禁忌均做了很好的概括。

5. 瑞草堂枇杷芽茶（出自《本草纲目》）

【组方】枇杷芽叶 10g，陈皮 3g。

【制作】沸水冲泡，代茶饮。

【功效】清肺下气，和胃降逆。

【适应证】肺热咳嗽，呕吐呃逆等。

【按语】枇杷，常绿小乔木，叶长椭圆形。圆锥花序，果球形或椭圆形，橙黄或淡黄色，是水果的一种。叶可入药，性平味苦，叶芽似茶。《本草纲目》称，我国茶民上缴的茶叶中自古就有杂以此芽之习。

6. 清气化痰茶（出自《本草纲目》）

【组方】百药煎30g，细茶30g，荆芥穗15g，海螵蛸6g，蜂蜜适量。

【制作】上药研细末为丸，临用时，沸水冲泡，加蜜，即可服用。

【功效】止咳化痰。

【适应证】咳嗽痰多，咯痰不爽。

【按语】百药煎为灰褐色的小方块，表面间有黄白色斑点，微具香气。其味酸、涩、微甘，性平，入心、肺、胃经，有润肺化痰的功效，可治疗久咳劳嗽、咽痛等。荆芥穗味辛，性微温，归肺、肝经，能解表散风。海螵蛸味咸、涩，性微温，归肝、肾经，具有收敛固涩的作用，对虚性哮喘有疗效。饮用此茶每次取3g药丸，加蜜沸水泡。外感咳嗽、湿热泻痢及积滞未清者均忌服。

7. 祛寒止咳茶（出自《本草纲目》）

【组方】烧酒（粮食烧酒）、猪脂、天柱山茶末、香油、蜂蜜各等份。

【制作】上五味，和匀共浸7日即可。每次取上汁20ml蒸或温服，每日2次。

【功效】祛寒痰，止咳嗽。

【适应证】寒痰咳嗽。

【按语】此茶方烧酒和猪脂都是温热食品。《本草纲目》载曰："烧酒辛、甘、大热，性温，有毒，入心、肝、肺、胃经；可通血脉，御寒气，醒脾温中，行药势；主治风寒痹痛、筋挛急、胸痹、心腹冷痛。"猪脂、香油可补虚、润燥、解毒，治脏腑枯涩，大便不利，燥咳，皮肤皲裂。蜂蜜在《本草纲目》中的记载为："入药之功有五，清热也，补中也，解毒也，润燥也，止痛也。生则性凉，故能清热；熟则性温，故能补中；甘而平和，故能解毒；柔而濡泽，故能润燥；缓可去急，故能止心腹肌肉疮疡之痛；和可致中，故能调和百药，而与甘草同功。"故本茶方具有祛寒痰、止咳嗽之效，对常有寒咳者，不妨试用之。饮用此茶忌食生冷腥腻。

8. 百药煎茶（出自《本草蒙筌》）

【组方】五倍子 500g，茶叶末 30g，醪糟 120g。

【制作】将五倍子捣烂，加茶末、醪糟拌匀，再捣切小块，待发酵后取出晒干贮藏。

【功效】润肺化痰，生津止渴。

【适应证】久咳痰多，黏稠难咯及口燥，咽干，咽痛等。

【按语】此方是我国明代以来的传统专用茶方之一。明代陈嘉谟所撰《本草蒙筌》一书中对此已有记载，称其能"治肺胀喘咳不休"。《本草纲目》中则云："百药煎，功与五倍子有异。但经酿造，其体轻虚，其性浮散，且味带余甘，治上焦心肺咳嗽，痰饮热渴诸病，口噙尤为相宜。"每次 1 块 6 克，白开水冲泡代茶饮，或含漱。外感风寒或肺有实热之咳嗽及积滞未清之泻痢忌服。

9. 天柱姜蜜治嗽方（出自《寿世编》）

【组方】生姜汁半杯，白蜜 2 匙。

【制作】将生姜汁和白蜜放入茶碗内，用开水冲泡即成，每日清晨饮用。

【功效】润肺，止咳，化痰。

【适应证】各种咳嗽病证。

【按语】生姜是治疗咳嗽的良药，尤其适宜于肺寒咳嗽，但其配伍不同，其作用亦可不同。如本方即以生姜汁配白蜜，用于治疗各种咳嗽均有效。

10. 天柱款冬花茶（出自《种福堂公选良方》）

【组方】款冬花 15g，陈皮 3g，晶糖 25g。

【制作】以上两味放入茶壶内，加入糖开水冲泡饮用，冲泡至味淡。

【功效】润肺止咳化痰。

【适应证】各种咳嗽。

【按语】《本草纲目》言："款冬花性味辛、温、无毒。"《药品化义》云："冬花味苦主降，气香主散，一物而两用兼备。故用人肺部，顺肺中之气，又清肺中之血。专治咳逆上气，烦热喘促，痰涎黏稠，涕唾腥臭。"本品有清热润肺、止咳化痰的功效。《种福堂公选良方》："款冬花茶，治小儿咳嗽，并大人咳嗽屡验方。"款冬花性平味甘，长于润肺止咳化痰，善治各种咳嗽，配晶糖则补肺力量更强。寒邪导致的咳嗽慎用。

11. 天柱归苏茶（天柱经验方）

【组方】当归 6g，苏子 3g，天柱花茶 6g。

【制作】用前两味药的煎煮液 300ml 泡茶饮用，冲饮至味淡。

【功效】和血，降气，消痰。

【适应证】老年咳喘，慢性支气管炎属气血虚弱兼咳嗽气喘者。

【按语】当归味甘、辛，性温，补血活血、调经止痛、润肠通便。苏子味辛，性温，降气消痰、平喘、润肠，主治痰壅气逆、咳嗽气喘、肠燥便秘。两药合用，和血，降气，消痰。湿盛中满及腹泻者忌用。

12. 天柱麦门冬茶（天柱经验方）

【组方】麦门冬 10g，天柱绿茶 3g。

【制作】用 300ml 开水冲泡后饮用，可加冰糖。

【功效】养阴润肺，清心除烦，益胃生津；抗菌，降血糖。

【适应证】肺燥干咳、咯血，肺痿，肺痈，消渴，虚劳烦热，热病伤津，咽干口燥，便秘。

【按语】麦门冬味甘、微苦，性微寒，现代研究认为其具有强心、抗心绞痛、抗休克、降血糖的药理作用。此外，尚有免疫增强、抗菌、镇咳、抗炎、抗肿瘤等药理作用。清养肺胃之阴多去心用，润阴清心多连心用。中医认为麦门冬能润肺养阴、益胃生津、清心除烦，可用于肺阴不足，温燥伤肺，干咳气逆，咽干鼻燥等；胃阴不足，舌干口渴；温病邪热入营，身热夜甚，烦躁不安；肠燥便秘。感冒风寒或有痰饮湿浊的咳嗽，以及脾胃虚寒泄泻者均忌服。

13. 天柱石斛瓜蒌茶（天柱经验方）

【组方】石斛 6g，瓜蒌 6g，绿茶 3g。

【制作】用 300ml 开水冲泡后饮用，可加冰糖。

【功效】生津润肺，宣肺止咳。

【适应证】肺燥咳嗽痰黏难咯，慢性支气管炎。

【按语】石斛味甘，性微寒，能益胃生津、养阴清热；瓜蒌味甘、微苦，性寒，能清热涤痰、宽胸散结、润燥滑肠，主治肺热咳嗽，痰浊黄稠，胸痹心痛，结胸痞满，乳痈，肺痈，肠痈肿痛，大便秘结。两药合用，能生津润肺，宣肺止咳。瓜蒌与乌头相反，避免同用。

14. 芦根茶Ⅰ（天柱经验方）

【组方】芦根 15g，天柱绿茶 3g。

【制作】用 300ml 开水冲泡后饮用，可加冰糖。

【功效】清热生津，除烦止呕。

【适应证】热病烦渴，胃热呕吐泛酸，肺痈。

【按语】芦根味甘，性寒，具有抗菌的药理作用。鲜品可捣汁服。能清热、生津、除烦、止呕、利尿，用于热病伤津，烦热口渴，舌燥少津，胃热呕逆，肺热咳嗽，痰稠，口干，小便短赤，热淋涩痛等。此外，还可用大剂量鲜芦根捣汁服，或水煎频服解河豚毒。脾胃虚弱者忌服。

15. 芦根茶Ⅱ（天柱经验方）

【组方】芦根 50g，金银花 6g。

【制作】芦根切丝同煎水代茶饮。

【功效】清凉解毒。

【适应证】热病烦渴，胃热呕哕，肺热咳嗽，肺痈吐脓，热淋涩痛。

【按语】芦根一药，既能清肺热而祛痰排脓，又能清胃热而生津止呕。治热病烦渴、胃热呕吐、噎膈、反胃、肺痿、肺痈，并解河豚毒。《本草别录》谓其"主消渴客热，止小便利"。《唐本草》谓其"疗呕逆不下食、胃中热、伤寒患者弥良"，《本草纲目》称，可治"消渴解热，止小便利"。芦根虽属性寒，但味甘淡而力缓，用于清肺胃，只能作为辅助药品。不过它有一优点，即性不滋腻，生津而不恋邪，凡温病邪恋卫、气，或热病后伴有伤津的证候，都可应用。脾胃虚寒者忌服。

16. 芦根茶Ⅲ（出自《偏方大全》）

【组方】鲜芦根 30g，冬瓜子 30g，莱菔子 10g。

【制作】上药加水共煎，取汁。

【功效】清肺化痰，利湿排脓。

【适应证】肺痈及肺热咳嗽等病证。

【按语】《医学衷中参西录》说芦根："且其性凉能清肺热，中空能理肺气，而又味甘多液，更喜滋养肺阴……"芦根具有清热泻火、生津止渴、除烦、止呕、利尿的功效，主治热病烦渴、胃热呕吐、肺热咳嗽、肺痈吐脓、热淋涩痛等病证。冬瓜子，为冬瓜的种子，味甘性寒，能清肺化痰、排脓利水，《神农本草经》谓之能"令人悦泽好颜色，益气不饥"。对痰热咳嗽、肺痈、肠痈、水肿、痔疮等病均有良效，故《本草述钩元》曰："主腹内结聚，破溃脓血，凡肠胃内壅，最为妥药。"上药加水共煎，取汁代茶温饮，可清肺化痰。每日1剂，不拘时温服。

17. 山楂核桃茶（天柱经验方）

【组方】胡桃仁（核桃仁）60g，白砂糖10g，山楂30g。

【制作】先将胡桃仁浸泡洗净，加少许清水磨成浆待用，再将山楂洗净熬汁1000ml（去渣），加白糖、核桃浆，煮微沸，代茶饮。

【功效】补肺肾，润肠燥，消饮食，通血脉，生津液。

【适应证】老年便秘以及肺虚咳嗽、气喘。

【按语】核桃仁味甘，性温，入肾、肺经，可补肾固精、温肺定喘、润肠通便，主治肾虚喘嗽、腰痛脚弱、阳痿遗精、小便频数、石淋、大便燥结。山楂营养丰富，可以防治心血管疾病，有强心的作用；可以开胃消食；有活血化瘀的作用；老年人常吃山楂制品能增强食欲，改善睡眠，保持骨和血中的钙的恒定，预防动脉粥样硬化。实热喘咳者不宜饮此茶。

18. 天柱毛山茶（天柱经验方）

【组方】毛山茶9～18g，薄荷3g。

【制作】沸水冲泡代茶饮。

【功效】清热解毒，祛风解表。

【适应证】风热咳嗽。

【按语】毛山茶、薄荷能祛风解表，清热，主治风热咳嗽。体虚寒者不宜饮此茶。

19. 天柱仙鹤草茶（天柱经验方）

【组方】仙鹤草 12g，三七花 3g，红枣 1 个。

【制作】制成粗末，沸水冲泡代茶饮。

【功效】收敛止血。

【适应证】各种出血病证。

【按语】仙鹤草味苦、涩，性平，专于收敛止血，能广泛用于身体各部位之出血病证。因其寒热偏性不明显，凡宜于收敛止血者，不论其寒热虚实，皆可单味使用或配伍其他药物。《滇南本草》谓其"治妇人月经或前或后，赤白带下，面寒腹痛，日久赤白血痢"。《现代实用中药》称其"为强壮性收敛止血剂，兼有强心作用。适用于肺病咯血，肠出血，胃溃疡出血，子宫出血，齿科出血，痔血，肝脓疡等症"。每日 1 剂，随时饮用。非出血证不用。

20. 天柱红茶饴糖汤（天柱经验方）

【组方】红茶 5g，饴糖 15～25g，生姜 3 片。

【制作】将红茶、饴糖生姜用开水冲服。

【功效】滋养强壮，健胃润肺。

【适应证】身体虚弱，肺虚干咳，慢性气管炎等。

【按语】饴糖，缓中、补虚、生津、润燥，治劳倦伤脾，里急腹痛，肺燥咳嗽，吐血，口渴，咽痛，便秘。《本草别录》谓其"主补虚乏，止渴，去血"。伴腹痛喜按者可加白芍 25g，炙甘草 5g；消化不良者可加生姜 10g，大枣 25g；精液早泄者可加莲子 25g。日服 1 剂，可分 2～3 次饮。凡湿热内郁、中满吐逆者忌服。

21. 细茶枇杷汤（天柱经验方）

【组方】天柱细茶 3g，枇杷 90g，冰糖 20g。

【制作】先将枇杷加水煎汤后泡茶，加冰糖温服。

【功效】润燥止咳，清热生津。

【适应证】咳嗽，燥渴。

【按语】枇杷，润肺、止咳、下气，治肺痿咳嗽吐血，衄血，燥渴，呕逆。《滇南本草》谓其"治肺痿痨伤吐血，咳嗽吐痰，哮吼。又治小儿惊风发热。"代茶饮，日服 1 剂。脾虚滑泄者忌之。

22. 建兰花茶（天柱经验方）

【组方】建兰花 6g，杏仁 6g，甘草 1.5g。

【制作】沸水冲泡代茶饮。

【功效】行气宽胸，清肺除热，化痰止咳。

【适应证】肺热咳嗽有痰。

【按语】建兰花，理气、宽中、明目，治久咳、胸闷、腹泻、青盲内障。据《本草纲目拾遗》记载："素心建兰花，可催生，除宿气，解郁；蜜渍青兰花点茶饮，调和气血，宽中醒酒；黑色者名墨兰，治青盲最效。"此茶孕妇忌服。

23. 萝卜茶Ⅰ（天柱经验方）

【组方】经霜萝卜 100g，陈皮 3g。

【制作】洗净切片，煎水代茶饮。

【功效】消食行气，祛痰。

【适应证】咳嗽痰喘，食积气滞，胸闷腹胀，便秘等。

【按语】萝卜，又名莱菔，消积滞、化痰热、下气、宽中、解毒，治食积胀满、痰嗽失音、吐血、衄血、消渴、痢疾、偏正头痛。唐代萧炳在《四声本草》中言其有消食行气之功。至元代，《日用本草》又记述了萝卜"熟食以化痰消谷"。该方历来为我国民间广为使用，作为消食和治疗咳嗽、咯痰、失音、肺痿出血等的茶方。脾胃虚寒所致食不化者勿食。

24. 萝卜茶Ⅱ（天柱经验方）

【组方】白萝卜 100g，天柱茶叶 6g，食盐少许。

【制作】茶叶用沸水冲泡 5 分钟，取汁；白萝卜洗净，切片，置锅中煮烂，加食盐调味，倒入茶汁即可。

【功效】清热化痰，理气开胃。

【适应证】咳嗽痰多，纳食不香等。

【按语】白萝卜是一种常见的蔬菜，生食熟食均可，味辛、甘，性凉，入肺、胃经，为食疗佳品，可以治疗或辅助治疗多种疾病，《本草纲目》称之为"蔬中最有利者"。现代研究认为，白萝卜含芥子油、淀粉酶和粗纤维，具有促进消化、增强食欲、加快胃肠蠕动和止咳化痰的作用。其中食盐作为调味品，与有止渴清神、利尿治咳等功效的茶叶同用，清热化痰、理气开胃的效果更加明显。此茶原料易得，制作简便，效果显著，深受广大民众的喜爱。肺热咳嗽痰多者服之较宜，每日 2 剂，不拘时温服。白萝卜忌与人参、西洋参同食，且忌在喝此茶时食用胡萝卜。

25. 荸荠茶 I（天柱经验方）

【组方】鲜荸荠 250g，金桔 3 个。

【制作】碾碎后，煎水代茶饮，每日 1 剂。

【功效】清热化痰，消积。

【适应证】食积腹胀及咳嗽。

【按语】荸荠是寒性食物，既可清热生津，又可补充营养，最宜用于发热患者。它具有清热泻火，凉血解毒，利尿通便祛痰，消食除胀，调理痔疮或痢疾便血，辅助治疗妇女崩漏、阴虚肺燥、痰热咳嗽、咽喉不利、痞块积聚、目赤障翳等功效。因其属于生冷食物，故脾肾虚寒和兼挟血瘀的人不适宜饮用此茶。

26. 荸荠茶 II（天柱经验方）

【组方】鲜荸荠 60g，天柱绿茶 3g，冰糖 10g。

【制作】用荸荠的煎煮液泡茶饮用。

【功效】清热化痰，消积。

【适应证】糖尿病，尿路感染及阳盛体质。

【按语】荸荠味甘，性寒，其口感甜脆，营养丰富，含有蛋白质、脂肪、粗纤维、胡萝卜素、维生素 B、维生素 C、铁、钙、磷和糖类。荸荠质嫩多津，可治疗热病津伤口渴，对糖尿病尿多者，有一定的辅助治疗作用；荸荠水煎汤汁能利尿排淋，可作为尿路感染患者的食疗佳品。荸荠茶具有清热止渴、生津润肺、化痰利肠、通淋利尿、消痈解毒、凉血化湿、消食除胀、降血压的作用。但要注意，荸荠性寒，不适宜消化力弱的婴幼儿。此外，脾胃虚寒、大便溏泄和有血瘀者不宜食用。

27. 天柱清热止咳茶（天柱经验方）

【组方】甘菊花、经霜桑叶、炙枇杷叶各 6g，陈皮、酒黄芩各 3g，生地、焦枳壳各 5g，鲜芦根 15g。

【制作】上述药物除枇杷叶布包外，余共制粗末，煎水代茶饮。

【功效】清热止咳。

【适应证】外感风热，咳嗽、咯痰黏稠、口渴咽痛的肺热咳嗽，但只可用于慢性病。

【按语】本方是慈禧、光绪所选用的宫廷茶方之一。桑叶、野菊花、枇杷叶清肝泻火、祛风化痰解表，适合于肝阳上亢、肝火犯胃所致的头重脚轻、口干口苦以及血压升高等症状。另外本品兼具解表功效，对风热感冒之咽喉疼痛、发热、咳嗽气喘、咯吐黄痰等亦有效。配合应用陈皮、酒黄芩、生地、焦枳壳、鲜芦根效果更佳。素体阳虚怕冷之人慎用。

28. 天柱大海橄榄茶（天柱经验方）

【组方】天柱绿茶 6g，胖大海 9g，青橄榄 3 个，蜂蜜 25g。

【制作】先将胖大海、橄榄加水煎汤，去渣后加茶、蜜泡饮用，冲泡至味淡。

【功效】清热解毒，润喉利咽。

【适应证】呼吸道疾病。

【按语】胖大海性寒味甘，有两大功能。一是清宣肺气，可以用于风热犯肺所致的急性咽炎、扁桃体炎，症状如发热、嗓子疼、口干、干咳等；二是清肠通便，用于上火引起的便秘。与橄榄相配伍可起到清热解毒、润喉利咽的功效。该茶日服 1 剂，分 3 次饭后服。但以下情况不适合使用胖大海：一是脾胃虚寒体质，表现为食欲减低，腹部冷痛，喜温喜按，大便稀溏，这时服用胖大海容易引起腹泻，损伤元气；二是风寒感冒引起的咳嗽、咽喉肿痛，表现为恶寒，全身疼痛，咳嗽，咳白黏痰。

29. 蒲桃保健茶（天柱经验方）

【组方】蒲桃果 60g，天柱绿茶 2g，生姜 3 片，红糖 25g。

【制作】用开水冲泡后饮服。

【功效】消炎止咳，收敛止泻。

【适应证】呼吸道疾病。

【按语】蒲桃果酸甜多汁，具有特殊的玫瑰香气，颇受人们欢迎。具备消炎止咳、收敛止泻的功效，可治疗糖尿病、痢疾和呼吸道疾病。该茶日服1剂。便秘患者不宜饮用。

30. 润肺保健茶（天柱经验方）

【组方】玄参、麦冬各60g，乌梅24g，桔梗30g，甘草15g。

【制作】共制粗末，混匀分包，每包18g。每次1包，沸水冲泡代茶饮。

【功效】润肺止咳。

【适应证】阴虚内热，肺燥咳嗽，痰少黏稠难咯等。

【按语】玄参、麦冬有清热、养阴、生津之功，桔梗、甘草功专开肺祛痰。乌梅一味，《本草纲目》言其能敛肺涩肠，治久嗽、泻痢。适用于阴虚内热，肺燥咳嗽，痰少黏稠难咯等。全方共奏润肺止咳的功效。本茶不宜用于痰热内盛型咳嗽。

31. 天柱清音梨皮茶（天柱经验方）

【组方】梨皮30g，诃子9g，橘红6g。

【制作】切丝，加适量糖，沸水冲泡代茶饮。

【功效】生津降火，清心润肺。

【适应证】咳嗽、喑哑、咽痛等。

【按语】《陆川本草》云梨皮可"治痧积、暑热"，亦适用于麻疹、咳嗽、音哑、咽痛等。《本草再新》载其"清心降火，滋肾益阴，生津止渴，除烦去湿"。本品甘润，是我国传统的茶方。本茶阴寒内盛者不宜服用。

32. 天柱瓜蒌茶（天柱经验方）

【组方】天柱绿茶3g，瓜蒌9g，陈皮3g，甘草3g。

【制作】将瓜蒌、陈皮、甘草加水煮沸，然后加绿茶冲泡服用。

【功效】抗癌，宽胸散结，润肺祛痰。

【适应证】肺热咳嗽等。

【按语】《本草纲目》卷十八载："瓜蒌润肺燥、降火、治咳嗽、涤痰结、止消渴、利大便、消痈肿疮毒。"本茶方日服1剂。肺脓肿患者可加鱼腥草15g。脾虚湿痰者不宜用。

33. 天柱杏仁茶（天柱经验方）

【组方】天柱绿茶 3g，甜杏仁 9g，蜂蜜 25g。

【制作】先将甜杏仁煮沸 15 分钟，然后沥水泡茶，调入蜂蜜后服用。

【功效】清热润肺，解毒祛痰，抗癌。

【适应证】咳嗽，便秘等。

【按语】《本草纲目》载 "杏仁能散能降，故解肌、散风、降气、润燥、消积，治伤损药中用之。治疮杀虫，用其毒也。治风寒肺病药中，亦有连皮尖用者，取其发散也"。因此慢性支气管炎、哮喘所致的咳嗽更适合服用本茶。癌症患者以及手术后与接受放疗、化疗的人亦适宜食用。日服 1 剂。

34. 天柱沙梨保健茶（天柱经验方）

【组方】天柱绿茶 6g，沙梨 300g。

【制作】梨连皮切片，煎汤后泡茶温饮。

【功效】清热止渴，解酒毒。

【适应证】干咳，热病烦渴等。

【按语】梨中含苹果酸、柠檬酸、葡萄糖、果糖、钙、磷、铁以及多种维生素。中医认为，梨有润喉生津、润肺止咳、滋养肠胃等功能，消化不良、腹胀不思食者宜加醋酸适量调饮。此茶日服 1 ~ 2 剂，最适宜于冬春季节发热和素体有内热的患者食用。肺胃阴寒内盛者不宜服用。

35. 天柱橘红养生茶（天柱经验方）

【组方】天柱绿茶 1 ~ 1.5g，橘红 3 ~ 5g，冰糖 25g。

【制作】加水煎煮后温服。

【功效】燥湿化痰。

【适应证】风寒咳嗽，喉痒痰多。

【按语】《本经逢原》载 "橘红专主肺寒咳嗽多痰，虚损方多用之"。本品有散寒、燥湿、利气、消痰作用，可用于风寒咳嗽，喉痒痰多，食积伤酒，呕恶痞闷者。此茶日服 1 剂。久嗽气泄，又非所宜，阴虚燥咳、久嗽气虚者慎服。

36. 天柱甘芩保健茶（天柱经验方）

【组方】天柱绿茶 3g，黄芩 10g，甘草 6g。

【制作】先将黄芩、甘草煮沸，加绿茶温饮。

【功效】抗癌，清肺热，除热痰。

【适应证】肺热咳嗽，高热烦渴。

【按语】《本草新编》载"黄芩，味苦，气平，性寒，可升可降，阴中微阳，无毒。入肺、大肠经。退热除烦，泻膀胱之火，止赤痢，消赤眼，善安胎气，解伤寒郁蒸，润燥，益肺气"。黄芩有很好的清解上焦热毒的作用，对于热犯上焦的肺热咳嗽有效。此茶日服 1 剂或 2 剂。风寒所致咳嗽不宜服用。

37. 天柱榆皮车前茶（天柱经验方）

【组方】榆树皮 12g，车前子 10g。

【制作】共制粗末，煎水代茶饮。

【功效】清热祛痰，利尿。

【适应证】肺热咳嗽。

【按语】榆树皮利水、通淋、消肿。车前子功专利水，通尿管最神，止淋漓泄泻，能闭精窍，祛风热，善消赤目，催生有功。但性滑，利水可以多用，以其不走气也。《滇南本草》谓其"消上焦火热，止水泻"。上述两药合用，共奏清热祛痰、利尿的功效。寒邪引起的咳嗽不宜服用。

38. 天柱旋覆花茶（天柱经验方）

【组方】天柱绿茶 3g，旋覆花 9g，大枣 30g。

【制作】先将大枣剖开后煎汤，然后加绿茶和用蜂蜜炒过的旋覆花，饮服。

【功效】下气消痰。

【适应证】胸中痰结，胁下胀满，咳喘等。

【按语】《本草汇言》称"旋覆花，消痰逐水，利气下行之药也"。中医认为"众花皆升，旋覆独降"。旋覆花具有下气消痰的功效。本茶日服 1 剂。《本经逢原》载旋覆花"阴虚劳嗽，风热燥咳，不可误用"。故本茶忌用于阴虚咳嗽及风热燥咳。

39. 天柱款冬花茶（天柱经验方）

【组方】天柱绿茶 3g，款冬花 9g，百部 6g，甘草 6g，蜂蜜 30g。

【制作】加水煮饮。

【功效】润肺止咳，化痰平喘。

【适应证】咳嗽，喘证。

【按语】《本草正义》："款冬花，主肺病，能开泄郁结，定逆止喘，专主咳嗽，性质功用，皆与紫菀相似。所以《神农本草经》主治，亦复多同，于寒束肺金之饮邪喘嗽最宜。"此茶日服 1 剂，分 3 次饭后服。然气味虽温，润而不燥，则温热之邪，郁于肺经而不得疏泄者，亦能治之。火邪郁结，如肺痈成脓，痰红臭秽之候，不宜服用。

40. 薄荷莱菔茶（天柱经验方）

【组方】薄荷 9g，莱菔子 6g，生甘草 3g，白糖适量。

【制作】将上药洗净，放入砂锅中，加水 500ml，煎沸 10 分钟，再将洗净的薄荷加入，煮沸片刻，去渣取汁，加入白糖搅匀。晾凉后饮用。

【功效】清肺止咳，解毒利咽。

【适应证】咳嗽，咽喉痒痛，声音嘶哑。

【按语】此茶方薄荷为主药，味辛，性凉，归肺、肝经。《本草纲目》云："薄荷，辛能发散，凉能清利，专于消风散热。故头痛、头风、眼目、咽喉、小儿慢惊热、疮疥为要药。"据现代药理研究，薄荷含挥发油，小量有兴奋中枢神经的作用，可传至神经末梢，使皮肤毛细血管扩张，促进汗腺分泌，使机体散热增加，故有发汗解热作用。甘草味甘，性平，归心、肺、脾、胃经，具有补脾、润肺、解毒、缓急、和药等多种功能。上药配伍起到清热解毒、润肺止咳、利咽散结的作用。再加适量白糖调和药味，每日 1 剂，亦可少量频饮。对感受外邪初期的症状有很好的缓解作用。本方含甘草，故不宜与大戟、芫花、甘遂、海藻同用，且不宜久服。

41. 梨冬茶（天柱经验方）

【组方】雪梨 1 个（去皮），麦冬 9g，天柱绿茶 3g。

【制作】用水煎煮梨子块、梨皮、麦冬，然后用所煎之药汤泡茶饮用。可加适量冰糖。

【功效】生津润燥，清热化痰。

【适应证】热病伤津，秋天肺燥咳嗽。

【按语】雪梨味甘性寒，含丰富的苹果酸、柠檬酸、维生素 B_1、维生素 B_2 及维生素 C、胡萝卜素等，现代药理研究表明梨有润肺清燥、止咳化痰、养血生肌的作用，特别适合秋天食用。《本草纲目》记载，梨者，利也，其性下行流利。能治风热、润肺、凉心、消痰、降火、解毒。梨又有降低血压和养阴清热的效果，所以高血压、肝炎、肝硬化患者常吃梨有好处。梨可以生食，也可以蒸，还可以做成汤和羹。而麦冬味甘、微苦，性微寒，润肺养阴、益胃生津、清心除烦。两药合用具有较好的养阴润肺、清热化痰的作用。但要注意，梨性微寒，一次不宜多食。尤其脾胃虚寒、腹部冷痛和血虚者，不可以多食，多食易伤脾胃。

42. 雪梨金地茶（天柱经验方）

【组方】雪梨 1 个（去皮），金桔 3 个，生地 9g，天柱绿茶 3g。

【制作】用水煎煮梨子块、梨皮、金桔、生地后泡茶饮用。可加适量冰糖。

【功效】养阴生津，清热。

【适应证】外感热病所致烦渴、咳嗽等。

【按语】雪梨味甘性寒，生津润燥、清热化痰；生地味甘、苦，性寒，具有清热凉血及养阴作用，能凉血止血、生津止渴。两者合用，养阴生津，对于热病烦渴、咳嗽者具有生津止渴、清热化痰的作用。脾胃虚寒、腹部冷痛和血虚者，不可以多吃。

43. 无花果茶（天柱经验方）

【组方】无花果 10g，川贝母 3g，天柱花茶 3g。

【制作】用无花果、川贝母的煎煮液泡茶饮用。

【功效】清肺止咳，消肿解毒。

【适应证】肺阴不足之咳嗽。

【按语】无花果性平，味甘，中医认为其能补脾益胃、润肺利咽、润肠通便，可用于脾胃虚弱，消化不良，或产后缺乳，肺经燥热，咽喉疼痛或咳嗽，肠燥便秘或痔疮出血，脱肛。川贝母养阴润肺，化痰止咳，对于肺阴不足之咳嗽有一定的作用。脂肪肝患者、脑血管意外患者、腹泻者、正常血钾性周期性麻痹患者等不适宜饮用，大便溏薄者不宜生食。

44. 天柱杏桔茶（天柱经验方）

【组方】鲜杏子3枚，桔梗6g，天柱绿茶3g。

【制作】用前两味药的煎煮液泡茶饮用，可加蜂蜜。

【功效】润肺定喘，生津止渴。

【适应证】咳嗽痰多者。

【按语】杏味甘、酸，性微温，生津止渴、润肺化痰、清热解毒，主治肺病。桔梗味苦、辛，性平，宣肺、利咽、祛痰、排脓，主治咳嗽痰多，胸闷不畅，咽痛，音哑，肺病吐脓，疮疡脓成不溃。两药合用，可生津止渴，润肺定喘。用量过大可引起呼吸抑制、惊厥等，不可多食。

45. 天柱枇杷茶（天柱经验方）

【组方】鲜枇杷6枚，紫苏6g，天柱绿茶3g。

【制作】用前两味药的煎煮液泡茶饮用，可加冰糖。

【功效】清肺止咳，止渴，下气。

【适应证】咳嗽痰多。

【按语】枇杷富含纤维素、果胶、胡萝卜素、苹果酸、柠檬酸、钾、磷、铁、钙及维生素A、B族维生素、维生素C。丰富的B族维生素、胡萝卜素，具有保护视力、保持皮肤健康润泽、促进儿童身体发育的功用，其中所含的维生素B_{17}，还是防癌的营养素。中医认为，枇杷味甘、酸，性平，有润肺止咳、止渴和胃、利尿清热等功效，可用于肺痿咳嗽、胸闷多痰。加上紫苏后可清肺止咳、止渴、下气。但多食助湿生痰，脾虚滑泄者忌之。

46. 天柱枇杷川贝茶（天柱经验方）

【组方】鲜枇杷6枚，川贝3g，天柱绿茶3g，蜂蜜10g。

【制作】用枇杷、川贝的煎煮液泡茶饮用。

【功效】润肺止咳，清热化痰。

【适应证】肺热燥咳，干咳少痰。

【按语】枇杷有润肺止咳、止渴和胃、利尿清热等功效；川贝味苦、甘,性微寒,清热润肺、化痰止咳,主治肺热燥咳,干咳少痰,阴虚劳嗽。合用后润肺止咳之效更著。多食助湿生痰,脾虚滑泄者忌之。

47. 天柱百合花茶(天柱经验方)

【组方】百合花 6g,天柱绿茶 3g,冰糖 10g。

【制作】用开水冲泡后饮用。

【功效】润肺,清火,安神。

【适应证】肺热咳嗽,咳唾痰血。

【按语】百合具有较高的营养价值和药用价值,是一种药食两用的佳品,其花、鳞状茎均可入药。百合有润肺止咳、清心安神、补中益气之功能,能治肺痨久咳、咳唾痰血、虚烦惊悸、神志恍惚、脚气水肿等。百合花性平微寒,味甘微苦,具有润肺、清火、安神的功效,主治咳嗽、眩晕、夜寐不安、天疱疮。

48. 天柱喉症茶(出自《万氏家抄方》)

【组方】天柱细茶(清明前者佳)15g,黄柏 15g,薄荷叶 15g,硼砂(煅)10g。

【制作】各研极细,取净末和匀,加冰片 1g,用开水冲泡代茶饮。

【功效】清热利咽。

【适应证】喉肿、喉炎等各种喉病。

【按语】黄柏味苦,性寒,能清热燥湿、泻火解毒,可治疗疮疡肿毒。现代药理研究发现黄柏有抗菌、抗炎、抗溃疡的作用。薄荷味辛,性凉,归肺、肝经。具有疏风散热、清头目、利咽喉、透疹、解郁的功效,主治风热表证,头痛眩晕,目赤肿痛,咽痛声哑,鼻渊,牙痛,麻疹不透,隐疹瘙痒,肝郁胁痛脘胀,瘰疬结核等。硼砂味甘、咸,性凉。外用清热解毒、消肿、防腐,可用于急性扁桃体炎,咽喉炎,咽喉肿痛,口舌生疮,口腔炎,齿龈炎,中耳炎,目赤肿痛。硼砂为五官科疾患的常用药,现代药理研究表明硼砂有抗菌抗炎作用。使用时将此药吹喉即可。

49. 天柱余甘子茶(天柱经验方)

【组方】余甘子 12g,天柱绿茶 3g,冰糖 12g。

【制作】用开水冲泡后饮用。

【功效】化痰止咳，生津，解毒。

【适应证】咽喉疼痛。

【按语】余甘子别名油柑子、青果等，味甘、酸、涩，性凉，近年研究表明余甘子具有抗炎、抗氧化、抗衰老、保肝等作用。中医认为其能清热凉血、消食健胃、生津止咳，多用于血热血瘀、消化不良、腹胀、咳嗽、喉痛、口干等。余甘子为一种常用藏药，与诃子、毛诃子三者在藏药中常被称为"三大果"，使用频率很高。用量3～9g，多入丸散服。泡茶能化痰止咳，生津，解毒。脾胃虚寒者慎用。

50.天柱余甘子青果茶（天柱经验方）

【组方】余甘子15g，藏青果3枚，冰糖12g。

【制作】用开水冲泡后饮用。

【功效】清热生津止渴。

【适应证】急、慢性咽炎，扁桃体炎。

【按语】余甘子能清热凉血、消食健胃、生津止咳。藏青果别名西青果，味酸苦涩，性微寒，清热、利咽、生津，多用于慢性咽炎、慢性喉炎、慢性扁桃体炎。两药合用能清热生津止渴。脾胃虚寒者慎用。

51.天柱爽咽茶（天柱经验方）

【组方】余甘子15g，青果3枚，薄荷3g，冰糖10g。

【制作】用开水冲泡后饮用。

【功效】生津止渴，爽口利咽。

【适应证】咽炎，扁桃体炎。

【按语】本方即为上方（余甘子青果茶）加一味薄荷。薄荷辛凉，能疏散风热、清利头目、利咽透疹、疏肝解郁，用于风热感冒、头痛、咽喉肿痛、风疹、麻疹、肝郁气滞、目赤。与上方合用，能生津止渴，爽口利咽。脾胃虚寒者慎用。

52.天柱利咽玄参茶（天柱经验方）

【组方】玄参9g，余甘子6g，麦冬3g，冰糖10g。

【制作】用开水冲泡后饮用。

【功效】清热生津，利咽。

【适应证】咽喉疼痛。

【按语】玄参味苦、甘、咸，能凉血滋阴、泻火解毒，用于热病伤阴、舌绛烦渴、温毒发斑、津伤便秘、骨蒸劳咳、目赤、咽痛、瘰疬、白喉、痈肿疮毒；余甘子清热凉血、消食健胃、生津止咳，多用于血热血瘀、消化不良、腹胀、咳嗽、喉痛、口干等；麦冬味甘、微苦，性微寒，能润肺养阴、益胃生津、清心除烦。几味合用能清热生津，利咽。感冒风寒或有痰饮湿浊的咳嗽，以及脾胃虚寒泄泻者均忌服。

53. 天柱胖大海茶（天柱经验方）

【组方】胖大海 3 枚，天柱绿茶 3g，冰糖 12g。

【制作】用开水冲泡后饮用。

【功效】清热润肺，利咽，解毒。

【适应证】咽炎，扁桃体炎。

【按语】胖大海别名大海、大海子，味甘，性寒，有小毒。现代研究表明其有缓和的泻下作用、降压作用和一定的利尿、镇痛作用。中医认为它能清肺化痰、利咽开音、润肠通便，可以用于风热犯肺所致的急性咽炎、扁桃体炎，肺热声哑，干咳无痰，咽喉干痛。还可用于热结便闭，头痛目赤。入茶 1~2 枚，沸水泡服或煎服。脾胃虚寒，风寒感冒引起的咳嗽、咽喉肿痛，及肺阴虚导致的咳嗽均不宜使用。

54. 天柱大海润喉茶（天柱经验方）

【组方】胖大海 3 枚，银耳 3g，麦冬 3g，薄荷 3g，冰糖 12g。

【制作】用开水冲泡后饮用。

【功效】生津润肺，利咽。

【适应证】急、慢性咽炎，声哑。

【按语】胖大海，能清肺化痰、利咽开音、润肠通便。银耳性平，味甘、淡，有"菌中之冠"的美称，既是名贵的营养滋补佳品，又是扶正强壮的补药，具有润肺生津、滋阴养胃、益气安神、强心健脑等作用。麦冬味甘、微苦，性微寒，能润肺养阴、益胃生津、清心除烦。薄荷味辛，性凉，能疏散风热、清利头目、利咽透疹、疏肝解郁。诸药合用后生津润肺、利咽的功效甚好。但要注意，风寒感冒、脾胃虚寒泄泻者要慎用胖大海。

55. 天柱大海薄荷茶（天柱经验方）

【组方】胖大海 3 枚，薄荷 3g，青甘榄 3 枚。

【制作】用开水冲泡后饮用。

【功效】清利口咽。

【适应证】咽喉疼痛。

【按语】胖大海清肺化痰、利咽开音、润肠通便。薄荷能疏散风热、清利头目、利咽透疹、疏肝解郁，用于风热感冒、头痛、咽喉肿痛、风疹、麻疹、肝郁气滞、目赤。合用后清利口咽。但要注意，风寒感冒、脾胃虚寒泄泻者要慎用胖大海。

56. 天柱大海利咽茶（天柱经验方）

【组方】胖大海 3 枚，玉竹 3g，青甘榄 3 枚。

【制作】用开水冲泡后饮用。

【功效】清热生津，利咽喉。

【适应证】声哑，咽干。

【按语】胖大海可以用于风热犯肺所致的急性咽炎、扁桃体炎，肺热声哑，干咳无痰，咽喉干痛；还可用于热结便闭，头痛目赤。玉竹性微寒，味甘，养阴润燥、生津止渴，用于肺胃阴伤，燥热咳嗽，舌干口渴等。合用能清热生津，利咽喉。但要注意，风寒感冒、脾胃虚寒泄泻者要慎用胖大海。

57. 天柱大海沙参茶（天柱经验方）

【组方】胖大海 3 枚，沙参 3g，玉竹 3g，石斛 6g，青甘榄 3 枚。

【制作】用开水冲泡后饮用。

【功效】生津止渴，利咽。

【适应证】咽喉干痛。

【按语】胖大海味甘，性寒，能清肺化痰、利咽开音、润肠通便；沙参性微寒，味甘、微苦，清肺养阴、益胃生津，用于肺热阴虚引起的燥咳或劳嗽咯血，热病伤津，舌干口渴，食欲不振；玉竹养阴润燥、生津止渴；石斛味甘、微寒，益胃生津、养阴清热，用于热病伤津或胃阴不足，舌干口渴，及阴虚津亏，虚热不退。诸品合用能生津止渴，利咽。风寒感冒、脾胃虚寒泄泻者要慎用胖大海。

58. 天柱海甘爽咽茶（天柱经验方）

【组方】余甘子 12g，青甘榄 3 枚，胖大海 3 枚，冰糖 10g。

【制作】用开水冲泡后饮用。

【功效】利咽，润肺。

【适应证】急性咽炎，扁桃体炎。

【按语】余甘子味甘、酸、涩，性凉，能清热凉血、消食健胃、生津止咳，多用于血热血瘀、消化不良、腹胀、咳嗽、喉痛、口干等；胖大海清肺化痰、利咽开音、润肠通便。合用能利咽，润肺。风寒感冒、脾胃虚寒泄泻者要慎用胖大海。

59. 天柱橄榄大海茶（天柱经验方）

【组方】橄榄 3 枚，胖大海 3 枚，冰糖 10g。

【制作】用开水冲泡后饮用。

【功效】利咽，清肺。

【适应证】急性咽炎。

【按语】橄榄又名青果，味涩、酸、甘，性平，具有清热解毒、利咽化痰、生津止渴、开胃降气、除烦醒酒之功效，适用于治疗咽喉肿痛、咳嗽吐血、菌痢、癫痫、暑热烦渴、肠炎腹泻等病症。胖大海，味甘，性寒，可以用于风热犯肺所致的急性咽炎、扁桃体炎，肺热声哑，干咳无痰，咽喉干痛；还可用于热结便闭，头痛目赤。合用能利咽，清肺。风寒感冒、脾胃虚寒泄泻者要慎用胖大海。

60. 天柱利口茶（天柱经验方）

【组方】余甘子 12g，藏青果 3 枚，胖大海 3 枚，枸杞 3g，冰糖 10g。

【制作】用开水冲泡后饮用。

【功效】利咽爽口，清热生津。

【适应证】急、慢性咽炎。

【按语】余甘子能清热凉血、消食健胃、生津止咳。藏青果别名西青果，味酸苦涩，性微寒，清热、利咽、生津，多用于慢性咽炎、慢性喉炎、慢性扁桃体炎。胖大海能清肺化痰、利咽开音、润肠通便。枸杞味甘，性平，滋补肝肾、益精明目，用于肾虚腰膝酸软、神经衰弱、眩晕、耳鸣、视力减退、糖尿病等。合用后利咽爽口，清热生津作用甚好。但要注意，风寒感冒、脾胃虚寒泄泻者要慎用胖大海。

61. 天柱罗汉爽音茶（天柱经验方）

【组方】罗汉果 12g，胖大海 3 枚，石斛 3g，冰糖 12g。

【制作】用开水冲泡后饮用。

【功效】生津利咽。

【适应证】急性咽炎、扁桃体炎。

【按语】罗汉果性凉，味甘，有清肺利咽、化痰止咳、润肠通便的作用，主治痰火咳嗽、咽喉肿痛、伤暑口渴、肠燥便秘等；胖大海可以用于风热犯肺所致的急性咽炎、扁桃体炎，肺热声哑，干咳无痰，咽喉干痛，还可用于热结便闭，头痛目赤。合用能生津利咽。但要注意，风寒感冒、脾胃虚寒泄泻者要慎用胖大海。

62. 天柱罗汉利声茶（天柱经验方）

【组方】罗汉果 12g，余甘子 12g，天柱绿茶 3g，青甘榄 3 枚。

【制作】用开水冲泡后饮用。

【功效】润肺止咳，生津止渴。

【适应证】急性咽炎所致咽部肿痛、干涩。

【按语】罗汉果有清肺利咽、化痰止咳、润肠通便的作用；余甘子味甘、酸、涩，性凉，多用于血热血瘀、消化不良、腹胀、咳嗽、喉痛、口干等。合用能润肺止咳，生津止渴。脾胃虚寒泄泻者要慎用。

63. 天柱玉斛润咽茶（天柱经验方）

【组方】余甘子 12g，玉竹 6g，石斛 6g，麦冬 6g，天花粉 6g，青皮 3g。

【制作】用开水冲泡后饮用。

【功效】生津养阴，利咽。

【适应证】咽干，咽痛，口渴。

【按语】余甘子能清热凉血、消食健胃、生津止咳；玉竹性微寒，味甘，养阴润燥、生津止渴，用于肺胃阴伤，燥热咳嗽，舌干口渴等；石斛味甘，性微寒，益胃生津、养阴清热，用于热病伤津或胃阴不足，舌干口渴，及阴虚津亏，虚热不退；麦冬味甘、微苦，性微寒，能润肺养阴、益胃生津、清心除烦；天花粉味苦、微甘，性寒，清热生津、消肿排脓，用于热病烦渴、肺热燥咳、内热消渴、疮疡肿毒等。合用能生津养阴，利咽。脾胃虚寒泄泻者要慎用。

64. 天柱观音爽咽茶（天柱经验方）

【组方】罗汉果 3g，薄荷 3g，麦门冬 3g，枸杞 3g，青甘榄 3 枚，冰糖适量。

【制作】用开水冲泡后饮用。

【功效】滋咽爽喉。

【适应证】咽痛，咽干。

【按语】罗汉果性凉，味甘，有清肺利咽、化痰止咳、润肠通便的作用；薄荷味辛，性凉，能疏散风热、清利头目、利咽透疹、疏肝解郁，用于风热感冒、头痛、咽喉肿痛、风疹、麻疹、肝郁气滞、目赤；麦冬能润肺养阴、益胃生津、清心除烦；枸杞味甘，性平，滋补肝肾、益精明目，用于肾虚腰膝酸软、神经衰弱、眩晕、耳鸣、视力减退、糖尿病等。合用能滋咽爽喉。脾胃虚寒泄泻者要慎用。

65. 天柱千珍万爽茶（天柱经验方）

【组方】余甘子 6g，胖大海 3 枚，罗汉果 6g，银耳 3g，薄荷 6g，射干 3g，冰糖 20g。

【制作】用开水冲泡后饮用。

【功效】利咽，爽口。

【适应证】咽喉肿痛。

【按语】余甘子清热凉血、消食健胃、生津止咳，多用于血热血瘀、消化不良、腹胀、咳嗽、喉痛、口干等；胖大海清肺化痰、利咽开音、润肠通便，可以用于急性咽炎、扁桃体炎之咽喉肿痛；罗汉果清肺利咽、化痰止咳、润肠通便，主治痰火咳嗽、咽喉肿痛、伤暑口渴、肠燥便秘等；

银耳性平，味甘、淡，既是名贵的营养滋补佳品，又是扶正强壮的补药，具有润肺生津、滋阴养胃、益气安神、强心健脑等作用；薄荷能疏散风热、清利头目、利咽透疹、疏肝解郁。合用后能利咽，爽口，开心。但要注意，胖大海有一定毒性，不适合长期服用；另外风寒感冒、脾胃虚寒泄泻者也要慎用。

66. 天柱橘朴茶（天柱经验方）

【组方】橘络、厚朴、红茶各 3g，党参 6g。

【制作】共制粗末，沸水冲泡代茶频饮。

【功效】疏肝理气，解郁化痰。

【适应证】气滞痰湿型梅核气。

【按语】橘络活络化痰，厚朴宽中行气，党参益气健脾绝生痰之源，三药配伍，有疏肝理气、解郁化痰的功效。本方化痰健脾，胃阴虚之人不宜服用。

67. 天柱萼梅茶（天柱经验方）

【组方】绿萼梅 6g，青甘榄 3 枚。

【制作】加适量冰糖，沸水冲泡代茶饮。

【功效】疏肝，和胃，化痰。

【适应证】梅核气，肝胃气痛，郁闷不舒，食纳减少。

【按语】《百草镜》称，绿萼梅能"开胃解郁"，解郁即疏肝之意，肝气条达，胃气和降，则郁积之气自平，其有疏肝、和胃、化痰的功效，对梅核气有良好效果，对肝胃气痛、郁闷不舒、食纳减少亦有效。一般人群均可服用。

68. 天柱厚朴花茶（天柱经验方）

【组方】厚朴花 12g，青甘榄 3 枚，甘草 3g。

【制作】厚朴花等用沸水冲泡代茶饮。

【功效】理气化湿。

【适应证】梅核气。

【按语】厚朴，味辛性温，能理气、化湿，治胸膈胀闷。据《四川中药志》称，厚朴花能"宽胸理气，降逆理气"。阴虚液燥者忌用。

69.天柱大海瓜子茶（天柱经验方）

【组方】胖大海 3 枚，生冬瓜子 12g，青甘榄 3 枚。

【制作】煎水代茶频饮。

【功效】清热，利咽。

【适应证】急、慢性咽喉炎，声带及喉头水肿导致的声音嘶哑等。

【按语】胖大海善于开宣肺气、通泄皮毛、开音治喑，可治干咳无痰、喉痛、音哑、骨蒸内热、吐衄下血、目赤、牙痛、痔疮瘘管。《本草纲目拾遗》谓其："治火闭痘，并治一切热症劳伤吐衄下血，消毒去暑，时行赤眼，风火牙疼，虫积下食，痔疮漏管，干咳无痰，骨蒸内热，三焦火症。"冬瓜子则有利水渗湿之功，能润肺、化痰、消痈、利水。此茶治痰热咳嗽、肺痈、肠痈、淋证、水肿等。体寒者不宜久服。

70.天柱木蝴蝶茶（天柱经验方）

【组方】木蝴蝶 12g，石斛 3g，青甘榄 3 枚，适量冰糖。

【制作】秋冬季采收成熟果实，曝晒至果实开裂，取出种子，晒干。木蝴蝶剪碎，加适量冰糖，沸水冲泡代茶饮。

【功效】利咽润肺，疏肝和胃，敛疮生肌。

【适应证】咽痛喉痹，声音嘶哑，咳嗽，肝胃气痛，疮疡久溃不敛，浸淫疮。

【按语】《常用中草药手册》称木蝴蝶"清肺热，利咽喉。治急性支气管炎，咽喉肿痛，扁桃腺炎"。《云南通志》："焚为灰，可治心气痛。"《本草纲目拾遗》："治心气痛，肝气痛，下部湿热。又项秋子云，凡痈毒不收口，以此贴之。"木蝴蝶味苦性寒，脾胃虚寒者不宜。

71.天柱牛蒡子茶（天柱经验方）

【组方】牛蒡子 12g，射干 3g，甘草 3g。

【制作】8 ~ 9 月果实成熟时，分批采集。晒干，打出果实，除去杂质，再晒至全干。生用或炒黄用。用时捣碎，沸水冲泡代茶饮。

【功效】散风消肿。

【适应证】外感风寒，寒轻热重，咽喉肿痛等。

【按语】牛蒡子，疏散风热、宣肺透疹、消肿解毒。《本草纲目》载其"消斑疹毒"。《本草正义》则称牛蒡子能"清泄肺邪"。该品能滑肠，气虚便溏者忌用。

72. 天柱玄参青果茶（天柱经验方）

【组方】玄参 12g，青果 5 枚，甘榄 3 枚。

【制作】玄参，立冬前后采挖，除去茎、叶、须根，刷净泥沙，曝晒 5～6 日，并经常翻动，每晚须加盖稻草防冻（受冻则空心）。晒至半干时，堆积 2～3 日，使内部变黑，再行日晒，并反复堆、晒，直至完全干燥；阴雨天可采取烘干法。青果，秋季果实成熟时采收，干燥。玄参切片，青果捣碎，煎水代茶频饮。

【功效】滋阴，降火，利咽，生津。

【适应证】急、慢性喉炎，咽炎，扁桃体炎。

【按语】《品汇精要》称玄参可"清咽喉之肿，泻无根之火"。《本草纲目》则谓其可"滋阴降火，解斑毒，利咽喉，通小便血滞"。玄参，易反潮，应贮于通风干燥处，防止霉变和虫蛀。以玄参、青果煎汤饮用，能滋阴利咽。脾虚湿盛者不宜饮用。

73. 天柱西青果茶（天柱经验方）

【组方】西青果 6 枚，射干 3g，青甘榄 3 枚。

【制作】9～10 月采收，经蒸煮后晒干。洗净捣碎，沸水冲泡，代茶频饮。

【功效】清热，利咽，生津。

【适应证】慢性咽炎，慢性喉炎，慢性扁桃体炎。

【按语】西青果即藏青果，《中药大辞典》称其能"治虚症白喉、咽炎、扁桃腺炎。"《饮片新参》："治阴虚白喉，杀虫生津。"《高原中草药治疗手册》："清热生津，解毒涩肠。治肺炎，痢疾，阴虚白喉。解乌头毒。"虚寒者不宜久服。

74. 天柱百两金茶（天柱经验方）

【组方】百两金根 12g，青甘榄 3 枚，青皮 3g。

【制作】百两金根全年可采，以秋冬季较好，采后洗净鲜用或晒干。制成粗末，每用 12g，加上药煎水或沸水冲泡代茶频饮。

【功效】清热利咽，祛痰利湿，活血解毒。

【适应证】咽喉肿痛，咳嗽咯痰不畅，湿热黄疸，小便淋痛，风湿痹痛，跌打损伤，疔疮，无名肿毒，毒蛇咬伤。

【按语】百两金根，清热、祛痰、利湿，治咽喉肿痛，肺病咳嗽，咯痰不畅，湿热黄疸，肾炎水肿，痢疾，白浊，风湿骨痛，牙痛，睾丸肿痛。《本草图经》载："治壅热咽喉肿痛，含一寸许咽津。"《天宝本草》载："治咽喉红肿，火牙肿疼。"湿热中阻者慎用。

75. 天柱参叶青果茶（天柱经验方）

【组方】人参叶 9g，青果 30g。

【制作】上两味洗净后，沸水冲泡，代茶频饮。

【功效】益气，养阴，利咽喉。

【适应证】咽喉干燥、疼痛，有痰，声音嘶哑，声音无力。

【按语】人参叶，《药性考》载其"清肺，生津止渴"。青果，清热、利咽、生津、解毒，用于咽喉肿痛、咳嗽、烦渴、鱼蟹中毒。

76. 天柱金锁茶（天柱经验方）

【组方】开金锁、马兰根各 30g，甘草 3g。

【制作】上三味制成粗末，煎水代茶频饮。

【功效】清热解毒，凉血活血。

【适应证】扁桃体肿痛发热。

【按语】开金锁即金荞麦，有清热解毒、活血化瘀的功效。马兰根则有清热利湿、解毒凉血之功，配以甘草调和药性。

77. 天柱酸浆草茶（天柱经验方）

【组方】酸浆草 6g，金银花 6g，甘草 3g。加适量冰糖。

【制作】酸浆草全草制成粗末，每次用 6g，加上药及适量冰糖，沸水冲泡，代茶频饮。

【功效】清热利湿，解毒消肿。

【适应证】急性扁桃体炎，急、慢性咽喉炎。

【按语】酸浆草又名灯笼草，《本草纲目拾遗》载："灯笼草主治虽夥，唯咽喉是其专治，用之功最捷。"本方是我国长期来用以治疗急性扁桃体炎，急、慢性咽喉炎的茶方。溃疡病患者慎用，无湿热瘀滞者忌用。

78. 天柱橄榄茶（天柱经验方）

【组方】橄榄6枚，适量冰糖。

【制作】橄榄5～6枚，加适量冰糖，沸水冲泡，代茶频饮。

【功效】清热解毒。

【适应证】慢性喉炎。

【按语】《滇南本草》载，橄榄，其味甘、涩、酸，可"治一切喉火上炎，大头瘟症"。《本草纲目》则言："主治咽喉痛。咀嚼咽汁，能解一切鱼鳖毒。"本品有清热解毒的功效。阴寒内盛者慎用。

79. 天柱消炎茶（天柱经验方）

【组方】蒲公英、银花各500g，薄荷300g，甘草100g，胖大海60g，淀粉30g。

【制作】先取薄荷、甘草、胖大海及蒲公英共200g，银花200g，制成细粉；再将剩下的蒲公英、银花用水煎滤液，浓缩至糖浆状，加入淀粉成糊状，然后再与上述细粉拌和制成块形，过20目筛后烘干。每次用10g，沸水冲泡10分钟，代茶频饮。

【功效】清热解毒，利咽消肿。

【适应证】急、慢性咽炎，喉炎，扁桃体炎。

【按语】据《本草纲目》记载，蒲公英性平味甘微苦，有清热解毒、消肿散结及催乳作用，对治疗乳腺炎十分有效。无论煎汁口服，还是捣泥外敷，皆有效验。此外，蒲公英还有利尿、缓泻、退黄疸、利胆等功效，被广泛应用于临床。银花具有清热解毒的功效，胖大海具有清热利咽的功效。全方共奏清热解毒、利咽消肿之效。

80. 天柱清咽四味茶（天柱经验方）

【组方】石斛、玄参各9g，生甘草3g，银花3g。

【制作】上药煎水代茶频饮。

【功效】养阴，清热，利咽。

【适应证】慢性咽炎，咽喉干燥。

【按语】该茶是我国传统的治疗慢性咽炎、咽喉干燥的茶方。玄参，

《本草纲目》谓其："滋阴降火，解斑毒，利咽喉，通小便血滞。"石斛有养阴的功效，银花具清热解毒作用，甘草利咽。此四味合用，共奏养阴、清热、利咽的功效。

81. 天柱白梨绿茶（天柱经验方）

【组方】天柱绿茶 6g，白梨 300g。

【制作】将梨连皮切片，煎汤泡茶饮。

【功效】清热生津，润肺祛痰。

【适应证】咽干口燥。

【按语】《本草经疏》："梨，能润肺消痰，降火除热，故苏恭主热嗽止渴，贴汤火伤；大明主贼风心烦，气喘热狂。"梨既是水果也是一种药物，有清热生津、润肺祛痰的作用，对咽干口燥者有较好的疗效，秋季较宜食用，日服 1 ~ 2 剂。脾虚寒泻或肺寒咳嗽者慎用。

82. 天柱罗汉果茶（天柱经验方）

【组方】天柱绿茶 6g，罗汉果 15g。

【制作】将罗汉果煎汤泡茶饮服。

【功效】润肺生津，止咳解渴。

【适应证】肺火燥咳，咽痛失音，肠燥便秘等。

【按语】罗汉果味甘，性凉，归肺、脾经，体轻润降，具有清肺利咽、化痰止咳、润肠通便功效，主治痰火咳嗽、咽喉肿痛、伤暑口渴、肠燥便秘。临床上多与桔梗、甘草同用治疗肺失宣降的咳嗽。本茶日服 1 剂，无肺热者慎用。

83. 天柱开音绿茶（天柱经验方）

【组方】上等天柱绿茶适量。

【制作】沸水冲泡代茶饮。

【功效】清热利咽。

【适应证】咽喉炎症。

【按语】绿茶有很好的清热作用，对咽喉炎症有很好的疗效。

84. 天柱梅花青山茶（天柱经验方）

【组方】梅花 3g，青果 3 枚，山楂 3g，天柱绿茶 3g，冰糖 10g。

【制作】用开水泡饮或用前几味药的水煎液泡茶。

【功效】清热，生津，止渴，解郁，疏肝，止泻，解毒。

【适应证】咽喉肿痛，腹胀痞满等。

【按语】梅花含挥发油、苯甲醛、异丁香油酚、苯甲酸等，功能开胃散郁、生津化痰、活血解毒。青果性平，味甘、酸，能清热利咽、生津解毒，用于咽喉肿痛、咳嗽、烦渴、鱼蟹中毒等；山楂味酸、甘，性微温，能开胃消食、化滞消积、活血散瘀、化痰行气，用于肉食滞积、癥瘕积聚、腹胀痞满、瘀阻腹痛、痰饮、泄泻、肠风下血等。诸药合用能清热，生津，止渴，解郁，疏肝，止泻，解毒。阴虚有火者勿服。

85. 天柱二绿合欢茶（天柱民间茶疗方）

【组方】绿萼梅、绿茶、合欢花各3g，枸杞子6g。

【制作】合欢花，6月花初开时采集，除去枝叶，晒干。上述诸药沸水冲泡，代茶频饮。

【功效】疏肝理气，养心安神。

【适应证】肝气郁结型梅核气。

【按语】合欢花，《本草便读》载："能养血。"《分类草药性》："能清心明目。"合欢花在我国是吉祥之花，人们认为"合欢蠲忿"，自古以来就有在宅第园池旁栽种合欢树的习俗，寓意夫妻和睦，家人团结，对邻居心平气和，友好相处。清人李渔说："萱草解忧，合欢蠲忿，皆益人情性之物，无地不宜种之……凡见此花者，无不解愠成欢，破涕为笑，是萱草可以不树，而合欢则不可不栽。"1剂冲泡1～2次即可，应及时更换新茶。阴虚津伤者慎用。

86. 天柱清热代茶饮（出自《慈禧光绪医方选议》）

【组方】鲜青果20枚，鲜芦根6支。

【制作】鲜青果去核，鲜芦根洗净，切碎，加水煎煮代茶饮。

【功效】清肺利咽，泻火化痰。

【适应证】肺胃热盛，咽喉不适，咳嗽痰黄，口干咽燥等。

【按语】《慈禧光绪医方选议》载："鲜青果功能清肺利咽，去火化痰，用治肺胃热盛所致的咽喉肿痛、痰涎壅盛等症，西太后常用。芦根既能清肺热祛痰排脓，又能清胃热而生津止呕。二药合用，清解肺胃之热功专力大。"从方测证，其时慈禧太后可能患有咽喉不适、咳嗽痰黄、口干咽燥的病证，太医们不敢用苦药，而制此方，既能起到清热化痰的作用，又可达利咽生津之效。

87. 天柱玄麦桔甘茶（出自《千家妙方》）

【组方】玄参 30g，麦冬 12g，甘草 6g，桔梗 12g。

【制作】将以上药物放入茶杯内，加开水适量浸泡 10 分钟左右，不拘时频饮。

【功效】滋阴清热，解毒通便。

【适应证】急、慢性咽炎，扁桃体炎。

【按语】玄参，滋阴、降火、除烦、解毒，治热病伤阴，舌绛烦渴，发斑，骨蒸劳热，夜寐不宁，自汗盗汗，津伤便秘，吐血衄血，咽喉肿痛，痈肿，瘰疬，温毒发斑，目赤，白喉，疮毒。《神农本草经》谓其："主腹中寒热积聚，女子产乳余疾，补肾气，令人明目。"麦冬，养阴生津、润肺清心，用于肺燥干咳、虚劳咳嗽、津伤口渴、心烦失眠、内热消渴、肠燥便秘、咽白喉。桔梗开宣肺气、祛痰排脓，治外感咳嗽、咽喉肿痛、肺痈吐脓、胸满胁痛、痢疾腹痛。《药性论》谓其："治下痢，破血，去积气，消积聚，痰涎，主肺热气促嗽逆，除腹中冷痛，主中恶及小儿惊痫。"玄参、麦冬、桔梗、甘草，四药合用共奏滋阴清热解毒之功，煎水代茶频饮。脾胃有湿及脾虚便溏者忌服。

88. 天柱二花茶（天柱经验方）

【组方】月季花、玫瑰花、绿茶各 3g，桔梗、山茱萸各 6g。

【制作】上药共制粗末，沸水冲泡，代茶频饮。月季花，夏秋采收半开放的花朵，晾干，或用微火烘干。玫瑰花，4～6 月间，当花蕾将开放时分批采摘，用文火迅速烘干，烘时将花摊放成薄层，花冠向下，使其最先干燥，然后翻转烘干其余部分。晒干者，颜色和香气均较差。

【功效】疏肝活血，养阴利咽。

【适应证】气郁血涩、咽喉郁阻型梅核气。

【按语】月季花味甘性温，入肝经，功能活血调经、解毒消肿；玫瑰花味甘微苦，性温，归肝、脾、胃经，香气浓烈，既能活血调经，又擅长疏肝行气。两药相配，疏肝解郁、活血化瘀。桔梗辛苦入肺，能宣通肺气、消痰利咽，为疗咽喉疾患之要药；绿茶苦寒，降火化痰、清喉利咽。两药相配，辛开苦降，通降气机，散咽喉痰热之结。山茱萸味酸涩性微温，入肝、肾两经。滋肾养肝、收敛固涩，为补肝阴之要药。诸药相配，气血同治，升降并用，散中有收，攻补兼施，轻清灵活。孕妇慎用。

89. 天柱二绿女贞茶（天柱经验方）

【组方】女贞子6g，绿萼梅、绿茶、橘络各3g。

【制作】女贞子捣碎，与绿萼梅、绿茶、橘络合用，沸水冲泡代茶频饮。女贞子，冬季果实成熟时采摘，除去枝叶晒干，或将果实略熏后，晒干；或置热水中烫过后晒干。绿萼梅，1～2月间采集含苞待放的花蕾，摊置席上，晒干。雨天可用炭火烘干。

【功效】理气化痰，养阴清热。

【适应证】气郁化热、痰热互结型的梅核气。

【按语】绿萼梅味微酸而涩，性平气香，既能疏肝解郁，又能行气化痰，是治疗梅核气之良品。实验表明，它有调节神经、助胃消化之功。橘络味苦性平，亦能行气化痰，并有通络止痛作用。绿茶降火化痰、利咽润燥。三药同用，对于气郁化火、痰热壅结而致的梅核气，切合有效。如郁火最易耗伤肝肾阴血，加药性和平、甘凉清补之女贞子，滋癸水而涵乙木，郁火自灭矣。《本草经疏》称其为"入肾除热补精之要品"。《本草再新》则言其为"养阴益肾，补气舒肝"之良药。因本方性偏寒凉，脾胃虚寒者慎用。

90. 天柱二花清咽茶（天柱经验方）

【组方】金银花15g，板蓝根20g，杭菊花10g，麦冬10g，桔梗15g，甘草3g，茶叶6g。

【制作】金银花，5～6月间，在晴天清晨露水刚干时摘取花蕾，摊席上晾晒或阴干，并注意翻动，否则容易变黑，忌在烈日下曝晒，宜保存于干燥通风处，防止生虫、变色。板蓝根，初冬采挖，除去茎叶，洗净晒干。上药共研粗末，每次取25g，置热水瓶中，沸水冲泡，加盖闷10余分钟，加适量冰糖溶解后，频频饮服。

【功效】清热解毒，利咽消肿。

【适应证】急、慢性咽喉炎而致的咽喉红肿疼痛、咳嗽痰多，或伴咽喉异物感，或声音嘶哑、喉间干涩等。

【按语】金银花，清热、解毒，治温病发热、热毒血痢、痈疡、肿毒、瘰疬、痔漏。《滇南本草》谓其："清热，解诸疮，痈疽发背，丹毒瘰疬。"板蓝根，《分类草药性》谓其："解诸毒恶疮，散毒去火，捣汁或服或涂。"金银花、菊花、板蓝根、茶叶均有良好的泻火解毒、清利咽喉之功，是治疗咽喉红肿热痛的常用之品。桔梗配甘草，《金匮要略》名曰"桔梗汤"，是宣肺利咽、止咳祛痰之良方。急性咽喉炎，风热火毒或肺经痰热是其主要病因，火热易伤肺胃津液；慢性咽喉炎，肺阴不足、虚火上炎，故方中配麦冬，甘寒养阴、生津润燥。至于冰糖，《中国医学大辞典》谓其味甘性平，与白砂糖同功，能"和中补脾，缓肝润肺，生津消痰，止咳"。代茶饮，每日3次。体虚而无实火热毒者忌服。

91. 天柱诃玉茶（天柱经验方）

【组方】诃子、玉竹、桔梗各10g，木蝴蝶6g，陈皮3g。

【制作】上药制成粗末，沸水冲泡，代茶频饮。

【功效】敛肺，利咽消肿。

【适应证】慢性喉炎，音哑而干燥等。

【按语】诃子，敛肺、涩肠、下气，治久咳失音、久泻、久痢、脱肛、便血、崩漏、带下、遗精、尿频，《药性论》载："通利津液，主破胸结气，止水道，黑髭发。"玉竹，养阴、润燥、除烦、止渴，治热病阴伤、咳嗽烦渴、虚劳发热、消谷易饥、小便频数，《本草别录》载："主心腹结气虚热，湿毒腰痛，茎中寒，及目痛眦烂泪出。"木蝴蝶，润肺、舒肝、和胃、生肌，治咳嗽、喉痹、音哑、肝胃气痛、疮口不敛，《滇南本草》载："定喘，消痰，破蛊积，除血蛊、气蛊之毒。又能补虚，宽中，进食。"《本草图经》载："诃子有敛肺的作用，玉竹养阴润燥，桔梗、木蝴蝶则利咽消肿。"三药合用，共奏利咽消肿之功。胃有痰湿气滞者忌服。

92. 天柱胖大海茶（天柱经验方）

【组方】胖大海3枚，青甘榄1枚，甘草1.5g。

【制作】沸水冲泡，代茶频饮。

【功效】清热润肺，利咽解毒，润肠通便。

【适应证】鼻衄，急慢性咽炎、喉炎、扁桃腺炎。

【按语】胖大海首载于《本草纲目拾遗》，俗称"大发"，因其一得沸水，裂皮发胀，几乎充盈了整个杯子，故而得名。胖大海性寒味甘，有两大功能，一是清宣肺气，可以用于风热犯肺所致的急性咽炎、扁桃体炎，比如感冒时身体感到发热，嗓子疼，口干，同时伴有干咳；二是清肠通便，用于上火引起的便秘。急性扁桃体炎时，用胖大海3～5枚，开水泡服；风热感冒引起的咽喉燥痛、干咳无痰、声音嘶哑，用胖大海5枚，泡茶饮服，每日1～2次，连服1周。现代研究发现，胖大海能促进小肠蠕动，产生缓和的泻下作用，肠胃不好的人不要长期服用；该药还具有降压作用，因此，血压正常或者血压偏低的人长期服用的话，可能会有血压过低的危险。

第二节　健脾和胃康复茶方

1. 天柱延胡金铃茶（出自《太平圣惠方》）

【组方】延胡索6g，金铃子9g，姜3片，天柱花茶3g。

【制作】用300ml开水泡饮，冲饮至味淡。

【功效】清经止痛。

【适应证】热厥心痛，身热足寒。

【按语】延胡索秉辛散温通之性，既能活血，又能行气，具有良好的止痛功效，广泛应用于身体各部位的多种疼痛证候；金铃子又称为川楝子，能疏肝行气止痛，也可用于脘腹胀痛及疝痛;《本草纲目》记载其："治诸疝、虫、痔。"本品味苦性寒，凡脾胃虚寒者不宜饮用。

2. 天柱香连茶（出自《太平惠民和剂局方》）

【组方】木香 6g，黄连 2g，天柱绿茶 3g。

【制作】用 300ml 开水泡饮，冲饮至味淡。

【功效】理气运脾，清泄积热。

【适应证】脾胃虚弱，冷热不调，泄泻烦渴，米谷不化，腹胀肠鸣，下痢脓血，里急后重。

【按语】木香具有行气、调中、止痛之功。黄连具清热燥湿、泻火解毒之效。可用于肠胃湿热所致的腹泻、痢疾、呕吐等。本品大苦大寒，过量或服用较久，易致败胃。凡胃寒呕吐、脾胃虚寒泄泻之证忌用。服用本茶时注意，黄连恶菊花、芫花、玄参、白鲜皮、白僵蚕，畏款冬，忌猪肉。

3. 天柱香茶（出自《太平惠民和剂局方》）

【组方】沉香 6g，香附 3g，砂仁 3g，甘草 3g，天柱花茶 3g。

【制作】用上药的煎煮液 350ml 泡花茶饮用，冲饮至味淡。

【功效】理气消痞。

【适应证】胸膈痞塞，心腹胀满，喘促短气，干哕烦满。

【按语】沉香具有行气止痛、降逆调中、温肾纳气的功效；香附理气解郁、调经止痛，用于肝郁气滞，胸胁、脘腹胀痛，消化不良等；砂仁归脾、胃、肾经，用于湿浊中阻、脘痞不饥、脾胃虚寒、呕吐泄泻等，能起到化湿开胃、温脾止泻、理气安胎的作用；甘草能缓急止痛。阴亏火旺、气虚下陷者慎服。

4. 天柱参术茶（出自《圣济总录》）

【组方】山药 9g，党参 3g，白术 3g，天柱花茶 3g。

【制作】用前三味药的煎煮液 350ml 泡茶饮用，冲饮至味淡。

【功效】健脾益气。

【适应证】脾胃虚弱，不思饮食。

【按语】山药味甘性平，归脾、肺、肾经，能益气养阴、补脾肺肾。既补脾气，又益脾阴，且兼涩性，能止泻，用于脾虚气弱所致食少便溏、泄泻等；党参补中益气、生津养血，为补中益气常用药，适用于中气不足所致的食少便溏、四肢倦怠等；白术味苦甘性温，补气健脾、燥湿利水，为补气健脾的要药。湿盛中满或有积滞者忌服此茶。

5. 天柱茴香茶（出自《续本事方》）

【组方】茴香 9g，杏仁 3g，葱白 3g，天柱花茶 3g。

【制作】用茴香、杏仁的煎煮液 300ml，泡葱白、花茶饮用，冲饮至味淡。

【功效】温经散寒。

【适应证】小肠（腹）气痛不可忍。

【按语】茴香味辛性温，具有开胃进食、理气散寒的作用，主要用于中焦有寒，食欲减退，恶心呕吐，腹部冷痛，疝气疼痛，脾胃气滞，脘腹胀满作痛等。葱白能发汗解表、散寒通阳、解毒散结。杏仁，止咳平喘、滑肠通便，具有减少肠道癌发生的功效。杏仁含有丰富的单不饱和脂肪酸，有益于心脏健康；含有维生素 E 等抗氧化物质，能预防疾病和早衰；杏仁中含蛋白质、脂肪、糖类、钙、磷、铁，还含有一定量的胡萝卜素、维生素 C 及苦杏仁苷等。但杏仁不可大量食用，产妇、幼儿、湿热体质的人和糖尿病患者，不宜吃杏及其制品。

6. 天柱神术茶（出自《本草纲目》）

【组方】麦芽 9g，神曲 6g，白术 3g，陈皮 3g，天柱花茶 3g。

【制作】用 300m1 开水冲泡后饮用，冲饮至味淡。

【功效】消食化积。

【适应证】饮食积滞。

【按语】麦芽能行气消食、健脾开胃、退乳消胀，能助淀粉性食物的消化，尤适用于米、面、薯、芋等食物积滞不化者。常与神曲同用。白术燥湿利水，为补气健脾的要药。陈皮气香性温，能行能降，具有理气运脾、调中快膈之功，可治脾胃气滞所致的脘腹胀满、恶心呕吐等。本茶哺乳期不宜饮用，内有实热者慎用。

7. 天柱金橘茶（出自《本草纲目》）

【组方】金橘 3 枚，天柱佛茶 3g。

【制作】金橘 3 枚，压扁，沸水冲泡代茶饮。

【功效】理气，补中，解郁，消食。

【适应证】食滞纳呆，恶心呕吐。

【按语】《本草纲目》记载金橘皮"同补药则补，同泻药则泻，同升药则升，同降药则降"。中医认为，金橘生食有理气、补中、解郁、消食、散寒、化痰、醒酒等作用，可用于治疗胸闷郁结、酒醉口渴、消化不良、食欲不振、咳嗽哮喘等。胆囊炎、肝炎、胃病、气管炎、高血压、血管硬化的患者，常食金橘或金橘饼，有辅助治疗的作用。《随息居饮食谱》则称其能"醒脾、辟秽、化痰、消食"。吃金橘前后1小时不可喝牛奶。

8. 天柱养胃茶（出自《温病条辨》）

【组方】玉竹6g，沙参6g，麦冬3g，生地3g，绿茶3g，冰糖10g。

【制作】用300ml开水冲泡后饮用，冲饮至味淡。

【功效】益胃生津。

【适应证】热病发汗后胃津耗伤，咽喉不利等。

【按语】本方为滋养胃阴的代表方剂，能益胃生津、润肺止咳，用于慢性胃炎，脾胃阴虚，倦怠无力，食欲不振，烦热，口渴等。以食欲不振、口干咽燥、舌红少苔、脉细数为证治要点。若汗多，气短，兼有气虚者，加党参、五味子（与生脉散合用）以益气敛汗；食后脘胀者，加陈皮、神曲以理气消食。现代常用于治疗慢性胃炎、糖尿病、小儿厌食症等属胃阴亏损者，均可加减应用。

9. 天柱神曲健脾茶（出自《方脉正宗》）

【组方】神曲9g，枳实3g，砂仁3g，白术6g，人参3g，天柱花茶3g。

【制作】用350ml水煎煮神曲、枳实、砂仁、白术、人参至水沸后，泡茶饮用。也可直接冲饮。

【功效】健脾益气，消食和胃。

【适应证】脾胃气虚，饮食不化。

【按语】神曲消食和中，用于食积不化、脘腹胀满、不思饮食及肠鸣泄泻、产后瘀血腹痛、小儿腹大坚积等；枳实具有消除积滞内停、痞满胀痛之功；砂仁辛散温通，善于化湿行气，为醒脾之良药，又能温中安胎；

白术健脾益气、燥湿利水；人参能大补元气、复脉固脱、补脾益肺、生津止渴、安神益智。若实证、热证而正气不虚者忌服。人参反藜芦、畏五灵脂、恶皂荚，应忌同用。

10. 天柱参芪茶（天柱经验方）

【组方】党参6g，黄芪6g，白术3g，怀山药6g，大枣3枚，升麻3g，天柱花茶3g。

【制作】用前五味药的煎煮液400ml泡茶饮用，冲饮至味淡。

【功效】补脾益气，升阳止泻。

【适应证】脾胃气虚泄泻不止，子宫脱垂，脱肛，胃下垂。

【按语】党参味甘性平，归脾、肺经，能补中益气、生津养血，适用于中气不足所致的食少便溏、四肢倦怠等。脾为生化之源，肺主一身之气，脾肺气虚则出现食少便溏、气短乏力等。如兼中气下陷，则能导致久泻脱肛、子宫下垂；如气虚不能摄血，则能引起便血、崩漏。黄芪能补脾肺之气，为补气要药，且有升举阳气的作用，又能益卫固表。白术为补气健脾的要药。山药既补脾气，又益脾阴，且兼涩性，能止泻，用于脾虚气弱、食少便溏或泄泻。升麻具升阳举陷之功，用于中气虚弱、气虚下陷、气虚不摄血等证。本茶对虚寒证最为适用，若表实邪实、气滞湿阻、食积内停、阴虚阳亢、痈疽初起或溃后热毒尚盛等证，均不宜用。另外，党参反藜芦，注意避免使用。

11. 天柱木香花茶（出自《阮氏小儿方》）

【组方】木香6g，乳香3g，没药3g，大枣3枚，天柱花茶3g。

【制作】用前三味药的煎煮液300ml泡茶饮用，冲饮至味淡。

【功效】行气化瘀。

【适应证】内灼腹痛。

【按语】木香气芳香而辛散温通，擅长于调中宣滞、行气止痛，可用于脾胃气滞所致的食欲不振、食积不化、脘腹胀痛、肠鸣泄泻及下痢腹痛、里急后重等；乳香、没药能活血止痛、消肿生肌，两药常配伍一起用。《本草纲目》记载："乳香香窜，入心经，活血定痛，故为痈疽疮疡、心腹痛要药。"无瘀滞者及孕妇、月经过多者不宜用。

12. 天柱木香花茶（天柱经验方）

【组方】木香 6g，生姜 3 片，大枣 3 枚，天柱花茶 3g。

【制作】用 300ml 开水冲泡后饮用，冲饮至味淡。

【功效】行气止痛，温中和胃。

【适应证】中焦寒凝气滞所致胸腹胀痛、呕吐、畏冷、泄泻、寒疝、下痢。

【按语】木香味辛、苦，性温，归脾、胃、大肠、胆经，具有行气、调中、止痛之功。对脘腹气滞胀痛之证为常用之品。胃痛属气虚、阴虚者慎用。

13. 天柱沉香茶（天柱经验方）

【组方】沉香 6g，大枣 3 枚，天柱花茶 3g。

【制作】用 300ml 开水泡饮，冲饮至味淡。

【功效】降气温中，暖肾纳气。

【适应证】气逆咳喘，呕吐呃逆，脘腹胀痛，腰膝虚冷。

【按语】沉香归脾、胃、肾经，具有行气止痛、降逆调中、温肾纳气的功效。对脘腹胀闷冷痛、胃寒呕吐呃逆、大肠虚秘、腰膝骨节冷痛、寒疝等均有疗效。阴虚火旺、气虚下陷者慎服。

14. 天柱神曲茶（天柱经验方）

【组方】山楂 6g，神曲 9g，苍术 3g，生姜 3 片，天柱花茶 3g。

【制作】用 300ml 开水冲泡后饮用，冲饮至味淡。

【功效】燥湿运脾，消导积滞。

【适应证】饮食水湿积滞，腹胀腹泻，呕吐泛酸。

【按语】山楂味酸而甘，微温不热，功擅助脾健胃，促进消化，为消油腻肉食积滞之要药，治食滞不化，常与神曲同用；苍术芳香燥烈，有较强的燥湿健脾作用，还能祛风湿。凡湿阻中焦、运化失司，而见脘腹胀满、食欲不振、恶心呕吐、倦怠乏力，本品实为要药。本茶孕妇不宜服用。

15. 天柱谷芽茶（天柱经验方）

【组方】谷芽 9g，陈皮 3g，天柱花茶 3g。

【制作】用 300ml 水煎煮谷芽、陈皮至水沸后，冲泡茶饮用。

【功效】健脾开胃，和中消食。

【适应证】宿食不化，胀满泄泻，不思饮食。

【按语】谷芽能消食和中、健脾开胃，用于食积停滞、消化不良以及脾虚食少等。谷芽消食之力较麦芽缓和，故能促进消化而不伤胃气。《本草纲目》记载其快脾开胃、下气和中、消食化积。胃气虚弱、中气下陷之胀满，忌用本茶。

16. 天柱谷山茶（天柱经验方）

【组方】谷芽 9g，茯苓 6g，泽泻 3g，建曲 6g，山楂 3g，天柱花茶 3g。

【制作】用上药前五味的煎煮液 350ml，冲泡花茶后饮用，冲饮至味淡。

【功效】健脾胃，化食止泄。

【适应证】脾胃虚弱所致食不化、泄泻。

【按语】谷芽消食和中、健脾开胃。茯苓健脾，对于脾虚体倦、食少便溏者可用；泽泻利水泄热，与茯苓一起，增强利水渗湿作用。建曲即神曲，与山楂一起消食和胃，用于食积不化所致脘腹胀满、不思饮食及肠鸣泄泻等。本茶孕妇不宜服用。

17. 天柱神曲茶（天柱经验方）

【组方】神曲 9g，大枣 3 枚，天柱花茶 3g。

【制作】用 300ml 开水冲泡后饮用。

【功效】健脾和胃，消食调中。

【适应证】饮食停滞，胸腹痞胀，呕吐泻痢，产后瘀血腹痛。

【按语】神曲是辣蓼、青蒿、杏仁等药加入面粉或麸皮混合后，经发酵而成的曲剂，具有健脾和胃、消食和中的功效，用于食积不化所致脘腹胀满、不思饮食及肠鸣泄泻、产后瘀血腹痛、小儿腹大坚积等。《本草经疏》记载其："脾阴虚、胃火盛者不宜用；能落胎，孕妇宜少食。"

18. 天柱和胃茶（天柱经验方）

【组方】白术 6g，茯苓 3g，薏苡仁 3g，神曲 6g，菊花 3g，天柱花茶 3g。

【制作】用上药前五味的煎煮液 400ml，冲泡花茶饮用，冲饮至味淡。

【功效】除湿导滞，调和脾胃。

【适应证】脾胃失调而致胃脘胀满、纳呆食滞。

【按语】白术健脾益气、燥湿利水，可用于脾虚食少，腹胀泄泻。茯苓利水而不伤气，药性平和，为利水渗湿要药，凡水湿、停饮均适用。薏苡仁利水渗湿、健脾除痹。凡水湿滞留可用，尤以脾虚湿胜者为适用；另外薏苡仁力缓，宜久服，健脾炒用，其余生用，也可做羹或与粳米煮粥、饭食用，为食疗佳品。菊花疏风散热、清利头目、消食利肝。神曲消食和胃。阴虚燥渴、气滞胀闷者忌服本茶。

19. 干姜红糖茶（天柱经验方）

【组方】干姜 6g，红糖 10g，天柱红茶 3g。

【制作】用干姜、红糖的煎煮液 300ml 泡茶饮用，冲饮至味淡。

【功效】温胃止呕。

【适应证】外感风寒或脾胃受寒，恶心呕吐。

【按语】干姜具温中回阳、温肺化饮之功，能祛脾胃寒邪，助脾胃阳气，凡脾胃寒证，无论是外寒内侵之实证，还是阳气不足之虚证均适用；对心腹冷痛、脾胃受寒、恶心呕吐等均有作用。红糖是一种未经提纯的糖，其营养价值优于白糖，其性温，味甘，入脾经，具有益气补血、健脾暖胃、缓中止痛、活血化瘀等功效。糖虽营养丰富，但不宜多吃，多食可令人胀闷、生痰、损齿、生疳虫、消肌肉。另外，晚上睡觉前也不宜吃糖，特别是儿童，最容易发生龋齿（俗称虫牙）。阴虚内热、血热妄行者禁服本茶，糖尿病患者也应避免饮用。

20. 姜黄茶（天柱经验方）

【组方】干姜 6g，大黄 3g，天柱花茶 3g。

【制作】用 300ml 开水冲泡后饮用，冲饮至味淡。

【功效】温脾清胃。

【适应证】寒热互结所致胃脘痛、吞酸、嗳气、肠鸣、冷泄。

【按语】干姜温中回阳、温肺化饮，凡脾胃寒证，无论虚实均适用；暖脾阳，偏治脾寒腹痛泄泻。大黄味苦性寒，能攻积滞、清湿热、泻火、凉血，对湿热泻痢、胃热呕吐等具有功效。另外现代药理研究证实，大黄还有降血脂、抗病原微生物、抗炎、解热、抗衰老、抗氧化作用。本品苦寒，易伤胃气，脾胃虚弱者慎用；妇女妊娠期、经期、哺乳期应忌用。

21. 丁香茶（天柱经验方）

【组方】丁香 3g，青皮 3g，天柱花茶 3g。

【制作】用 150ml 开水泡茶饮用，冲饮至味淡。

【功效】温中，暖肾，降逆，抗菌，驱虫，健胃，止牙痛。

【适应证】呕吐，呃逆，心腹冷痛，泻痢，疝气，牙痛。

【按语】丁香味辛，性温，归脾、胃、肾经。温中降逆、温肾助阳，为治疗胃寒呕吐、呃逆之要药，用于胃寒呕吐、呃逆、少食、腹泻等。现代药理研究证明，丁香具有抗病原微生物、驱虫、减轻牙痛等作用。热病及阴虚内热者忌服本茶。

22. 桂附茶（天柱经验方）

【组方】肉桂 3g，熟附子 3g，天柱花茶 3g。

【制作】用 300ml 开水泡饮，冲饮至味淡。

【功效】补元阳，暖脾胃，除冷积，通血脉。

【适应证】肢冷，神衰，腹冷泄泻，经闭，阴疽流注，慢性支气管炎，腰痛。

【按语】肉桂味辛、甘，性热，归肾、脾、心、肝经。具有补火助阳、散寒止痛、温通经脉之功，用于肾阳不足、命门火衰，见畏寒肢冷、腰膝软弱、阳痿、尿频，及脾肾阳衰，见脘腹冷痛、食少便溏。同时，肉桂既能散沉寒，又能通血脉，寒凝血瘀气滞的痛证均可应用，也能用于阴疽及气血虚寒、痛肿脓成不溃，或溃后久不收敛等外科疾患。阴虚火旺、里有实热、血热妄行者及孕妇忌用。

23. 天柱和胃茶（天柱经验方）

【组方】陈皮 3g，木香 3g，生姜 3g，甘草 3g，天柱花茶 3g。

【制作】用 300ml 开水冲泡后饮用，冲饮至味淡。

【功效】和胃温中。

【适应证】脾胃气道欠和，食后腹中微疼。

【按语】陈皮气香性温，能行能降，具有理气运脾、调中快膈之功。陈皮有三大类作用，一导胸中寒邪，二破滞气，三益脾胃。这三大作用中，主要作用是行脾胃之气。脾胃主运化水湿，故脾胃之气行则能去湿、健脾、化痰，故又可以说，陈皮温能养脾、辛能醒脾、苦能健脾。木香气芳香而辛散温通，擅长于调中宣滞、行气止痛。对于脘腹气滞胀痛之证，为常用之品。生姜性温，温胃和中、降逆止呕。其特有的"姜辣素"能刺激胃肠黏膜，使胃肠道充血，消化能力增强，能有效地治疗吃寒凉食物过多而引起的腹胀、腹痛、腹泻、呕吐等。吃过生姜后，人会有身体发热的感觉，这是因为它能使血管扩张，血液循环加快，促使身上的毛孔张开。当过食寒凉之物或受风雨寒湿，或暑热天长时间待在空调房，及时食用生姜，可消除寒湿所造成的身体不适。甘草，补脾益气，用于脾胃虚弱、中气不足所致乏力气短、食少便溏等。阴虚内热及热盛之证忌用。

24. 天柱橘红姜茶（天柱经验方）

【组方】橘红 3g，生姜 3g，红糖 6g，天柱红茶 3g。

【制作】用 300ml 开水泡饮，冲饮至味淡。

【功效】和胃止呕。

【适应证】胃气失和，呕吐恶心。

【按语】橘红，味辛、苦，具有散寒燥湿、利气消痰功效，用于风寒咳嗽，喉痒痰多，食积伤酒，呕恶痞闷等。《药品化义》谓："橘红，辛能横行散结，苦能直行下降，为利气要药。盖治痰须理气，气利痰自愈，故用入肺脾，主一切痰病，功居诸痰药之上。"生姜温胃和中、降逆止呕。红糖性温，味甘，入脾经，具有益气补血、健脾暖胃、缓中止痛、活血化瘀的作用。阴虚燥咳、久嗽气虚者慎服此茶。另外，红糖虽然营养丰富，但也不能贪吃。糖尿病患者应避免食用，便秘、口舌生疮的老人也不能多吃。

25. 天柱山药茶（天柱经验方）

【组方】山药 12g，天柱花茶 3g。

【**制作**】用山药的煎煮液 300ml 泡茶饮用，冲饮至味淡。

【**功效**】健脾补肺，固肾益精。

【**适应证**】脾胃虚弱所致泄泻、食欲不振，虚劳咳嗽，遗精，带下，尿多，久痢。

【**按语**】山药味甘性平，归脾、肺、肾经。既补脾气，又益脾阴，且兼涩性，能止泻。用于脾虚气弱所致食少便溏、泄泻等。山药质细腻，肉洁白，是国家卫生部公布的既是食品又是药品的蔬菜。中医学很早就将山药用于治病，且它有药中上品的美誉。现代药理研究表明，山药含有淀粉酶、多酚氧化酶等物质，有利于脾胃消化吸收功能，是一味平补脾胃的药食两用之品。不论脾阳亏或胃阴虚，皆可食用。临床上常与胃肠饮同用治脾胃虚弱等。山药中的多种营养素，有强健机体、滋肾益精的作用，大凡肾亏遗精，妇女白带过多、小便频数等，皆可服之。山药所含的皂苷、黏液质，有润滑、滋润的作用，故可益肺气、养肺阴，治疗肺虚痰嗽久咳。另外山药还有降低血糖、抗衰老、抗肝性脑病等作用。但其养阴能助湿，故湿盛中满或有积滞者忌服。

26. 天柱决明苁蓉茶（天柱保健茶）

【**组方**】决明子 10g，肉苁蓉 10g，天柱山茶 3g，

【**制作**】炒熟碾细的决明子 10g，加肉苁蓉 10g，沸水冲泡滤汁后，加适量蜂蜜即成。

【**功效**】清肝，明目，补肾，通便。

【**适应证**】习惯性便秘和老年性便秘。

【**按语**】习惯性便秘、老年性便秘系中医湿秘、冷秘范畴。多因阳气不足或老年肾阳虚弱、肾阳不足，阴寒内生，留于肠胃，阴气固结，阳气不运，使肠道传送无力而致排便困难。方中决明子味甘、苦，性微寒，归肝、大肠经，有清肝明目、润肠通便之功。药理研究表明，决明子有导泻、抗菌作用，还有降低血清胆固醇和降血压作用，可防止动脉硬化。《药性论》谓其："利五脏，除肝家热。"肉苁蓉味甘、咸，性温，能补肾通阳、润肠通便，为高年血枯便秘常用药物。《神农本草经》谓其："主五

劳七伤，补中，除茎中寒热痛，养五脏，强阴，益精气，妇人百瘕。"合用蜂蜜，滑润肠道。实验证明该茶尚有降压、降脂作用。本方为缓泻剂，通便而不伤正，老年人患有高血压、冠心病伴便秘者，常用可奏降压、降脂和润通大便双重功效。本方每日2剂，代茶频饮。若阴虚火旺及大便泄泻者忌饮，肠胃有实热之便秘者不宜饮用。

27. 天柱生军茶（天柱保健茶）

【组方】生军（生大黄）3g，肉苁蓉3g，适量蜂蜜。

【制作】上药用沸水冲泡30分钟即成。

【功效】攻积导滞。

【适应证】胃肠积热，耗伤津液以致肠道干涩燥结而形成的热秘。

【按语】生大黄又称生军，味苦性寒，归脾、胃、大肠经，可泻热破结行瘀，对实热便秘颇具奇功。《神农本草经》谓其："破癥瘕积聚、留饮宿食，荡涤肠胃，推陈致新，通利水谷，调中化食、安和五脏。"大黄含蒽醌衍生物及鞣质等，其主要的泻下成分为结合性大黄酸蒽酮以及大黄蒽醌衍生物，对细菌的核酸和蛋白质的合成有明显抑制作用，故有较强的抗菌作用。此外，还有利胆、止血以及抗肿瘤、利尿、保肝和降低血压、血清胆固醇等作用。本方代茶频服。孕妇忌用，妇女经期、哺乳期慎用。

28. 天柱番泻通便茶（天柱保健茶）

【组方】番泻叶3g，肉苁蓉3g，加适量白蜜。

【制作】两者同放一杯，用沸水冲泡即成。

【功效】泻热通便。

【适应证】热积便秘或发热后所致的便秘。

【按语】番泻叶味甘、苦，性大寒，功能泻热通腑。《现代实用中药》载其："治热结便秘，积滞腹胀。"现代研究发现番泻叶中含有大黄素等蒽苷类物质，故能刺激大肠而致泻，但由于刺激较强，易引起腹痛，也可能引起盆腔充血和恶心、呕吐等副作用。应根据每人体质与便秘的具体情况，每次酌量应用5～10g，沸水冲泡，代茶温饮。若平素脾胃虚弱者则不宜服用。

29. 天柱番泻润肠茶（天柱保健茶）

【组方】番泻叶 10g，莱菔子 3g，白蜜适量。

【制作】上药放入杯中，开水冲泡即成。

【功效】泻热导滞。

【适应证】大便干结，口干口臭，面赤身热，小便短赤，心烦，腹部胀满或疼痛等。

【按语】番泻叶为豆科山扁豆属植物，有小毒，归大肠经。具有泻热行滞、通便、利水，以及泻下和抗菌作用。《现代实用中药》说它"少用为苦味健胃药，能促进消化；服适量能起缓下作用；欲其大泻则服 40 ~ 60ml，作浸剂，约数小时即起效用而泄泻"。有研究认为，番泻叶作用较广泛而强烈，用于急性便秘比慢性便秘更适合。本方每日 1 剂，代茶频饮。若平素脾胃虚弱者不宜服用。一般用于缓泻勿多于 2g，峻泻勿多于 6g。妇女哺乳期、经期及孕妇忌用。现代市场所售绝大部分所谓的排毒茶、清肠茶、减肥茶都含番泻叶成分，不宜经常饮用，经常饮用易引起肠道出血。

30. 天柱决明润肠茶（天柱保健茶）

【组方】草决明 30g，莱菔子 3g，白蜜适量。

【制作】将草决明、莱菔子炒至适度，碾碎，用沸水冲泡 5 ~ 10 分钟即成。

【功效】润肠通便，降脂明目。

【适应证】适用于各种便秘及高脂血症、高血压等。

【按语】中药决明子，也叫草决明，其味甘、苦，性微寒，归肝、大肠经，有清肝明目、润肠通便之功。该药内含脂肪油等，药理研究表明，脂肪油有导泻、抗菌作用。《本草求真》曰："决明子，除风散热。凡人目泪不收，眼痛不止，多属风热内淫，以致血不上行，治当即为驱逐；按此苦能泄热，咸能软坚，甘能补血，力薄气浮，又能升散风邪，故为治目收泪止痛要药。"本方代茶饮用，每日 1 剂。决明子虽好，但其有主宣泄的作用，长期饮用轻则引发月经不规律，重则可致子宫内膜不正常，从而诱发早产。腹泻、低血压及气虚严重的人必须慎用。

31. 天柱香蜜茶（天柱保健茶）

【组方】蜂蜜 30g，香油 15ml。

【制作】将香油兑入蜂蜜中，加沸水冲调即可。

【功效】润肠通便。

【适应证】习惯性便秘。

【按语】《本草纲目》记载，香油，即芝麻油。香油是日常生活中的一种调味品，许多人都喜爱它，而习惯性便秘者早晚空腹喝一口，可以润肠通便。蜂蜜是一种天然食品，其味甘，性平，能补中缓急、润肠燥、解毒，具有很好的润肠通便的功效。它味道甜蜜，所含的单糖不需要经消化就可以被人体吸收，对妇女、幼儿特别是老人具有良好保健作用，因而被称为"老人的牛奶"。两者同用，可以各尽其能，增强润肠通便之效，故民间有"一杯蜜蛋茶，便秘不找茬"的说法。本方每日早、晚各服 1 次，代茶饮服，效用更佳。本茶禁与葱同食。

32. 天柱五仁通便茶（天柱保健茶）

【组方】杏仁（炒）、松子仁、大麻子仁、柏子仁各 9g，桃仁 3g。

【制作】上五味共捣烂，放杯内用开水冲泡，加盖，片刻即可。

【功效】滋阴润燥，通便。

【适应证】阴虚、老年津枯液少之便秘。

【按语】方中杏仁味苦，性微温，有小毒，归肺和大肠经，有宣肺润肠之功。《滇南本草》曰："止咳嗽，消痰润肺，润肠胃。"松子仁又称松球，味苦，性温，无毒。古人多用于治疗风痹、肠燥便难等。火麻仁又名大麻仁，为桑科大麻的种仁，味甘，性平，归脾、大肠经，能润肠通便。柏子仁为侧柏的种仁，味甘，性平，归心、肾、大肠经，有养心安神、润肠通便之功。以上诸药均富含脂肪油，共奏滑肠通便之功。每日代茶频服，对阴虚者及老年人、产妇、津枯血少体弱者之便秘有显效。方中杏仁有小毒，过量食用可发生中毒，故小儿使用时应酌情减量。

第三节　保肝利胆调理茶方

1. 天柱车前茶（出自《太平圣惠方》）

【组方】柴胡6g，车前草6g，决明子3g，甘草3g，天柱绿茶3g。

【制作】将决明子炒熟，与其他四药共置一壶中，用沸水300ml冲泡5～10分钟即成。

【功效】清热疏肝，利尿退黄。

【适应证】乙型肝炎身目发黄，小便赤黄、短涩等。

【按语】柴胡疏肝解郁，归肝、胆二经；车前草，清热利尿、渗湿止泻；决明子味苦、甘而性凉，具有清肝火、祛风湿、益肾明目等功能。该方日常代茶频服，冲饮至味淡。孕妇忌服，脾胃虚寒、气血不足者不宜服用。"案上漫铺龙树论，盒中虚捻决明丸"。这是唐代大诗人白居易的诗句，诗中所指治疗眼疾的决明丸的主要组成就是决明子。有人用决明子做枕头以养生保健。

2. 天柱柴连阴行茶（天柱保健茶）

【组方】柴胡6g，胡黄连3g，阴行草9g，天柱花茶3g。

【制作】上三味洗净，与茶共置一壶中，用沸水300ml冲泡15分钟即成。

【功效】调肝，退虚热。

【适应证】阴虚骨蒸，潮热盗汗，往来寒热等。

【按语】柴胡，疏散退热、退虚热。胡黄连，消疳热、清热燥湿、泻火解毒。《药品化义》记载："胡黄连，独入血分而清热。丹溪云，骨蒸发热，皆积所成。阴行草能凉血益阴，其功独胜，若夜则发热，昼则明了，是热在血分，以此佐芎、归为二连汤，除热神妙。"该方代茶饮服，冲饮至味淡。肝阳上亢、阴虚火旺者忌用或慎用。

3. 天柱柴茅清肝茶（出自《传家秘宝方》）

【组方】柴胡6g，白茅根15g，甘草3g，天柱花茶3g。

中国天柱养生茶文化

【制作】上四味洗净，共置一壶中，用沸水 300ml 冲泡 5 ～ 10 分钟即成。

【功效】清肝退黄，利尿。

【适应证】黄疸，急性传染性肝炎，乙型肝炎等。

【按语】柴胡疏肝解郁。白茅根，凉血止血、清热利尿，《本草纲目》谓其："止吐衄诸血，伤寒哕逆，肺热喘急，水肿，黄疸，解酒毒。"现代药理研究证实，白茅根能治疗急性传染性肝炎。该方代茶饮服，冲饮至味淡。白茅根忌犯铁器；切制白茅根忌用水浸泡，以免钾盐丢失，影响功效。

4. 天柱香夏茶（仁存堂经验方）

【组方】香附 6g，半夏 3g，生姜 3g，天柱花茶 3g。

【制作】上四味洗净，共置壶中，用沸水 400ml 冲泡 5 分钟即成。

【功效】温中理气化痰。

【适应证】痰饮停结，风气上攻，胸膈不利，腹部痞满，呃逆，肠鸣。

【按语】香附具有理气解郁、调经止痛之功，可用于肝郁气滞，胸胁、脘腹胀痛，消化不良，月经不调，闭经痛经，乳房胀痛等。半夏辛散温燥有毒，主入脾、胃经，兼入肺经，能行水湿、降逆气，而善祛脾胃湿痰。水湿去则脾健而痰涎自消，逆气降则胃和而痞满呕吐自止，故为燥湿化痰、降逆止呕、消痞散结之良药。生半夏配生姜，长于治疗寒饮呕吐，既能燥湿以化痰，又能降逆以和胃。本方日常代茶频服，冲饮至味淡。方中半夏不宜与乌头类药材同用；另有阴亏燥咳、血证、热痰等，忌用或慎用。

5. 天柱甘茅舒肝茶（出自《本草纲目》）

【组方】柴胡 30g，甘草 10g，白茅根一握（约 50g）。

【制作】上三味共制粗末，沸水闷泡 15 分钟即可。

【功效】疏肝，清热，利尿。

【适应证】黄疸病兼有表证。

【按语】柴胡，味苦，性微寒，治劳黄，四肢无力，骨节烦疼，或时吐逆，不能下食，鼻中干燥，身热疼闷，渐觉羸瘦，寒热不定；白茅根清热利尿，使湿热之邪从小便排出；甘草调和诸药。上述药物共奏疏肝、清热、利尿之效，日常代茶频服，对黄疸病兼有表证者有显效。不宜用于阴虚患者。

6. 天柱青皮茶（出自《本草纲目》）

【组方】青皮 6g，天柱舒肝草 6g，天柱花茶 3g。

【制作】上两味洗净，共置壶中，用沸水 300ml 冲泡 15 分钟即成。

【功效】疏肝破气，消痰散结。

【适应证】胸膈气逆，胁痛，小腹疝气，乳房肿块。

【按语】青皮具有疏肝破气、散结消滞的作用，用于肝气郁滞所致的胁肋胀痛、乳房胀痛及疝气疼痛等。青皮辛散温通，苦泄下行，其治与陈皮不同。陈皮性较温和，偏入脾肺气分；本品能疏肝胆，破气滞，性较峻烈。青皮 5 ~ 6 月间摘取或拣收落下的幼果，洗净，晒干，为"个青皮"。7 ~ 8 月间摘取未成熟的果实，沸水潦过，用刀由顶做十字纵剖成四瓣至近基部，除去瓤囊，晒干，即为"四花青皮"。本方日常代茶频服，冲饮至味淡。气虚者慎用。

7. 天柱菟丝茶（出自《药鉴》）

【组方】菟丝子 30g，天柱阴行草 9g，适量白蜜。

【制作】上二味洗净后，切碎，放入壶中，加适量白糖，用沸水冲泡即成。

【功效】清热，凉血，利尿，解毒。

【适应证】癃淋浊痢，带下，黄疸，黄疸型肝炎等。

【按语】此茶方在民间颇为流行，疗效甚佳，《药鉴》和《百草镜》对此亦早有记载。本方代茶频频饮服，临床多用于湿热所致的泌尿系感染、黄疸、带下等病证。但不宜用于寒湿证患者。

8. 天柱茴枳茶（天柱保健茶）

【组方】茴香 6g，枳壳 6g，天柱阴行草 6g，天柱花茶 3g。

【制作】上三味洗净，共置壶中，用沸水 300ml 冲泡 15 分钟即成。

【功效】散寒理气。

【适应证】胁下疼痛。

【按语】茴香味辛性温，具有开胃进食、理气散寒的作用。主要用于中焦有寒，食欲减退，恶心呕吐，腹部冷痛，疝气疼痛，脾胃气滞，脘腹胀满作痛等。现代药理研究证明茴香还有抗溃疡、镇痛、性激素样作用等，茴香油有不同程度的抗菌作用；能刺激胃肠神经血管，促进唾液和胃液分泌，起到增进食欲、帮助消化的作用。本方日常代茶频服，冲饮至味淡。方中枳壳行气力较强，脾胃虚弱者及孕妇慎服。

9. 天柱柴胡清肝茶（出自《症因脉治》）

【组方】柴胡 6g，黄芩 3g，山栀 3g，白芍 3g，青皮 3g，天柱花茶 3g。

【制作】上五味洗净，共置一壶中，用沸水 500ml 冲泡 10 分钟即成。

【功效】清肝解郁。

【适应证】肝经郁火，内伤胁痛，内伤头痛，恼怒即发，烦躁易惊，痛引胁下，睡眠不宁，目赤肿痛等。

【按语】本方中柴胡、青皮、花茶疏肝解郁行气，黄芩、山栀清肝泻火止烦，芍药柔肝缓急止痛。诸药合用，共奏清肝泻火、疏肝解郁、缓急止痛之功。日常代茶饮服，对因恼怒而发的头痛、烦躁易惊、胁肋疼痛、睡眠不宁有显效。现代常用于治疗偏头痛、紧张性头痛、功能性头痛、肝炎、肝硬化、肝脓肿、腋下淋巴结炎等。但需注意，气虚者不宜使用。

10. 天柱茵陈茶Ⅰ（天柱经验方）

【组方】茵陈 30g，天柱阴行草 10g，蜂蜜适量。

【制作】将茵陈、阴行草洗净后，用沸水煎煮后取汁，加适量蜂蜜，装入保温瓶即成。

【功效】清热利湿，退黄。

【适应证】黄疸型肝炎。

【按语】方中茵陈为菊科植物茵陈蒿的幼嫩茎叶，味苦、辛，性凉，入肝、脾、膀胱经，有清热利湿之功，治疗湿热黄疸有明显疗效。《神农本草经》记载其："主风湿寒热邪气，热结黄疸。"《本草再新》谓其："泻火，平肝，化痰，止咳发汗，利湿，消肿，疗疮火诸毒。"《本草别录》言其："治通身发黄，小便不利，除头热，去伏瘕。"现代研究发现茵陈含有具利胆作用的有效成分蒿属香豆精，还含脂肪油，其中脂肪酸为硬脂酸、棕酸、油酸、亚油酸、花生酸、褐煤酸，灰分中含氯化钾，有利胆、保肝、解热、镇痛、消炎的作用。本方代茶频频饮用。茵陈性凉，脾胃虚寒的患者慎用。

11. 天柱茵陈茶Ⅱ（出自《绛囊撮要》）

【组方】茵陈 15g，生姜 6g，天柱山茶 3g。

【制作】新鲜茵陈洗净细切，生姜细切，加水煮沸，去药渣，当茶饮用，冲泡至味淡。

【功效】利胆退黄。

【适应证】阳黄（急性肝炎）日久，湿热困脾所致的纳呆腹胀、胁肋隐痛、小便短少、面色萎黄晦暗等。

【按语】茵陈为常用的清热解毒、利胆退黄的中药，善治肝胆湿热所致的黄疸、小便不利等。配以生姜之辛温，则药性不甚苦寒。《绛囊撮要》称其为"治疸圣药"，可见其功专力捷。

12. 天柱茵陈茶Ⅲ（天柱经验方）

【组方】茵陈 60g，天柱卷柏 30g，青皮 9g。

【制作】茵陈、卷柏、青皮洗净晒干后切碎，每次 3 味加沸水 300ml 冲泡即成。

【功效】清热利湿，退黄降压。

【适应证】高血压，高脂血症和黄疸。

【按语】茵陈自古即被视为治疗黄疸的主药，疗效颇佳。剂量减少至 10g，则可治疗尿路感染所致的尿频、尿急、尿痛等。本药茶频频饮用。脾胃有湿邪及阳虚者忌服。

13. 天柱金钱茵陈茶（天柱经验方）

【组方】金钱草、败酱草、茵陈各 30g，白蜜适量。

【制作】前三味药洗净后，置砂锅中，加水煎沸取汁后，加入白蜜即成。

【功效】利胆排石，消炎。

【适应证】慢性胆囊炎，胆石症。

【按语】金钱草性凉，味苦、辛，具有利水通淋、清热解毒、散瘀消肿的功用，主治肝胆及泌尿系结石、热淋、肾炎水肿、湿热黄疸等。《安徽药材》记载其："治膀胱结石。"《陆川本草》云："消肿止痛，破积。败酱草性平、味苦，能清热解毒、化瘀消炎。"败酱草味辛、苦，性微寒，入胃、大肠、肝经，清降中有行散之性，故既可清热解毒，又能活血散瘀，且长于行肠胃瘀滞，善消内痛，故为腹腔脓肿常用药。另外，茵陈蒿同样具有利胆去湿之功，三者配伍，消炎利胆疗效显著。本方代茶频频服用，有较好的排石、利胆、消炎作用。需多次服用方见疗效。饮用本茶患者饮食上应清淡少油，勿吃动物脑、肾和蛋黄、油炸食物、辛辣食品等。

14. 天柱青苏茶（天柱经验方）

【组方】青皮 9g，苏叶 6g，白芥子 3g，龙胆草 3g，当归尾 3g，天柱花茶 3g。

【制作】上六味洗净，共置壶中，用沸水 400ml 冲泡 5 ～ 10 分钟即成。

【功效】疏肝行气止痛。

【适应证】肝气不和，胁肋刺痛如击如裂。

【按语】青皮具有疏肝破气、散结消滞的作用，用于肝气郁滞所致的胁肋胀痛、乳房胀痛及疝气疼痛等；苏叶即紫苏叶，能散寒解表、理气宽中，可治胸腹胀满；白芥子利气散结、通络止痛。龙胆草，清热燥湿、泻肝火。现代药理研究证明，龙胆草具有利胆和保肝的作用，当归尾破血力量强。本方日常代茶频服，冲饮至味淡，对因肝气不和所致胁痛有显效。脾胃虚寒者不宜用。

15. 天柱杞龙利肝茶（天柱经验方）

【组方】枸杞 10g，龙胆草 6g，天柱绿茶 3g，蜜糖 10g。

【制作】上四味一同用 300ml 沸水冲泡 15 分钟即可。

【功效】补肝养血，清热除湿。

【适应证】急性传染性肝炎，转氨酶升高。

【按语】枸杞味甘，性平，能滋补肝肾、益精明目。龙胆草味苦，性寒，清热燥湿、泻肝胆火，常用于肝胆实热所致的胁痛、头痛、口苦、目赤、耳聋、阴肿阴痒等。两药合用，既补肝养血，又清热除湿，可用于辅助治疗急性传染性肝炎转氨酶高者，或各种肝胆实热所致的胁痛、头痛、口苦、目赤等。本方每日1剂，代茶频服，饮至味淡。

16. 天柱马鞭保肝茶（天柱经验方）

【组方】马鞭草30g，青皮6g，天柱山茶3g。

【制作】马鞭草30g，制粗末后，上药放入杯中，加适量蜂蜜，沸水冲泡即成。

【功效】清热解毒，活血祛瘀，利水消肿。

【适应证】黄疸型肝炎的防治。

【按语】马鞭草，能活血散瘀、截疟、解毒、利水消肿。用于癥瘕积聚、闭经、痛经、疟疾、喉痹、痈肿、水肿、热淋。《天宝本草》谓其："利小便，平肝泻火。治赤疮，火眼。"本方日常代茶频服。注意，孕妇禁用。

17. 天柱茵陈芦根茶（天柱经验方）

【组方】茵陈、香薷各30g，芦根60g。

【制作】上三味共制粗末，沸水闷泡15分钟即可。

【功效】清热退黄。

【适应证】黄疸型肝炎。

【按语】《本草纲目》称茵陈性味"苦、平，微寒，无毒"，"久服轻身益气耐老，面白悦长年"。香薷，可发汗解暑、行水散湿、温胃调中，能治夏月感寒饮冷，头痛发热，恶寒无汗，胸痞腹痛，呕吐腹泻，水肿，脚气等。《本草别录》谓其："主霍乱，腹痛吐下，散水肿。"芦根，可清热、生津、除烦、止呕，能治热病烦渴，胃热呕吐，噎膈，反胃，肺痿，肺痈，并解河豚毒。《本草别录》谓其："主消渴客热，止小便利。"本茶日常代茶频饮。表虚者忌服。

18. 天柱硝黄茶（天柱经验方）

【组方】生大黄10g，元明粉（玄明粉）6g，适量蜂蜜。

【制作】将生大黄制成粗末，与元明粉、白糖共置一壶，用沸水冲泡

中国天柱养生茶文化

后滤液即成。

【**功效**】清热利湿，疏通腑气。

【**适应证**】黄疸。

【**按语**】现代药理研究证明，大黄含蒽醌衍生物，有较强的抗菌作用；元明粉即无水硫酸钠，有润燥软坚作用。两药配伍应用，有较好的清热利湿、疏通腑气的功效。日常代茶频服，对黄疸有很好的疗效。但不宜用于大便稀溏者。

19. 天柱榕树溪黄茶（天柱经验方）

【**组方**】榕树叶（干）10g，溪黄草 15g。

【**制作**】上药洗净，切丝，用沸水冲泡后滤过取汁即可。

【**功效**】清热理湿，活血祛瘀。

【**适应证**】黄疸。

【**按语**】榕树叶可治跌打损伤、慢性气管炎、流感、百日咳、扁桃体炎、菌痢、肠炎、目赤、牙痛、黄疸等。《岭南草药志》谓其："解热，理湿滞。"本方代茶温饮。出血者不宜服用。

20. 天柱茵陈柴胡舒肝茶（天柱经验方）

【**组方**】茵陈蒿、白芍、大枣各 15g，山栀子 10g，柴胡 6g。

【**制作**】药用的茵陈须用农历三月采收的。将上述药材分别洗净，切成粗末，用沸水煎煮后滤过取汁即可。

【**功效**】疏肝，利湿热。

【**适应证**】肝炎的预防。

【**按语**】茵陈蒿味苦、辛，性凉，入肝、脾、膀胱经。现代研究表明茵陈具有利胆、保肝、解热、镇痛、消炎的作用；白芍味苦、酸，性凉，入肝、脾经，具有养血柔肝、缓中止痛、敛阴收汗的作用；山栀子具有护肝、利胆、降压、镇静、止血、消肿等作用；在中医临床常用于治疗黄疸型肝炎等。本方每日代茶饮服，有疏肝、利湿热之功，在传染性肝炎流行季节，本方代茶频饮可以加强预防。然由于本方性味偏凉，故脾胃虚寒者慎用。

21. 天柱板蓝大青利肝茶（天柱经验方）

【组方】板蓝根、大青叶各 30g，天柱茶叶 15g。

【制作】上三味分别洗净，研为粗末，置于壶中，加入沸水适量，加盖闷 15 ~ 20 分钟后即成。

【功效】清热解毒，利湿退黄。

【适应证】急性肝炎，全身皮肤及巩膜黄染，乏力，纳差，恶寒发热，肝区饱胀或疼痛，小便短赤，舌红苔腻，脉浮弦滑。

【按语】方中板蓝根味苦性寒，清热解毒、凉血止血。《辽宁常用中草药手册》说它："治肝炎，腮腺炎。"现代实验研究表明，板蓝根具有抗菌、抗病毒及解毒作用。大青叶为板蓝根的叶子。《江西草药》中记载其："治急性肝炎，肺结核，矽肺，牙痛，蛇伤，过敏性皮炎。"本方选板蓝根、大青叶清热解毒，抗肝炎病毒，佐以茶叶利湿退黄，又可芳香醒脾，还可调和大青叶、板蓝根苦寒之味。原方中仅注明茶叶，实际运用当以绿茶更为切合病机。本方每日 1 ~ 2 剂，代茶频频饮服，连服 2 周。需注意的是，本方偏于苦寒，虚寒体质的人应当慎用。

22. 天柱附子茵陈茶（天柱经验方）

【组方】制附子、干姜各 6g，茵陈 30g。

【制作】将上药共洗净，先加水煎煮制附子 15 分钟，再入诸药煮沸。滤过取汁即成。

【功效】散寒祛湿，退黄。

【适应证】阴黄，因阳黄日久转化或脾阳不振、寒湿内蕴所致身目萎黄晦暗、神疲乏力、小便短少。

【按语】制附子属温里药，为"回阳救逆第一品"，味辛、甘，性大热，有毒，有回阳救逆、补火助阳、散寒止痛的功效，用于一切沉寒痼冷之疾。茵陈蒿具有利胆祛湿的功效，《本草再新》谓其："泻火，平肝，化痰，止咳发汗，利湿，消肿，疗疮火诸毒。"干姜味辛性热，具有温中散寒、回阳通脉、燥湿消痰、温肺化饮的功效，主治脘腹冷痛、呕吐、泄泻、亡阳厥逆、寒饮喘咳、寒湿痹痛等。本方每日 1 剂，代茶饮用。有散寒祛湿、退黄之功，适用于阴黄。但本方中因制附子含有毒性成分乌头碱，需要根据个人的详细情况用药，选择适当用量，孕妇禁用；且制附子不宜与半夏、瓜蒌、天花粉、贝母、白蔹、白及同用。

23. 天柱黄花保肝茶（天柱经验方）

【组方】黄花菜12g，生甘草6g，五味子9g，大枣30g。

【制作】将上述各药洗净，放入大茶缸中，用沸水冲泡15分钟后即可。

【功效】清热利湿，养血补肝。

【适应证】乙型肝炎，慢性活动性肝炎及黄疸型肝炎。

【按语】黄花菜又名萱草、忘忧草，唐代诗人白居易有"杜康能解闷，萱草能忘忧"的诗句，嵇康《养生论》也说"萱草忘忧"。中医认为，其味甘性凉，有止血、消炎、清热、利湿等功效。《本草求真》中记载"萱草味甘，而微凉，能去湿利水，除湿通淋，止渴消烦，开胸宽膈，令人平气和无忧郁"。五味子，性温味酸甘，《新修本草》记载"五味皮肉甘酸，核中辛苦，都有咸味"，故有五味子之名。最早列于《神农本草经》上品，药效在于滋补强壮之力，药用价值极高。甘草和大枣调和药性。此茶有清热利湿、养血补肝的功效，是肝炎患者一种较好的饮料，每日代茶饮服，有助于稳定病情，使其日益好转。但需注意，外有表邪、内有实热，或咳嗽初起、痧疹初发者忌服。

24. 天柱南瓜花茶（天柱经验方）

【组方】南瓜花6g，佩兰6g，天柱绿茶3g。

【制作】用开水冲泡后饮用。

【功效】清湿热，消肿毒。

【适应证】湿热肿毒。

【按语】南瓜花性凉，中医认为其能清利湿热、消肿散瘀、抗癌防癌，可辅助治疗黄疸、痢疾、咳嗽、痛疽、结膜炎、乳腺炎等诸多病证，且常作为强身保健食品。佩兰味辛，性平，能化湿、解暑，用于湿阻中焦，外感暑湿或湿温初起。合用后能清湿热，消肿毒。气虚、阴虚的患者宜慎用。

25. 天柱柴芩茶（天柱经验方）

【组方】柴胡 9g，黄芩 3g，天柱绿茶 3g。

【制作】上三味洗净，共置一壶中，用沸水 350ml 冲泡 5 分钟即成。

【功效】和解退热，通滞宣达。

【适应证】急慢性肝胆炎症，眼部炎症，盆腔炎。

【按语】柴胡疏肝解郁、退热，归肝、胆二经。黄芩味苦，性寒，归肺、胆、脾、大肠、小肠经。现代药理研究表明，黄芩具有抗病原体、抗炎、调节免疫功能、解热、镇静、保肝、利胆等功效。黄芩的临床应用抗菌效果比黄连还好，而且不产生抗药性。本方日常代茶不拘时服，冲饮至味淡。脾胃虚寒者慎用。

26. 天柱柴芍舒肝茶（天柱经验方）

【组方】柴胡 9g，白芍 6g，天柱绿茶 3g。

【制作】上三味洗净，共置一壶中，用沸水 350ml 冲泡 5 分钟即成。

【功效】养血柔肝。

【适应证】急慢性肝炎，肝硬化，胆囊炎，胃肠炎，乳房胀痛。

【按语】柴胡具和解退热、疏肝解郁、升举阳气之功。白芍养血柔肝、缓中止痛、敛阴收汗，可治胸腹胁肋疼痛、泻痢腹痛、自汗盗汗、阴虚发热、月经不调、崩漏、带下。现代药理研究证实，白芍具有扩张冠状动脉、降低血压的作用，对肝损伤有明显的保护作用等。本方日常代茶不拘时服，冲饮至味淡。虚寒腹痛泄泻者慎用，服用中药藜芦者忌食。

27. 天柱郁金行气茶（天柱经验方）

【组方】郁金 9g，玄胡 3g，天柱绿茶 3g。

【制作】上两味洗净，共置一壶中，用沸水 350ml 冲泡 5 分钟即成。

【功效】行气解郁，凉血破瘀。

【适应证】胸腹胁肋诸痛，热病癫狂、神昏，吐血，衄血，尿血，妇女倒经，黄疸，急性乙型肝炎，胆囊炎。

【按语】郁金能疏肝行气以解郁，并能活血祛瘀以止痛。同时还能凉血清心，可用于湿、瘀浊邪蒙蔽清窍，神志不清，癫狂之病证。本方日常代茶频服，冲饮至味淡。阴虚失血及无气滞血瘀者忌服，孕妇慎服。

28. 木香理气茶（天柱经验方）

【组方】木香 6g，槟榔 3g，青皮 3g，黄连 1.5g，大黄 1.5g，茉莉花茶 6g。

【制作】上六味洗净，共置壶中，用沸水 400ml 冲泡 5 分钟即成。

【功效】理气除湿。

【适应证】水热阻结致胁痛，腹满胀，不欲食，头目眩。

【按语】木香具有行气、调中、止痛之功。槟榔，能杀虫、消积、行气、利水，辛散苦泄，既能行气消积以导滞，又能缓泻而通便。青皮辛散温通，苦泄下行，其治与陈皮不同；陈皮性较温和，偏入脾肺气分；青皮则能疏肝胆、破气滞，性较峻烈。黄连清热燥湿、泻火解毒。大黄能泻下攻积、清热泻火。本方日常代茶频服，冲饮至味淡。胃寒呕吐、气虚之证均忌用。

29. 天柱香附薄荷茶（天柱经验方）

【组方】香附 9g，薄荷 6g，天柱花茶 3g。

【制作】上三味洗净，共置壶中，用沸水 300ml 冲泡 5 分钟即成。

【功效】疏通气机，芳香化浊。

【适应证】肝气不舒伴苔腻。

【按语】香附具有理气解郁、调经止痛之功；薄荷疏散风热、清利头目、利咽、透疹；配合花茶，共奏疏肝解郁、芳香化浊之功。本方可日常代茶频服，冲饮至味淡。阴虚血燥、肝阳偏亢、表虚多汗者忌服。

30. 天柱七鸡金茶（天柱经验方）

【组方】三七 6g，鸡内金 3g，天柱花茶 3g。

【制作】三七采收栽培 3 年以上的植株。8 月上旬立秋前后采挖的"春三七"，质较好。前两味药置砂锅中，加水煎煮取汁，冲泡花茶即成。

【功效】化瘀消积，开胃气；提高血浆白蛋白。

【适应证】慢性肝炎，肝硬化，腹部气血瘀滞之肿块。

【按语】三七化瘀止血、活血定痛，用于人体各种出血病证及跌打损伤、瘀滞肿痛，明代著名药学家李时珍称其为"金不换"。三七是中药材中的一颗明珠，清代药学著作《本草纲目拾遗》中记载："人参补气第一，三七补血第一，味同而功亦等，故称人参三七，为中药中之最珍贵者。"扬名中外的中成药"云南白药"和"片仔癀"，即以三七为主要成分制成。现代医学研究表明，三七具有增强机体免疫功能，抗肿瘤，保肝，抗炎，双向调节血糖，降低血脂、胆固醇，抑制动脉硬化等作用。鸡内金消食力强，且有运脾健胃之功，对脘腹胀满有较强的治疗作用。本方日常代茶频服，冲饮至味淡。方中含有三七，孕妇和儿童慎用。

31. 天柱丹参茶（天柱经验方）

【组方】丹参9g，茵陈6g，郁金3g，板蓝根3g，天柱花茶3g。

【制作】前四味药洗净后，置砂锅中，加水煎沸取汁，冲泡花茶即成。

【功效】活血止痛，清热解毒。

【适应证】急慢性肝炎胁痛。

【按语】丹参活血祛瘀、凉血消痈、养血安神，现代医学研究表明丹参能抑制或减轻肝细胞变性、坏死及炎症反应，促进肝细胞再生，并有抗纤维化作用；茵陈苦泄下降，功专清利湿热而退黄疸，凡治疗湿热熏蒸而发黄者方中，茵陈均为主药。同时，用于黄疸尿少、湿疮瘙痒、传染性黄疸型肝炎；茵陈有显著的保肝作用，对甲型、乙型肝炎，黄疸型肝炎，均有显著的疗效；能利胆，促进胆汁分泌，增加胆汁中胆酸和胆红素排出；能增加心脏冠脉血流量，改善微循环，并有降血压、降血脂、抗凝血、利尿解热平喘、驱除蛔虫及抑制多种致病性皮肤真菌与细菌的作用。郁金疏肝行气以解郁、活血祛瘀以止痛，主治胸腹胁肋胀痛等。板蓝根清热解毒、凉血消肿，具有抗菌抗病毒作用。本方日常代茶频服，冲饮至味淡。方中丹参不宜与藜芦同用，孕妇慎用。

32. 天柱利胆茶（天柱经验方）

【组方】车前草、半枝莲、茵陈各15g。

【制作】上三味洗净，共置壶中，用沸水250ml冲泡5分钟后，加适量白糖即成。

【功效】清热利尿，退黄。

【适应证】黄疸型肝炎。

【按语】车前草、半边莲均有清热、利水、解毒的功效，茵陈则为治黄疸的主药，三者配伍，治黄疸效果尤佳。本方代茶频频饮服，对各种黄疸型肝炎均有一定疗效。但肝阴虚者不宜服用。

33. 天柱清肝保健茶（天柱经验方）

【组方】排钱树根 30g，茵陈、积雪草、车前草各 10g，甘草 6g。

【制作】上五味洗净，共制粗末，置砂锅中，加水煎沸滤过取汁即成。

【功效】清热利湿，退黄。

【适应证】急、慢性黄疸型传染性肝炎。

【按语】积雪草能清热解毒、利湿消肿，是东方人的长寿药，还可益脑提神。研究表明其具有滋补、消炎、愈合伤口、利尿通便和镇定作用，对麻风病、溃疡也有疗效，对血液净化及免疫力有激活作用，因其可刺激深层皮肤细胞的更替。同时，也是神经滋补剂，能提高记忆力，减轻精神疲劳，还可降血压，治疗肝病等。排钱树根、茵陈、车前草均有利湿退黄的作用，本方代茶不拘时温服。肝胆无湿热者慎用。

34. 天柱雄花利胆茶（天柱经验方）

【组方】雄花 60g，积雪草 15g。

【制作】雄花、积雪草洗净后，切碎，放入壶中，用沸水 300ml 冲泡 15 分钟即成。

【功效】利胆退黄。

【适应证】黄疸型肝炎，胆囊炎等。

【按语】雄花，即玉蜀黍花，又名玉米花，能促进胆汁分泌，为利胆药。现代研究其具有降低血脂及抗动脉粥样硬化的作用，并有抗心肌缺血、缺氧，改善微循环作用。本方代茶不拘时温服，冲饮至味淡。临床上主要用于湿热黄疸，无湿热者慎用。

35. 天柱李夏清肝茶（天柱经验方）

【组方】鲜李子 6 个，夏枯草 6g，车前草 6g，天柱绿茶 3g。

【制作】用李子、夏枯草、车前草的煎煮液泡茶饮用。

【功效】清肝泄热，生津利水。

【适应证】肝经有热，肝炎。

【按语】李子含多种氨基酸、无机盐、维生素等，能促进胃酸和胃消化酶的分泌，增加肠胃蠕动而促进消化、清肝利水。新鲜李肉中含有多种氨基酸，生食之对于治疗肝硬化腹水大有裨益；并有显著的利水降压、加快肠道蠕动、止咳祛痰的药理作用。中医认为，李子味甘、酸，性凉，具有清热生津、泻肝涤热、活血解毒、利水消肿之功效，并有解酒毒、促清醒的作用，可用于治疗胃阴不足，口渴咽干，大腹水肿，小便不利等。夏枯草味苦、辛，性寒，能清肝、散结、利尿，可治瘰病、乳痈、目痛、黄疸、淋病、高血压等。车前草又名车轮菜，味甘，性寒，具有清热利尿、凉血解毒的功效。

诸药合用后能清肝泄热，生津利水。脾胃虚寒、胃腹寒疼者不宜食用。民间有谚语："桃饱人，杏伤人，李子树下抬死人。"言李不可多食，多食易生痰湿、伤脾胃，又损齿。

36. 天柱杞芍养肝茶（天柱经验方）

【组方】枸杞9g，白芍6g，雄花15g，天柱绿茶3g，冰糖10g。

【制作】上四味洗净后，放入壶中，用沸水300ml冲泡15分钟即成。

【功效】养血柔肝。

【适应证】肝肾精血不足之慢性肝炎、肝硬化衄血，阴虚阳亢之头晕目眩、心悸、不寐，更年期综合征。

【按语】枸杞味甘，性平，能滋补肝肾、益精明目。白芍味苦、酸，性微寒，具有解痉镇痛、镇静作用。白芍能养血调经，常用于妇科疾病如月经不调、经行腹痛、崩漏，及自汗、盗汗；养血柔肝、缓急止痛，用于肝气不和，胁肋脘腹疼痛，或四肢拘挛作痛；平抑肝阳，用于肝阳上亢头痛、眩晕等。两药合用，功专养血柔肝。本方代茶频频服用，冲饮至味淡。外邪实热，脾虚肠滑者禁用，阳衰虚寒之证不宜单独应用；方中芍药不宜与藜芦同用。

37. 天柱杞味养肝茶（天柱经验方）

【组方】枸杞9g，五味子6g，龙胆草3g，虎杖3g，冰糖10g，天柱绿茶5g。

【制作】前五味药洗净，共置砂锅中，加水煎沸后取汁，冲泡绿茶即成。

【功效】滋阴养肝，解毒除湿；降转氨酶。

【适应证】急性传染性肝炎，肝功能失常转氨酶偏高。

【按语】枸杞能滋补肝肾、益精明目。五味子味酸、甘，性温，能增强中枢神经系统的兴奋与抑制过程，并使之趋于平衡，故能提高工作效能减轻疲劳；能调节心血管系统而改善血液循环；对呼吸有兴奋作用；又能调节胃液分泌，促进胆汁分泌，以及兴奋子宫、降低血压；五味子乙素四种成分能明显降低四氯化碳引起的动物谷丙转氨酸升高，并对肝细胞有一定保护作用。醋炙五味子能增强酸涩收敛作用，酒炙五味子长于补肾固精。能收敛固涩、益气生津、补肾宁心，用于久咳虚喘、梦遗滑精、遗尿尿频、久泻不止、内热消渴、心悸失眠。两药合用，滋阴养肝，解毒除湿，并有一定的降转氨酶作用，可用于辅助治疗急性传染性肝炎转氨酶高者。本方代茶频频服用，冲饮至味淡。凡表邪未解、内有实热、咳嗽初起、麻疹初发均不宜用。

38. 天柱五味子茶（天柱经验方）

【组方】五味子6g，天柱绿茶3g。

【制作】将五味子洗净，放置砂锅中，加水煎沸后取汁，冲泡绿茶即成。

【功效】敛肺滋肾，生津，收汗涩精。

【适应证】肺虚喘咳、口干、自汗盗汗，梦遗滑精，无黄疸型传染性肝炎，急性肠道感染，神经衰弱。

【按语】五味子能收敛固涩、益气生津、补肾宁心。本方代茶频频服用，冲饮至味淡。用于久咳虚喘、梦遗滑精、遗尿尿频、久泻不止、内热消渴、心悸失眠等。凡表邪未解、内有实热、咳嗽初起、麻疹初发均不宜用。

39. 天柱麦苗叶茶（天柱经验方）

【组方】鲜大麦苗叶一把，天柱卷柏15g，适量白蜜。

【制作】鲜大麦苗叶一把、天柱卷柏洗净后，切碎，放入壶中，加适量白蜜，用沸水冲泡即成。

【功效】清肝利胆，疏通肠道。

【适应证】胆囊炎，胆管炎等。

【按语】大麦苗，《伤寒类要》谓其："治诸黄，利小便，杵汁日日服。"《本草纲目》记载："治冬月面目手足皲瘃，煮汁洗之。"本方代茶频频服用，冲饮至味淡。

40.天柱玉米须生津茶（天柱经验方）

【组方】天柱绿茶 3g，玉米须 60g。

【制作】将玉米须洗净，放置砂锅中，加水煎沸后取汁，冲泡绿茶即成。

【功效】生津止渴，收敛止血，利尿。

【适应证】胆石症，胆囊炎，糖尿病等。

【按语】玉米须，《现代实用中药》："为利尿药，对肾脏病、水肿性疾患、糖尿病等有效。又为胆囊炎、胆石症、肝炎性黄疸等的有效药。"本品有利尿之功效，日常代茶频频服用，冲饮至味淡。不能用于阴虚患者。

41.天柱玉米须平肝茶（天柱经验方）

【组方】玉米须 60g，平地木 30g。

【制作】将玉米须、平地木洗净，放入砂锅中，加水适量，煎煮滤过取汁即可。

【功效】泄热，利尿，利胆平肝。

【适应证】胆囊炎，胆石症，糖尿病，高血压，肾炎水肿等。

【按语】在中药里，玉米须又称"龙须"，性平味甘，可利尿、泄热、平肝、利胆，有广泛的预防保健用途。玉米须对人有利尿作用，可以增加氯化物排出量，其利尿作用是肾外性的，所以对各种原因引起的水肿都有一定疗效。玉米须与平地木对末梢血管有扩张作用，所以有降压作用。玉米须还能促进胆汁排泄，可作为利胆药用于没有并发症的慢性胆囊炎或胆汁排出障碍的胆管炎。《现代实用中药》记载其："为利尿药，对肾脏病、水肿性疾患、糖尿病等有效。又为胆囊炎、胆石症、肝炎性黄疸等的有效药。"本方代茶频频服用，具有泄热、利尿、利胆平肝的功效。饮用时根据民间经验禁食下列食物：酒、糯米、鱼子、肥肉及辛辣料等。

42. 天柱消炎利胆茶（天柱经验方）

【组方】蒲公英、茵陈、玉米须各 30g，白糖适量。

【制作】将前三味洗净，放入砂锅中，加水 1000ml，煎至 750ml 后去渣，取汁，加入白糖适量即成。

【功效】清热利湿，消炎利胆。

【适应证】胆囊炎，急性黄疸型肝炎等。

【按语】蒲公英其味甘、微苦，性寒，可清热解毒、消肿散结。《医林纂要》云："蒲公英能化热毒，解食毒，消肿核，疗疔毒乳痈，皆泻火安上之功。"《本草求真》也说："蒲公英，入阳明胃、厥阴肝，凉血解热。"玉米须利胆退黄、利尿退肿、止血。茵陈蒿可利胆去湿。三者相须为用，加强了此茶清热利湿、消炎利胆的作用，本方每日 1 剂，代茶温服，分 3 次服。阳虚外寒、脾胃虚弱者忌用。

43. 天柱茵陈车前茶（天柱保健茶）

【组方】车前子 30g，茵陈 50g，鲜柳叶 50g。

【制作】上三味分别洗净，研为粗末，置于砂锅中，加水适量，煎煮30 分钟后即成。

【功效】清热利湿，利疸退黄。

【适应证】急性黄疸型肝炎。

【按语】车前子味甘、性寒，入肾、膀胱、肝、肺经，可利水通淋、渗湿止泻、清肝明目、清热化痰。《医林纂要》载："车前子，功用似泽泻，但彼专去肾之邪水，此则兼去脾之积湿。"茵陈蒿含有具利胆作用的有效成分蒿属香豆精，对急慢性黄疸型肝炎有一定的疗效。柳叶味苦，性凉，具有清热、透疹、利尿、解毒的功效。《本草再新》曰："柳头平肝，发（散）热。"本方每日 1 剂，不拘量当茶饮，连服半月。有清热利湿、利疸退黄之效。以大剂量当茶饮，对黄疸型肝炎初起者具有较好的退黄作用。本茶寒湿困脾患者慎用。

44. 天柱黑矾治疸茶（天柱保健茶）

【组方】黑矾 120g，茶叶 120g，大枣适量。

【制作】将黑矾、茶叶共为细末，拌匀，将大枣捣成泥，合前两味为丸，每丸重 3g。收藏备用。

【功效】清热利湿，去黄疸。

【适应证】黄疸型肝炎。

【按语】黑矾又名绿矾，是一种铁的二价硫酸盐，即硫酸亚铁，含铁、硫等微量元素。绿色单斜或斜方结晶，临床上常用作补血剂。《本草纲目》谓其："能燥湿化涎，利小便，消食积，故胀满、黄肿、疟痢、痔疾方往往用之。其源则自张仲景用矾石、消石治女劳黄疸方中变化而来。"将黑矾所做的丸子用茶汤送服，每日 3 次，每次 1 丸。具有清热利湿，去黄疸的功效。由于黑矾为铁剂，故服用本方后大便呈黑色为正常现象。服用本方后可能出现胃部不适、恶心、呕吐等症状，尤其服用后最初的几天为甚。小儿和孕妇慎用本茶。

45. 天柱养肝红茶（天柱保健茶）

【组方】天柱红茶 10 ~ 15g，葡萄糖 50g，白砂糖 150g。

【制作】上三味同置一壶中，用沸水 500 ~ 1000ml 闷泡 15 分钟即可。

【功效】益肝，利湿，解毒。

【适应证】黄疸型肝炎。

【按语】红茶的鼻祖在中国，世界上最早的红茶由中国福建武夷山茶区的茶农创制，名为"正山小种"。属于全发酵茶类，因其干茶色泽和冲泡的茶汤以红色为主调，故名红茶。红茶能止渴消暑，是因为茶中的多酚类、糖类、氨基酸、果胶等与唾液产生化学反应，且刺激唾液分泌，导致口腔觉得滋润，并且产生清凉感。白砂糖味甘、性平，归脾、肺经，有润肺生津、止咳、和中益肺、舒缓肝气、滋阴、调味、除口臭、解盐卤毒之功效。本茶每日 1 剂，上午服完，7 日为 1 疗程，一般用 2 个疗程。儿童用量各味减半。人参、西洋参不宜和茶一起食用。

46. 天柱郁金清肝茶（天柱保健茶）

【组方】广郁金（醋制）10g，炙甘草 5g，天柱绿茶 3g，蜂蜜 25g。

【制作】上四味加水 1000ml，煮沸 10 分钟，取汁即可。

【功效】疏肝解郁，利湿祛瘀。

【适应证】肝炎，肝硬化，脂肪肝及肝癌等。

【按语】广郁金味辛、苦，性寒，归肝、胆、心经，具有活血止痛、行气解郁、清心凉血、利胆退黄的功用。郁金，以功效为名，可知主要功能在于解郁，其入气分以疏肝解郁，黄疸之疾，用之能利胆退黄，配合应用，亦有一定功效。《本草备要》记载其："行气，解郁，泄血，破瘀。凉心热，解肝郁。"炙甘草、蜂蜜调和药性。茶叶不仅具有提神清心、清热解暑、消食化痰、去腻减肥、清心除烦、解毒醒酒、生津止渴、降火明目、止痢除湿等作用，还对现代疾病如心脑血管病、癌症等，有一定的作用。本方日常代茶频频饮之，可疏肝、利湿，适用于肝病患者。但阴虚失血及无气滞血瘀者忌服，孕妇慎服。

47. 天柱蛇舌理肝茶（天柱保健茶）

【组方】白花蛇舌草（鲜品为佳）60g，甘草9g，绿茶3g。

【制作】先将前两味加水浸过药面，文火煎至400ml，去渣取汁，以沸药汁冲泡绿茶即可。

【功效】清热利湿，散结解毒。

【适应证】肝炎，肝硬化，肝癌等。

【按语】白花蛇舌草味甘、苦，性寒，具有清热解毒、消痈散结、利尿除湿、活血退黄的功效，用于湿热水肿、热淋、黄疸等。《广西中草药》认为它能"治扁桃体炎，阑尾炎，肝炎"。佐以生甘草，增强解毒功能，又可调和白花蛇舌草的苦寒之性。长期使用本方能显著地改善免疫功能，尤其适用于慢性迁延性肝炎及活动性肝炎患者。本方代茶频饮，不拘时温服，可达清热解毒之功效。白花蛇舌草在方中用量达60g，活血力量较强，故孕妇不宜应用，以免引起流产。

48. 天柱平肝清热茶（出自《慈禧光绪医方选议》）

【组方】龙胆草、醋柴胡、川芎各3g，甘菊、生地各6g。

【制作】将上药共洗净，研为细末，加水煎煮15分钟，滤过取汁即成。

【功效】清肝利胆。

【适应证】肝炎，胆囊炎，急性结膜炎等。

【按语】《本草纲目》谓龙胆草："性味苦、涩，大寒，无毒。主治骨间寒热、惊病邪气，继绝伤，定五脏，杀虫毒。"其具清热、泻肝、定惊之功效，主治湿热黄疸。醋柴胡为柴胡晒干切段后用米醋喷洒，闷透，用文火微炒入药者，味苦性微寒，归肝、胆经，具有和解表里、疏肝、升阳的功效。川芎辛温香燥，走而不守，既能行散，上行可达巅顶，又入血分，下行可达血海。活血祛瘀作用广泛，适宜瘀血阻滞各种病证。《本草纲目》言其："燥湿，止泻痢，行气开郁。芎䓖，血中气药也，肝苦急以辛补之，故血虚者宜之；辛以散之，故气郁者宜之。"甘菊味道温和，清爽宜人。生地有清热凉血、益阴生津之功效，李时珍对生地黄的评价是："服之百日面如桃花，三年轻身不老。"本方每日1剂，代茶频服，有清肝利胆之效。但阴虚阳亢及肝阳上亢者不宜应用，月经过多者、孕妇忌用。

第四节　平衡血压调理茶方

1. 天柱独地茶（出自《千金方》）

【组方】独活6g，生地6g，天柱花茶3g。

【制作】独活春初或秋末采挖，生地秋冬采挖。用300ml水煎煮独活、生地至水沸后，冲泡茶饮用，冲饮至味淡。

【功效】祛风养血。

【适应证】中风所致面部偏瘫、牙关紧闭、面肌不利、舌不转难言，牙根松动疼痛。

【按语】独活祛风湿、止痛、解表。凡风寒湿邪痹着于肌肉关节，无问新久，均可应用。《本草正》谓其："专理下焦风湿，两足痛痹，湿痒拘挛。"生地味甘、苦，性寒而入血分，清热凉血、养阴生津，能治中风面部偏瘫、面肌不利等。脾虚湿滞、腹满便溏者不宜用。

2. 天柱竹沥茶（出自《本草纲目》）

【组方】竹沥10～20ml，天柱花茶3g。

【制作】取鲜竹竿，截成30～50cm长，两端去节，劈开，架起，中部用火烤之，两端即有液汁流出，以器盛之。

【功效】清热化痰，除烦宁心，镇惊。

【适应证】中风口噤不知人，小便次数多。

【按语】竹沥，清热滑痰、镇惊利窍。治中风痰迷，肺热痰壅，惊风，癫痫，壮热烦渴，子烦，破伤风。《中药大辞典》载其可"治中风痰迷、壮热烦渴、子烦"等。《本草备要》谓其："消风降火，润燥行痰，养血益阴，利窍明目。治中风口噤，痰迷大热，风痉癫狂，烦闷消渴，血虚自汗。"直接饮用，每日服 2 次。寒嗽及脾虚便溏者忌服。

3. 天柱决明栀子茶（出自《本草纲目》）

【组方】栀子 30g，决明子 15g，天柱芽茶 10g。

【制作】上两味加水适量（或 800 ~ 1000ml），煎浓汁 1 碗（400 ~ 500ml）即成。

【功效】泻火清肝，凉血降压。

【适应证】高血压，头痛，头晕等。

【按语】栀子泻火除烦、清热利湿、凉血解毒。现代研究证实，栀子煎剂及醇提取液有利胆作用，能促进胆汁分泌，并能降低血中胆红素，可促进血液中胆红素迅速排泄，对溶血性链球菌和皮肤真菌有抑制作用，还有解热、镇痛、镇静、降压及止血作用。芽茶即为最嫩的茶叶，在饮用时可将茶置于容器中，以 90℃ 以上的热水直接冲泡，这样香气及精华方可渗出，此法会使茶散发出来的香味随水温由热转温的变化而变化多端，但香味消散得也较快。所以，用此法冲泡的茶最好能尽快饮用，以免浸泡过度而产生苦涩味。此方每日 2 剂，分上下午服，代茶常饮。

4. 天柱金豆茶（出自《饮馔服食笺》）

【组方】决明子、大豆各适量。

【制作】将决明子用清水洗净晾干，与大豆同入水里略煮片刻，捞出用锅炒至微黄，发出香气即可。每次取 10g，煎水代茶饮。

【功效】清肝明目，健脾利水。

【适应证】各种眼疾，高血压，脾虚水肿。

【按语】决明子又名草决明、假绿豆、假花生、野青豆等，为豆科植物决明的成熟种子，入药有清肝明目的作用。现代药理研究表明它有降血压和抗菌的作用，对高血压和多种细菌感染有效。大豆即黄豆，因其色黄，故又称金豆儿，是营养丰富的食品，具有健脾利水的功效。

5. 天柱楂明茶（天柱经验方）

【组方】山楂 9g，决明子 6g，天柱花茶 3g。

【制作】决明子炒熟。上三味洗净，共置壶中，用沸水 250ml 冲泡 5 分钟即成。

【功效】清肝消积，化瘀消脂。

【适应证】高血压，高脂血症，冠心病，胆囊炎，脂肪肝。

【按语】山楂具消食化积、活血散瘀之功。临床研究证实，山楂能显著降低血清胆固醇及甘油三酯（三酰甘油），有效防治动脉粥样硬化。山楂还能通过增强心肌收缩力、增加心排血量、扩张冠状动脉、增加冠脉血流量、降低心肌耗氧量等，起到强心和预防心绞痛的作用。此外，山楂中的总黄酮有扩张血管和持久降压的作用。因此，高脂血症、高血压及冠心病患者，每日可用。决明子清肝明目、润肠通便，有降低血清胆固醇与降血压的功效，对防治血管硬化与高血压有一定疗效。本方每日 1 剂，代茶温服。胃酸过多、消化性溃疡和龋齿者，消化不良者，心血管疾病患者，癌症患者，肠炎患者及服用滋补药品期间忌服用本茶；脾胃虚弱者慎服；孕妇不宜服用。

6. 天柱杜仲夏枯茶（天柱经验方）

【组方】杜仲 15g，夏枯草 9g，天柱绿茶 3g。

【制作】上三味洗净，共置壶中，用沸水 300ml 冲泡 5 分钟即成。

【功效】补肾清肝，降血压。

【适应证】高血压，头晕，目眩。

【按语】杜仲能补益肝肾、强筋骨，为治肝肾不足、腰膝酸痛或痿软无力之要药。《中国药典》记载其："补肝肾，强筋骨，安胎。用于肝肾不足，腰膝酸痛，筋骨无力，头晕目眩，妊娠漏血，胎动不安。"夏枯草清肝火、散郁结、降血压，为治肝火上炎所致的目赤、头痛、头晕等的要药。在中国，夏枯草作为食物已经有千余年历史，夏枯草作为菜蔬食用的最早记载见于宋代《本草衍义》，该书记载："夏枯草，初生嫩叶时作菜食之，须浸洗淘去苦水。"明代姚可成汇辑的《食物本草》中也指出："夏枯草，味辛苦，寒，无毒。嫩苗渝过，浸去苦味，油盐拌之，以作菹茹，极佳美。""极佳美"三个字表明夏枯草作为菜蔬食用在当时是十分受欢迎的。本方代茶频频饮用。阴虚火旺、脾胃虚弱者慎用。

7. 天柱杜仲菊茶（天柱经验方）

【组方】杜仲15g，菊花6g，天柱绿茶3g。

【制作】上三味洗净，共置壶中，用沸水300ml冲泡5分钟即成。

【功效】清肝明目，降血压。

【适应证】高血压，头晕目眩，目赤灼痛。

【按语】杜仲补肝肾、强筋骨、安胎，治腰脊酸疼、足膝痿弱、小便余沥、阴下湿痒、胎漏欲堕、胎动不安、高血压。现代医学研究证实杜仲能增强肾上腺皮质功能，增强机体免疫功能；有镇静、镇痛和利尿作用；有一定强心作用；能使子宫自主收缩减弱，对子宫收缩药有拮抗作用；有较好的降压作用，能减少胆固醇的吸收，以炒杜仲的煎剂功效最好。菊花疏风清热、解毒明目，用于风热感冒、头痛眩晕、目赤肿痛、眼目昏花。但高血压患者按中医辨证可有多种证型，属于阴虚阳亢型者用菊花最好；属于阴阳两虚型者则不宜用寒凉的菊花，只宜用培补阳气、滋养肾阴的药。本方代茶频频服用。痰湿型、血瘀型高血压患者也不宜用菊花。

8. 天柱白芍薇茶（天柱经验方）

【组方】白芍9g，白薇6g，天柱绿茶3g。

【制作】上三味洗净，共置壶中，用沸水300ml冲泡5分钟即成。

【功效】养阴血，清肝热。

【适应证】高血压，阴虚血热之血尿、崩漏、经期发热和蛋白尿。

【按语】白芍味苦、酸，性微寒，能养血调经、养血柔肝、平抑肝阳，常用于月经不调、经行腹痛、崩漏等妇科疾病及肝气不和的胁肋脘腹疼痛。白薇性寒，味苦，能清热凉血、利尿，用于阴虚内热、肺热咳嗽、产后虚热与尿路感染、小便热痛。两药合用，能养阴血，清肝热。代茶频频服用。湿盛中满、脾胃虚寒、食少便溏者不宜服用。

9. 天柱三子茶（天柱经验方）

【组方】荠菜子、青茄、决明子各9g。

【制作】上三味洗净，制成粗末，放入纱布包，置于壶中，用沸水300ml冲泡15分钟即成。

【功效】平肝，降压。

【适应证】各期高血压头痛、眩晕等。

【按语】《药性论》和《日华子本草》对上述"三子"的平肝止眩作用早有论及，"三子"配伍代茶饮很早为民间采用，且效果颇佳。本方每日1剂，代茶频饮。身体虚弱者慎用。

10. 天柱三七花茶（天柱经验方）

【组方】三七花9g，陈皮3g。

【制作】将三七花、陈皮洗净，放置杯中，用沸水300ml冲泡5分钟即成。

【功效】清热，平肝，降压。

【适应证】防治高血压，治疗咽喉炎。

【按语】三七花，又称田七花，是三七全株中三七皂苷含量最高的部分，性凉味甘，具有清热、平肝、降压之功效，适用于头昏、目眩、耳鸣、高血压和急性咽喉炎等疾患，可泡茶、炒肉、煲汤。本方每日1剂，代茶频饮。孕妇禁用。

11. 天柱山楂决明茶（天柱经验方）

【组方】山楂、决明子各60g。

【制作】将干山楂、决明子除去杂质后放入保温瓶中，冲入刚烧好的开水，浸泡12小时后即成。

【功效】消食化积，平肝降压。

【适应证】高血压。

【按语】山楂味甘、酸，性微温，有消食化滞、散瘀止痛之功效，常用于治疗饮食积滞、胸腹痞满、女子血瘀腹痛等。药理研究发现，山楂能调脂、降血压。决明子的功效是清热明目、利水通便，此外，决明子中所含的低聚糖等也有降压作用，还能降低总胆固醇和甘油三酯。两味合用，

中国天柱养生茶文化

比单独使用效果更佳，能起到一定的降压调脂功效。山楂酸涩，还能制约决明子容易致泻的不良反应。本方泡水代茶饮，饮完 1 瓶后再加开水浸泡饮服，可连续服用 3 次。需要注意的是，有泄泻与低血压者慎用决明子制剂，并且其"主宣泄"的作用，一定要引起怀孕女性的重视。最新研究发现，长期饮用轻则引发月经不规律，重则使子宫内膜不正常，从而诱发早产。

12. 天柱山楂荷叶茶（天柱经验方）

【组方】山楂 15g，荷叶 30g。

【制作】上两味药洗净后，共制粗末，置砂锅中，加水煎沸后取汁即成。

【功效】清凉，消滞，降压，消脂。

【适应证】高血压、高脂血症引起的头痛、眩晕等。

【按语】山楂，可消食积、散瘀血、驱绦虫，能治肉积，百痕，痰饮，痞满，吞酸，泻痢，肠风，腰痛，疝气，产后儿枕痛、恶露不尽，小儿乳食停滞等。《日用本草》谓其："化食积，行结气，健胃宽膈，消血痞气块。"荷叶，可清暑利湿、升发清阳、止血。能治暑湿泄泻、眩晕、水气水肿、雷头风、吐血、衄血、崩漏、便血、产后血晕等。《滇南本草》谓其："上清头目之风热，止眩晕，清痰，泄气，止呕，头闷疼。"本方每日 1 剂，不拘时代茶饮。脾胃虚弱者慎服。

13. 天柱小蓟茶（天柱经验方）

【组方】小蓟 60g，矮脚茶 30g。

【制作】采小蓟全草、矮脚茶，洗净晒干，切碎备用，加水煎煮后，滤过取汁即成。

【功效】清热降压，凉血止血，散瘀。

【适应证】高血压，咯血。

【按语】小蓟味甘，性凉，无毒，《上海常用中草药》称其能"清热、降血压、止血"。在治疗高血压时必须掌握适当，因该茶方虽有明显持久的降压、降血脂和利胆的作用，但是剂量过大（200g 以上）时会有一定的副作用。本方每日 1 剂，不拘时代茶饮，连服 5 ~ 6 日见效。

14. 天柱玉荠平肝茶（天柱经验方）

【**组方**】玉米须、决明子、菊花、荠菜各 10 ~ 20g。

【**制作**】以上诸药洗净后共制粗末，放置壶中，用沸水 250ml 冲泡 5 ~ 10 分钟即成。

【**功效**】平肝降压。

【**适应证**】高血压。

【**按语**】玉米须，能利尿清热；决明子，功能平肝润肠，配伍清热平肝的菊花、荠菜，能平肝降压，用于高血压的防治。本方每日 1 剂，不拘时代茶饮。

15. 天柱西瓜决明茶（天柱经验方）

【**组方**】西瓜翠衣 30g，决明子 9g。

【**制作**】决明子炒熟，与西瓜翠衣制成粗末，放置壶中，用沸水 300ml 冲泡 15 分钟即成。

【**功效**】清凉，平肝，降压。

【**适应证**】防治高血压，尤宜于头眩伴有水肿者。

【**按语**】西瓜翠衣，《本草再新》谓其“能化热除烦，去风利湿”。《饮片新参》谓其“清透暑热，养胃津”。决明子，《神农本草经》谓其：“治青盲，目淫肤赤白膜，眼赤痛，泪出，久服益精光。”《日华子本草》：“助肝气，益精水；调末涂，消肿毒，熁太阳穴治头痛，又贴脑心止鼻衄；作枕胜黑豆，治头风，明目。”本方代茶频频服用。脾胃虚寒者不宜饮用。

16. 天柱决明子茶 I（天柱经验方）

【**组方**】决明子 15g，天柱花茶 3g。

【**制作**】决明子洗净，炒黄、碾碎后，放置壶中，用沸水 300ml 冲泡 15 分钟即成。

【**功效**】清热，明目，通便。

【**适应证**】高血压，高脂血症。

【**按语**】决明子，清肝、明目、利水、通便，治风热赤眼、青盲、雀目、高血压、肝炎、肝硬化腹水、习惯性便秘。《神农本草经》列其为上品。《本草正义》称其能“明目，乃滋益肝肾，以镇潜补阴为义，是培本之正治，非如温辛散风、寒凉清降之止，为标病立法者可比，最为有利无弊"。以决明子代茶饮之习，我国早已有之。本方每日1剂，代茶频频服用。长期饮用决明子轻则引发月经不规律，重则使子宫内膜不正常。另外，它毕竟是一种泻药，长期饮用对身体不好，会损伤身体的正气。

17. 天柱决明子茶Ⅱ（天柱经验方）

【组方】天柱绿茶3g，决明子15g，冰糖20g。

【制作】将决明子以急火炒至鼓起备用。每次10～15g，与绿茶、冰糖用开水约300ml冲泡。

【功效】清肝明目，润肠通便。

【适应证】青光眼，便秘。

【按语】决明子常用于青光眼的治疗，且疗效显著。决明子炒时有香气溢出即可，不要炒糊，以免影响疗效。每日1剂，分3次饭后或半空腹服。此茶苦寒伤胃，脾胃虚寒、气血不足者不宜服。

18. 天柱决明菊花茶Ⅰ（天柱保健茶）

【组方】决明子30g，野菊花12g。

【制作】决明子炒熟碾碎后，与野菊花共置壶中，用沸水250ml冲泡5分钟即成。

【功效】清肝，息风，明目。

【适应证】眩晕起于风热者，高血压，风热赤眼，青盲，雀目。

【按语】决明子为豆科植物决明的成熟种子。眼科常以本品作为明目用，故称决明，可见决明子治目疾由来已久。其水浸液对麻醉动物有降低血压、降低血清胆固醇和利尿作用。此外，还有抑菌、收缩子宫和缓泻作用。广州部队编写的《常用中草药手册》记载用它"治肝炎，肝硬化腹水"。野菊花，《本草汇言》谓其："破血疏肝，解疔散毒。主妇人腹内宿血，解天行火毒丹疔。洗疮疥，又能去风杀虫。"决明子与长于疏风明目的菊花配伍后，对头面部疾患、高血压引起的眩晕均有显著疗效，本方代茶频频服用。气虚胃寒、食少泄泻者不宜。

19. 天柱决明菊花茶Ⅱ（天柱经验方）

【组方】决明子10g，菊花3g，山楂片15g。

【制作】上三味沸水冲泡。

【功效】平肝潜阳，清利头目。

【适应证】目赤肿痛，头痛，眩晕，目昏干涩，视力减退。尤其适用于高血压之目赤肿痛。

【按语】菊花配伍决明子可以清肝明目。现代药理研究表明，决明子在降血压、降血脂和通便等方面效果明显，菊花中富含黄酮、挥发油、维生素等营养保健成分，是一种天然的降压降脂食品。而山楂可以扩张血管、增加冠脉血流量、改善心脏活力、兴奋中枢神经系统、降低血压和胆固醇、软化血管及利尿和镇静，可有效缓解高血压症状。三者配伍，对于高血压之目赤肿痛效果颇佳。每日1剂，代茶饮用。

20. 天柱杜仲茶 I（天柱经验方）

【组方】杜仲15g，天柱花茶3g。

【制作】杜仲夏秋季采收。用300ml开水冲泡后饮用，冲饮至味淡。

【功效】补肝肾，强筋骨，安胎；降血压，利尿。

【适应证】腰脊酸疼，足膝痿弱，小便余沥，阴下湿痒，胎漏欲堕，高血压，脊髓灰质炎后遗症。

【按语】杜仲味甘、温，归肝、肾经。具补肝肾、强筋骨、安胎功效。用于肝肾亏虚所致眩晕、腰膝酸痛、筋骨痿弱等，多见于高血压、眩晕、脑血管意外后遗症、慢性肾脏疾病、脊髓灰质炎等。本品补益肝肾，故能强筋骨，为治上述病证之要药。本茶适宜高血压患者、习惯性流产妇女、脊髓灰质炎后遗症患者、肾气不足者等饮用。阴虚火旺者慎服。

21. 天柱杜仲茶 II（天柱经验方）

【组方】杜仲15g，棕榈叶30g，夏枯草9g。

【制作】先将杜仲放盐水中拌透吸收，再置锅内，用文火炒至微有焦斑，取出晾干，与其余两味共为粗末，用沸水300ml冲泡5分钟即成。

【功效】滋肾，平肝潜阳。

【适应证】防治高血压、肝肾亏虚所致头眩头痛，预防中风。

【按语】杜仲，补肝肾、强筋骨、安胎，治腰脊酸疼、足膝痿弱、小便余沥、阴下湿痒、胎漏欲堕、胎动不安、高血压。王好古称其为肝经气分药，能入肝而补肾。棕榈叶，《民间常用草药汇编》谓其："治吐血，劳伤，虚弱。"加上夏枯草，三药合用，则效果更佳。本方代茶频频服用。阴虚火旺者慎服。

22. 天柱杜仲茶Ⅲ（天柱经验方）

【组方】杜仲叶、优质绿茶各等份。

【制作】将上两味共制粗末，混匀，用滤泡纸袋分装，每袋6g，封贮于干燥处。每次将1袋倒在杯中，用沸水冲泡10分钟即成，或直接将杜仲叶10g，绿茶3g，共置壶中，用沸水冲泡10分钟。

【功效】补肝肾，强筋骨。

【适应证】高血压合并心脏病及腰痛、腰膝痠软等。

【按语】杜仲，为杜仲科植物杜仲的干燥树皮，是中国名贵滋补药材。《本草纲目》载曰："杜仲，能入肝补肾，补中益精气，坚筋骨，强志，治肾虚腰痛，久服，轻身耐老。"说明杜仲具有治病防病的功效。近代医学研究证明，杜仲叶与皮的化学成分基本一致，在药理药效方面杜仲叶与皮具有同等功效，经进一步研究发现，杜仲除上述功效外，还对治疗高血压有特效，从而引起世人的关注。美国哈佛大学教授胡秀英认为，杜仲是世界上最高质量的天然降压药物。本茶每日1～2剂，代茶频频饮服；夏天请冷却后饮用；需要快睡时，请加大饮品浓度。每天饭前半小时饮用，饭后要隔开1小时再饮用。空腹饮用，尤其是临睡前喝一杯浓杜仲茶效果特别好。

23. 天柱旱芹车前茶（天柱经验方）

【组方】鲜旱芹菜、鲜车前草各100g。

【制作】以上两味，洗净切碎，放置壶中，用沸水300ml冲泡15分钟即成。

【功效】平肝，清热，利尿，降压。

【适应证】高血压头昏目眩，时有水肿。

【按语】芹菜味甘苦，性凉，以鲜品为佳。《本草推陈》云："治肝阳头昏，面红目赤，头重脚轻，步行飘摇等症。"据药理研究，本品富含维生素和无机盐，动物试验证实有一定的镇静作用，具有明显的降压和降低血清胆固醇作用；对原发性、妊娠性及更年期高血压均有效。车前草味甘，性寒，功专清热利水明目，据临床观察大剂量有降压作用。本方代茶频频服用。肾虚寒者不宜饮用。

24. 天柱罗布麻叶茶（天柱经验方）

【组方】罗布麻叶 6g，陈皮 3g。

【制作】罗布麻叶洗净切碎，每次 3 ~ 6g，放置壶中，用沸水 300ml 冲泡 5 分钟即成。

【功效】清火，降压，强心，利尿。

【适应证】防治高血压，头眩头痛。

【按语】罗布麻叶，平肝安神、清热利水，用于肝阳上亢眩晕、心悸失眠、水肿尿少。《中国药用植物图鉴》载："嫩叶蒸炒揉制后代茶，有清凉去火，防止头晕和强心作用。"本方日服三四次，代茶频频服用。

25. 天柱侧柏叶茶（天柱经验方）

【组方】侧柏叶 9g，陈皮 3g，适量冰糖。

【制作】侧柏叶洗净切丝，加适量白糖，用沸水冲泡即成。

【功效】降压。

【适应证】高血压。

【按语】侧柏叶，气微香，味苦涩，有止血、乌须发、止咳喘的功效。《本草正》谓其："善清血凉血，去湿热湿痹，骨节疼痛。捣烂可敷火丹，散疖腮肿痛热毒。"《医林纂要》谓其："泄肺逆，泻心火，平肝热，清血分之热。"本方代茶频频服用，冲饮至味淡。

26. 天柱柿叶茶（天柱经验方）

【组方】柿叶 10 ~ 15g，陈皮 3g。

【制作】柿叶洗净晒干后切碎，加陈皮用沸水 300ml 冲泡即成，饮时可加适量的糖。

【功效】降气，镇静，止痉挛。

【适应证】各期高血压患者的辅助治疗，防治失眠；治糖尿病口渴多饮，则可去白糖。

【按语】鲜柿叶中维生素 C 含量丰富，柿叶茶是日本民间流行的传统材料之一，具有清脑明目、消炎解热的功效。长期饮用柿叶茶能软化血管、防止动脉硬化，对肝炎、胃炎、肾炎、水肿、高血压等均有一定的疗效。柿叶茶为无毒的利尿剂，经常饮用能增进机体的新陈代谢，不仅利小便，通大便，还能净化血液，使机体的组织细胞复苏，对稳定和降低血压、软化血管和消炎均有裨益，因此它又是一种健康茶。本方每日2剂，代茶频频饮用。

27. 天柱胡桐叶茶（天柱经验方）

【组方】胡桐叶10g，陈皮3g。

【制作】胡桐叶洗净晒干后切碎，每次10g，加陈皮用沸水300ml冲泡即成。

【功效】清凉降压。

【适应证】高血压，冠心病等。

【按语】胡桐，又称胡杨，为杨柳科落叶乔木。它耐寒、耐旱、耐盐碱、抗风沙，有很强的生命力。"胡杨生而千年不死，死而千年不倒，倒而千年不烂"。胡杨是生长在沙漠的唯一乔木树种，且十分珍贵，可以和有"植物活化石"之称的银杏树相媲美。胡桐叶能清热降压，本方沸水冲泡，代茶频频饮用。

28. 天柱保健茶（天柱经验方）

【组方】天柱绿茶15g，桑叶6g，加蜂蜜25g。

【制作】将绿茶、桑叶放入杯中，加适量蜂蜜，用沸水冲泡即成。

【功效】健脾润肺，生津止渴，利尿解毒。

【适应证】高血压，肺结核等。

【按语】绿茶，具有提神清心除烦、清热解暑、消食化痰、去腻减肥、解毒醒酒、生津止渴、降火明目、止痢除湿等药理作用，还对现代疾病，如辐射病、心脑血管病、癌症等，有一定的功效。本方代茶频频饮用。日常用于肺结核患者可加炙甘草5g，咯血者可加生地黄5g，高血压患者可加菊花15～25g，便秘结者可加决明子15g。

29. 天柱荠菜茶（天柱经验方）

【组方】荠菜全草15g，天柱白茅根15g。

【制作】春末夏初采荠菜全草洗净晒干，切碎后备用，每次15g，加天柱白茅根用沸水300ml冲泡即成。

【功效】清热利尿，降压。

【适应证】肝阳亢盛、头昏目眩之高血压。

【按语】《本草纲目》记载荠菜"甘、温、无毒""利肝和中"。《得配本草》云其"入足厥明经"。《日用七草》称其能"凉肝明目"。加大剂量至100g，治疗乳糜尿亦有效。本方日常代茶频频饮用。

30. 天柱钩藤茶（天柱经验方）

【组方】钩藤60g，金蝉蜕6g。

【制作】钩藤制成粗末，每日60g，分2次加入金蝉蜕，沸水冲泡后闷10～30分钟即成。

【功效】清热平肝，息风定惊。

【适应证】高血压，症见头晕、头痛、心慌、失眠等。

【按语】钩藤，清热平肝、息风定惊。治小儿惊痫，血压偏高，头晕目眩，妇人子痫。《本草纲目》称其性味甘、微寒，无毒，可治"小儿寒热，十二惊痫"。《本草述》则称其能"治中风瘫痪，口歪斜"，有明显的镇静作用。本方日常代茶频频饮用。

31. 天柱香蕉根茶（天柱经验方）

【组方】香蕉根30～60g，白茅根30g。

【制作】将香蕉根洗净切片，加入白茅根用适量沸水冲泡后即成。

【功效】清热解毒，利尿消肿。

【适应证】高血压。

【按语】香蕉根，味甘，性寒，能清热凉血、解毒，用于热病烦渴、血淋、痈肿。本方日常代茶频频饮。脾胃虚寒、胃痛、腹泻者不宜饮用。

32. 天柱蚕豆花茶（天柱经验方）

【组方】蚕豆花10g，天柱山茶3g。

【制作】蚕豆花洗净切碎，每次10g，放置壶中，用沸水300ml冲泡后闷10分钟即成。

【功效】清热，凉血，止血，降压。

【适应证】早期高血压及咯血，鼻衄，血痢，带下等。

【按语】《上海常用中草药》称其能"止血、止带，降血压，治各种内出血、白带、高血压病"。本品有止血作用，用于咯血、呕血；有止带、降压作用，可治疗赤白带下、高血压。本方代茶频频饮服。然蚕豆花性凉，不宜用于寒性体质者。

33. 天柱唇香草茶（天柱经验方）

【组方】唇香草 3 ~ 6g，天柱山花茶 3g。

【制作】唇香草洗净切碎，每次 3 ~ 6g，放置壶中，用适量沸水冲泡后闷 10 分钟即成。

【功效】清凉降压的功效。

【适应证】高血压，冠心病。

【按语】唇香草，《新疆中草药》谓其："微甘、辛，凉。"有疏散风热、清利头目、宁心安神、利水清热、壮骨强身、清胃消食的功效。主治感冒发热、目赤肿痛、头痛、咽痛、心悸、失眠、水肿、疮疡肿毒、软骨病、阳痿、腻食不化等。本方代茶频频饮服，但对低血压引起的头晕不宜服用。

34. 天柱夏枯草茶（天柱经验方）

【组方】夏枯草 30g，天柱山花茶 3g。

【制作】夏季当果穗半枯时摘下，晒干，制粗末，用适量沸水冲泡后闷 15 分钟后即成。

【功效】清肝火，散郁结。

【适应证】早期高血压和高血压头痛、眩晕等。

【按语】《本草纲目》记载夏枯草性味"苦、辛、寒、无毒"，主治"寒热瘰疬鼠瘘头疮，破癥，散瘿结气，脚肿湿痹，轻身"。《本草求真》则称其对"一切热郁肝经等症"，都有疗效。如和金银花、紫花地丁配伍，则效尤显。夏枯草能清泄肝火，为治肝火上炎所致的目赤、头痛、头晕的要药。本方代茶频频饮服，连服 7 日以上，有很好的疗效。但肝经虚寒者禁用。

35. 天柱桑树根茶（天柱经验方）

【组方】桑树根 15g，天柱山花茶 3g。

【制作】桑树根洗净，制成粗末，用适量沸水冲泡后闷 15 分钟后即成。

【功效】祛风通络，降压明目。

【适应证】高血压。

【按语】《本草纲目》云："桑白皮专于利小水，乃实则泻其子也，故肺中有水气及肺火有余者，宜之。"临床中多用于高血压所致的肢体水肿等水液潴留。本方代茶频频饮服。肺寒无火及风寒咳嗽者禁服。

36. 天柱梧桐茶（天柱经验方）

【组方】鲜梧桐叶，每日 30g，天柱山花茶 3g。

【制作】采开花前的鲜梧桐叶洗净切碎，先用开水冲去头遍，然后用沸水冲泡后闷 5 ~ 10 分钟即成。

【功效】祛风除湿，降压。

【适应证】高血压，尤为适宜于老年并发动脉硬化。

【按语】梧桐叶，即梧桐树的叶子。中医认为，本品味苦，性寒，归心、脾经，有祛风除湿、清热解毒之功。《贵州民间方药集》谓其："镇咳祛痰，除风湿，治麻木。外用止刀伤出血。"有很高的药用价值。本方代茶频频饮服。不宜用于脾胃虚寒者。

37. 天柱萝芙木根茶（天柱经验方）

【组方】萝芙木根 50g，天柱山花茶 3g，白糖适量。

【制作】洗净晒干后，切碎制成粗末，每日 50g，用适量沸水冲泡后闷 15 分钟，加适量白糖，即成。

【功效】清热，活血，降压。

【适应证】早期高血压。

【按语】萝芙木根，《南宁市药物志》载其："退热，消炎，利尿，抗高血压。治热病斑疹，头痛。"对早期高血压有较显著的疗效，还有镇静，改善心悸、头痛、失眠等症状的作用。本方每日 1 剂，代茶频频饮服。有胃病及气血虚寒者忌用。

38. 天柱菊藤茶（天柱经验方）

【组方】菊花、夏枯草、钩藤各 10g。

【制作】上三味药洗净，共制粗末，用适量沸水冲泡即成。

【功效】清热，平肝，降压。

【适应证】高血压。

【按语】菊花具有平肝、降压的功效；钩藤有清肝息风的作用；夏枯草，《现代实用中药》记载："为利尿药，对淋病、子宫病有效；并能治高血压，能使血压下降。"夏枯草用于肝火上炎，目赤肿痛，目珠疼痛，头痛，晕眩等。该品配以菊花，可清肝明目，治目赤肿痛、头痛、头晕、高血压；配以钩藤，可平降肝阳。本方代茶频频饮服。脾胃气虚者慎服。

39. 天柱猪毛菜茶（天柱经验方）

【组方】猪毛菜 15g，天柱山花茶 3g。

【制作】猪毛菜洗净后切碎，用适量沸水冲泡即成。

【功效】平肝，降压。

【适应证】高血压及肝阳头痛。

【按语】猪毛菜，《河北中药手册》谓其："降血压。治高血压病、头痛。"尤其对高血压、头痛早期患者效果显著，对晚期患者效果较差。本方代茶频频饮服。肝阴虚阳亢者不宜服用。

40. 天柱清热理气茶 I（天柱经验方）

【组方】甘菊花、经霜桑叶、炒谷芽各 9g，橘红、炒梗 6g，鲜芦根 15g，炒建曲 9g，羚羊角 6g。

【制作】上述诸药共制粗末，置砂锅中，加水煎沸后取汁即成。

【功效】清热明目，理气和中，化湿。

【适应证】早期高血压，头昏目眩，面红目赤，恶心呕吐，时有水肿等。

41. 天柱清热理气茶 II（天柱经验方）

【组方】甘菊、桑叶、炒谷芽、麦冬各 9g，茯苓 12g，枳壳、泽泻各 4.5g。

【制作】上述诸药共制粗末，置砂锅中，加水煎沸后取汁即成。

【功效】清热明目，理气和中，化湿。

【适应证】早期高血压，头昏目眩，面红目赤，恶心呕吐，时有水肿等。

【按语】以上两方均是清代慈禧和光绪日常饮用的药茶方。上述药物合用均有清热明目、理气和中的功效。两方代茶频频饮服。虚热者慎用。

42.天柱西瓜绿茶方Ⅰ（天柱经验方）

【组方】天柱山绿茶 3g，西瓜汁 100ml。

【制作】绿茶 3g 冲泡后加西瓜汁 100ml 冲饮。

【功效】清热解毒，生津止渴。

【适应证】高血压，糖尿病，肾炎。

【按语】西瓜，《现代实用中药》谓其："为利尿剂。治肾炎水肿，糖尿病，高血压。并能解酒毒。"本方代茶频频饮服。方中西瓜性寒，中寒湿盛者忌用。

43.天柱西瓜绿茶方Ⅱ（天柱经验方）

【组方】天柱山绿茶 3g，西瓜皮 100g。

【制作】西瓜皮 100g 煎汤后泡茶饮。

【功效】清热解毒，生津止渴。

【适应证】高血压，糖尿病，肾炎。

【按语】西瓜，日常作为利尿之品，并能解酒毒。本方代茶频频饮服。另外，高血压者可加钩藤 20g 同煎，糖尿病者可加冬瓜皮 30g 同煎，肾炎患者可加鲜白茅根 60g 同煎。中寒湿盛者忌用。

44.天柱钩藤绿茶（天柱经验方）

【组方】天柱山绿茶 5g，钩藤 15～25g，蜂蜜 15g。

【制作】先将钩藤加水煎汤，去渣后冲泡绿茶，再加入适量蜂蜜即成。

【功效】清热平肝，息风定惊。

【适应证】高血压。

【按语】钩藤味甘、性凉，归肝、心包经。可清热平肝，息风定惊。常用于治疗头痛眩晕、感冒夹惊、惊痫抽搐、妊娠子痫、高血压，为中医治疗肝阳化风的要药。《本草新编》云："钩藤，去风甚速，有风症者必宜用之。"本方代茶频频饮服。需注意的是，《本草新编》谓钩藤："最能盗气，虚者勿投。"所以肾水不足所致的阴虚阳亢者不宜服用。另外，病毒感染者宜加甘草同煎。

45. 天柱葛根槐花茶（天柱经验方）

【**组方**】葛根 30g，槐花 15g，茺蔚子 15g。

【**制作**】上三味药洗净，共制粗末，用沸水冲泡后闷 10 分钟即成。

【**功效**】清热，凉血，降压。

【**适应证**】各期高血压。

【**按语**】《本草纲目》载："葛根，性凉、气平、味甘，具清热、降火、排毒诸功效。"现代医学研究表明，葛根中的异黄酮类化合物葛根素对高血压、高血脂、高血糖和心脑血管疾病有一定疗效；槐花平肝潜阳，有显著的降血压、降血脂、改善微循环之作用；茺蔚子由益母草的成熟果实风干后而成，具有活血调经、清肝明目的功能。三药同用，可起到清热、凉血、降压的功效。本方代茶频频温服。夏日表虚汗多者忌服。

46. 天柱槐花茶（天柱经验方）

【**组方**】槐花 9g，天柱山花茶 3g。

【**制作**】将适量槐花放入杯中，用沸水冲泡即成。

【**功效**】凉血止血。

【**适应证**】高血压、脑出血的辅助治疗，治疗咯血、失音。

【**按语**】槐花，《医林纂要》称其"味苦凉"，能"泻心火、清肝火"。其清香甘甜，富含维生素和多种无机盐，同时还具有清热解毒、凉血润肺、降血压、预防中风的功效。《本草求原》则言其为"凉血要药"。本方代茶频频饮服。由于槐花比较甜，糖尿病患者最好不要多服。同时，过敏体质的人也应谨慎服用。

47. 天柱熟军苦丁茶（天柱经验方）

【**组方**】熟军 3g，苦丁茶、茜草各 10g。

【**制作**】上三味药，共制粗末，用沸水冲泡代茶饮。

【**功效**】清热，泻肝。

【适应证】高血压患者便秘、头痛等。

【按语】熟军为炮制过的大黄，大黄生用泻下力猛，蒸熟泻下力缓和，酒制善清上部火热，炒炭可化瘀止血，用于泻下时不宜久煎；苦丁茶具有散风热、清头目、除烦渴的作用，用来治疗头痛、牙痛、目赤、热病烦渴、痢疾等药用效果非常明显；茜草有活血止血作用。上药配伍应用有清热、泻肝的功效。本方每日1剂，代茶频频饮用。但虚寒体质者、慢性胃肠炎患者和经期女性、新产妇，均不适宜饮用。

48. 天柱返老还童茶（天柱经验方）

【组方】何首乌30g，槐角18g，山楂肉15g，优质茶叶3g。

【制作】将前三味药放入砂锅内，加水750ml，煎沸20分钟，取汁倒入茶杯内，冲泡茶叶，加盖闷泡5分钟即成。

【功效】滋补肝肾，润须乌发，消脂减肥，延年益寿。

【适应证】高血压，高胆固醇血症，动脉硬化。

【按语】《日华子本草》云："其药本草无名，因何首乌见藤夜交，便即采食有功，因以采人为名耳。"交茎、交藤、夜合等均由此传说得名。何首乌味苦、甘、涩，性微温，能养血滋阴、润肠通便，主治血虚头昏目眩、心悸、失眠，肝肾阴虚之腰膝酸软、须发早白、耳鸣、遗精、肠燥便秘。现代药理研究表明，何首乌能促进造血功能，增强免疫功能，降血压与抗动脉粥样硬化，且具有保肝的作用。本方代茶频频饮用，每日1剂。但大便清泄及有湿痰者不宜饮用，忌铁器。

49. 天柱菊花山楂茶（天柱经验方）

【组方】菊花、茶叶各10g，山楂30g。

【制作】上三味洗净后，共置壶中，用沸水200ml冲泡后闷10分钟即成。

【功效】清热，降痰，消食健胃，降脂。

【适应证】高血压，冠心病及高脂血症。

【按语】菊花又称"延寿花"，《本草纲目》谓其："性甘、微寒，具有散风热、平肝明目之功效。"《神农本草经》认为其能"主诸风头眩、肿痛、目欲脱、皮肤死肌、恶风湿痹，久服利气，轻身耐劳延年"。山楂营养丰富，可以防治心血管疾病，有强心的作用，可开胃消食，活血化瘀，老年人常吃山楂制品能增强食欲，改善睡眠，维持骨和血液中的钙的恒定，预防动脉粥样硬化。《本草求真》说："山楂，所谓健脾者，因其脾有食积，用此酸咸之味，以为消磨，俾食行而痰消，气破而泄化，谓之为健，止属消导之健矣。"此方每日1剂，代茶常饮，具有健脾、消食、清热、降脂的作用。但需注意，方中菊花与鸡肉、猪肉同食会中毒，山楂不宜与海鲜、猪肝、人参同食。

50. 天柱山楂二花茶（天柱经验方）

【组方】山楂、银花、菊花各25g。

【制作】上三味洗净，放入茶杯内，冲入开水，加盖闷片刻即可。

【功效】健脾，清热，降脂。

【适应证】高血压，高脂血症。

【按语】山楂中含有酒石酸、柠檬酸、黄酮类、皂苷、山楂酸等化学成分，具有消食积、散瘀血的作用。菊花中含有挥发油、黄酮类化学成分，具有疏风、清热、明目、解毒的功效。银花又名双花、忍冬，其味甘性寒，归肺、胃经，有清热解毒的功效。《品汇精要》云："双花，三开花，五出，微香，蒂带红色，花初开则色白，经一二日则色黄，故名双花。"本茶方每日1剂，代茶随饮，或分3次饮用。脾胃虚寒及气虚疮疡脓清者忌服。

51. 天柱菊决明茶（天柱经验方）

【组方】菊花9g，生山楂片、草决明各15g。

【制作】草决明炒熟碾碎。与其余两味放入保温杯中，以沸水冲泡，盖严温浸半小时即可。

【功效】疏风解毒，清肝，降压，消食。

【适应证】高血压，冠心病。

【按语】决明子为豆科植物决明的成熟种子，亦称为草决明。《神农本草经》记载决明子味甘苦，性微寒，归肝、胆、肾三经，具有清肝明目、润肠通便、降脂瘦身的功能，可用于头痛眩晕、目赤昏花、大便秘结、高血压等。决明子茶因其明目清肝的药用价值被办公室白领当作"亮眼八宝茶"。山楂营养丰富，可以防治心血管疾病，有强心的作用；菊花，《神农本草经》认为其能"主诸风头眩、肿痛、目欲脱、皮肤死肌、恶风湿痹，久服利气，轻身耐劳延年"。本方每日数次，代茶饮用。需要注意的是，气虚严重及便溏者不宜饮用，孕妇慎用。

52. 天柱菊槐茶（天柱经验方）

【组方】菊花、槐花、天柱绿茶各3g。

【制作】将上三味清洗后，放入瓷杯中，以沸水冲泡，密盖浸泡5分钟即可。

【功效】平肝祛风，清火降压。

【适应证】高血压，头痛，头胀，眩晕等。

【按语】槐花味苦，微寒，可凉血止血、清肝明目。其主要含芦丁，有改善毛细血管血供的功能，配伍清上焦热、疏风明目的菊花，以及清头目、除烦渴的绿茶，使寒凉药性得到加强，以达平肝祛风、清火降压的目的。本茶方每日1剂，不拘时频频饮。脾胃虚寒者慎服。

53. 天柱菊明降压茶（天柱经验方）

【组方】白菊花10g，草决明15g。

【制作】草决明炒熟碾碎，与白菊花一同放入杯中，用沸水冲泡，加盖闷上片刻即可。

【功效】清肝降压，润肠通便。

【适应证】高血压，习惯性便秘。

【按语】白菊体轻，质柔润，干时松脆，气清香，具有花瓣洁白如玉、花蕊黄如纯金的特色。《补农书》记载了明末清初桐乡、练市甘菊的品质情况，"甘菊性甘温，久服最有益""黄白两种，白者为胜"。白菊味甘、微苦，归肺、肝经，具有疏散风热、清热解毒、养肝明目、清心补肾、健脾和胃、润喉生津，以及调节血脂等功效，不仅药用价值很高，而且还有延年益寿之功效。《神农本草经》把菊花列为上品，称为"君"。汉献帝时，秦山太守应劭著的《风俗通义》中说："渴饮菊花滋液可以长寿。"决明子味甘苦，性微寒，归肝、胆、肾三经，能清肝明目、润肠通便，有良好的降压作用。本茶每日1剂，代茶频饮，有良好疗效。

54. 天柱夏枯草降压茶（天柱经验方）

【组方】夏枯草 15g，车前草 15g。

【制作】将夏枯草、车前草洗净后切碎，放入茶壶中，用沸水冲泡后，加盖闷上片刻即成。

【功效】清热利水，降血压。

【适应证】高血压，头晕目眩，头痛等。

【按语】夏枯草为唇形科植物夏枯草的果穗，味苦辛而性寒，入肝、胆经，能清肝明目、消肿散结。现代药理研究表明，夏枯草具有明显的降压作用，其提取物具有降压活性及抗心律失常作用。《现代实用中药》谓其："为利尿药，对淋病、子宫病有效；并能治高血压，能使血压下降。"车前草有利水通淋、清热解毒、清肝明目的功效。两者相互为用，冲服可清热利水、降血压。本茶可以作为高血压患者的日常饮料代茶饮。每日1剂，不拘时饮服。但在饮用过程中要经常测量血压，以免血压相对低而引起头昏。

55. 天柱豨莶花茶（天柱经验方）

【组方】豨莶草 9g，当归 3g，川萆薢 3g，川芎 3g，威灵仙 3g，天柱花茶 6g。

【制作】豨莶草夏秋季开花前及花期采割；当归秋末采挖；威灵仙秋季采挖。用以上诸药的煎煮液 400ml，泡茶饮用。

【功效】养血和血，息风，通络。

【适应证】中风口眼歪斜，手足不遂，语言謇涩，口角流涎，腰腿无力，筋骨挛强。

【按语】豨莶草味苦，性寒，祛风湿、通经络、清热解毒，用于风湿痹痛，骨节疼痛，四肢麻木，脚弱无力及中风手足不遂等。豨莶草又称肥猪草，出自《唐本草》："豨莶，叶似酸浆而狭长，花黄白色，田野皆识之。""猪膏莓，叶似苍耳，茎固有毛，生下湿地，所在皆有。"当归既补血活血，又善止血虚血瘀之痛，且有散寒功效。萆薢利湿浊、祛风湿。川芎辛香行散、温通血脉，既能活血祛瘀以调经，又能行气开郁而止痛，为血中之气药，实具通达气血的功效，祛风止痛之功颇佳。威灵仙性善走，能通经络、祛风湿，止痛作用强。本茶无风湿者慎服，阴血不足者忌服。

56. 天柱僵甘茶（天柱经验方）

【组方】天柱绿茶 3g，白僵蚕 10g，甘草 5g，蜂蜜 30g。

【制作】先将白僵蚕、甘草同煎汤泡茶，加蜂蜜饮。

【功效】祛风热，止痉搐。

【适应证】面瘫，中风等。

【按语】白僵蚕，《本草纲目》谓其："散风痰结核，瘰疬，头风，风虫齿痛，皮肤风疮，丹毒作痒，痰疟癥结，妇人乳汁不通，崩中下血，小儿疳蚀鳞体，一切金疮，疔肿风痔。"本品有祛风热、止痉搐的功效，对因风邪所致的面瘫、中风等有效。日服 1 剂。女子崩中、产后余痛、非风寒客入者不宜用。

57. 天柱花生叶茶（天柱经验方）

【组方】花生叶 10g，天柱花茶 3g。

【制作】将花生叶洗净，晒干揉碎，放置壶中，用沸水 300ml 冲泡 5 分钟即可服用，每日 1 剂。

【功效】宁心安神，镇静降压。

【适应证】高血压，更年期前后出现的情志失常、喜怒无度、喃喃自语、自忧自悲、无故哭笑、面色无华、食欲欠佳、月经少等。

【按语】这是近年来新发展的一种茶，据《辽宁中医杂志》报道，使用该茶方治疗失眠时，一般用药 4 ~ 7 剂后，睡眠状况有不同程度的改善。本方代茶频频服用。另外，花生秧民间有用于治疗高血压、失眠等。它可能有活血化瘀和改善末梢微循环的作用。

58. 天柱山楂银菊茶（天柱经验方）

【组方】山楂、银花、菊花各 10g。

【制作】将山楂拍碎，与其余两物共置入一壶中，用沸水冲泡 5 分钟即成。

【功效】化瘀消脂，清凉降压。

【适应证】肥胖，高脂血症和高血压。

【按语】山楂，消食积、散瘀血、驱绦虫；银花，清热、解毒，能治温病发热、热毒血痢等；菊花，疏风、清热、明目、解毒，能治头痛、眩晕等。三药合用，能清热降压。本方每日1剂，不拘时代茶饮。脾胃虚寒者忌服。

59. 天柱降压茶Ⅰ（天柱经验方）

【组方】野菊花1000g，夏枯草1500g，荠菜花1500g，决明子2000g，面粉1000g。

【制作】取夏枯草、荠菜花、决明子各一半量，与野菊花共研为末，其余加水煎2次，煎到浓汁2500ml，加面粉（先将面粉用开水打成糊，可加适量白糖调味），和匀后，放入已研成末的四品。压块、烘干，每块约重20g。用时，加沸水冲泡即成。

【功效】降压平肝，清热祛风。

【适应证】高血压。

【按语】野菊花，疏风清热、消肿解毒。治风热感冒、肺炎、白喉、胃肠炎、高血压等。《山西中药志》谓其："疏风热，清头目，降火解毒。治诸风眩晕，头痛，目赤，肿毒。"夏枯草，清肝、散结。可治瘰疬、瘿瘤、乳痈、乳癌、目珠夜痛、畏光流泪、头目眩晕、口眼歪斜、筋骨疼痛、肺结核、急性黄疸型传染性肝炎、血崩、带下等。《滇南本草》谓其："祛肝风，行经络，治口眼歪斜。行肝气，开肝郁，止筋骨疼痛、目珠痛，散瘰疬、周身结核。"本方沸水冲泡，代茶频频饮用。脾胃虚弱者慎服。

60. 天柱降压茶Ⅱ（天柱保健茶）

【组方】夏枯草、茺蔚子各18g，草决明30g，生石膏60g，黄芩、茶叶、槐角、钩藤各15g。

【制作】将上药洗净，放入砂锅中，加水适量，煎沸20分钟取汁即可，可先后煎2次汁，合而饮用。

【功效】清肝泻火，降压。

【适应证】高血压，头痛，头晕，目眩等。

【按语】高血压患者除了坚持治疗外，经常用中药泡茶饮用，也能起到很好的辅助治疗作用。夏枯草味苦、辛，性寒，具有清肝、散结、利尿之效。茺蔚子、决明子共奏清热明目之功。生石膏、槐角清热泻火。钩藤清热平肝。上药合用，具有清肝泻火、降压的功效。本方用药辛苦微寒，脾胃虚寒的患者慎用。

61. 天柱三宝茶（天柱保健茶）

【组方】菊花、罗汉果、普洱茶各等份（或各6g）。

【制作】上三味药洗净后，共研成粗末，用纱布袋（最好是滤泡纸袋）分装，每袋20g。每次1袋，倒入杯中，用沸水冲泡即成。

【功效】降压，消脂，减肥。

【适应证】防治高血压，高脂血症及肝阳上亢之头痛、头晕等。

【按语】罗汉果性凉，味甘，归肺、大肠经，其中个大形圆，色泽黄褐，摇不响，壳不破、不焦，味甜而不苦者为上品，可清热润肺、滑肠通便，对于肺火燥咳、咽痛失音、肠燥便秘均有效。现代医学研究证实，罗汉果含一种比蔗糖甜300倍的甜味素，但它不产生热量，所以是糖尿病、肥胖等不宜吃糖的疾病患者的理想替代饮料。普洱茶，茶性温和，暖胃不伤胃，可以降血脂。许多医学实验证明，持之以恒地饮用普洱茶能降低血脂达30%。而且早在《本草纲目》中就有"普洱茶味苦性刻，解油腻、牛羊毒……刮肠通泄"的记载，其中就提到了普洱茶解油腻减肥的功效。在茶叶中加入清上焦热、疏风明目的菊花和润肠通便的罗汉果，可增强茶叶这种消脂减肥的作用。本茶方每日1～2袋，代茶温饮，不拘时频频饮之。

62. 天柱决明罗布麻茶（出自《食疗本草学》）

【组方】炒决明子12g，罗布麻10g。

【制作】将上两味药共同洗净切碎，放入壶中，以沸水浸泡15分钟即可。

【功效】清热平肝。

【适应证】高血压，头晕目眩，烦躁不安，属于肝阳上亢类型者。

【按语】罗布麻的根和叶有药用价值，罗布麻因罗布泊而得名，而罗布泊的罗布麻分红麻和白麻两种，主要生长在孔雀河和塔里木河流域。罗布红麻因为稀少珍贵，其比例仅占罗布麻家族中5%，被称为"麻中极品"。在我国主产于东北、华北、西北和黄河流域。其以干燥叶入药，味甘、苦，性凉，归肝经，具有平抑肝阳、清热、利尿等功效。《陕西中草药》记载其："清凉泻火，强心利尿，降血压。治心脏病，高血压，神经衰弱，肾炎水肿。"加以清肝明目、润肠通便的炒决明子，增强了此茶清热平肝、降压、降脂的作用。本方每日 1 剂，不拘时代茶频饮。

第五节　活血化瘀通脉茶方

1. 天柱乳香止痛茶（出自《瑞竹堂经验方》）

【组方】乳香、茶叶各等份，鹿血适量。

【制作】将乳香、茶叶共研细末，过筛，加鹿血和丸，如梧桐子大；或可将上两味药末，每取 3g，以沸水冲泡后，加入鹿血即成。

【功效】温经祛寒，理气止痛。

【适应证】心腹冷痛（包括冠心病）。

【按语】乳香，性温，味辛、苦，可调气活血、定痛、追毒，治气血凝滞、心腹疼痛等。《名医别录》中指出乳香"疗风水毒肿，去恶气。疗风瘾疹痒毒"。《本草纲目》中谓其："消痈疽诸毒，托里护心，活血定痛伸筋，治妇人产难，折伤。"由此可知乳香具有活血止痛、消肿生肌之效。现代药理研究得出，乳香可以促进多核白细胞增加，加速炎症渗出的吸收，促进伤口的愈合。鹿血味甘，入肝、肾二经，为血肉有情之品，有养血益精、行血祛瘀、消肿疗伤之效。鹿血可以改善供血，调节人体内分泌，增强肾上腺皮质缓冲和刺激的活性，改善海绵体细胞、性器官敏感组织的供血状态，使年轻人性器官再发育，中年人再增长，老年人萎缩程度减缓，还能够在补肾虚的同时，全面调理机体各器官功能。此方常用沸水冲泡，代茶频服，可温经祛寒、理气止痛，疗效甚好。

2. 天柱郁旋茶（天柱经验方）

【组方】郁金 6g，旋覆花 6g，天柱花茶 3g。

【制作】上三味洗净后切碎，放入杯中，用 300ml 沸水冲泡即成。

【功效】理气宽胸，化痰祛瘀。

【适应证】痰瘀阻滞胸痹心痛，冠心病伴有恶心闭闷。

【按语】郁金具活血止痛、行气解郁、凉血清心之功。旋覆花能消痰下气、软坚行水，能治胸中痰结，胁下胀满，咳喘，呃逆，唾如胶漆，心下痞硬，噫气不除，大腹水肿。《滇南本草》记载其："祛头目诸风寒邪，止太阳、阳明头疼，行阳明乳汁不通。（治）乳岩，乳痛，红肿疼痛，暴赤火眼、目疾疼痛，祛风明目，（治）隐涩畏光怕日，伤风寒热咳嗽、老痰如胶，走经络，止面寒腹疼，利小便，治单腹胀，风火牙根肿痛。"本方代茶频服，冲饮至味淡。体虚者不宜多服。

3. 天柱三七丹参茶（天柱经验方）

【组方】三七6g，丹参9g，天柱花茶3g。

【制作】上三味洗净后切细，放入杯中，用300ml沸水冲泡即成，当茶饮用，冲饮至味淡。

【功效】活血化瘀，止痛定悸。

【适应证】冠心病心绞痛，胁肋刺痛，肝大。

【按语】三七化瘀止血、活血定痛，用于治疗人体各种出血病证及跌打损伤、瘀滞肿痛。明代著名的药学家李时珍称其为"金不换"。清朝药学著作《本草纲目拾遗》中记载："人参补气第一，三七补血第一，味同而功亦等，故称人参三七，为中药中之最珍贵者。"扬名中外的中成药"云南白药"和"片仔癀"，即以三七为主要成分制成。现代医学研究表明，三七能扩张血管，降低血压，改善微循环，增加血流量，预防和治疗心脑组织缺血、缺氧。丹参活血化瘀、凉血消痈，用于血瘀气滞所致的心腹、胃脘疼痛等。三七孕妇和儿童禁用，丹参反藜芦。

4. 天柱三七沉香茶（天柱经验方）

【组方】三七6g，沉香3g，天柱花茶3g。

【制作】将前两味药洗净，放置砂锅中，加水煎沸后取汁300ml，冲泡花茶即成。

【功效】降气活血止痛；降血压，强心。

【适应证】冠心病心绞痛、高血压等疾患兼有气滞血瘀。

【按语】三七能扩张血管，降低血压，改善微循环，增加血流量，防治心脑组织缺血、缺氧。沉香辛香温通，能祛除胸腹阴寒，行气止痛、降逆调中、温肾纳气，用于寒凝气滞、胸腹胀闷作痛病证。本方代茶常饮，不拘时服，冲饮至味淡。方中三七孕妇和儿童禁用；沉香辛温助热，阴虚火旺者慎用。

5. 天柱丹参茶Ⅰ（天柱经验方）

【组方】丹参6g，天柱花茶3g。

【制作】将丹参洗净，放置砂锅中，加水煎沸后取汁300ml，冲泡花茶即成。

【功效】活血祛瘀，安神宁心，排脓止痛；抗菌，降血糖。

【适应证】心绞痛，瘀血腹痛，骨节疼痛，癥瘕积聚，月经不调，痛经，恶疮肿毒，迁延性、慢性肝炎，血栓闭塞性脉管炎。

【按语】丹参可活血祛瘀、凉血消痈、养血安神，用于治疗月经不调、血滞经闭、产后瘀滞腹痛、心腹疼痛等。因其偏寒凉，故对血热瘀滞者较为相宜。现代医学研究表明，丹参能扩张冠状动脉，增加冠脉流量，改善心肌缺血，增强心脏功能，调节心律，并能扩张外周血管改善微循环；能提高机体耐缺氧能力；有抗凝血、促进纤溶、抑制血小板凝聚、抑制血栓形成的作用；能降低血脂，抑制冠脉粥样硬化形成；能抑制或减轻肝细胞变性、坏死及炎症反应，促进肝细胞再生，并有抗纤维化作用；能缩短红细胞及血红蛋白的恢复期，使网织红细胞增多；能促进组织的修复，加速骨折的愈合；对中枢神经有抑制作用；有抗肿瘤作用；能增强机体免疫功能；能降低血糖；对结核分枝杆菌等多种细菌有抑制作用。本方代茶常饮，不拘时服，冲饮至味淡。方中丹参反藜芦，且孕妇慎用。

6. 天柱丹参茶Ⅱ（天柱经验方）

【组方】丹参9g，天柱绿茶3g。

【制作】将丹参制成粗末，每取9g，加绿茶3g，放热水瓶中。冲入半瓶沸水，旋紧瓶塞10分钟后即成。

【功效】活血化瘀，清心，化痰。

【适应证】冠心病心绞痛的治疗与预防。

【按语】冠心病心绞痛类似于中医的胸痹。丹参茶具有活血化瘀作用，因而它适用于心脉瘀阻、胸阳闭塞的胸痹。绿茶功能清心神、化痰湿。《唐本草》说它有"祛痰热、消宿食、利小便"的作用。用丹参配茶叶，显然是防治冠心病、高脂血症比较理想的茶剂。本方代茶常饮，不拘时服，冲饮至味淡。孕妇及无瘀血者慎用。

7. 天柱赤芍茶（天柱经验方）

【组方】赤芍 10g，天柱花茶 3g。

【制作】将上两味药共同洗净切细，放入壶中，以沸水浸泡 10 分钟即可。

【功效】祛瘀止痛，凉血消肿，解痉，降血压，镇痛，镇静，抗惊厥，抗炎，抗溃疡，抗菌，解热。

【适应证】瘀滞腹痛，痛经，目赤，肿痛，血痢。

【按语】赤芍具行瘀、止痛、凉血、消肿的功能，主治瘀滞经闭、疝瘕积聚、腹痛、胁痛、衄血、血痢、肠风下血、目赤、痛肿、跌仆损伤。现代医学研究证实，赤芍能抗血栓形成、抗血小板聚集、降血脂和抗动脉硬化，亦有增加心排血量、改善心功能、保护肝脏等作用。本方代茶常饮，不拘时服，冲饮至味淡。方中赤芍反藜芦，虚寒性的闭经患者忌用。

8. 天柱红花甘茶（天柱经验方）

【组方】红花 3g，甘草 3g，全瓜蒌 6g，天柱花茶 3g。

【制作】将上四味药共同洗净切细，放入壶中，以沸水浸泡片刻即可。

【功效】消痰祛瘀，散结宽胸。

【适应证】冠心病，肋间神经痛，非化脓性肋软组织损伤，胃痛，慢性肝病胁痛，带状疱疹后局部神经痛。

【按语】红花入心、肝血分，秉辛散温通之性，能活血祛瘀、通调经脉，用于痛经、血滞经闭、产后瘀阻腹痛、跌打损伤瘀痛、关节疼痛等。现代医学研究表明，红花有轻度兴奋心脏、降低冠脉阻力、增加冠脉流量和心肌营养性血流量的作用，能延长血栓形成时间，广泛应用于临床各科多种瘀血阻滞或血行不畅之证，其活血祛瘀之功甚佳。甘草补脾益气、润肺止咳、缓急止痛、缓和药性。全瓜蒌清热散结、润肺化痰、滑肠通便，用于肺热咳嗽，痰浊黄稠。本方代茶常饮，不拘时服，冲饮至味淡。

9. 天柱当归花茶（天柱经验方）

【组方】当归 6g，羌活 3g，天柱花茶 3g。

【制作】将前两味药洗净，放置砂锅中，加水煎沸后取汁 300ml，冲泡花茶即成。

【功效】通血脉，散寒滞。

【适应证】冠心病因风寒诱发而加剧，心胸闷痛、上肢酸痛。

【按语】当归能补血活血、调经止痛、润肠通便。羌活味辛、苦，性温，能散表寒、祛风湿、利关节、止痛，主治外感风寒、头痛无汗、寒湿痹痛、风水水肿、疮疡肿毒等。其与独活之别如《本草纲目》所云：羌活、独活，皆能逐风胜湿，透关利节，但气有刚劣不同尔。羌活主上部之风寒湿邪，显与独活主身半以下者截然分用，其功尤捷。两药合用，能温通血脉，散寒行滞，力走上部。本方代茶常饮，不拘时服，冲饮至味淡。但需注意，阴亏血虚者慎用。

10. 天柱红枣茶（天柱经验方）

【组方】大枣 3 ~ 5 枚，天柱山茶 3g。

【制作】秋季果实成熟时采收。拣净杂质，晒干。或烘至皮软，再行晒干。或先用水煮一滚，使果肉柔软而皮未皱缩时即捞起，晒干。用大枣 3 ~ 5 枚，划破后，放入杯中，用沸水冲泡后，加盖闷片刻即成。

【功效】健脾胃，养肝血，补血益气。

【适应证】冠心病，体虚自汗。

【按语】大枣，补脾和胃、益气生津、调营卫、解药毒。主治胃虚食少，脾弱便溏，气血津液不足，营卫不和，心悸怔忡，妇人脏躁等。《本草纲目》称其能主治"心腹邪气，安中，养脾气，平胃气，通九窍，助十二经，补少气、少津液、身中不足，大惊四肢重"。本方代茶常饮，不拘时服，冲饮至味淡。注意，凡有湿痰、积滞、齿病、虫病者，均不相宜。

11. 天柱附子甘草茶（天柱经验方）

【组方】熟附子 10g，天柱红茶 3g，炙甘草 6g。

【制作】先将熟附子洗净后切片，放入砂锅中，用水先煎 10 ~ 15 分钟，再下甘草煮 10 分钟后滤过取汁，冲泡红茶即成。

【功效】益心阳，除寒湿。

【适应证】心血管疾病与血液病，如心功能不全、下肢水肿者心悸等。

【按语】熟附子，回阳救逆、补火助阳、散寒除湿。治阴盛格阳，大汗亡阳，吐痢厥逆，心腹冷痛，脾泄冷痢，脚气水肿，小儿慢惊，风寒湿痹，四肢拘挛，阳痿，宫冷，阴疽疮漏及一切沉寒痼冷之疾。《神农本草经》谓其："主风寒咳逆邪气，温中，金疮，破百坚积聚，血瘕，寒湿痿躄，拘挛膝痛，不能行步。"本方代茶常饮，不拘时服，冲饮至味淡，日服 1 剂。需注意，阴虚阳盛、真热假寒者及孕妇均禁服。

12. 天柱桂皮红茶（天柱经验方）

【组方】天柱红茶 3g，桂皮 3g，蜂蜜 30g。

【制作】将桂皮刮去表面粗皮后碾碎，放入砂锅中，用水煎 10 ~ 15 分钟后滤过取汁，冲泡红茶，再加入适量蜂蜜即成。

【功效】通血脉，暖脾胃，散风寒。

【适应证】心血管疾病。

【按语】桂皮，补元阳、暖脾胃、除积冷、通血脉，主治命门火衰，肢冷脉微，亡阳虚脱，腹痛泄泻，寒疝奔豚，腰膝冷痛，经闭癥瘕，阴疽流注，及虚阳浮越，上热下寒等。《神农本草经》谓其："主上气咳逆，结气喉痹吐吸，利关节，补中益气。"蜂蜜，补中、润燥、止痛、解毒。治肺燥咳嗽、肠燥便秘、胃脘疼痛、鼻渊、口疮、汤火烫伤等，解乌头毒。本方代茶温饮，不拘时服，冲饮至味淡，日服 1 剂。孕妇慎服。

13. 天柱银杏叶茶（天柱经验方）

【组方】银杏叶 9g，桑叶 3g，天柱花茶 3g。

【制作】将银杏叶洗净后切细，加入桑叶、天柱花茶放入杯中，用沸水冲泡，再闷半小时后即成。

【功效】益心敛肺，化湿止泻。

【适应证】冠心病心绞痛，血清胆固醇过高，痢疾，肠炎等。

【按语】根据现代报道，银杏叶水浸液可增加脑血流量，扩张冠状动脉，降低血清胆固醇；对金黄色葡萄球菌、痢疾杆菌及铜绿假单胞菌均有抑制作用。本方代茶温饮，不拘时服，冲饮至味淡。孕妇与儿童要慎用。

14. 天柱绿茶大黄汤（天柱经验方）

【组方】天柱绿茶 3g，大黄 6g，白糖 20g。

【制作】先将喷上醋的大黄片微火稍炒，然后与绿茶、白糖同置一杯中，用沸水浸泡片刻即成。

【功效】行瘀泻下，解痉止血。

【适应证】心血管病。

【按语】大黄有"将军"之称，《神农本草经》称其："味苦，寒。主下瘀血、血闭、寒热，破癥瘕积聚，留饮宿食。荡涤肠胃，推陈致新，通利水道，调中化食，安和五脏。"本品行瘀泻下、解痉止血，对心血管病有瘀血者有效。本方代茶温饮，不拘时服，冲饮至味淡。需注意的是，大黄苦寒，易伤胃气，脾胃虚弱者慎用；孕妇和经期、哺乳期妇女应忌用。

15. 天柱山楂绿茶（天柱经验方）

【组方】天柱绿茶 3g，山楂片 25g。

【制作】将山楂片与绿茶同置杯中，用沸水冲泡，加盖闷片刻即成。

【功效】消肉积，散瘀血，止痛，除腻消脂。

【适应证】心血管病。

【按语】山楂味酸、甘，性微温，入肝、脾、胃诸经，有消食积、化瘀滞之功。可助脾健胃，尤善消油腻肉食之积滞及小儿乳积。伤食一般炒焦用。《医学衷中参西录》谓之："为其味酸而微甘，能补助胃中酸汁，故能消化饮食积聚，以治肉积尤效。"食之可促进脂肪分解，使肉食易于消化；还有促进胆固醇转化、降低血脂的功能。绿茶中的咖啡因有扩张心血管、增强毛细血管灌注的功能；其所含多酚类物质还有降低血脂和血糖的作用，并能防治胆固醇升高、动脉粥样硬化、心肌梗死等冠心病、高脂血症。两者合用，可增强消肉积、散瘀血、止痛、除腻消脂的效果。本方代茶温饮，不拘时服，冲饮至味淡。中医认为"山楂只消不补"，故脾胃虚弱者不宜多食。儿童若长时间贪食山楂或山楂片、山楂糕等，对牙齿生长不利，食用后要注意及时漱口刷牙。此外，山楂有收缩子宫平滑肌的作用，孕妇不宜多吃，否则可能诱发流产。

16. 天柱川芎绿茶（天柱经验方）

【组方】川芎 6g，天柱绿茶 3g，红糖 25g。

【制作】川芎炒至微黄后研末，放入杯中，拌绿茶 3g，红糖 25g。用开水冲泡即成。

【功效】活血止痛。

【适应证】心血管病。

【按语】川芎辛温香燥，走而不守，既能行散，上行可达巅顶，又入血分，下行可达血海。其活血祛瘀作用广泛，适宜瘀血阻滞各种病证；祛风止痛效用甚佳，可治头风头痛、风湿痹痛等。昔人谓川芎为血中之气药，言其寓辛散、解郁、通达、止痛等功能。本方代茶温饮，不拘时服，冲饮至味淡。川芎辛温升散，凡阴虚阳亢及肝阳上亢者不宜应用；月经过多者、孕妇亦忌用。另外，血脂过高者可去红糖，加花生壳 50g 煎汤；痛有定处、瘀血重者可加红花 0.5g，甘草 5g 煎汤。

17. 天柱柿叶陈皮茶（天柱经验方）

【组方】天柱绿茶 3g，柿叶 10g，陈皮 3g。

【制作】柿叶洗净后切碎烘干，加入陈皮放入杯中，拌绿茶 3g，用开水冲泡即成。

【功效】降血脂，收敛止血，抗菌消炎。

【适应证】心血管病。

【按语】柿子，《分类草药性》谓其："治咳嗽气喘，消肺气胀。"柿叶有止血作用，可用于治疗咳血、便血、出血、吐血。研究发现柿叶还有降压、利水、消炎、降血脂作用，对于预防动脉粥样硬化有效。本方代茶温饮，不拘时服，可长期服用。无出血者慎用。

18. 天柱柿饼绿茶（天柱经验方）

【组方】天柱绿茶 3g，柿饼 50 ～ 100g。

中国天柱养生茶文化

【制作】柿饼加水煮汤后，冲泡绿茶即成，用时饮汤食饼。

【功效】清心凉血，活血止血。

【适应证】心血管病。

【按语】柿子有凉血止血作用。柿霜润肺，可用于咽干、口舌生疮等。柿饼和胃止血。研究发现柿子和柿叶有降压、利水、消炎、止血作用。本方日服 1 剂，饮汤食饼。若脾胃虚、内湿盛者不宜饮服。

19. 天柱莲须绿茶（天柱经验方）

【组方】天柱绿茶 3g，莲须 15g，红糖 25g。

【制作】先将莲花雄蕊晒干或烘干，然后加水煮汤，冲泡绿茶即成。

【功效】益血止血，补肾固精。

【适应证】心血管病。

【按语】莲须，《本草纲目》谓其："清心通肾，固精气，乌须发，悦颜色，益血，止血崩、吐血。"现代临床主要用于心肾不交所致的心悸、胸闷等心血管病。本方代茶温饮，不拘时常服。莲须忌与地黄、葱蒜同食。尿闭者亦不宜服用。

20. 天柱山楂益母茶（天柱经验方）

【组方】山楂 30g，益母草 10g，天柱山茶 6g。

【制作】上三味药共同洗净切细，放入壶中，以沸水浸泡 15 分钟即成。

【功效】清热化痰，活血降脂，通脉。

【适应证】冠心病，高脂血症。

【按语】中医认为山楂有消积化积、行气散瘀之功。《食鉴本草》认为其能"化血块、气块，活血"。现代药理研究证实，山楂能增强心脏的收缩力，同时扩张血管，改善心脏的血液流通和氧的补给，因此对心绞痛、心肌梗死等疾病有预防作用。其作用与洋地黄的作用类似，同时还有类似血管紧张素转换酶抑制剂（ACEI）的作用，但是没有强心苷类的副作用。益母草味辛苦，性凉，有活血、祛瘀、调经、消水之功效。故上两味合用尤其适用于冠心病、高脂血症患者。本方代茶常饮，不拘时服，冲饮至味淡。

21. 天柱高心茶（天柱经验方）

【组方】老茶树根（10年以上者）30～60g，锦鸡儿（土黄芪）30g，糯米酒少许。

【制作】前两味洗净晒干后切细，放入砂锅，加水适量，掺入糯米酒少许，煎沸30分钟，取汁即成。

【功效】强心，活血，降压。

【适应证】高血压性心脏病，冠心病并发高血压，心悸气短，失眠，水肿等。

【按语】茶树根具有强心利尿的功效。《救生苦海》曰："治口烂，茶树根煎汤代茶，不时饮。"在临床上茶树根用于风湿性、高血压性及肺源性心脏病，治疗冠心病、心律不齐等有显著疗效。方中的另一味药土黄芪具有补中益气、托疮毒、利尿的功效，可治虚劳、贫血。糯米酒甘甜芳醇，能刺激消化腺分泌，增进食欲，有助消化。糯米经过酿制，促进血液循环，活血补血，营养成分更易于被人体吸收，是补气养血之佳品。本方代茶不拘时温服，每日1剂，每晚睡前饮服可强心，活血，降压。

22. 天柱风心茶（天柱经验方）

【组方】老茶树根（10年以上者）30～60g，枫荷梨30g，万年青6g，糯米酒少许。

【制作】前三味洗净晒干后切细，放入砂锅，加水适量，掺入糯米酒少许，煎沸30分钟，取汁即成。

【功效】祛风，强心，利湿。

【适应证】风湿性心脏病所致心悸、气短、胸闷、水肿等。

【按语】方中枫荷梨可祛风湿、活血脉。治风湿痹痛，偏瘫，偏头痛，月经不调等。《江西草药》谓其："祛风利湿，调经活血。"《浙江民间常用草药》载其能"祛风除湿，舒筋活血，止痛"。而万年青在《纲目拾遗》中有云："取其四季长青，有长春之义。"其味苦、甘，性寒，有小毒，可用于风湿性心脏病、心力衰竭的治疗。老茶树根现代亦用于风湿性心脏病的治疗，并且效果显著。糯米酒有"百药之长"的美称，在本方中是很重要的"药引子"。上三药在活血通经的糯米酒的推动下，随着血液，灌溉四旁，布散全身，起到了更好的祛风、强心、利湿功效。本方代茶温饮，不拘时服用。孕妇禁服。

23. 天柱强心茶（天柱保健茶）

【组方】老茶树根 30 ~ 60g，糯米酒适量。

【制作】将老茶树根（愈老愈佳）洗净，略干后切成薄片，加水和适量米酒，置砂锅或瓦罐内文火煎熬，去渣取汁即得。

【功效】祛风胜湿，宁心安神，利尿消肿。

【适应证】风湿性心脏病所致心悸、气短、尿少、水肿、寐差等。

【按语】茶树根，临床用于风湿性、高血压性及肺源性心脏病的治疗，对改善症状有一定效果。黄酒即米酒，是以糯米、临渊酒曲、红曲等为组成，经酿造而成的发酵酒。中医在很早以前就用黄酒作为药引子，《本草纲目》记载："诸酒醇不同，唯米酒入药用。"在此方中黄酒为药引子，助老茶树根祛风胜湿、宁心安神、利尿消肿。本方每日 1 剂，代茶不拘时温服，于晚上临睡前 1 次顿服。

24. 天柱葵盘茶（天柱保健茶）

【组方】向日葵花盘 1 个。

【制作】将向日葵花盘一剪为 4 份，任取 1 块，洗净，放入砂锅中，加水适量煎沸片刻即成。

【功效】祛风湿，宁心神。

【适应证】风湿性心脏病二尖瓣狭窄，胸闷、心悸、心律不齐等。

【按语】向日葵为头状花序，生于茎的顶端，俗称花盘。向日葵花盘味甘，性寒，归肝经，清热、平肝、止痛、止血。《民间常用草药汇编》谓其："祛风、明目。治头昏，面肿，又可催生。"将向日葵花盘煎汤代茶饮，可祛风湿、宁心神。本方代茶饮，每日 2 次，每次取 1 块煎汁，不拘时温服。

25. 天柱三根茶（天柱保健茶）

【组方】老茶树根、余甘根（大戟科植物油柑的根皮）各 30g，茜草根 15g。

【制作】将上三味药洗净晒干后切细，放入砂锅，加水适量，煎沸25分钟，取汁即成。

【功效】化痰利湿，活血去瘀，行气止痛。

【适应证】冠心病及冠心病合并高血压等。

【按语】老茶树根首载于《纲目拾遗》，味苦性平。《救生苦海》说："治口烂，茶树根煎汤代茶，不时饮。"近代用以治心脏病、口疮、牛皮癣等。临床报道，用其治风湿性、高血压性、肺源性心脏病，冠心病，心律不齐等，均有一定的效果。余甘根味甘、酸，性寒，《岭南采药录》谓其能"清热解毒"。茜草根功能行血止血、通经活络。三药合用，可活血去瘀、行气止痛。本茶方每日 1 剂，不拘时饮服，每周服 6 日，连服 4 周为 1 疗程。在服用此茶期间，应停用其他药物。

26. 天柱柿叶山楂茶（出自《食疗本草学》）

【组方】柿叶 10g，山楂 12g，茶叶 3g。

【制作】柿叶、山楂洗净切细，与茶叶共置杯中，以沸水浸泡 15 分钟即可。

【功效】活血化瘀，降压降脂。

【适应证】冠心病，高脂血症和高血压等。

【按语】方中柿叶功能清热生津、凉血止血。柿叶中含有芦丁、胆碱、蛋白质、无机盐、糖等成分。而更可称道的是它所含的维生素 C 多。经常饮用柿叶茶，对稳定和降低血压，软化血管，活血和消炎均有裨益。配以活血化瘀、消食去脂之山楂，清热生津、减肥消脂的绿茶，既能清热利水、消脂化滞，又能扩张血管、活血通脉，对增加冠状动脉血流量，增加心肌供血，改善血液循环，降低血脂和降低血压有利。本方每日 1 剂，不拘时频频饮服，是心血管疾病患者的常用保健茶疗方。

27. 天柱参果茶（天柱经验方）

【组方】丹参、红果片（山楂片）各 12g，麦冬 6g。

【制作】将上药放入杯中，用沸水浸泡，闷 30 分钟后，待晾温即成。

【功效】活血化瘀。

【适应证】防治冠心病及高血压。

【按语】《神农本草经》中指出丹参"主心腹邪气，肠鸣幽幽如走水，寒热积聚，破癥除瘕，止烦满，益气"。麦冬味甘微苦，性微寒，归心、肺、胃经，具有养阴生津、润肺清心的功用。两药配以活血化瘀、消食去脂之山楂，共奏活血化瘀之功。本方代茶温饮，不拘时服用。但孕妇及无瘀血者慎用。

28. 天柱绿茶单方（出自《食疗本草》）

【组方】天柱绿茶。

【制作】将绿茶放入杯中，用沸水冲泡即成。

【功效】提神清心，清热解暑，消食化痰，去腻减肥，清心除烦，解毒醒酒，生津止渴和抗衰老。

【适应证】肥胖，高脂血症等。

【按语】绿茶味微苦，性寒，有提神清心、清热解暑、消食化痰、去腻减肥的功效。绿茶还有抗衰老、抗病毒、抗氧化、清除自由基、防治心血管疾病、美容护肤、降脂助消化等作用。绿茶之所以具有这些保健功能，主要是因为茶叶中的多酚类物质。如果冲泡温度过高或时间过久，多酚类物质就会被破坏，茶汤不但会变黄，其中的芳香物质也会挥发散失。一般来说，绿茶冲泡水温以80℃为宜，水初沸即可。冲泡时间以2～3分钟为好，最好现泡现饮。绿茶与水的比例要恰当，以1∶50为宜，常用3g茶叶冲水150ml，冲泡出来的绿茶汤浓淡适中。本茶可日常频饮，不拘时温服。绿茶不适宜于发热、肾功能不全、心血管疾病、习惯性便秘、消化道溃疡、神经衰弱、失眠患者与孕妇、哺乳期妇女、儿童饮用。

29. 天柱山楂叶（花）茶（天柱经验方）

【组方】山楂叶（花）9g，天柱山花茶3g。

【制作】山楂叶（花）洗净，切碎，晒干，放入杯中，用适量沸水冲泡片刻即成。

【功效】消食化积，活血散瘀。

【适应证】高血压，高脂血症。

【按语】山楂叶，味酸性平。治疗漆疮、溃疡不敛、高血压。本方代茶温服，每日 3 ~ 4 次，不拘时饮。

30. 天柱山楂根茶（天柱经验方）

【组方】山楂根、茶树根、荠菜花、玉米须各 10g。

【制作】先将山楂根、茶树根洗净，制成粗末，加荠菜花和切碎的玉米须后，共同放入砂锅中，加入适量水后文火慢煎，再取汁即成。

【功效】降脂，化浊，利尿。

【适应证】高脂血症和肥胖等。

【按语】《分类草药性》称，山楂根能"消中膈之气，去肉积"，茶树根、荠菜花、玉米须则有降脂化湿、利尿渗湿之功，相为配伍，功效尤显。本方有利尿、降脂作用，故用于防治动脉硬化有一定疗效。其发病原因，粥样动脉硬化多由于饮食不科学，造成血中脂质尤其是胆固醇和中性脂肪增高，形成高脂血症而引起的；促进中膜硬化的因子是吸烟和高血压；微动脉硬化主要和高血压有关。本方代茶温饮，不拘时常服。

31. 天柱决明绿茶（天柱经验方）

【组方】决明子 5 ~ 10g，绿茶 1 ~ 1.5g，冰糖 25g。

【制作】决明子 5 ~ 10g，用文火炒至鼓起，呈黄褐色。配绿茶 1 ~ 1.5g，冰糖 25g，放入杯中，一起用开水冲泡即成。

【功效】清肝明目，利水通便。

【适应证】高血压，高脂血症，大便秘结，视物模糊等。

【按语】《本草经疏》云："决明子，其味咸平，《本草别录》益以苦甘微寒而无毒。咸得水气，甘得土气，苦可泄热，平合胃气，寒能益阴泄热，足厥阴肝家正药也。亦入胆肾。肝开窍于目，瞳子神光属肾，故主青盲目淫，肤赤白膜，眼赤痛泪出。"本方代茶温饮，不拘时常服。决明子茶苦寒伤胃，因此，脾胃虚寒、气血不足者不宜服。

第六节　益精补虚强肾茶方

1. 天柱金沙腊面茶（出自《本草图经》）

【组方】海金沙 30g，腊面茶 15g，生姜 2 片，甘草 5g。

【制作】将海全沙、腊面茶两味捣研细末，备用。每次取上末 9g，与生姜、甘草一同加水煎汤即成。

【功效】清热通淋，利尿消胀。

【适应证】小便不通、脐下满闷等淋证。

【按语】海金沙性寒，味甘，归膀胱、小肠经，具有清利湿热、通淋止痛的作用，用于热淋、砂淋、血淋、膏淋、尿道涩痛。现代实验表明海金沙有消炎利胆、促进排石作用。《本草纲目》记载海金沙："治湿热肿满，小便热淋、膏淋、血淋、石淋，茎痛，解热毒气。"腊面茶产自武夷山四曲御茶园，属武夷茶，其品质独特。经有关专家验证其具有提高免疫力、抗衰老、防癌、防治心血管疾病和保护泌尿器官等作用。生姜性温，茶中放 2 片是防茶寒凉太过伤正。本方每日 2 ~ 3 次，代茶温饮，可通淋利尿、善治诸淋。阴虚内热者及热盛之病证患者忌用。

2. 天柱石韦根茶（出自《滇南本草》）

【组方】石韦根 50g。

【制作】石韦根洗净，切碎，水煎取汁。

【功效】息风，通淋。

【适应证】老年人阴虚内热炽盛所致的虚风内动，手足震颤等。

【按语】石韦根即水龙骨科植物石韦等多种同属植物的根茎。其作用与石韦相同。《滇南本草》谓其"消胸膈横气作胀，退蒸热"。每日 1 剂，代茶频服，久服必有一定效果。

3. 天柱威灵芷茶（天柱经验方）

【组方】威灵仙 6g，白芷 3g，花茶 3g。

【制作】将上三味药共同洗净切细，放入壶中，以沸水250ml浸泡片刻即成，代茶饮用，冲泡至味淡。

【功效】燥湿，化毒，祛风。

【适应证】尿路感染，腰痛。

【按语】威灵仙味辛、咸，性温。性善走，能通经络，祛风湿、止痛作用较强。风湿痹痛，肢体麻木，筋脉拘挛，关节屈伸不利者，均可应用。《广西中草药》谓其："祛风除湿，通经活络，利尿，止痛。治风湿骨痛，黄疸，浮肿，小便不利，偏头痛，跌打内伤。"

4. 天柱苁蓉杜仲茶（出自《医心方》）

【组方】肉苁蓉6g，杜仲6g，菟丝子6g，五味子3g，续断3g，天柱红茶3g。

【制作】将前四味洗净切细，放入砂锅，加水煎煮后去渣取汁，再以之冲泡红茶即成。

【功效】补肾益精。

【适应证】男子五劳七伤，阳痿不起，阴囊痒，小便淋漓，溺时赤时黄。

【按语】肉苁蓉味甘、咸，性温，归肾、大肠经，可补肾阳、益精血、润肠通便，其药用价值极高，素有"沙漠人参"的美誉，是中国所发现的60多种补益中药中被《神农本草经》列为上品的药物之一，含有大量氨基酸、维生素和无机盐等营养成分，对男性的肾、睾丸、阴茎海绵体等器官都有极大的补益作用，对阳痿、早泄的疗效更是立竿见影。杜仲补肝肾、强筋骨。菟丝子补阳益阴、固精缩尿。五味子有补肾涩精、收敛止泻功效。续断补肝肾、行血脉，有补而不滞的优点。本方代茶温饮，不拘时常服，冲饮至味淡。阴虚火旺及大便泄泻者忌服，肠胃有实热之大便秘结者亦不宜用。

5. 天柱巴戟牛膝茶（出自《千金方》）

【组方】巴戟6g，牛膝3g，天柱红茶3g。

【制作】将前两味洗净后切细，与红茶放入杯中，用300ml沸水冲泡即成。

【功效】补肾和血。

【适应证】虚羸阳痿。

【按语】巴戟即巴戟天，归肝、肾经，具补肾助阳、强筋壮骨、祛风除湿之效。现代药理研究证明，巴戟天可治虚羸阳道不举，五劳七伤百病，男子阳痿早泄，女子宫寒不孕等。《本草汇》记载："巴戟天，为肾经血分之药，盖补助元阳则胃气滋长，诸虚自退，其功可居萆薢、石斛之上。但其性多热，同黄柏、知母则强阴，同苁蓉、锁阳则助阳，贵乎用之之人用热远热，用寒远寒耳。"牛膝，也归肝、肾经，能补肝肾、强筋骨、活血通经、引火下行。本方代茶温饮，不拘时常服，冲饮至味淡。阴虚火旺者忌服。

6. 天柱石楠芽茶（出自《太平圣惠方》）

【组方】嫩石楠芽。

【制作】嫩石楠芽不拘多少蒸熟，用火焙干，炒香（如制茶叶法），碾末备用。每次 3g，放入杯中，用开水冲浸片刻即成。

【功效】祛风通络，益肾。

【适应证】阳痿，滑精，女子宫寒不孕，月经不调及因风湿引起的关节疼痛、腰背酸痛，神经性偏头痛。

【按语】石楠，又名千年红、水红树，其叶又称栾茶，可入药用。其性平味苦而辛，善治风痹，腰背酸痛，肾虚脚弱，偏头痛，风疹。《本草纲目》载其："生于石间向阳之处，故名石南。桂阳呼为风药。"《现代实用中药》谓其"治阳痿、滑精，女子腰冷不孕，月经不调等症"。《唐本草》曰："石南叶似莒草，凌冬不凋，以叶细者为良，关中者好，为疗风邪丸散之要。"开水泡代茶饮，每日 1 剂，久服有较好的治疗作用。

7. 天柱仙茅加皮茶（出自《万病回春》）

【组方】仙茅 6g，五加皮 3g，天柱红茶 3g。

【制作】将仙茅、五加皮洗净后切细，与红茶放入杯中，用 300ml 沸水冲泡即成。

【功效】补肾强筋。

【适应证】腰膝拘急、肌肤麻木、关节不利，阳痿，妇女宫寒不孕。

【按语】仙茅，味辛，性热，具温肾壮阳、祛寒除湿之功。《开宝本草》："主心腹冷气不能食，腰脚风冷挛痹不能行，丈夫虚劳，老人失溺。"《中国药典》收载的中药仙茅，具有补肾助阳、益精血、强筋骨和行血消肿的作用，主要用于肾阳不足、阳痿遗精、虚劳内伤和筋骨疼痛等病证。现代药理研究表明，仙茅能改善性功能，增强免疫作用。五加皮能祛风湿、强筋骨，可用于风湿痹痛、四肢拘挛、腰膝软弱等。本方代茶温饮，不拘时常服，冲饮至味淡。阴虚火旺者忌服。

8. 天柱金锁固精茶（出自《医方集解》）

【组方】沙苑6g，芡实3g，莲须3g，龙骨3g，牡蛎3g，天柱花茶3g。

【制作】将前四味药材洗净后，切细或打碎，放入砂锅，加水煎煮后去渣取汁，再以之冲泡花茶即成。

【功效】补肾益精，固精。

【适应证】精滑不禁，早泄，遗尿。

【按语】原方为金锁固精丸，方中沙苑蒺藜（又称沙苑子、沙苑）味甘性温，补肾固精，《本草纲目》谓其"补肾，治腰痛泄精，虚损劳气"，《本经逢原》谓其"为泄精虚劳要药，最能固精"，故为君药。芡实、莲子味甘、涩，性平，俱能益肾固精，且补脾气，莲子并能交通心肾，共为臣药。佐以龙骨，味甘、涩，性平，牡蛎味咸，性平微寒，俱能固涩止遗。莲须味甘，性平，尤为收敛固精之妙品。诸药合用，既能补肾，又能固精，实为标本兼顾，以治标为主的良方。此方能秘肾气、固精关，专为肾虚滑精者设，故美其名曰"金锁固精"。本方代茶温饮，不拘时常服，冲饮至味淡。本方所治之遗精滑泄，是由于肾虚封藏失司、精关不固所致，并不适用于肾阳虚症状较明显的患者。

9. 天柱肉苁蓉茶（天柱经验方）

【组方】肉苁蓉9g，天柱红茶3g。

【制作】将肉苁蓉洗净切细，放入砂锅，加水煎煮后去渣取汁，再以之冲泡红茶即成。

【功效】补肾益精，润燥滑肠。

【适应证】男子阳痿、遗精，女子不孕、阴冷、血崩、带下，腰膝冷痛，血枯便秘，遗尿。

【按语】肉苁蓉具补肾助阳、润肠通便之功。用于阳痿、不孕、腰膝酸软、筋骨无力、肠燥便秘等病证。现代药理研究表明，其有降低血压、抗动脉粥样硬化作用，有一定抗衰老作用，《本草拾遗》中曾记载："肉苁蓉三钱，三煎一制，热饮服之，阳物终身不衰。"但肉苁蓉极其稀有，中国也只在新疆天池峡谷中才有少量分布，产量极其稀少，当地百姓称之为"活黄金"，民间也流传着"宁要苁蓉一筐，不要金玉满床"的谚语。它与人参、鹿茸一起被列为中国三大补药。本方代茶温饮，不拘时常服，冲饮至味淡。方中肉苁蓉因能助阳，滑肠，故阴虚火旺及大便泄泻者忌服，肠胃有实热之大便秘结者亦不宜用。

10. 天柱仙茅茶（天柱经验方）

【组方】仙茅 6g，天柱红茶 3g。

【制作】将仙茅洗净后切细，与红茶放入杯中，用 250ml 沸水冲泡即成。

【功效】温肾阳，壮筋骨。

【适应证】男子阳痿精冷，小便失禁，心腹冷痛，腰腿寒痹疼痛，女子阴冷、性欲低下。

【按语】仙茅，辛香温散，降而有升，具温肾壮阳、祛寒除湿之功。《开宝本草》谓其："主心腹冷气不能食，腰脚风冷挛痹不能行，丈夫虚劳，老人失溺。"主要用于肾阳不足、阳痿遗精、虚劳内伤和筋骨疼痛等病证。现代药理研究表明仙茅具有调节免疫、抗氧化、保肝、抗高血糖、补肾壮阳及抗骨质疏松、抗炎等作用。本方代茶温饮，不拘时常服，冲饮至味淡。仙茅有小毒，药性燥热，有伤阴之弊，故阴虚火旺者忌服。

11. 天柱巴戟天茶（天柱经验方）

【组方】巴戟天 9g，枸杞子 3g，天柱红茶 3g。

【制作】将巴戟天洗净后切细，加入枸杞子与红茶放入杯中，用 300ml 沸水冲泡即成。

【功效】补肾阳，壮筋骨，祛风湿，降压。

【适应证】阳痿，少腹冷痛，小便失禁，子宫虚冷致月经不调，宫寒不孕，风湿寒痹。

【按语】巴戟天味辛、甘，性温，具有补肾助阳、强筋壮骨、祛风除湿的作用。临床可用于肾虚阳痿、遗精早泄、少腹冷痛、小便不禁、宫冷不孕、风寒湿痹、腰膝酸软等。《本草求真》记载："巴戟天，据书称为补肾要剂，能治五劳七伤，强阴益精，以其体润故耳。然气味辛温，又能祛风除湿，故凡腰膝疼痛、风气脚气水肿等症，服之更为有益。观守真地黄饮子，用此以治风邪，义实基此，未可专作补阴论也。"现代药理研究证明，巴戟天具有抗疲劳、增强免疫功能、促皮质酮分泌、降压和抗炎等作用。本方代茶温饮，不拘时常服，冲饮至味淡。阴虚火旺者忌服。

12. 天柱石楠芽茶（天柱经验方）

【组方】石楠芽 200g，天柱花茶 15g。

【制作】将上药蒸熟，火焙，炒至叶干香透。

【功效】祛风通络，温阳补肾。

【适应证】肾阳虚衰，阳痿滑精，女子腰冷不孕，月经不调等。

【按语】石楠芽，又名石南或千年红。《本草纲目》："生于石间向阳之处，故名石南。桂阳呼为风药。"常绿灌木或小乔木，叶互生，草质，矩圆形或倒卵状矩圆形，叶入药，有益肾气、治风痹之效。其芽和茶芽形似，《本草纲目》称，我国茶民在上缴的茶叶中自古就有杂以此芽之习。本方代茶温饮，不拘时常服，冲饮至味淡。

13. 天柱姜盐豆子茶（天柱经验方）

【组方】姜、盐、黄豆、芝麻、茶叶。

【制作】将清水注入瓦罐，在柴火灶的火灰中烧开，把黄豆或芝麻放在铁皮小铲上炒熟。将老姜在钵中磨成姜渣与姜汁，才可以泡茶。泡茶时，要先将茶叶放进瓦罐里泡开，然后将盐、姜渣、姜汁倒入罐内，混匀，再倒入茶杯，抓上一把炒熟的黄豆或芝麻撒在杯子里，即成。

【功效】补肾助阳，益肾养精。

【适应证】肾阴阳两虚所致的腰痛、怕冷、腿软等病症。

【按语】此药茶方是流行于湖南湘阴、汨罗地区的一种传统饮料。相传为岳飞所创，故亦名"岳飞茶"。由于此茶由姜、盐、黄豆、芝麻、茶叶、开水六物混合制成，故又名"六合茶"。此药茶中干姜有温肾助阳的功效，黄豆、芝麻有补益肾中之精的作用，盐为咸味，有引诸药物入肾的功效，合用共奏补肾助阳、益肾养精的功效。可长期代茶饮服。但高血压患者不宜多服。

14. 天柱蛇床子茶（天柱经验方）

【组方】蛇床子 100g，天柱花茶适量。

【制作】将蛇床子碾碎后，放入杯中，用沸水冲泡片刻即成。

【功效】温阳补肾，祛风燥湿。

【适应证】用于阳痿，宫冷，寒湿带下，湿痹腰痛等。

【按语】《本草经疏》云："蛇床子，味苦平；《本草别录》辛甘无毒；今详其气味，当必兼温燥，阳也。故主妇人阴中肿痛，男子阴痿湿痒，除痹气，利关节，恶疮。《本草别录》温中下气，令妇人子脏热，男子阴强，令人有子。盖以苦能除湿，温能散寒，辛能润肾，甘能益脾，故能除妇人男子一切虚寒湿所生病。寒湿既除，则病去，性能益阳，故能已疾，而又有补益也。"外治外阴湿疹，妇人阴痒，滴虫性阴道炎。本方代茶温饮，不拘时常服，冲饮至味淡。下焦有湿热，或肾阴不足、相火易动以及精关不固者忌服。

15. 天柱淫羊藿茶（天柱经验方）

【组方】淫羊藿 9g，天柱红茶 3g。

【制作】将淫羊藿洗净后切细，放入杯中，用 200ml 开水冲泡片刻即成。

【功效】补肾壮阳，祛风除湿，催淫，镇咳，祛痰，平喘，降压。

【适应证】男子阳痿不举、遗精，小便淋漓，筋脉拘挛，半身不遂，腰膝无力，风湿痹痛。

【按语】淫羊藿味辛、甘，性温。具有性激素样作用；其制剂能明显增加动物离体心脏及体内心脏的冠脉流量，又能扩张外周血管，增加肢端血流量，改善微循环；并具降压、抗菌、降血脂与降血糖及提高耐缺氧能力等药理作用。一般煎服，9 ~ 15g。具有补肾壮阳、祛风除湿的作用，用于肾阳虚衰引起的阳痿、尿频、腰膝无力、风寒湿痹或肢体麻木等。本方代茶温饮，不拘时常服，冲饮至味淡。但需注意，阴虚火旺者不宜服。

16. 天柱淫蓉茶（天柱经验方）

【组方】淫羊藿 9g，肉苁蓉 6g，天柱红茶 3g。

【制作】将前两味洗净后，放入砂锅，加水煎煮后去渣取汁，再以之冲泡红茶即成。

【功效】温肾壮阳。

【适应证】肾阳虚所致阳痿、肢冷、宫寒不孕、女子性欲低下、遗精。

【按语】中医认为肉苁蓉具有补肾益精、润肠通便的作用，用于阳痿、不孕、腰膝冷痛、筋骨无力或肠燥津枯之大便秘结者。淫羊藿补肾壮阳、祛风除湿。两药合用，温肾壮阳作用较好。本方代茶温饮，不拘时常服，冲饮至味淡。但需注意，阴虚火旺及大便泄泻、实热便秘者忌用。

17. 天柱锁阳参茶（天柱经验方）

【组方】锁阳 9g，党参 3g，山药 6g，覆盆子 6g，天柱红茶 3g。

【制作】将前四味洗净后，放入砂锅，加水煎煮后去渣取汁，再以之冲泡红茶即成。

【功效】补脾益肾。

【适应证】脾肾气虚所致阳痿、早泄、带下、遗精、遗尿、便溏等。

【按语】锁阳味甘，性温，补肾阳、益精血、润肠通便；党参性平，味甘，补中益气、健脾益肺，为最常用的补中益气药；山药味甘，性平，补脾养胃、生津益肺、补肾涩精，为平补三焦之品；覆盆子味甘、酸，性平，具有雌激素样作用，补肝肾、缩小便、助阳、固精、明目，用于治阳痿、遗精、溲数、遗溺、虚劳、目暗。诸药合用，补脾益肾。本方代茶温饮，不拘时常服，冲饮至味淡。肾虚有火、小便短涩者慎服。

18. 天柱阳起石茶（天柱经验方）

【**组方**】阳起石 10g，韭子 6g，天柱红茶 3g。

【**制作**】将阳起石置无烟炉火中煅红，取出放黄酒内淬之（每 50kg 用酒 10kg），晒干，碾细。放入砂锅，加入韭子水煎煮后去渣取汁，再以之冲泡红茶即成。

【**功效**】温补命门。

【**适应证**】男子阳痿，女子宫冷不孕，女子性欲低下。

【**按语**】阳起石味咸，性温，为硅酸盐类矿物，具有温肾壮阳之效，主治男子肾阳虚衰所致阳痿、遗精、早泄、腰膝酸软及女性宫寒不孕、带下、癥瘕、崩漏等。《医学入门》谓其："能助人阳气，主男子下虚阳衰。"本方代茶温饮，不拘时常服，冲饮至味淡。阴虚火旺者禁服；且阳起石为矿物燥烈之品，不宜久服。

19. 天柱冬虫夏草茶（天柱经验方）

【**组方**】冬虫夏草 3g，天柱红茶 3g。

【**制作**】将冬虫夏草洗净后，放入砂锅，加水煎煮后去渣取汁，再以之冲泡红茶即成。

【**功效**】补虚益精，止咳化痰。

【**适应证**】阳痿，遗精，自汗，盗汗，痰饮喘嗽，腰膝酸痛。

【**按语**】冬虫夏草出产在我国西南高寒地区，藏族同胞称之为"牙什托根布"，其名始见于吴仪洛《本草从新》（1757 年），在明、清两代笔记体小说中，更是充满了传奇性的描述："冬虫夏草，一物也。冬则为虫，夏则为草，虫形似蚕，色微黄，草形似韭，叶较细。入夏，虫以头入地，尾自成草，杂错于蔓草间，不知其为虫也；交冬，草渐萎黄，乃出地蠕蠕而动，其尾犹簌簌然带草而行。盖随气化转移，理有然者。"直到 1842

年，经过真菌学家伯克利的研究，才发现所谓"冬虫夏草"，乃是一种叫虫草菌的子囊菌寄生于蝙蝠蛾的幼虫上所形成的。中医认为其性平，味甘，具有较好的补肺益肾、止血化痰之功效。它具有扩张支气管、镇静、催眠和抗菌的药理作用，此外对实验动物的肠管、子宫的平滑肌有抑制作用。煎服，3~9g。可以本品与鸡、鸭、猪肉等同食，有补虚功效。可用于久咳虚喘、劳嗽咯血、阳痿遗精、腰膝酸痛等，还可用于病后体虚不复或自汗畏寒。本方每日1~2次，代茶温饮，冲饮至味淡。但要注意，有表邪者或表邪未尽者不宜用。

20. 天柱锁阳茶（天柱经验方）

【组方】锁阳6g，天柱红茶3g。

【制作】将锁阳洗净后切细，与红茶放入杯中，用300ml沸水冲泡即成。或将切好的锁阳放入砂锅，加水煎煮后去渣取汁，冲泡红茶。

【功效】补肾润肠。

【适应证】肾虚所致阳痿、不孕、遗精、腰膝酸软，血枯便秘。

【按语】锁阳是治疗男性不育的常用药，还有增强免疫功能的作用，有清除自由基作用，从而具有抗衰老作用。此外，还具有预防动脉硬化的作用，抗炎、抗肿瘤的作用和润肠通便的作用。本方能补肾阳、益精血、润肠通便。代茶温饮，不拘时常服，冲饮至味淡。但需注意，泄泻及阳易举而精不固者忌服。

21. 天柱锁阳龙骨茶（天柱经验方）

【组方】锁阳6g，龙骨3g，苁蓉6g，桑螵蛸3g，茯苓3g，天柱红茶3g。

【制作】将前四味药材洗净后，切细，放入砂锅，加水煎煮后去渣取汁，再以之冲泡红茶即成。

【功能】补肾壮阳，涩精。

【适应证】肾虚所致遗精、阳痿、遗尿、带下淋漓等。

【按语】锁阳能补肾阳、益精血、润肠通便；龙骨性平，味甘、涩，能镇静安神、收敛固涩、生肌敛疮；苁蓉补肾益精、润肠通便；桑螵蛸味甘、咸，性平，固精缩尿、补肾助阳；茯苓味甘、淡，性平，利水渗湿、健脾补中、宁心安神。诸药合用，补肾固涩。日常代茶温饮，不拘时常服。阴虚火旺及大便泄泻者忌用。

22. 天柱绿茶五味子汤（天柱经验方）

【组方】天柱绿茶 15g，北五味子 9g，蜂蜜 30g。

【制作】先将五味子文火炒至微焦，然后与绿茶同放入杯中，再加适量蜂蜜，用沸水冲泡片刻即成。

【功效】振奋精神，补肾益肝。

【适应证】久咳虚喘，梦遗滑精，遗尿尿频等。

【按语】李时珍在《本草纲目》中说："酸咸入肝而补肾，辛苦入心而补肺，甘入中宫益脾胃。"《本草经疏》云："五味子主益气者，肺主诸气，酸能收，正入肺补肺，故益气也。其主咳逆上气者，气虚则上壅而不归元，酸以收之，摄气归元，则咳逆上气自除矣。"本方代茶温饮，不拘时常服，冲饮至味淡。另外，夏季困乏、精神倦怠者可加党参 15g，黄芪 15g；消化不良、腹泻者可去蜂蜜，改绿茶为红茶。大便干结不宜饮用。

23. 天柱杜萸茶（出自《本草汇言》）

【组方】杜仲 6g，车前草 6g，小茴香 3g，山茱萸 6g，天柱花茶 3g。

【制作】将前四味药材洗净后，切细，放入砂锅，加水煎煮后去渣取汁，再以之冲泡花茶即成。

【功效】补肾，祛湿。

【适应证】小便余沥，阴囊湿痒。

【按语】杜仲能补益肝肾、强筋骨，为治肝肾不足、腰膝酸痛或痿软无力之要药。《药典》载其能"补肝肾，强筋骨，安胎。用于肝肾不足，腰膝酸痛，筋骨无力，头晕目眩，妊娠漏血，胎动不安"。杜仲是名贵滋补药材，其有效成分中除了含有大量已知活性的药用成分外，还含有多种营养物质，这些营养物质是杜仲保健作用的重要物质基础。车前草清热利尿、凉血解毒，主治热结膀胱，小便不利，淋浊带下等。小茴香疏肝理气、温肾祛寒，且能止痛。山茱萸补益肝肾、涩精固脱，可治遗尿、尿频等。本方代茶温饮，不拘时常服，冲饮至味淡。阴虚火旺者慎服。

24. 天柱茴苍茶（天柱经验方）

【组方】茴香 6g，苍耳子 3g，天柱花茶 3g。

【制作】将前两味药材洗净后，切细，放入砂锅，加水煎煮后去渣取汁，再以之冲泡花茶即成。

【功效】散寒消肿。

【适应证】睾丸肿痛。

【按语】茴香味辛性温，能入肾与膀胱经，暖丹田而祛冷气，善于疏肝理气、温肾祛寒而止痛；苍耳子味辛、苦，性温，能祛风止痛。本方代茶温饮，不拘时常服，冲饮至味淡。苍耳为有毒植物，以果实为最毒，使用须严格遵照医嘱，不可过量，过量易致中毒，引起呕吐、腹痛、腹泻等。血虚之头痛、痹痛忌服。

25. 天柱茴桂茶（天柱经验方）

【组方】茴香 6g，肉桂 3g，天柱花茶 3g。

【制作】将前两味药材洗净后，切细，放入砂锅，加水煎煮后去渣取汁，再以之冲泡花茶即成。

【功效】温补肝肾，散寒通经。

【适应证】寒疝腹痛，睾丸偏坠或胀痛。

【按语】茴香善于疏肝理气、温肾祛寒而止痛；肉桂，味辛、甘，性热，归肾、脾、心、肝经，能补火助阳、散寒止痛、温通经脉，香辣气厚，降而兼升，能走能守。无论寒凝气滞还是寒凝血瘀所致的痛证均可应用。另外，肉桂又称桂皮，可做香料。现代药理研究证实，肉桂含有挥发油，油中主要成分为桂皮醛（cinnamaldehyde）、少量乙酸桂皮酯（cinnamyl acetate）、桂皮酸（cinnamic acid）和肉桂醇 D_1、D_2 等。这些成分有促进唾液和胃液分泌及增进消化的作用。本方代茶温饮，不拘时常服，冲饮至味淡。阴虚火旺、里有实热、血热妄行者及孕妇忌用。

26. 天柱茴椒茶（天柱经验方）

【组方】茴香 6g，蜀椒 3g，天柱花茶 3g。

【制作】将前两味药材洗净后，切细，放入砂锅，加水煎煮后去渣取汁，再以之冲泡花茶即成。

【功效】温散寒滞止痛。

【适应证】睾丸偏坠冷痛，睾丸鞘膜积液，肾结石、肾积水出现腰冷痛者。

【按语】茴香善于疏肝理气、温肾祛寒而止痛。蜀椒即花椒别称，能温中、止痛、杀虫。据李时珍《本草纲目》记载："花椒坚齿、乌发、明目。久服，好颜色，耐老、增年、健神。"花椒位列调料"十三香"之首，是我国特有的香料，无论红烧、卤味等菜肴均可用到它。春季适度食用，有助于人体阳气的生发。同时，春季各种细菌病毒开始繁殖，是流行病的多发季节，而花椒中的挥发油可提高体内巨噬细胞的吞噬活性，进而可增强机体的免疫能力，并且花椒对白喉杆菌、肺炎双球菌、金黄色葡萄球菌和某些皮肤真菌有抑制作用。此外，南方的春季雨水较多，脾胃虚弱的人非常容易受到湿邪的困扰，导致消化不良，而花椒具有温中除湿的作用，尤其是脾胃虚寒、食欲不振的朋友更应吃点花椒。在烹调绿豆芽、白萝卜、冬瓜、莴苣、菠菜等凉性或寒性的菜肴时，最好都加点温性的花椒。但过多食用易消耗肠道水分造成便秘。本方代茶温饮，不拘时常服，冲饮至味淡。

27. 天柱菟丝子茶Ⅰ（天柱经验方）

【组方】菟丝子15g，红糖适量（30g）。

【制作】将菟丝子洗净后切细，放入杯中，加入红糖，用300ml沸水冲泡片刻即成。

【功效】补益强壮，明目。

【适应证】肾虚，男子不育症和肝肾髓虚的消渴。

【按语】《神农本草经》因菟丝子味甘性平无毒，有补益强壮作用，列之为"上品"，有云："菟丝子补不足，益气力，肥健人，久服明目。"适用于肝肾不足的腰膝筋骨酸痛、腿脚软弱无力、阳痿遗精、呓语、小产等。本方代茶温饮，不拘时常服，冲饮至味淡，久服明目轻身延年。阴虚火旺、阳强不痿及大便燥结者禁服。

28. 天柱菟丝子茶Ⅱ（天柱经验方）

【组方】菟丝子 15g，天柱红茶 3g。

【制作】用 300ml 开水冲泡上两味，或用菟丝子的煎煮液泡茶饮用。

【功效】补肝肾，益精髓，明目，降压。

【适应证】腰膝酸痛，遗精，遗尿，视力差。

【按语】菟丝子具有补肾益精、明目、止泻、固胎的作用，用于治疗腰膝酸痛，阳痿，滑精，小便频数，白带过多，肝肾不足，目暗不明，脾虚便溏或泄泻，肝肾不足之胎漏下血、胎动欲堕。常配杜仲、续断、桑寄生、阿胶、枸杞子、覆盆子、五味子等药。阴虚火旺、便结溲赤者忌用。

29. 天柱香蕉绿茶（天柱经验方）

【组方】天柱绿茶 3g，香蕉肉 200g，食盐 0.3g，蜂蜜 30g。

【制作】将香蕉肉切片，与绿茶放入杯中，加入适量盐和蜂蜜。用 250ml 沸水冲泡片刻即成。

【功效】生津利尿，消炎止血。

【适应证】阴虚所致的小便涩痛等。

【按语】从营养学角度看，香蕉是淀粉含量丰富的有益水果。而从中医学角度去分析，香蕉味甘性寒，可清热润肠，促进肠胃蠕动。根据"热者寒之"的理论，最适合燥热人士享用。痔疮出血者、因燥热而致胎动不安者，都可生吃香蕉肉。本方代茶温饮，不拘时常服，冲饮至味淡。不过，正因为香蕉性寒，体质偏于虚寒者最好避免食之。

30. 天柱通草绿茶（天柱经验方）

【组方】天柱绿茶 3g，通草 10g，小麦 30g。

【制作】将通草、小麦洗净后，放入砂锅，加水煎煮后去渣取汁，再以之冲泡绿茶即成。

【功效】利水通淋。

【适应证】淋证，小便涩痛等。

【按语】《本草纲目》记载："通草，色白而气寒，味淡而体轻，故入太阴肺经，引热下降而利小便。入阳明胃经，通气上达而下乳汁。其气寒，降也，其味淡，开也。"通草能利水通淋。本方代茶温饮，不拘时常服，冲饮至味淡。虚脱者禁用，孕妇勿服。另外，瘀血、便秘者可加当归15g，蜂蜜25g，甘草5g；血尿者可加生地黄15g，白茅根25g，墨旱莲30g。

31. 天柱杜仲茶（出自《太平圣惠方》）

【组方】杜仲9g，川芎6g，丹参3g，桂心3g，细辛1.5g，天柱花茶3g。

【制作】杜仲夏秋季采收。用前五味药的煎煮液350ml泡茶饮用，冲饮至味淡。

【功效】强肾，活血，止痛。

【适应证】突发腰痛不可忍。

【按语】杜仲能补益肝肾、强筋骨，为治肝肾不足、腰膝酸痛或痿软无力之病证的要药。《中国药典》记载其："补肝肾，强筋骨，安胎。用于肝肾不足，腰膝酸痛，筋骨无力，头晕目眩，妊娠漏血，胎动不安。"川芎辛温香燥，走而不守，为血中之气药，具辛散、解郁、通达、止痛等功能。既能行散，上行可达巅顶，又入血分，下行可达血海。活血祛瘀作用广泛，适宜瘀血阻滞各种病证；祛风止痛，效用甚佳，可治头风头痛、风湿痹痛等。丹参活血化瘀、凉血消痈、养血安神。桂心是肉桂中的一种，苦入心，辛走血，能引血化汗化脓，内托痈疽痘疮。细辛芳香气浓，性善走窜，有较好的祛风、散寒、止痛的作用。本茶阴虚阳亢及肝阳上亢者不宜应用，月经过多者、孕妇忌用。

32. 天柱杜仲五味茶（出自《箧中方》）

【组方】杜仲6g，五味子3g，天柱花茶3g。

【制作】五味子秋季采收。加入杜仲用300ml开水泡茶饮用，冲饮至味淡。

【功效】补肝益肾。

【适应证】腰痛。

【按语】杜仲用于肝肾不足，腰膝酸痛或痿软无力之病证。杜仲是名贵滋补药材，其有效成分中除了含有大量已知活性的药用成分外，还含有多种营养物质，这些营养物质是杜仲保健作用的重要物质基础。五味子味酸性温，具有补肾涩精、收敛之效。阴虚火旺者慎服此茶。

33. 天柱菟丝杜仲茶（天柱经验方）

【组方】菟丝子 9g，杜仲 6g，天柱红茶 3g。

【制作】用前两味药的煎煮液 300ml 泡茶饮用，冲饮至味淡。

【功效】补肾强筋。

【适应证】肾虚腰痛。

【按语】菟丝子味辛、甘，性平，补阳益阴、固精缩尿、明目止泻，常用于治疗腰膝酸痛；杜仲味甘，性温，具有补肝肾、强筋骨、安胎的作用，为治腰痛要药。两药合用，补肝肾、强筋骨，用于治疗肾虚所致腰痛，效果甚好。

34. 天柱独苍茶（出自《症因脉治》）

【组方】独活 6g，防风 3g，苍术 6g，细辛 1.5g，川芎 3g，天柱花茶 5g。

【制作】独活春初或秋末采挖，苍术秋季采挖。用前五味药的煎煮液 350ml 泡花茶后饮用，冲饮至味淡。

【功效】祛寒胜湿，强筋止痛。

【适应证】寒湿阻滞腰痛。

【按语】独活，味辛、苦，性温，能祛风湿、止痛、解表。用于风寒湿痹，腰膝疼痛，少阴伏风头痛，齿痛，该品辛散苦燥，气香温通，为治风湿痹痛主药，凡风寒湿邪所致之痹病，无论新久，均可应用；因其主入肾经，性善下行，尤以腰膝、腿足关节疼痛属下部寒湿者为宜。防风具祛风解表、胜湿止痛及解痉作用。苍术辛散温燥，能祛风湿，治痹病以寒湿偏胜者为宜，因其兼能发汗，故亦适用于外感表证，风寒湿邪偏盛，肢体酸痛较甚者。细辛芳香气浓，性善走窜，有较好的祛风、散寒、止痛作用。川芎辛香行散，温痛血脉，既能活血祛瘀以调经，又能行气开郁而止

中国天柱养生茶文化

痛，为血中之气药，具通达气血的功效。本茶阴虚火旺、舌红少苔者不宜应用，妇女月经过多及出血性疾病患者亦不宜应用。

35. 天柱杜仲香茶（出自《活人心镜》）

【组方】杜仲9g，木香3g，茴香3g，天柱花茶3g。

【制作】杜仲夏秋采收。加入上药用300ml开水冲泡后饮用，冲饮至味淡。

【功效】补肾强筋，理气止痛。

【适应证】腰痛。

【按语】杜仲能补益肝肾、强筋骨，为治肝肾不足、腰膝酸痛或痿软无力之要药；木香气芳香而辛散温通，长于调中宣滞、行气止痛；茴香疏肝理气、温肾祛寒，而能止痛。阴虚火旺者慎服此茶。

36. 天柱肉桂杜仲茶（天柱经验方）

【组方】肉桂3g，杜仲9g，天柱花茶3g。

【制作】肉桂立秋后刮皮备用。加入上药用300ml开水冲泡后饮用，冲饮至味淡。

【功效】温肝肾，祛寒止痛。

【适应证】真寒腰痛，阴囊缩，身战栗。

【按语】肉桂味辛、甘，性热，归肾、脾、心、肝经，具有补火助阳、散寒止痛、温通经脉之功，用于肾阳不足、命门火衰，见畏寒肢冷、腰膝软弱、阳痿、尿频，及脾肾阳衰，见脘腹冷痛、食少便溏。肉桂辛热纯阳，能温补命门之火，益阳消阴，为治下元虚冷之要药。杜仲味甘，性温，归肝、肾经，具补肝肾、强筋骨、安胎之功。阴虚火旺者慎用此茶。

37. 天柱五加皮茶（天柱经验方）

【组方】五加皮15g，大枣3枚，天柱花茶3g。

【制作】五加皮夏秋两季采收。用300ml开水冲泡后饮用，冲饮至味淡。

【功效】祛风湿，壮筋骨，活血祛瘀，抗炎，镇痛，解热。

【适应证】风湿痹痛，筋骨挛急，腰痛，阳痿，水肿，脚气，跌打损伤。

【按语】五加皮祛风湿、强筋骨，常用于风湿痹痛、四肢拘挛、腰膝软弱、小儿行迟等病证。《本草纲目》中记载其："治风湿痿痹、壮筋骨。"现代研究，本品还具有抗肿瘤、抗疲劳、降低全血黏度、防止动脉粥样硬化形成等作用。阴虚火旺者慎用。

38. 天柱茴香茶（天柱经验方）

【组方】茴香 6g，大枣 3 枚，天柱红茶 3g，糖 10g。

【制作】夏末秋初采收。用 300ml 开水泡饮，冲饮至味淡。

【功效】温肾散寒，和胃理气。

【适应证】少腹冷痛，寒疝，肾虚腰痛，胃痛，干湿脚气。

【按语】茴香，即小茴香，味辛性温，具有开胃进食、理气散寒的作用，主要用于中焦有寒，食欲减退，恶心呕吐，腹部冷痛，疝气疼痛，脾胃气滞，脘腹胀满作痛等。小茴香的主要成分是蛋白质、脂肪、膳食纤维、茴香脑、小茴香酮、茴香醛等。其香气主要来自茴香脑、茴香醛等香味物质。它是集医药、调味、食用、化妆功用于一身的多用植物。现代药理研究证明小茴香还有抗溃疡、镇痛、性激素样作用等，茴香油有不同程度的抗菌作用，能刺激胃肠神经血管，促进唾液和胃液分泌，起到增进食欲、帮助消化的作用。本茶适合脾胃虚寒者饮用。有实热、虚火者不宜服。

39. 天柱鸡血藤茶（天柱经验方）

【组方】鸡血藤 15g，大枣 3 枚，天柱花茶 3g。

【制作】上两味用 300ml 开水泡饮，冲饮至味淡。

【功效】舒筋，活血，镇静。

【适应证】腰膝酸痛，麻木瘫痪，月经不调。

【按语】鸡血藤具行血补血、舒筋活络功效，用于月经不调、经行不畅、痛经、血虚经闭，以及关节酸痛、手足麻木、肢体瘫痪、风湿痹痛等，本品味苦甘性温，既能活血，又能补血，且有舒筋活络之功。对上述病证，无论血瘀、血虚或血虚而兼有瘀滞之证者，皆可适用。《本草纲目拾遗》谓其："壮筋骨，已酸痛，和酒服……治老人气血虚弱、手足麻木、瘫痪等证；男子虚损，不能生育及遗精白浊；男子胃寒痛；妇人月经不调，赤白带下，妇女干血劳及子宫虚冷不受胎。"阴虚火旺者慎用。

40. 天柱桑寄生茶（天柱经验方）

【组方】桑寄生 20g，大枣 3 枚，天柱花茶 3g。

【制作】桑寄生冬季至次春采割。两者用 300ml 开水冲泡后饮用，冲饮至味淡。

【功效】补肝肾，强筋骨，祛风湿，通经络，活血，安胎；镇静，降血压。

【适应证】腰膝酸痛，筋骨瘦弱，风寒湿痹，胎漏，血崩，产后乳汁不下，高血压。

【按语】桑寄生能补肝肾、强筋骨、祛风湿、安胎元，用于风湿痹痛，腰膝酸软，筋骨无力，崩漏经多，妊娠漏血，胎动不安，高血压。《本草求真》："桑寄生，号为补肾补血要剂。缘肾主骨，发主血，苦入肾，肾得补则筋骨有力，不致痿痹而酸痛矣。甘补血，血得补则发受其灌荫，而不枯脱落矣。故凡内而腰痛、筋骨笃疾、胎堕，外而金疮、肌肤风湿，何一不借此以为主治乎。"桑寄生对风湿痹痛、肝肾不足、腰膝酸痛最为适宜，常与独活、牛膝等配伍应用。对老人体虚、妇女经多带下而肝肾不足，见腰膝疼痛、筋骨无力者，亦每与杜仲、续断等配伍应用。用于肝肾虚亏、冲任不固所致胎漏下血、胎动不安，常与续断、菟丝子、阿胶等配伍。此外，该品又有降压作用，近年来临床上常用于高血压。

41. 天柱牛膝茶（天柱经验方）

【组方】牛膝 9g，泽兰 6g，大枣 3 枚，天柱花茶 3g。

【制作】牛膝冬季挖根，泽兰夏季采割。用 300ml 开水冲泡后饮用，冲饮至味淡。

【功效】化瘀通痹，利水消肿。

【适应证】瘀血阻滞腰膝痛，慢性前列腺炎，输卵管积水，闭经，痛经。

【按语】牛膝活血祛瘀、补肝肾、强筋骨、利尿通淋、引血下行，主治腰膝酸痛、下肢痿软、血滞经闭、痛经、产后血瘀腹痛、癥瘕、胞衣不下、热淋、血淋、跌打损伤、痈肿恶疮、咽喉肿痛等病证。泽兰活血祛瘀、行水消肿，用于血滞经闭、经行腹痛、月经不调、腹中包块、产后瘀滞腹痛等病症。泽兰辛散温通，不寒不燥，性较温和，行而不峻，能疏肝气而通经脉，具有祛瘀散结而不伤正气的特点，故为治疗血脉瘀滞、经行不利的常用之品。孕妇及月经过多者忌用此茶。

42. 天柱核桃莱菔茶（天柱经验方）

【组方】天柱绿茶 3g，核桃仁粉 15g，莱菔子粉 3g，白糖 20g。

【制作】先将核桃仁用食油炸酥研成粉末，然后和莱菔子、茶、白糖一起用开水冲服。

【功效】补肾强腰，敛肺止喘。

【适应证】肾虚所致喘嗽、腰痛等。

【按语】《本草纲目》记述，核桃仁有"补气养血，润燥化痰，益命门，利三焦，温肺润肠，治虚寒喘咳，腰脚重疼，心腹疝痛，血痢肠风"等功效，核桃能补肾纳气平喘。日服 1 剂。发热咳嗽、大便溏薄者慎用。

43. 天柱巴戟杜仲茶（天柱经验方）

【组方】巴戟 15g，杜仲 9g，羌活 3g，大枣 3 枚，天柱红茶 3g。

【制作】上药用 300ml 开水冲泡后饮用，冲饮至味淡。

【功效】补肝肾，强筋骨，祛风湿。

【适应证】风冷腰胯疼痛，行步不得。

【按语】巴戟天味辛、甘，性微温，有补肾阳、强筋骨、祛风湿的作用。杜仲具有补肝肾、强筋骨、安胎的作用，用于肾虚腰痛、筋骨无力、妊娠漏血、胎动不安、高血压等。古人云："腰膝止痛非杜仲不除！"故为治腰痛要药。该茶巴戟天、杜仲温肾壮阳强筋骨为主，加羌活祛风胜湿，对于肝肾虚有风湿腰痛者有良效。但要注意，阴虚火旺者慎用。

44. 天柱续断茶（天柱经验方）

【组方】续断 9g，大枣 3 枚，天柱红茶 3g。

【制作】上药用 300ml 开水冲泡后饮用，冲饮至味淡。

【功效】补肝肾，续筋骨，调血脉。

【适应证】肾虚腰背酸痛、足膝无力、遗精，跌打损伤，风湿痹痛。

【按语】续断味苦、甘、辛，性微温，具有补肝肾、续筋骨、活血、安胎之作用。若治疗崩漏下血，宜炒用。治腰痛脚弱、遗精，与杜仲、牛膝同用；治崩漏经多，配伍黄芪、熟地黄、赤石脂；治胎漏下血、胎动欲堕、习惯性流产，与桑寄生、菟丝子、阿胶同用。本品能行血脉、续筋骨，而有消肿、止痛、生肌等作用，故为外科、伤科所常用。以本品配伍骨碎补、自然铜、土鳖虫、血竭等，可治跌打损伤、骨折、金疮等。

45. 天柱菟丝五味茶（天柱经验方）

【组方】菟丝子 9g，五味子 3g，天柱红茶 3g。

【制作】用前两味药的煎煮液 300ml 泡茶饮用，冲饮至味淡。

【功效】滋肝补肾。

【适应证】肝肾不足所致腰膝酸痛、头晕眼花、遗精、遗尿、失眠健忘。

【按语】菟丝子味辛、甘，性平，补阳益阴、固精缩尿、明目止泻，常用于治疗腰膝酸痛、阳痿、滑精、小便频数等。五味子味酸、甘，性温，能增强中枢神经系统的兴奋与抑制过程，并使之趋于平衡，故能提高工作效能、减轻疲劳，能调节心血管系统而改善血液循环。对呼吸有兴奋作用，又能调节胃液分泌、促进胆汁分泌，以及兴奋子宫、降低血压，并对肝细胞有一定保护作用。收敛固涩、益气生津、补肾宁心，用于久咳虚喘、梦遗滑精、遗尿尿频、久泻不止、内热消渴、心悸失眠。醋炙五味子能增强酸涩收敛作用，酒炙五味子长于补肾固精。凡表邪未解、内有实热、咳嗽初起、麻疹初发均不宜用。两药合用，滋肝补肾。

46. 天柱枸杞生地茶（天柱经验方）

【组方】枸杞 15g，生地 9g，天柱绿茶 3g，冰糖 10g。

【制作】上药用 300ml 开水冲泡后饮用，冲饮至味淡。

【功效】滋肝补肾，养阴清热。

【适应证】肝肾阴虚或体内津液不足所致腰酸痛、口渴烦热、盗汗、潮热。

【按语】枸杞能滋补肝肾、益精明目。生地，味甘、苦，性寒，清热凉血止血、养阴生津止渴。两药合用，滋肝补肾、养阴清热。外邪实热、脾虚湿滞、腹满便溏者不宜用。

47. 天柱芪麦茶（出自《千金方》）

【组方】黄芪 15g，麦门冬 6g，生地 6g，茯神 6g，瓜蒌 6g，天柱绿茶 3g。

【制作】黄芪春秋两季采挖，麦门冬夏季采挖。用前五味药的煎煮液 500ml 泡茶饮用，冲饮至味淡。

【功效】益气生津止渴。

【适应证】消渴，症见饮多、尿多。

【按语】黄芪补气升阳、益卫固表；麦门冬润肺养阴、益胃生津、清心除烦；生地清热凉血、养阴生津，用于热病伤阴，舌红口干，或口渴多饮，消渴证烦渴多饮等；茯神功效同茯苓，能利水渗湿、健脾及安神，但更偏于安神；栝蒌即瓜蒌，清肺化痰、利气宽胸、润肠通便。瓜蒌反乌头；黄芪补气升阳，易于助火，又能止汗，故凡表实邪盛、气滞湿阻、食积内停、阴虚阳亢、痈疽初起或溃后热毒尚盛等病证，均不宜用此茶。

48. 天柱消渴茶（出自《外台秘要》）

【组方】玉竹、麦门冬各 30g，黄芪、通草各 100g，茯苓、干姜、葛根、桑白皮各 50g，牛蒡根 150g，干地黄、枸杞根、银花藤、薏苡仁各 30g，菝葜 60g。

【制作】上药共制粗末，拌入白楮皮白皮根切碎后煎的浓汁中，做成茶块，每块 12g，焙干备用，每日 1～2 块，加少许食盐，沸水冲泡代茶频饮。

【功效】清热保津，益气养阴。

【适应证】消渴病多饮、多食、多尿、形体消瘦，伴面色㿠白、短气乏力、头晕耳鸣、腰膝酸软等。

【按语】《外台秘要》记载该方"治消中消渴尤验"。玉竹、麦门冬、葛根、干地黄、枸杞根具有滋养胃、肺、肾、肝之阴液亏虚之效,通草、薏苡仁、桑白皮具有利尿祛湿的作用,黄芪具益气之功。全方共奏清热保津、益气养阴的功效。阴寒内盛者不宜服用此方。

49.天柱养胃茶(出自《本草纲目》)

【组方】北沙参、麦冬、生地各 15g,玉竹 6g。

【制作】上药共制粗末,加适量冰糖,煎水代茶饮。

【功效】益胃生津。

【适应证】上消及热病伤阴烦渴等。

【按语】沙参、麦冬、生地、玉竹均有养阴生津的作用,主要用于胃阴不足所致的口干、烦渴等。李时珍对生地黄的评价是:"百日面如桃花,三年轻身不老。"《神农本草经》记载麦冬可主治:"结气,伤中伤饱,胃络脉绝,羸瘦短气。"现代研究麦冬能减轻心肌缺血、缺氧性损害,改善心脏血流动力学效应。现代研究北沙参含生物碱、挥发油等,具有降低体温、镇痛、强心等作用。玉竹具有促进实验动物抗体生成,提高巨噬细胞的吞噬百分数和吞噬指数,促进干扰素合成,抑制结核分枝杆菌生长,降血糖,降血脂,缓解动脉粥样斑块形成,使外周血管和冠状动脉扩张,延长耐缺氧时间,强心,抗氧化,抗衰老等,还有类似肾上腺皮质激素样作用。凡脾胃虚寒泄泻、胃有痰饮湿浊及暴感风寒咳嗽者均忌服此茶。

50.天柱田螺茶(天柱经验方)

【组方】田螺适量,生姜 3 片,天柱花茶 3g。

【制作】煮汤代茶饮。

【功效】清热解毒。

【适应证】消渴。

【按语】田螺常做羹汤食用,有清热解毒的作用。此方是我国传统的茶方。《本草别录》载,田螺汁"主耳热赤痛,止渴"。《本草拾遗》亦言,"生浸取汁饮之,止消渴"。脾胃虚寒者忌用此茶。

51. 天柱花粉茶（天柱经验方）

【组方】天花粉 300g，金荞麦根 120g，生甘草 30g。

【制作】将天花粉等三味药加工制成粗末，每日取 20g，用沸水冲泡，加盖闷几分钟即成。

【功效】清热，生津，止渴，补虚安神。

【适应证】主治消渴，身热，烦满，大热。

【按语】天花粉由栝楼的根制成，生津、止渴、降火、润燥、排脓、消肿，治热病口渴、消渴、黄疸、肺燥咯血、痈肿、痔瘘。《神农本草经》言其"主治消渴、身热。烦满、大热，补虚安神，镇疮伤"。《本草汇言》则视其为"治渴之要药"。每日代茶频饮，久服效果明显。脾胃虚寒、大便滑泄者忌服。

52. 天柱薄玉茶（天柱经验方）

【组方】薄茶、玉米须各 100g。

【制作】用玉米须熬煮出的汁液，加入薄茶中混合制成。

【功效】生津止渴，去脂减肥。

【适应证】糖尿病。

【按语】薄玉茶主产于江苏，是选用 30 年以上的老茶树叶加入少量中药材加工制成，是专供糖尿病患者的保健饮品。30 年以上的老茶树叶又称为"薄茶"，薄玉茶的咖啡因含量少，不会引起失眠。治糖尿病时用 1.5g 薄玉茶加 40ml 沸水，每日饮用 3 次，患者口渴症状减轻，夜间排尿次数减少，尿糖含量减少或者消失。薄玉茶治疗轻、中度糖尿病的效果很好。茶中的多酚类、酯类能促进胰岛素的合成，多糖类物质有去除血液中过多糖分的作用。水杨酸甲酯对减轻糖尿病很有疗效，维生素 C 对改善糖尿病微血管脆弱有利，氨基酸等能促进胰液分泌，有助于降低血糖。表证自汗、气虚咳喘、脾虚水肿者不宜用此茶，高血压、动脉硬化、心功能不全者应慎用。

53. 天柱蚕茧茶（天柱经验方）

【组方】蚕茧 50g，天花粉 30g。

【制作】将蚕茧剪开，去蛾蛹，加入天花粉煎水代茶饮。

【功效】凉血，止渴。

【适应证】糖尿病口渴多饮，尿频量多，尿糖检验结果持续不降。

【按语】《本草纲目》记载蚕茧："煮汁饮，止消渴，反胃。"朱丹溪言蚕茧能泻膀胱中相火，引清气上朝于口，故能止渴也。本品含有多种氨基酸。对本品过敏者不能服用。

54. 天柱番茄绿茶（天柱经验方）

【组方】天柱绿茶 6g，番茄 150g。

【制作】先将番茄用开水烫净后捣烂，加绿茶用开水泡饮。

【功效】生津止渴，健胃消食。

【适应证】口渴，食欲不振等。

【按语】鲜番茄所含的番茄素有抑制细菌的作用，所含的苹果酸、柠檬酸等有机酸和糖类，有助消化、调整胃肠功能的作用。番茄含有丰富的营养，又有多种功用，被称为神奇的菜中之果。番茄中含有果酸，能降低胆固醇的含量，对高脂血症很有益处。此茶日服 1 剂。急性肠炎、细菌性痢疾及溃疡活动期患者不宜食用。

55. 天柱皋芦叶茶（天柱经验方）

【组方】皋芦叶每日 1 把（约 60g），生姜 3 片。

【制作】洗净切碎，煎水代茶饮。

【功效】清热养阴。

【适应证】消渴，头痛，烦热。

【按语】据《本草纲目拾遗》载，皋芦叶能"止渴明目，除烦，不睡，消痰"。皋芦叶出南海诸山，叶似茗而大。南人取之当茗，极重之。《广州记》曰：新平县出皋芦。皋芦，茗之别名也，叶大而涩。"又《南越志》曰："龙川县出皋芦。叶似茗，味苦涩，土人为饮。南海谓之过罗，或曰物罗，皆夷语也。"《海药本草》云："谨按《广州记》云，出新平县。状若茶树，阔大，无毒。主烦渴热闷，下痰，通小肠淋，止头痛。彼人用代茶，故人重之如蜀地茶也。"

56. 天柱菝葜叶茶（天柱经验方）

【组方】菝葜叶 30g，玉米须 30g。

【制作】上药洗净切细，煎水代茶饮。

【功效】祛风胜湿。

【适应证】糖尿病。

【按语】菝葜叶，味甘，性温，无毒。《日华子本草》："治风肿，止痛。扑损、恶疮，以盐涂敷。"《本草图经》："酿酒，治风毒，脚弱，痹满上气。"现代临床主要用于糖尿病患者的辅助治疗。本茶不宜用于虚证患者。

57. 天柱山药茶（天柱经验方）

【组方】淮山药 50g，玉米须 30g。

【制作】上药煎水代茶饮。

【功效】补脾胃，益肺肾。

【适应证】糖尿病和老年多尿症。

【按语】山药"主伤中补虚，除寒热邪气，补中益气力，长肌肉，久服耳目聪明"。许多古典医籍都对山药做了很高的评价。在民间，山药是人所共知的滋补佳品。现代科学分析，山药的最大特点是含有大量的黏蛋白。黏蛋白是一种多糖蛋白质的混合物，对人体具有特殊的保健作用，能防止脂肪沉积在心血管上，保持血管弹性，阻止动脉粥样硬化过早发生；可减少皮下脂肪堆积；能防止结缔组织的萎缩，预防类风湿关节炎、皮痹（硬皮病）等胶原病的发生。此茶一般人群均可服用。

58. 天柱糯稻秆茶（天柱经验方）

【组方】糯稻秆 30g，玉米须 30g。

【制作】切碎炒焦，布包后用沸水冲泡代茶饮。

【功效】收敛止渴。

【适应证】糖尿病及口渴。

【按语】《滇南本草》："宽中，下气，温中，止泻，消牛马肉积宿食，小儿乳食结滞，肚腹疼痛。稻草节，走周身经络，治痰火疼痛。"本茶有收敛止渴的功效。阴邪内盛不宜服用。

59. 天柱生地二冬茶（天柱经验方）

【组方】生地 5g，麦冬 3g，天冬 3g，天柱绿茶 3g。

【制作】上药用 250ml 开水冲泡后饮用，冲饮至味淡。

【功效】清热生津。

【适应证】热病后伤津所致口烦渴、汗出和消渴。

【按语】生地具有清热凉血止血、养阴生津止渴作用。麦冬味甘、微苦，性微寒，具有强心、抗心绞痛与抗休克作用，能降血糖；此外，尚有增强免疫力、抗菌、镇咳、抗炎、抗肿瘤等药理作用。清养肺胃之阴多去心用，润阴清心多连心用，润肺养阴、益胃生津、清心除烦。用于肺阴不足、温燥伤肺所致干咳气逆、咽干鼻燥等，胃阴不足所致舌干口渴，温病邪热入营所致身热夜甚、烦躁不安，还可用于肠燥便秘。天冬，味甘、苦，性大寒，有升高外周白细胞，增强单核巨噬细胞系统吞噬功能与体液免疫，广谱抗菌，止血和抗白血病等作用。天冬酰胺有镇咳和祛痰的作用，清肺降火、养阴润燥，用于肺燥干咳、顿咳痰黏、咽干口渴、肠燥便秘。三药合用，清热生津作用甚好。但要注意，感冒风寒或有痰饮湿浊的咳嗽，以及脾胃虚寒、食少便溏者忌服。

60. 天柱花粉茶（天柱经验方）

【组方】天花粉 15g，玉米须 30g，天柱绿茶 3g。

【制作】上药用 300ml 开水冲泡后饮用。

【功效】生津止渴，降火润燥，排脓消肿。

【适应证】热病口渴，消渴，肺燥咯血，黄疸，痈疽肿毒。

【按语】天花粉为葫芦科植物栝楼的根，味甘、微苦，性微寒，能清热生津、消肿排脓，用于热病烦渴、肺热燥咳、内热消渴、疮疡肿毒等。天花粉反乌头，由于其抗早孕、致流产不可用于孕妇。

61. 天柱玄参茶（天柱经验方）

【组方】玄参 10g，天花粉 15g，天柱绿茶 3g。

【制作】上药用 300ml 开水冲泡后饮用。

【功效】滋阴降火，除烦，解毒。

【适应证】热病烦渴、便秘，自汗盗汗，咽喉肿痛，痈肿，皮肤炎症。

【按语】玄参，味苦、甘、咸，具有降血压、降血糖、抗真菌的作用，能凉血滋阴、泻火解毒，用于热病伤阴，舌绛烦渴，温毒发斑，津伤便秘，骨蒸劳咳，目赤，咽痛，瘰疬，白喉，痈肿疮毒。本品性寒而滞，脾胃虚寒，胸闷少食者不宜用；反藜芦。

62. 天柱生地石膏茶（出自《千家妙方》）

【组方】生地 30g，打碎的石膏 60g。

【制作】取生石膏 60g（打碎，布包），鲜生地 30g，加清水适量煎取汁，代茶频饮。

【功效】清热滋阴，解渴。

【适应证】糖尿病所致口渴引饮、多食善饥等。

【按语】生地入心、肝、肾经，乃滋阴益肾之品，内、外各科常用于肾阴不足、燥热偏胜之证。《圣济总录》用地黄治消渴。现代药理研究发现，地黄有明显的降血糖作用。石膏性寒，味辛、甘，具有清热泻火作用，善治气分实热、肺胃燥热之消渴，以及热病烦渴。石膏单味使用，其功用主要是清热除烦止渴，而配伍其他滋阴生津药，常可增强降血糖效果。中药方剂配伍之作用，还有待于进一步发掘。本方代茶饮，每日 1 剂。阳虚体质及脾胃有湿邪蕴滞，表现为纳少、舌苔白腻者忌服。

63. 天柱海带茶（天柱经验方）

【组方】干海带 500g。

【制作】浸泡 24 小时，切成细丝，入锅炒干，封存瓷器内备用，每次 6g，加生姜 3 片，沸水冲泡，代茶饮。

【功效】软坚化痰。

【适应证】地方性甲状腺肿的预防。

【按语】《本草纲目》谓其"治水病瘿病，功同海藻"。海带是一种营养价值很高的蔬菜，与菠菜、油菜相比，除维生素 C 外，其粗蛋白、糖、钙、铁的含量均高出几倍乃至几十倍。海带是一种含碘量很高的海藻，一般含碘 3‰ ~ 5‰，多者可达 7‰ ~ 10‰，从中提制可得碘和褐藻酸。多食海带能预防动脉硬化，降低胆固醇与脂肪的积聚。但是，食海带过多会诱发碘甲状腺功能亢进症。碘剂虽能抑制甲状腺素的释放，但不能抑制甲状腺素的合成，故本茶不能用于甲亢患者。

64. 天柱海藻茶（天柱经验方）

【组方】海藻 60g，夏枯草 15g。

【制作】海藻 60g，切碎，加适量冰糖，夏枯草煎水代茶饮。

【功效】清热消痰，软坚散结。

【适应证】单纯性甲状腺肿大的预防和治疗。

【按语】《神农本草经》记载海藻"主瘿瘤气，颈下核，破散结气"。《本草蒙筌》则谓其"消颈下瘿囊"。海藻味咸性寒，具有清热、软坚散结的功效。海藻也是印度尼西亚及其他东南亚国家的传统药材，用于退热、治咳，以及治疗气喘、痔疮、流鼻涕、肠胃不适及泌尿系统疾病等。日本人喜欢食用海藻，以加强身体抗癌、抗肿瘤的能力，且可有效改善糖尿病症状及纾解紧张压力。脾胃虚寒者忌食用。

65. 天柱麦冬地骨茶（出自《圣济总录》）

【组方】麦门冬 9g，地骨皮 6g，天柱绿茶 3g。

【制作】上药用 300ml 开水冲泡后饮用。可加冰糖。

【功效】养肺阴，清虚热。

【适应证】肺阴虚之骨蒸肺痿，见四肢烦热、咽干鼻燥、干咳气逆、不能食、口干渴等。

【按语】麦门冬，味甘、微苦，性微寒，润肺养阴、益胃生津、清心除烦。地骨皮，味甘、淡，性寒，能凉血除蒸、清肺降火，主治阴虚潮热，骨蒸盗汗，肺热咳嗽，咯血，衄血。此外，还可用于消渴尿多，还能泻肾经浮火而止虚火牙痛。两药合用，养肺阴、清虚热。外感风寒发热及脾虚便溏者不宜用。

66. 天柱浮小麦茶（出自《卫生宝鉴》）

【组方】浮小麦不拘量。

【制作】将浮小麦用文武火炒黄为度，候冷，瓷罐封贮备用。

【功效】调中去热，止虚汗。

【适应证】盗汗，自汗等。

【按语】浮小麦为禾本科植物小麦干瘪轻浮的颖果，夏至前后，成熟果实采收后，取瘪瘦轻浮与未脱净皮的麦粒，味甘、咸而性凉，归心经，有益气、除热和止汗的功效，主治凡由阳虚引起的自汗和由阴虚引起的盗汗。《本草纲目》说它能"益气除热。止自汗盗汗"，《本草汇言》言其"卓登山云，浮小麦系小麦之皮，枯浮无肉，体轻性燥，善除一切风湿在脾胃中。如湿胜多汗，以一二合炒燥煎汤饮。倘属阴阳两虚，以致自汗盗汗，非其宜也"。每日 3 次，每次取浮小麦 7.5g 或 10g，水煎汤，代茶饮服。

67. 天柱艾神茶（出自《本草纲目》）

【组方】艾叶 6g，茯神 6g，乌梅 3 枚，天柱花茶 3g。

【制作】艾叶春夏采收。用前三味药的煎煮液 300ml 泡茶饮用，冲饮至味淡。

【功效】温经，养阴敛汗。

【适应证】盗汗不止。

【按语】艾叶，温经止血、散寒止痛。可用于下焦虚寒，腹中冷痛，月经不调，经行腹痛，以及带下等。艾叶生用能温痛经脉，逐寒湿而止冷痛。茯神可宁心安神。乌梅，味酸性平，具收敛作用，既能酸涩生津，又能敛汗。外有表邪或内有实热积滞者均不宜服本茶。

68. 天柱生地茶（天柱经验方）

【组方】生地 15g，天柱绿茶 3g。

【制作】用生地的煎煮液 300ml 泡茶饮用，冲饮至味淡。

【功效】滋阴养血，降血糖，升血压，利尿，抗菌，保肝。

【适应证】阴虚发热、盗汗、口烦渴，月经不调，胎动不安，阴枯便秘，风湿性关节炎，传染性肝炎，湿疹、荨麻疹、神经性皮炎等皮肤病。

【按语】生地，味甘、苦，性寒，具有止血、降血糖、升血压、利尿和强心的药理作用，煎服或鲜品捣汁入药，能清热凉血止血、养阴生津止渴。本品性寒而滞，脾虚湿滞、腹满便溏者不宜用。

69. 天柱五味茶（天柱经验方）

【组方】五味子 6g，沙参 3g，石斛 3g，天柱绿茶 3g，可加入冰糖 10g。

【制作】上药用 300ml 开水冲泡后饮用，冲饮至味淡。

【功效】养胃益津。

【适应证】肺热阴虚之久咳，久痢伤津或热病后伤津。

【按语】五味子能收敛固涩、益气生津、补肾宁心；沙参性微寒，味甘、微苦，能清肺养阴、益胃生津，用于肺热阴虚引起的燥咳或劳嗽咯血，或热病伤津所致舌干口渴、食欲不振等；石斛，味甘，性微寒，具有解热镇痛、健胃的药理作用，入汤剂宜先煎，能益胃生津、养阴清热，用于热病伤津或胃阴不足、阴虚津亏，虚热不退。本品还有明目及强腰膝作用，三药合用，养胃益津。表邪未尽或有痰饮湿浊，以及内有实热，咳嗽初起，温热病不宜早用；湿温尚未化燥者忌服。

70. 天柱黄芪茶（天柱经验方）

【组方】黄芪 15g，大枣 3 枚，天柱花茶 3g。

【制作】黄芪春秋两季采挖。加入大枣用 300ml 开水冲泡后饮用，冲饮至味淡。

【功效】益气固表，利水消肿，托毒生肌；利尿，强壮，降血压。

【适应证】气虚自汗盗汗，血痹，水肿，痈疽不溃或溃久不敛。

【按语】黄芪，味甘性微温，归脾、肺经，能补气升阳、益卫固表、托毒生肌、利水退肿，用于治疗气虚乏力，中气下陷，久泻脱肛，便血崩漏，表虚自汗，痈疽难溃或久溃不敛，血虚萎黄，内热消渴，慢性肾炎，蛋白尿，糖尿病等，炙黄芪益气补中，生用固表托疮，现代医学研究表明，黄芪含皂苷、蔗糖、多糖、多种氨基酸、叶酸及硒、锌、铜等多种微量元素，有增强机体免疫功能、保肝、利尿、抗衰老、抗应激、降压和较广泛的抗菌作用，能消除实验性肾炎蛋白尿，增强心肌收缩力，调节血糖含量。黄芪不仅能扩张冠状动脉，改善心肌供血，提高免疫功能，而且能够延缓细胞衰老的进程。本品补气升阳，易于助火，又能止汗，故凡表实邪盛、气滞湿阻、食积内停、阴虚阳亢、痈疽初起或溃后热毒尚盛等，均不宜用。

71. 天柱毛桃干茶（天柱经验方）

【组方】毛桃干 12 枚，大枣 3 枚。

【制作】毛桃干、大枣煎水代茶饮。

【功效】收敛止汗。

【适应证】盗汗。

【按语】毛桃干，能健脾补肺、行气利湿、舒筋活络，用于脾虚水肿，食少无力，肺痨咳嗽，盗汗，带下，产后无乳，风湿痹痛，水肿，肝硬化腹水，肝炎，跌打损伤。

72. 天柱糯稻根茶（天柱经验方）

【组方】糯稻根、大枣各 50g。

【制作】上两味煎水代茶饮，连服 4～5 日。

【功效】敛阴止汗。

【适应证】自汗，盗汗。

【按语】糯稻根有一定的养胃阴、除虚热和止汗作用，用于阴虚发热，自汗盗汗，口渴咽干，对病后阴虚发热及肺痨蒸热盗汗者，尤为适宜。单用力薄，常随证配伍，如阴虚发热，口渴咽干者，配生地黄、麦冬、地骨皮之类以养阴清热；自汗盗汗者，配浮小麦、牡蛎之类以敛汗。实热所致发汗者不宜服用。

73. 天柱甘蔗叶茶（天柱经验方）

【组方】甘蔗叶 100g，大枣 3 枚。

【制作】将甘蔗叶洗净，切碎，放入砂锅中，加水煎沸 15 分钟。代茶饮用。

【功效】清热养阴，生津敛汗。

【适应证】小儿或成人盗汗。

【按语】甘蔗叶，味甘，性寒。《本草纲目》谓其："甘涩，平，无毒。"《随息居饮食谱》曰："甘蔗，榨浆名为天生复脉汤。入肺、胃经。消热，生津，下气，润燥。治热病津伤，心烦口渴，反胃呕吐，肺燥咳嗽，大便燥结。并解酒毒。"

74. 天柱固表茶（天柱经验方）

【组方】黄芪 15g，防风 6g，白术 6g，乌梅 6g。

【制作】将上述四味药同放入保温杯中，用沸水闷泡 15 分钟即可；或将药放入砂锅中，加水煎煮饮用。

【功效】益气固表，止汗，止渴。

【适应证】表虚自汗，口渴等。

【按语】本方由"玉屏风散"加乌梅变化而来。方中黄芪，性微温，味甘，内可大补脾肺之气，外可固表止汗，《本草汇言》："黄芪，补肺健脾，卫实敛汗，驱风运毒之药也……"防风，古代名"屏风"，喻御风如屏障也，为"风药中之润剂"，《药类法象》谓其："治风通用。"本方中白术健脾益气，助黄芪健脾、固表、止汗；防风外散风邪，内升清阳，黄芪得防风，则固表而不留邪，防风得黄芪，则驱邪而不伤正；再加乌梅酸以收敛，固表止汗，生津止渴。四者合用，散而不越，补而不滞，散中寓补，补中兼疏，既可用于卫气不固之自汗，还可生津止渴。本茶对于体虚多汗，易感风邪，经常感冒而又口渴的人来说，是一种较好的保健饮料，可增强抗病能力，使身体日益强壮。

75. 天柱山茱萸茶（天柱经验方）

【组方】山茱萸 9g，大枣 3 枚，天柱花茶 3g。

【制作】上药用 200ml 开水冲泡后饮用，冲饮至味淡。

【功效】补肝肾，涩精气，固虚脱。

【适应证】腰膝酸痛，眩晕，耳鸣，阳痿，遗精，遗尿。

【按语】山茱萸，性微温，味酸、涩。本品有显著的利尿、降压、抗菌及升高白细胞的药理作用，所含没食子酸及其甲酯有抗氧化作用，水煎服，6～12g。酒山茱萸可增强温补肝肾的作用，并能降低其酸性，能补肝肾、涩精、敛汗，用于头晕耳鸣、腰膝酸痛、遗精、阳痿、小便频数、月经过多、大汗虚脱、内热消渴等。素有湿热而致小便淋涩者，不宜应用。

76. 天柱浮麦麻根茶（天柱经验方）

【组方】浮小麦 30g，麻黄根 6g，大枣 3 枚。

【制作】上药共制粗末，煎水代茶饮。

【功效】止汗，实表气，固虚。

【适应证】自汗。

【按语】该方一直是补虚养心、敛汗止汗、治疗盗汗的专用茶方。《本草蒙筌》称浮小麦可"敛虚汗"，《本草纲目》则言其可"益气除热，止自汗盗汗"。麻黄根可治疗盗汗、自汗。上述两药合用，可起到补虚、敛汗的功效。实热所致汗出不宜服用。

77. 天柱小麦山药茶（天柱经验方）

【组方】浮小麦 30g，山药 30g，大枣 15g。

【制作】浮小麦用布袋包，同山药、大枣共煎成汤，去渣。代茶徐饮之。

【功效】补虚敛汗。

【适应证】自汗，盗汗，体瘦乏力，动则心慌、气短，夜寐不安，多梦。

【按语】浮小麦味甘性凉，归心经，有除虚热、止汗的功效，主治阴虚发热、盗汗、自汗。《本经逢原》载曰："浮麦，能敛盗汗，取其散皮腠之热也。"《本草纲目》谓其："止自汗盗汗，骨蒸劳热，妇人劳热。"山药，味甘而性平，具有补脾养胃、补肺益肾的功效，《本草求真》言其："本属食物，气虽温而却平，为补脾肺之阴。是以能润皮毛，长肌肉。"前者敛汗，后者补虚，有收有补。

78. 天柱五味枸杞茶（天柱经验方）

【组方】五味子、枸杞子各 6g，浮小麦 15g。

【制作】上三味沸水冲泡代茶饮。

【功效】敛肺滋肾，收汗涩精。

【适应证】自汗。

【按语】《本草通玄》称，五味子固精敛汗，枸杞滋养肝肾，是一种治本茶方。好的五味子是紫黑色，好的枸杞子是用手捏后可以马上散开。外有表邪、内有实热者不宜饮用本茶。

79. 天柱盗汗茶（天柱经验方）

【组方】稆豆衣、生黄芪、浮小麦各 9g，大枣 7 枚，生姜 3 片。

【制作】上药加水煎汤当茶饮。

【功效】益气敛汗，调和营卫。

【适应证】盗汗。

【按语】稆豆衣又名黑小豆，为豆科植物黑豆的黑色种皮，其味甘，性平，归肝、肾经，有滋阴养血、平肝益肾之功，适用于肝血不足，血虚肝旺，或阴虚阳亢所致的头痛眩晕。《本草纲目》谓稆豆衣："生用，疗痘疮目翳。嚼烂，傅小儿尿灰疮。"黄芪为补气要药，能补一身之气，兼有升阳、固表止汗等功。浮小麦有除虚热、止汗的功效。三者加大枣补气养血，调和药性。代茶饮用，每日 1 剂，分 2 次服用，可起到益气敛汗、调和营卫的作用。

80. 天柱黄芪红枣茶（天柱经验方）

【组方】黄芪皮 15g，大枣 5 枚，生姜 3 片。

【制作】上两味加水煎浓汤当茶饮。

【功效】健脾益气，调和营卫。

【适应证】自汗。

【按语】黄芪皮为中药黄芪之果皮，具有补气固表、利水退肿等功效。大枣，自古以来就被列为"五果"（桃、李、梅、杏、枣）之一，历史悠久。大枣最突出的特点是维生素含量高，有"天然维生素丸"的美誉。中药书籍《神农本草经》中也记载，大枣味甘，性温，入脾、胃经，有补中益气、养血安神、缓和药性的功能。该茶重用黄芪皮，补肺气而固表，益中气而升阳，配伍大枣补气养血，补气而无气滞之弊，养血则血旺能生气，共奏健脾益气、调和营卫之功，对肺卫不固自汗效果尤佳。代茶饮用，每日 1～2 剂，不拘时。阴虚阳亢者、湿热重者不宜饮用，由感冒引起的多汗也不适用。

81. 天柱浮麦麻根茶（天柱经验方）

【组方】浮小麦 30g，麻黄根 6g，大枣 3 枚。

【制作】上两味共为粗末，水煎取汁，代茶饮用。

【功效】补虚养心，敛汗止汗。

【适应证】盗汗。

【按语】浮小麦，归心经，有除虚热、止汗的功效，主治阴虚发热、盗汗、自汗，麻黄根敛汗固表，治阳虚自汗、阴虚盗汗。《本草纲目》云：“麻黄发汗之气，驶不能御，而根节止汗，效如影响。自汗有风湿、伤风、风温、气虚、血虚、脾虚、阴虚、胃热、痰饮、中暑、亡阳、柔痉诸症，皆可随证加而用之。”上两味药水煎调服，补虚养心、敛汗止汗。无汗而烦躁或虚脱汗出者忌用。

82. 天柱小麦稻根茶（天柱经验方）

【组方】浮小麦、糯稻米根各 30g，大枣 10 枚。

【制作】上三味水煎数沸，去渣。不拘时，代茶频饮。

【功效】补气固表。

【适应证】气虚不固所致之自汗及形寒肢冷。

【按语】糯稻米味甘、性温，入脾、胃、肺经，其含有蛋白质、脂肪、糖类、钙、磷、铁、维生素 B_1、维生素 B_2、烟酸等，营养丰富，为温补强壮食品，具有补中益气、健脾养胃、止虚汗之功效，对尿频、盗汗有较好的食疗效果。浮小麦即是小麦麸皮（小麦皮屑），味道类似于大麦茶，甘凉止渴，能消除体内虚热，养心益气，有收敛排汗功能，对于精神不振、频打呵欠，有改善的作用。此茶适用于体质容易盗汗和发热者，尤其是没有特别活动，手心也会流汗者。

83. 天柱山萸肉茶（天柱经验方）

【组方】山萸肉（山茱萸）20g，地骨皮9g，黄芪皮6g。

【制作】上三味共为粗末，置茶杯中用沸水冲泡闷15分钟，代茶饮用；也可水煎，代茶饮用。

【功效】补虚收敛止汗，清热生津，止渴。

【适应证】自汗，盗汗及消渴等。

【按语】山萸肉以补肝肾、涩精气、固虚脱见长。《医学衷中参西录》称它"大能收敛元气，振作精神，固涩滑脱……治肝虚自汗，肝虚胁疼腰疼，肝虚内风萌动。"地骨皮性寒，味甘，可凉血除蒸、清肺降火，用于阴虚潮热、骨蒸盗汗。李杲认为："治在表无定之风邪，传尸有汗之骨蒸。"此药茶中，山萸肉重用为主药，山萸肉得地骨皮之助，则滋补肝肾之功强，得黄芪之力，则大补脾肺之气而固卫表，三者合用相得益彰。每日1剂，连续饮服5日。脾胃虚寒者忌服。

第七节　疏肝息风养心安神茶方

1. 天柱郁芦茶（天柱经验方）

【组方】郁金6g，藜芦3g，天柱花茶3g。

【制作】将前两味洗净后切细，放入杯中，用300ml沸水冲泡片刻即成。

【功效】祛风除痰。

【适应证】风痰目眩头晕，四肢麻木。

【按语】郁金性寒，味辛、苦，具行气化瘀、清心解郁之功。藜芦可涌吐风痰、清热解毒、杀虫。本方代茶温饮，不拘时常服，冲饮至味淡。需注意，饮后"以浆水一碗，漱口吐涎。可以吃一点东西压一下药味"。此方气虚者不宜用。方中藜芦毒性强，内服宜慎。体弱、素有失血者及孕妇均忌服；不宜与细辛、芍药及诸参同服；服之吐不止，饭葱汤可解。

2. 天柱止逆茶（天柱保健茶）

【组方】干姜 6g，甘草 3g，天柱红茶 3g。

【制作】将前两味洗净后切细，与红茶放入杯中，用 300ml 沸水冲泡片刻即成。

【功效】温寒化浊。

【适应证】头目眩晕吐逆。

【按语】干姜具温中回阳、温肺化饮之功，能祛脾胃寒邪、助脾胃阳气，凡脾胃寒证，无论是外寒内侵之实证，还是阳气不足之虚证均适用。并且干姜能温散肺寒而化饮。甘草补脾益气、清热解毒、祛痰止咳、缓急止痛、调和诸药，用于脾胃虚弱，倦怠乏力，心悸气短，咳嗽痰多，脘腹、四肢挛急疼痛，痈肿疮毒等。本方代茶温饮，不拘时常服，冲饮至味淡。方中甘草不宜与大戟、芫花、甘遂同用；不可与鲤鱼同食，同食会中毒。阴虚内热、血热妄行者禁服此茶。

3. 天柱芝麻绿茶（天柱经验方）

【组方】天柱绿茶 3g，芝麻 6g，红糖 20g。

【制作】先将芝麻炒熟研末，与绿茶放入杯中，加入适量红糖。用 250ml 沸水冲泡片刻即成。

【功效】滋养肝肾，润五脏，抗衰老。

【适应证】身体虚弱，头晕耳鸣等。

【按语】《本草纲目》记载："胡麻取油，以白者为胜，服食以黑者为良。"芝麻主治伤中虚羸，能补五内、益气力、长肌肉、填精益髓，有较好的补益作用。本方代茶温饮，不拘时常服，冲饮至味淡。需注意，龋齿患者、脾虚腹泻或白带较多者忌服。

4. 天柱豨莶草茶（天柱经验方）

【组方】豨莶草 15g，糖适量。

【制作】将豨莶草洗净，制成粗末，放入砂锅，加入适量糖，加水煎煮后去渣取汁即成。

【功效】祛风湿，通经络，降血压。

【适应证】高血压，头昏目眩，失眠多梦等。

【按语】《本草纲目》言豨莶草味苦，性寒，有小毒，能"治热蛰烦满不能食"，及治"肝肾风气、四肢麻痹，骨痛膝弱，风湿诸疮"等。豨莶草生用味苦性寒，祛风除湿是其基本功效，作用甚显，为人所赞，又能清热化湿以治疗皮肤湿痒。蒸制则转而为温，能强健筋骨，宜于瘫痪痿痹诸病证。本品现在还用于高血压，具有降压作用。本方代茶温饮，不拘时常服，冲饮至味淡。无风湿者慎用。

5. 天柱首乌芍药茶（天柱经验方）

【组成】何首乌 15g，白芍药 6g，天柱绿茶 3g。

【制作】将何首乌、白芍药洗净后，切细，放入砂锅，加水 300ml 煎煮 5 ~ 10 分钟后去渣取汁，再以之冲泡绿茶即成。

【功能】益肝肾，养心血。

【适应证】肝肾不足、心血亏损所致虚烦不眠、心悸不宁、头晕耳鸣，高血压、脑动脉硬化属肝肾阴虚者。

【按语】何首乌味苦、甘、涩，性微温，能补肝肾、益精血、解毒润肠。白芍味苦、酸，性微寒，能养血调经，常用于月经不调、经行腹痛、崩漏等妇科疾病；能养血柔肝、缓急止痛，用于肝气不和的胁肋脘腹疼痛，或四肢拘挛作痛；能平抑肝阳，用于肝阳上亢的头痛、眩晕等。两药合用，益肝肾、养心血。本方代茶温饮，不拘时常服，冲饮至味淡。阳衰虚寒、湿盛中满及腹泻者忌用，白芍反藜芦。

6. 天柱天麻茶（天柱经验方）

【组方】天麻 6g，天柱绿茶 1g。

【制作】将天麻切成薄片，与茶叶同放杯中，用沸水冲泡，温浸 5 分钟后饮服。

【功效】平肝息风，潜阳定惊。

【适应证】头昏目眩，耳鸣口苦，惊恐，四肢麻木，手足不遂，肢体抽搐等。

【按语】天麻味甘，性平，归肝经，有息风止痉、平肝潜阳、祛风通络之功。天麻适合用于内风引起肝阳上亢所致的头晕。绿茶又称不发酵茶，它的特点是汤清叶绿，营养丰富，可以防治疾病，在这里起到辅助天麻的作用。本方代茶温饮，不拘时常服，冲饮至味淡。在未发病时，长期饮服，有较好的防治作用。凡患者见津液衰少、血虚、阴虚等，均需慎用此茶。同时天麻不可与御风草根同用，否则有令人肠结的危险。

7. 天柱奶菊茶（天柱经验方）

【组方】鲜奶1杯，杭菊20朵，白糖适量。

【制作】将鲜奶加糖煮开，加入杭菊，再煮开；将奶菊茶倒入碗内，盖上片刻，滤去菊花及渣即可。可热饮，也可晾凉后放入冰箱中作为冷饮。

【功效】清利头目。

【适应证】脑力工作者及眼力工作者。

【按语】方中鲜奶是指牛奶脱离牛体24小时之内的牛奶，否则不能称之为"鲜"奶。鲜奶可以补充蛋白质、脂肪，还可以补钙以及养脑。杭菊花（杭菊）味辛、甘、苦，性微寒，归肺、肝经。其善疏风清热、清肝泻火，兼能益阴明目，故可用治肝经风热或肝火上攻所致目赤肿痛。本方代茶饮用，不拘时常用，每日可多服。此茶对缓解脑力劳动者的疲劳有很好的效果。

8. 天柱甜菊茶（天柱经验方）

【组方】菊花50g，蜂蜜250g。

【制作】将菊花放入砂锅中，加水300ml，煎煮25分钟；稍凉后去渣取汁，加入蜂蜜，搅匀后饮用。

【功效】养肝，润肺，明目，醒脑。

【适应证】头痛，眩晕，咽喉肿痛，便秘等。

【按语】方中菊花是我国常用中药，具有疏风、清热、明目、解毒之功效，主要治疗头痛、眩晕、目赤等。现代药理研究表明，菊花具有治疗冠心病、降低血压、预防高血脂、抗菌、抗病毒、抗炎、抗衰老等多种药理活性。用菊花泡茶，气味芳香，可消暑、生津、祛风、润喉、养目、解酒。蜂蜜始载于《神农本草经》，又称"蜂糖"。《本草纲目》谓其："入药之功有五，清热也，补中也，解毒也，润燥也，止痛也……能调和百药，而与甘草同功。"在此茶中蜂蜜起到调味、滋润的作用。本方代茶温饮，不拘时常服，冲饮至味淡。两药合用能起到润肺醒脑之效，常饮使人精神愉悦，青春常驻。糖尿病患者慎用。

9. 天柱防眩晕茶（天柱经验方）

【组方】绿豆皮、扁豆皮各 10g，天柱茶叶 5g。

【制作】绿豆皮、扁豆皮上火炒黄，与茶叶放入杯中，用 350ml 沸水冲泡即成。

【功效】清热化湿。

【适应证】头晕，目眩等。

【按语】方中绿豆皮又名绿豆壳、绿豆衣，味甘，性寒。《本草纲目》谓其："解热毒，退目翳。"《随息居饮食谱》认为其能"清风热，去目翳，化斑疹，消肿胀。"扁豆皮味甘，性微温。其性味、功能、主治等和白扁豆基本相同，能健脾利水，但无壅滞之弊。由于茶叶有很多的功效，可以防治内外妇儿各科的很多病证，正如同唐代陈藏器所强调的那样，"茶为万病之药"，不但有对多科疾病的治疗效能，而且有良好的延年益寿、抗老强身的作用。本方代茶温饮，不拘时常服，能够很好地缓解头晕症状。

10. 天柱桑菊茶（天柱经验方）

【组方】桑叶、菊花、枸杞子各 10g，决明子 6g。

【制作】将上四味洗净后，切细，放入砂锅，加水煎煮 10 分钟，滤过取汁即成。

【功效】清热散风，平肝定眩。

【适应证】头目眩晕等。

【按语】桑叶又名"神仙草"，日本人称桑叶茶为长寿茶。《本草纲目》中记载为："桑箕星之精神也，蝉食之称文章，人食之老翁为小童。"中医认为其药效极其广泛，有止咳、去热、治疗头昏眼花、消除眼部疲劳、消肿、清血等功效。桑叶茶一般选用生态环境优越、无污染的优质嫩桑叶，经科学烘焙等工艺精制而成。桑叶、菊花为常用药对，均有外散风热、内清肝火之效。决明子清肝明目，枸杞子滋补肝肾。本方代茶温饮，不拘时常服，冲饮至味淡。本茶清香甘甜，鲜醇爽口，常饮此茶有利于养生保健、延年益寿、清热散风、平肝定眩。但此茶性略寒凉，肠胃不好的人不宜多饮。

11. 天柱清热养阴茶（出自《慈禧光绪医方选议》）

【组方】甘菊、霜桑叶、带心麦冬各 9g，羚羊角 1.5g，茯苓 12g，广皮（广陈皮）、炒枳壳各 4.5g，鲜芦根 2 支。

【制作】将芦根切碎，同余药共为粗末，放入砂锅，加水煎煮 10 分钟，滤过取汁即成

【功效】清肝和胃。

【适应证】肝旺胃弱所致头晕目眩、口苦咽干、目赤红肿、迎风流泪、嗳气吞酸、干呕恶心等。

【按语】方中茯苓味甘淡，性平，入心、肺、脾经，具有渗湿利水、健脾和胃、宁心安神的功效。《神农本草经》谓其："主胸胁逆气，忧恚惊邪恐悸，心下结痛，寒热烦满，咳逆，口焦舌干，利小便。"桑叶、菊花均有外散风热、内清肝火之效。广陈皮、炒枳壳理气健脾。带心麦冬益胃生津。羚羊角平肝息风、清肝明目。芦根清热泻火、生津止渴。本方代茶温饮，每日 1 剂。可清肝和胃，治肝旺胃弱引起的一系列症状。

12. 天柱清热化湿茶（出自《慈禧光绪医方选议》）

【组方】鲜芦根 90g，竹茹 4.5g，焦楂（焦山楂）、炒谷芽各 9g，橘红 2.4g，霜桑叶 6g。

【制作】将芦根切碎，同余药共为粗末，放入砂锅，加水煎煮 10 分钟，滤过取汁即成。

【功效】清利头目，调和脾胃。

【适应证】头晕目眩，食欲不振等。

【按语】方中鲜芦根味甘，性寒，归肺、胃两经，有清热生津、除烦

止呕、利尿之功；竹茹味甘微寒性润，善清热化痰而除烦；焦山楂除了有消食导滞的作用外，还善于治疗伴有积食的泻利；炒谷芽味甘性平，归脾、胃经，能消食和中、健脾开胃，和山楂同用功效更佳；橘红为芸香科植物橘及其栽培变种的干燥外层果皮，功能主要为散寒燥湿、理气化痰。《本草汇言》有记载："橘皮，理气散寒，宽中行滞，健运肠胃，畅利脏腑，为脾胃之圣药也。"李东垣认为："治病以调气为先，如欲调气健脾者，橘皮之功居其首焉。"霜桑叶具有疏散风热、平肝明目功效。本方代茶温饮，每日 1 剂。但脾胃虚寒者要慎用。

13. 天柱僵蚕葱白茶（出自《太平圣惠方》）

【组方】白僵蚕不拘量，葱白 6g，天柱茶叶（以绿茶为佳）3g。

【制作】将白僵蚕焙后研成细末，备用。每次取上末 3g，与适量葱白和茶叶共置杯中，用沸水冲泡片刻即成。

【功效】祛风止痛。

【适应证】偏正头痛，头痛绵绵久年未愈者，及中风口噤，小儿惊痫夜啼等。

【按语】白僵蚕为蚕蛾科昆虫蚕蛾的幼虫感染白僵菌而僵死的干燥全虫，微有腐臭气，味微咸，以条直肥壮、质坚、色白、断面光者为佳，能祛风解痉、化痰散结。《本草纲目》记载其："散风痰结核，瘰疬，头风，风虫齿痛，皮肤风疮，丹毒作痒，痰疟症结，妇人乳汁不通，崩中下血，小儿疳蚀鳞体，一切金疮，疔肿风痔。"葱白性温味辛，功能发散风寒、助阳化气。再配以清热降火、清利头目的绿茶，共奏祛风止痛之功。每日 1～2 次。无外邪为病者忌用此茶。

14. 天柱将军茶（出自《本草纲目》）

【组方】大黄、茶叶、黄酒各适量。

【制作】将大黄用黄酒炒 3 次，研细末，晒干后，瓷罐封贮，备用。每次取大黄末 3g，用茶叶 3g，以沸水冲泡片刻即成。

【功效】清热平厥，泻火止痛。

【适应证】热厥头痛。

【按语】大黄味苦性寒，有攻积滞、清湿热、泻火、凉血、解毒等功效，为常用泻下类中药，因其药性峻利，能推陈致新，好比能平定祸乱、安内攘外的一员虎将，故有"将军"之名号。其中茶叶作为调味辅助，还能够增强人体的免疫力。黄酒是中国的民族特产，又称绍酒。黄酒含有丰富的营养，有"液体蛋糕"之称。温饮黄酒可帮助血液循环，促进新陈代谢，具有补血养颜、活血祛寒、通经活络的作用，能有效抵御寒冷刺激，预防感冒。在此黄酒作为药引。本方代茶温饮，每日饮服1～2次，对治疗热厥引起的头痛有很好的效果。饮用此茶宜病除即止，以防久服伤正。

15. 天柱香附川芎茶（出自《澹寮方》）

【组方】香附子120g，川芎60g，腊茶适量。

【制作】前两味焙干，研细末，拌匀备用。每日2次，每次取上末3g，与腊茶3g共置杯中，用沸水冲泡片刻即成。

【功效】祛风理气，活血止痛。

【适应证】偏正头痛连及目痛，或高血压头痛等。

【按语】此方中香附，性平，味辛微苦甘，具有理气解郁、调经止痛的功效。《本草正义》说它"最能调气""专治气结为病"；《本草述》认为它"于血中行气，则血以和而生，血以和生，则气有所依而健运不穷"。据现代药理研究，香附有镇痛、抗菌等作用。配伍能行气解郁、活血止痛的川芎，长于降火除烦、开郁行气的茶叶，合理气、祛风、活血、止痛为一体。本方代茶温饮，不拘时常服，冲饮至味淡。但需注意，阴虚阳亢及肝阳上亢者不宜应用，月经过多者、孕妇忌用。

16. 天柱菊花疏风茶（出自《医部全录》）

【组方】甘菊花、川芎、荆芥穗、羌活、白芷、甘草各50g，防风36g，细辛25g，蝉壳、薄荷、白僵蚕各12g。

【制作】以上十一味药拌匀，碎成细末，收藏瓷瓶内备用。

【功效】疏风解表，通窍止痛。

【适应证】各种感冒所致的头痛鼻塞等。

【按语】菊花种类繁多，甘菊花最宜泡饮。本散即取其配以疏风解表的荆芥穗、川芎、羌活、白芷、甘草、防风、细辛、蝉壳（蝉蜕）、薄荷、僵蚕，使之具有较强的疏风解表、清利头目、通窍止痛的作用。每次10g，饭后用茶水调服，每日2次，效果甚佳。

17. 天柱元寸芽茶（出自《医部全录》）

【组方】麝香2分，茶芽30g，川芎、细辛、荆芥、川乌、甘草各15g。

【制作】以上七味同碾成细末状，每次服用时取15g，加水1碗，煎沸5～10分钟，过滤去渣当茶饮。

【功效】活血，通窍，止痛。

【适应证】瘀血阻于脑络所致的顽固性头痛。

【按语】据《医部全录》记载："麝香茶芽散，治诸般头痛，百药不效者。"方中麝香活血通窍止痛，茶芽清利头目，川芎、细辛、荆芥辛温走窜上行，通行头目诸经，川乌散寒止痛，甘草调和诸药，故能治疗瘀血阻于脑络所致的顽固性头痛。热性痛者忌服。

18. 天柱菊花茶（出自《调鼎集》）

【组方】菊花适量。

【制作】秋季采摘紫背单瓣菊花，阴干，收藏备用。

【功效】疏风散热，清利头目。

【适应证】风热头痛或疮疡肿毒。

【按语】菊花为人们喜爱的盆景花卉，同时又是一味良好的中药。"菊花，八九月有，霜后渐干而不落。杭州城头所产紫背单瓣者，曰'茶菊'，贡物也，不可多得。"这种菊花习惯上被称为杭菊，是菊花中的上品，其味甘，性凉，气清香。每日饭后以此花3g，开水冲泡代茶服，有清利头目、消食利肝的作用。若是治疗风热头痛或疮疡肿毒者，则用量约15g。

19. 天柱细辛茶（天柱经验方）

【组方】柴胡6g，细辛1.5g，天柱绿茶3g。

【制作】前两味洗净后切细，与绿茶放入杯中，用300ml沸水冲泡即成。

【功效】疏肝，祛风，止痛。

【适应证】气瘀凝阻或头部内伤所致头痛。

【按语】柴胡味苦、辛，性微寒，具和解退热、疏肝解郁、升举阳气之功；细辛具有祛风散寒、通窍止痛、温肺化饮的功效。本方代茶温饮，不拘时常服，冲饮至味淡。方中细辛有小毒，故临床用量不宜过大；气虚多汗、血虚头痛、阴虚咳嗽等忌服本茶。

20. 天柱棕榈茶（天柱经验方）

【组方】鲜棕榈叶 30g，槐花 10g，天柱花茶 3g。

【制作】将鲜棕榈叶、槐花洗净，制成粗末，放入砂锅，加水煎煮后去渣取汁即成。

【功效】清肝，凉血。

【适应证】防治高血压头痛。

【按语】鲜棕榈叶，《现代实用中药》记载："用于高血压症，有预防脑溢血之功。"槐花味苦，性微寒，归肝、大肠经，入血敛降，体轻微散。具有凉血止血、清肝泻火的功效，主治肠风便血、痔血、血痢、尿血、血淋、崩漏、吐血、衄血、肝火头痛、目赤肿痛、喉痹、失音、痈疽疮疡。上两种药配伍，可起到清肝凉血的功效。本方代茶温饮，不拘时常服，冲饮至味淡。脾胃虚寒及阴虚发热而无实火者慎服。

21. 天柱粉葛茶（天柱经验方）

【组方】葛根 30g，天柱花茶 3g。

【制作】葛根洗净切薄片，放入砂锅，加水煎煮后去渣取汁即成。

【功效】升阳解肌，除烦止渴。

【适应证】防治高血压头痛。

【按语】葛根轻清升散，药性升发，升举阳气，鼓舞机体正气上升，津液布行，老少皆宜，特别适用于高血压、高脂血症、高血糖及偏头痛患者，更年期妇女，易上火人群，常吸烟饮酒者及女性滋容养颜、中老年人日常饮食调理等。本方代茶温饮，不拘时常服，冲饮至味淡。

22. 天柱升麻茶（天柱经验方）

【组方】升麻 18g，生地 15g，雨前茶 12g，黄芩、黄连各 3g，柴胡 9g，白芷 6g。

【制作】上述药洗净，切细，与茶叶一起放入砂锅，加水煎煮后去渣取汁即成。

【功效】滋阴，清热，泻火。

【适应证】偏正头痛。

【按语】方中升麻味辛、微甘，性微寒，可发表透疹、清热解毒、升举阳气，常用于风热头痛、齿痛等的治疗。生地黄味甘，性寒，有养阴生津之效。雨前，即谷雨前，4 月 5 日以后至 4 月 20 日左右采制，用细嫩芽尖制成的茶叶称"雨前茶"。黄芩、黄连皆苦寒，分别清泄上焦、中焦的实热。柴胡味苦，性微寒，为少阳经引经药，可疏散退热、升阳舒肝。白芷味辛，性温，为阳明经引经药，有祛风散寒、通窍止痛、消肿排脓、燥湿止带之效。本方代茶温饮，每日 1 剂。但需注意，阴虚阳浮，喘满气逆及麻疹已透之证忌服，服用过量可产生头晕、震颤、四肢拘挛等。

23. 天柱都梁茶（天柱经验方）

【组方】白芷 10g，白糖少许。

【制作】将白芷洗净，切细，放入砂锅，加水煎煮后去渣取汁，调入白糖即成。

【功效】祛风湿，止头痛。

【适应证】风湿头痛，症见头痛如裹，肢体倦重，胸闷食少，阴湿天气尤甚，小溲不利，或大便溏，苔白腻，脉濡。

【按语】方中白芷归肺、脾胃经，为阳明经引经药，可祛风散寒、通窍止痛。《本草求真》谓其："通窍行表，为足阳明经祛风散寒主药，故能治阳明一切头面诸疾，如头目昏痛，眉棱骨痛。"白糖在此方中主要用于调味，适宜肺虚咳嗽、口干燥渴、醉酒者以及低血糖患者。本方代茶温饮，不拘时常服，冲饮至味淡。糖尿病患者不能食糖，痰湿偏重者、肥胖患者忌食。

24. 天柱夏荷茶（天柱保健茶）

【组方】夏枯草 10g，荷叶 15g（或新鲜荷叶半张）。

【制作】将夏枯草和荷叶洗净，切细，放入砂锅，加水煎煮后去渣取汁即成。

【功效】滋肾平肝。

【适应证】肝肾阴虚风火上扰。平素常头痛目眩，或头晕耳鸣，突然发生口眼歪斜，舌强言謇，手足重滞，半身不遂，舌质红，苔黄，脉弦滑数。

【按语】《本草逢原》指出夏枯草"辛能散结，苦能除热，而瘰结瘿气散矣。夏季煎汤代茶，用以解暑甚妙。白毛者，性寒味苦，专清肝火"。散结、除热、解暑、清肝是夏枯草功效的概括。全草含三萜皂苷，实验发现，夏枯草煎液给狗灌胃，有明显的降压作用，对肾性高血压的降压作用更为明显。此外，它还有抗菌作用。荷叶功能升清降浊、解暑。由于夏枯草主降，荷叶主升，两味合用，则肝火得降，清阳能升，对于风火上扰、肝阳上亢所致的头晕、目眩、目亦畏光等，用之甚宜。本方代茶温饮，不拘时常服，冲饮至味淡。

25. 天柱五丹茶（天柱经验方）

【组方】丹参 6g，五味子 3g，天柱花茶 3g。

【制作】将丹参、五味子洗净，切细，放入砂锅，加水煎煮后去渣取汁，再用此汁冲泡花茶即成。

【功效】和血，养心，安神。

【适应证】神经衰弱。

【按语】丹参有活血祛瘀、凉血消痈、养血安神的功效。现代医学研究表明，丹参能扩张冠状动脉，增加冠脉流量，改善心肌缺血、心肌梗死和心脏功能，调节心律，并能扩张外周血管，改善微循环；能提高机体耐缺氧能力；有抗凝血，促进纤溶，抑制血小板凝聚，抑制血栓形成的作用；能降低血脂，抑制冠脉粥样硬化形成。五味子宁心安神，用于心悸、失眠、多梦等。五味子含有丰富的有机酸、维生素、类黄酮、植物固醇及有强效复原作用的木酚素（如五味子醇甲、五味子乙素或五味子脂素），它也是兼具益气、生精、安神三大补益作用的少数药材之一，能益气强肝、增进细胞排除废物的效率、供应更多氧气、营造和运用能量、提高记忆力及性持久力。本方代茶温饮，不拘时常服，冲饮至味淡。方中丹参反藜芦，孕妇慎用。五味子酸涩收敛，凡表邪未解、内有实热、咳嗽初起、麻疹初发均不宜用。

26. 天柱蜂蜜茶（天柱经验方）

【组方】绿茶 1g，鸡蛋 1 ~ 2 只，蜂蜜 25g。

【制作】将绿茶与鸡蛋共放入砂锅中，加入适量蜂蜜，加水煎煮片刻即成。

【功效】健脾扶肝，利尿解毒。

【适应证】神经衰弱。

【按语】绿茶，能清心除烦、解毒醒酒、生津止渴、降火明目。鸡蛋，能健脑益智、保护肝脏。加入蜂蜜，能健脾解毒。本方早餐后食用，日服 1 剂，饮汤食蛋，45 日为 1 疗程。另外，肺结核患者可加百合 15g。

27. 天柱小麦建莲茶（天柱经验方）

【组方】浮小麦 60g，大枣 15g，莲子 20g，生甘草 6g，天柱绿茶 3g。

【制作】将前四味洗净，放入砂锅，加水煎煮至浮小麦熟，之后滤过取汁，冲泡绿茶即成。

【功效】养心安神，健脾，止汗。

【适应证】癔症。

【按语】本方是由张仲景治疗脏躁的著名方剂甘麦大枣汤加莲子、绿茶而成。清代徐彬在《金匮要略论注》中云：“小麦能和肝阴之客热，而养心液，且有消烦利溲止汗之功，故以为君；甘草泻心火而和胃，故以为臣；大枣调胃，而利其上壅之燥，故以为佐。盖病本于血，必为血主，肝之子也，心火泻而土气和，则胃气下达。肺脏润，肝气调，燥止而病自除也。补脾气者，火为土之母，心得所养，则火能生土也。”再配以莲子的养心安神、补脾益肾，借以绿茶的馨香宣散，共奏养心安神、健脾、止汗之功。本方代茶温饮，日服1剂。但是不宜用于痰湿内盛者。另外，干咳、咽干口燥者可改方为浮小麦25g，冰糖25g，甘草10g；贫血、心悸者可去甘草，改用蜜炙甘草9g；胃有振水音、尿少、便溏者可去浮小麦，改用茯苓打粉15g；水肿者可去浮小麦，甘草改用薏苡仁30g，茯苓皮25g；再生障碍性贫血者可加枸杞子15g。

28. 天柱莲子茶（天柱经验方）

【组方】天柱绿茶3g，莲子30g（或用怀山药代）。

【制作】将莲子洗净，放入砂锅，加水煎汤，之后滤过取汁，冲泡绿茶即成。

【功效】健脾止泻，滋养强壮。

【适应证】心烦失眠等病。

【按语】莲子，《本草纲目》谓其："交心肾，厚肠胃，固精气，强筋骨，补虚损，利耳目，除寒湿，止脾泄久痢，赤白浊，女人带下崩中诸血病。"古人说，吃莲子能返老还童、长生不老。这一点固不可信，但关于其在养心安神、健脑益智、消除疲劳等方面的药用价值，历代医药典籍多有记载。现代药理研究也证实，莲子有镇静、强心、抗衰老等多种作用。本方代茶温服，日服1剂。实热积滞或大便秘结者不宜内服。另外，食欲不振、心悸者加炙甘草5g；慢性气管炎、大便溏烂者可加炒薏苡仁9～15g。

29. 天柱白梅茶（天柱经验方）

【组方】天柱绿茶3g，白梅花6g，蜂蜜20g，大枣15g。

【制作】先将大枣剖开，放入砂锅，加水煎汤后滤过取汁，再用汤冲泡绿茶、白梅花，加入适量蜂蜜即成。

【功效】疏肝和胃，理气止痛，止血。

【适应证】癔症。

【按语】白梅花为花类药物，能疏肝和胃，理气止痛，止血，对肝气郁结所致的兴趣减少、胁肋作痛、不欲饮食、癔症有效。《百草镜》云：

"梅花开胃散郁。煮粥食，助清阳之气上升。"大枣具有补虚益气、养血安神、健脾和胃等功效，是脾胃虚弱、气血不足、倦怠无力、失眠等病证患者良好的保健营养品。本方代茶温服，日服 1 剂，一般人群均可服用。若缺白梅花，可改用白茅花或山茶花。

30. 天柱合欢茶（天柱经验方）

【组方】天柱绿茶 3g，合欢花 15g，大枣 30g。

【制作】先将大枣剖开，放入砂锅，加水煎汤后滤过取汁，再用汤冲泡绿茶、合欢花即成。服 10 剂后合欢花改为百合花 15g，以后依此交替续服。

【功效】理气解郁。

【适应证】抑郁症。

【按语】合欢花具有安神解郁功效，适用于愤怒忧郁、虚烦不安、健忘失眠等。合欢花有似含羞的少女绽开的红唇，又如腼腆少女羞出之红晕，令人悦目心动，烦怒顿消。时人赞曰："叶似含羞草，花如锦绣团。见之烦恼无，闻之沁心脾。"大枣具有补虚益气、养血安神、健脾和胃等功效。本方代茶温服，日服 1 剂，一般人群均可服用。但须注意，孕妇禁用。

31. 天柱代代花茶（天柱经验方）

【组方】天柱绿茶 3g，代代花 6g，炙甘草 3g。

【制作】先将炙甘草洗净切细，放入砂锅，加水煎汤后滤过取汁，再用汤冲泡绿茶、代代花即成。

【功效】疏肝和胃，理气止痛，镇定心情，解除紧张不安。

【适应证】心情紧张。

【按语】代代花略微有点苦，但香气浓郁，闻之令人忘倦。可镇定心情，解除紧张不安，还有助于缓解压力所导致的腹泻，能清血、促进循环。《浙江中药手册》谓其："调气疏肝。治胸膈及脘腹痞痛。"炙甘草可补脾和胃，亦可缓急止痛。本方代茶温服，日服 1 剂。方中炙甘草不宜与大戟、芫花、甘遂同用，本方孕妇禁用。

32. 天柱安神茶（天柱经验方）

【组方】煅龙齿 9g，石菖蒲 3g。

【制作】取刷净的龙齿，在无烟的炉火上或入坩埚内煅红透，取出，放凉。石菖蒲，天南星科植物石菖蒲的根茎。秋季采挖，除去茎叶及须根，洗净，或切成 10cm 左右的小段，晒干。将两者放入砂锅，加水煎煮后去渣取汁即成。

【功效】镇惊安神。

【适应证】记忆力减退，失眠多梦，心悸怔忡，睡卧不宁，头昏目眩等。

【按语】煅龙齿，镇惊安神、除烦热，治惊痫癫狂、烦热不安、失眠多梦。《神农本草经》谓其："主小儿大人惊痫，癫疾狂走，心下结气，不能喘息，诸痉。"石菖蒲，开窍豁痰、理气活血、散风去湿，治癫痫、痰厥、热病神昏、健忘、气闭耳聋、心胸烦闷、胃痛、腹痛、风寒湿痹、痈疽肿毒、跌打损伤。《神农本草经》谓其："主风寒湿痹，咳逆上气，开心孔，补五脏，通九窍，明耳目，出音声。"本方代茶温饮，不拘时常服，冲饮至味淡。阴虚阳亢、烦躁汗多、咳嗽、吐血、精滑者慎服。

33. 天柱合欢红茶（天柱经验方）

【组方】天柱红茶 3g，合欢皮 15g，红糖 20g，甘草 3g，芡实 20g。

【制作】将合欢皮、甘草、芡实洗净，放入砂锅，加水 1000ml，煮沸 10 分钟后去渣取汁，加入红茶，煎煮至药汁剩一半，加入红糖即成。

【功效】兴奋解郁，活血利尿。

【适应证】忧郁症，用于情绪低落、思虑迟钝、精神衰颓者。

【按语】合欢皮味甘，性平，入心、肝二经，能解郁、活血、宁心。《神农本草经》谓其："主安五脏，和心志，令人欢乐无忧。"《日华子本草》记载其："煎膏，消痈肿并续筋骨。"芡实，固肾涩精、补脾止泄，治遗精、淋浊、带下、小便不禁、大便泄泻。《神农本草经》谓其："主湿痹腰脊膝痛，补中除暴疾，益精气，强志，令耳目聪明。"本方代茶温服，日服 1 剂。外感未愈者不宜饮用。

34. 天柱茉莉香茶（天柱经验方）

【组方】茉莉花 6g，木香 3g，天柱花茶 3g。

【制作】用开水冲泡后饮用。

【功效】理气开郁，和中辟秽。

【适应证】肝气郁滞诸病证。

【按语】茉莉花味辛、甘，性平，能清热解毒、利湿、理气和中、开郁辟秽，主治下痢腹痛、目赤肿痛、疮疡肿毒等病证。茉莉花还可提取茉莉花油，油中主要成分为苯甲醇及其酯类、茉莉花素、芳樟醇等，具有行气止痛、解郁散结的作用，可缓解胸腹胀痛、下痢里急后重等症状，为止痛之食疗佳品；对多种细菌有抑制作用，内服外用，可治疗目赤、疮疡、皮肤溃烂等炎性疾患。茉莉花多用于泡茶，在中国的花茶里，有"可闻春天的气味"之美誉，是春季茶饮之上品。常饮茉莉花，有清肝明目、生津止渴、祛痰治痢、通便利水、祛风解表、疗瘘、坚齿、益气力、降血压、强心、防龋、防辐射损伤、抗癌、抗衰老之功效，使人延年益寿、身心健康。木香味辛、苦，性温，行气止痛、理气疏肝、健脾消滞。两者合用能理气开郁、和中辟秽。此茶阴虚津液不足、火热内盛、燥结便秘者慎食。

35. 天柱郁金茶（天柱经验方）

【组方】郁金 6g，细辛 1.5g，干姜 3g，天柱红茶 3g。

【制作】郁金多于冬季或早春挖取块根，洗净后煮熟晒干。细辛 9 月中旬挖出全部根系，去泥土阴干备用。干姜秋季或初冬采挖。该茶用 300ml 开水冲泡后饮用，冲饮至味淡。

【功效】温阳解郁。

【适应证】厥逆不振，肢冷，胁肋苦闷。

【按语】郁金活血止痛、行气解郁、凉血清心。细辛能解表散寒、祛风止痛、温肺化饮、通窍。干姜具有温中回阳、温肺化饮的作用。姜有生姜与干姜的区别：生姜性温，以温胃为主，有止呕良效，人称"呕家圣药"，兼具温肺之功。生姜虽温但不燥，不会引起咽喉疼痛，安全性相当高。而干姜则味辛，性热，归脾、胃、肾、心、肺经，其热气能行五脏，不可多用、滥用。该茶孕妇慎用。

36. 天柱金风茶（天柱经验方）

【组方】郁金6g，猪牙皂角1.5g，防风3g，川芎3g，蜈蚣1条，天柱花茶3g。

【制作】蜈蚣，捕捉晒干备用。用郁金、猪牙皂角、防风、川芎、蜈蚣的煎煮液350ml，冲泡花茶饮用。

【功效】疏肝解郁，祛风开窍。

【适应证】癫痫。

【按语】郁金具活血止痛、行气解郁、凉血清心之功。《神农本草经》记载：猪牙皂"主风痹死肌，邪气，风头泪出，利九窍。通窍，涤痰，搜风，杀虫"。可治中风口噤、头风、风痫、喉痹、痰喘、痞满积滞、关格不通、痈肿、疥癞、癣疾、头疮等。防风，祛风解表、胜湿止痛、止痉定搐。川芎能活血祛瘀、行气开郁、祛风止痛。蜈蚣具息风止痉、解毒散结、通络止痛之功。蜈蚣有毒，用量不可过大。此茶孕妇忌服。

37. 天柱枸杞龙眼茶（出自《摄生秘方》）

【组方】枸杞6g，龙眼肉6g，天柱绿茶3g。

【制作】将前两味洗净，放入砂锅，加水煎汤，之后滤过取汁，冲泡绿茶即成。

【功能】滋肾补心，安神。

【用途】阴血不足所致心悸、失眠、多梦等。

【按语】枸杞味甘，性平，能滋补肝肾、益精明目。龙眼肉性温，味甘，具有抑菌作用、抗衰老作用，以及提高耐缺氧时间和耐高温、耐低温能力的药理作用。能补益心脾、养血安神，用于气血不足，心悸怔忡，健忘失眠，血虚萎黄。龙眼肉所含糖分很高，且为易消化吸收的单糖，可以被人体直接吸收，故体弱贫血、年老体衰、久病体虚者经常吃些龙眼肉很有补益作用；妇女产后，龙眼肉也是重要的调补食品。两药合用，能滋肾补心，安神。本方代茶温饮，每日1～2剂。方中龙眼肉，脾胃有痰火及湿滞停饮、消化不良、恶心呕吐者忌服。孕妇，尤其妊娠早期不宜服，以免胎动及早产等。此外，因龙眼肉葡萄糖含量较高，故糖尿病患者不宜多服。

38. 天柱竹叶宁心茶（出自《圣济总录》）

【组方】鲜竹叶60g，大枣3枚。

【制作】将鲜竹叶洗净，放入锅内，加适量水浓煎，取汁即成。

【功效】清热除烦，止渴宁心。

【适应证】热病后心烦口渴，睡卧不宁等。

【按语】本茶在《圣济总录》中为治疗霍乱而设，但是在民间盛行作为夏季清凉饮料，清热解暑之用。竹叶性寒，味甘、淡，《神农本草经》记载："竹叶清香透心，微苦，凉气热气俱清……主治暑热消渴。"《本草纲目》云其："去烦热，利小便，清心。"可见竹叶以清热除烦、止渴宁心为长。本方代茶温饮，每日1剂，分上、下午2次饮服。既可疗疾，亦是夏季清热解暑之良品。

39. 天柱安睡茶（天柱经验方）

【组方】灯心草20g，大枣3枚。

【制作】将灯心草洗净，放入锅内，加适量水浓煎，取汁即成。

【功效】宁心安神，清心除烦。

【适应证】失眠，心烦或夜不合眼，小儿心烦夜啼等。

【按语】灯心草性寒，凭借清心降火之功，使心火不亢，神志安宁，因而它适用于水亏火旺的失眠及小儿夜啼。《药品化义》谓灯心草治"淋闭水肿、小便不利、暑热便浊、小儿夜啼，皆清热之功也。世疑清淡之物，以为力薄而忽略之，不知轻可去实"。《本草纲目》称其："降心火，止血，通气，散肿，止渴。"本品无任何异味，可日常代茶温饮，不拘时常服。服用本茶具有一定安眠作用，但需注意，下焦虚寒小便不禁者慎用。

40. 天柱菖蒲茶（天柱经验方）

【组方】九节菖蒲（石菖蒲）6g，杨梅（去核）3枚，大枣（去核）3枚，红糖适量。

【**制作**】将九节菖蒲撕成丝后，加杨梅（去核）、大枣（去核），放入砂锅中，加水煎汤，之后滤过取汁，再加入适量红糖。

【**功效**】芳香开窍，宁心安神。

【**适应证**】失眠多梦，心悸不宁。

【**按语**】该方是历来用于治疗心气不足所致的失眠多梦、心悸不宁等的茶方。菖蒲为天南星科植物石菖蒲的根茎。所谓九节，系描述其根茎之环节紧密，如《本草别录》云："一寸九节者良，与本品显著不同。"菖蒲性温，味辛、苦，具有开窍、化痰、健胃的功能。其能引药入心，对心经痰阻经脉、神志欠清者有效。《重庆堂随笔》载："石菖蒲，舒心气，畅心神，怡心情，益心志，妙药也。"《本经逢原》又云："菖蒲，心气不足者宜之。"杨梅能和中消食、生津止渴。《本草纲目》谓其："止渴，和五脏，能涤胃肠，除烦溃恶气。"现代研究证明，杨梅含有多种有机酸，维生素C的含量也十分丰富，鲜果味酸，食之可增加胃中酸度，消化食物，促进食欲。大枣味甘、性温，归脾、胃经，有补中益气、养血安神、缓和药性的功能。现代药理研究发现，大枣能使血中含氧量增加，滋养全身细胞，是一种药效缓和的强壮剂。且含有多种氨基酸、胡萝卜素、维生素、铁、钙、磷等物质，不仅能促进女性雌激素等的分泌，加强胸部发育，还有补益脾胃、调和药性、养血宁神的功效。本方代茶温饮，不拘时常服，冲饮至味淡。

41. 天柱豆麦茶（天柱经验方）

【**组方**】黑豆、浮小麦各30g，莲子、黑枣各7个，冰糖少许。

【**制作**】将上四味同煮汁，滤渣，调入冰糖少许令溶即得，代茶饮用。

【**功效**】交通心肾。

【**适应证**】心肾不交引起的虚烦不眠、夜寐盗汗、神疲乏力、记忆力减退、健忘等。

【**按语**】黑豆通常称黑大豆，主入肾经，滋补肾阴，是其专长。浮小麦入心经，功在清心。《现代实用中药》谓其有"补心，止烦除热，敛汗，利小便"的功效，临床常用以止自汗盗汗。莲子补中养神、益气清心。《太平惠民和剂局方》用清心莲子饮治心火上炎、肾阴不足所致的口舌干燥，遗精淋浊等。本方用莲子治失眠，也是取其清心之效。如心火过亢，则莲子宜带莲子心用，以加强清心之功。关于黑枣，《药性》说："今人于温脾健胃，则用大枣；滋阴养胃，则用黑枣。黑枣黏性多而温性少。"豆麦茶内用黑枣，实具有滋肾阴、补脾胃的双重意义。四味药同煮，加少许冰糖，可交通心肾。脾虚腹胀便泻者慎用。

42. 天柱酸枣仁茶（天柱经验方）

【**组方**】酸枣仁9g，白砂糖适量。

【**制作**】将酸枣仁拍碎，开水冲沏，加糖调味，代茶饮用。

【**功效**】养心安神。

【**适应证**】虚烦失眠，心悸怔忡等。

【**按语**】本方根据《金匮要略》中酸枣仁汤改变而来。方中酸枣仁，味酸，性平，有养肝、宁心、安神、敛汗的功效，可治虚烦不眠、惊悸怔忡、烦渴、虚汗等，为主药。汉代张仲景在《金匮要略》中已用酸枣仁治"虚烦不得眠"。临床以酸枣仁广泛用于失眠，其功效有三：宁心安神；补肝，使能藏血以养心；补脾。如朱震亨所云："血不归脾而睡卧不宁者，宜用此大补心脾，则血归脾而五脏安和，睡卧自宁。"归脾汤中用酸枣仁治心脾两伤疾患，亦不外乎宁心补脾之意。动物实验证明，酸枣仁煎剂给大白鼠口服或腹腔注射，均表现镇静及嗜睡。

43. 天柱合欢花茶（天柱经验方）

【**组方**】合欢花6g，白糖适量。

【**制作**】将合欢花洗净后用沸水冲泡，加入白糖即可饮用。

【**功效**】养心健脾，解郁理气。

【**适应证**】神经衰弱，胸闷不舒，眼疾等。

【**按语**】合欢花，味甘、苦，性平，无毒，归心、脾经，有宁神作用，可治郁结胸闷、失眠健忘、神经衰弱等。《神农本草经》言其"安五脏，和心志，令人欢乐无忧，明目"。《本草纲目》言其"安五脏，和心志，令人欢乐无忧。久服，轻身明目"。本方代茶饮用，药性平和，常饮可使身心愉快、头脑清晰，健忘失眠皆可应用。故嵇康《养生论》中曰："合欢蠲忿，萱草忘忧。"

44. 天柱脑清茶（天柱保健茶）

【组方】炒决明子300g，甘菊、夏枯草、橘饼、首乌、五味子各60g，麦冬、枸杞、桂圆肉各90g，桑椹（黑者）120g。

【制作】上药共为粗末备用。

【功效】平肝益肾，养血安神。

【适应证】神经衰弱及高血压、动脉硬化、冠心病的辅助治疗。

【按语】本方中决明子为主药，其味甘而性凉，具有清肝、明目、利水、通便等功能，用于目赤涩痛，畏光多泪，头痛眩晕，目暗不明，大便秘结等。《药性论》谓其："利五脏，除肝家热。味苦、辛，性微寒。"甘菊、夏枯草清热明目。橘饼理气宽中。五味子酸以收涩，补肾宁心。桂圆肉补益心脾、养血安神。麦冬、桑椹、枸杞滋阴润燥、补益肝肾。上十味合用，共奏平肝益肾、养血安神之效。本方代茶温饮，每次15g开水冲泡，每日2次，不拘时常服，冲饮至味淡。

第八节　补中益气抗肿瘤茶方

1. 天柱附子甘姜茶（出自《伤寒论》）

【组方】制附子1.5g，干姜3g，甘草3g，天柱红茶3g。

【制作】附子夏秋间采收，经加工炮制后用；干姜冬季采挖。先将附子、干姜、甘草置于300ml水中煎煮至水沸后30分钟，再泡茶饮用，冲饮至味淡。

【功效】回阳救逆。

【适应证】阳气虚衰所致四肢厥冷、畏寒倦卧、神疲欲寐、下利清谷、腹中冷痛，肺心病、肺炎、中毒性休克、脱水所致的虚脱、血压下降。

【按语】附子回阳救逆、补火助阳、散寒止痛；干姜味辛性热，通心助阳、祛除里寒，与附子同用，能辅助附子以增强回阳救逆功效，并可减低附子的毒性；甘草缓和药性。附子有毒，反半夏、瓜蒌、贝母、白及、白蔹等。孕妇忌服本茶。

2. 天柱参柏茶（出自《中藏经》）

【组方】人参 3g，侧柏叶 9g，天柱花茶 3g。

【制作】人参秋季茎叶将枯萎时采挖；侧柏叶全年可采。用 300ml 开水冲泡后饮用，冲饮至味淡。

【功效】益气止血。

【适应证】精神情志及酒色内伤，气血妄行所致吐血、下血、鼻衄。

【按语】元气是人体最根本之气，人参能大补元气、补气固脱。侧柏叶用于各种内外出血病证，其性凉味涩，既能凉血止血，又能收敛止血，主要用于血热妄行之证。《本草汇言》："侧柏叶，止流血，去风湿之药也。凡吐血、衄血、崩血、便血，血热流溢于经络者，捣汁服之立止；凡历节风痹周身走注，痛极不能转动者，煮汁饮之即定。"本茶中含人参，凡实证、热证而正气不虚忌服；人参反藜芦，畏五灵脂，恶皂荚。

3. 天柱人参大枣茶（出自《十药神书》）

【组方】人参 3g，红枣 6 枚，天柱红茶 3g，糖 10g。

【制作】人参秋季茎叶将枯萎时采挖；大枣初秋采收。用人参、红枣的煎煮液 300ml 泡红茶饮用，冲饮至味淡。

【功效】补气生血。

【适应证】失血病证。

【按语】凡大失血、大吐泻及其他一切疾病因元气虚极均可出现体虚欲脱、脉微欲绝之证。人参能大补元气，具有挽救虚脱的功效；红枣即大枣，补中益气、养血安神。红枣所含有的环磷酸腺苷，是人体细胞能量代谢的必需成分，能够增强肌力、消除疲劳、扩张血管、增加心肌收缩力、改善心肌营养，对防治心血管系统疾病有良好的作用，是脾胃虚弱、气血不足、倦怠无力、失眠多梦等病证患者良好的保健营养品。本茶中含人参，凡实证、热证而正气不虚忌服；人参反藜芦，畏五灵脂，恶皂荚。另外大枣助湿生热，故湿盛脘腹胀满、食积、虫积、痰热咳嗽均忌用。

4. 天柱附子茶（出自《本草纲目》）

【组方】制附子 3g，大枣 3 枚，天柱红茶 3g。

【制作】夏秋间采收，经加工炮制用。先将附子置于 200ml 水中煎煮至水沸后 30 分钟，再泡茶饮用，冲饮至味淡。

【功效】回阳救逆，散寒除湿。

【适应证】阴盛格阳、大汗亡阳所致吐痢厥逆、心腹冷痛、脾泄冷痢、脚气水肿、阴毒寒疝、中寒中风、风湿麻痹、久漏冷疮、阳痿。

【按语】附子回阳救逆、补火助阳、散寒止痛，用于阳气衰微欲脱，大汗肢冷，脉微，肾阳虚弱，阳痿尿频，宫寒不孕，脾肾阳虚，脘腹冷痛，便溏腹泻，阳虚水肿，小便不利，风寒湿痹，肢节冷痛。附子为回阳救逆第一品药，孕妇禁用，不宜与半夏、瓜蒌、天花粉、贝母、白蔹、白及同用，且需要根据个人的详细情况用药，用量适当。须知过犹不及，因附子含有毒性成分乌头碱，主要对心肌、迷走神经、神经末梢有兴奋麻痹作用，中毒症状如舌尖麻木、肢体麻木、蚁走感、头晕、视力模糊、恶心、呕吐等，甚至危及生命。

5. 天柱参花茶（出自《景岳全书》）

【组方】人参 10g，五味子 3g，天柱花茶 3g。

【制作】人参秋季茎叶将枯萎时采挖，加入五味子用 300ml 开水泡茶饮用，或用人参的煎煮液泡茶饮用。

【功效】大补元气，固脱生津，安神益智。

【适应证】劳损虚脱，大失血大吐泻之后体虚神衰，眩晕头痛，血汗暴脱，妇女崩漏，高血压，冠心病，心肌营养不良，糖尿病，阳痿。

【按语】人参，大补元气、复脉固脱、补脾益肺、生津止渴、安神益智，可治疗劳伤虚损、食少、倦怠、反胃吐食、大便滑泄、虚咳喘促、自汗暴脱、惊悸、健忘、眩晕头痛、阳痿、尿频、消渴、妇女崩漏、小儿慢惊及久虚不复，一切气血津液不足之证。人参含多种皂苷和多糖类成分，人参的浸出液可被皮肤缓慢吸收，对皮肤没有任何的不良刺激，能扩张皮肤毛细血管，促进皮肤血液循环，增加皮肤营养，调节皮肤的水油平衡，防止皮肤脱水、硬化、起皱。长期坚持使用含人参的产品，能增强皮肤弹性，使细胞获得新生；同时人参所含活性物质还具有抑制黑色素的还原性能，能使皮肤洁白光滑，它的美容效用数不胜数，是护肤美容的极品。凡实证、热证而正气不虚忌服。人参反藜芦，畏五灵脂，恶皂荚。

6. 天柱青姜茶（出自《医学入门》）

【组方】干姜 10g，青皮 3g，天柱红茶 3g。

【制作】干姜，冬季采挖。用干姜、青皮煎煮液 250ml 泡茶饮用，冲饮至味淡。

【功效】温中散寒，回阳通脉。

【适应证】心腹冷痛，肢冷，吐泻，寒饮咳喘，风湿寒痹，阳虚所致吐血、衄血、下血。

【按语】干姜具温中回阳、温肺化饮之功，能祛脾胃寒邪，助脾胃阳气，凡脾胃寒证，无论是外寒内侵之实证还是阳气不足之虚证均适用。现代药理研究证明，干姜提取物有明显镇痛作用，还能降压、抗炎、抗氧。另外，生姜性温，以温胃为主，有止呕良效，人称"呕家圣药"，兼具温肺之功。生姜虽温但不燥，不会引起喉咙疼，安全性相当高；而干姜则味辛，性热，归脾、胃、肾、心、肺经，其热气能行五脏，不可多用、滥用。阴虚内热、血热妄行者禁服本茶。

7. 天柱郁金香茶（出自《女科方要》）

【组方】郁金 9g，木香 3g，莪术 3g，丹皮 6g，天柱花茶 3g。

【制作】郁金多于冬季或早春挖取块根，洗净后煮熟晒干。木香、莪术秋季采挖。

【功效】理气解郁。

【适应证】妇女情志所伤而致胁肋胀满、月经不调，肝癌，胃癌，食道癌。

【按语】郁金具活血止痛、行气解郁、凉血清心之功。木香，味辛、苦，归脾、胃、肝、大肠经，芳香行散，可升可降，具有行气止痛、健脾消滞、理气疏肝等功效。莪术能破血祛瘀、行气止痛。丹皮，清热凉血、活血散瘀，对于热入血分，阴虚骨蒸，血滞经闭，痈肿疮毒等均有疗效。该茶用300ml开水冲泡后饮用，冲饮至味淡。本茶辛温香散，能升能降，通理三焦之气，尤其善行胃肠之气而止痛，兼有健脾消食之功，凡脾胃大肠气滞所致诸证，本茶均为常用之品。气虚、阴虚者禁用。

8. 天柱参芪茶（天柱经验方）

【组方】人参3g，肉桂3g，黄芪6g，甘草3g，天柱花茶3g。

【制作】以上诸味用300ml开水泡饮，冲饮至味淡。

【功效】益气温中。

【适应证】气血素亏，复因劳碌伤气，致腰膝酸沉、肢软气短。

【按语】人参，大补元气；黄芪，味甘，性温，升举阳气；肉桂，味甘辛，性温，温补助火；甘草，补中益气、调和诸药。诸药合用，共奏益气温阳之功。素体亏虚，神疲乏力，面色不荣，言语低微者，常饮服之可改善体质。

9. 天柱蒲黄花茶（天柱经验方）

【组方】蒲黄6g，三七3g，天柱花茶3g。

【制作】蒲黄5～6月采收。用300ml开水冲泡后饮用，冲饮至味淡。

【功效】凉血止血，活血消瘀；降压，凝血。

【适应证】瘀热阻滞的腹痛肿痛，闭经，痛经，疮疡肿毒，吐血，尿血，阴部湿痒。

【按语】蒲黄止血、化瘀、通淋，用于吐血、衄血、咯血、崩漏、外伤出血、闭经、痛经、脘腹刺痛、跌打肿痛、血淋湿痛、阴下湿痒；蒲黄长于涩敛，止血作用较佳，对各种出血病证均可应用。《本草纲目》："凉血活血，止心腹诸痛。生则能行，熟则能止。"生蒲黄有收缩子宫作用，故孕妇忌服。另外，蒲黄为花粉，需用布包。

10. 天柱参斛茶（天柱经验方）

【组方】党参10g，石斛6g，天柱花茶3g。

【制作】党参春秋两季采挖。上药用300ml开水冲泡后饮用，冲饮至味淡。

【功效】补中益气，生津；升红细胞，升血糖，降血压。

【适应证】气血两亏所致体倦无力、食少口渴等。

【按语】党参味甘，性平，归脾、肺经，能补中益气、生津养血，适用于中气不足所致的食少便溏、四肢倦怠等，对虚寒证最为适用，若属热证，则不宜单独应用。党参为中国常用的传统补益药，古代以山西上党地区出产的党参为上品。现代研究发现，党参含多种糖类、酚类、甾醇、挥发油、黄芩素葡萄糖苷、皂苷及微量生物碱，具有增强免疫力、扩张血管、降压、改善微循环、增强造血功能等作用。此外，对化疗、放疗引起的白细胞下降有提升作用。党参反藜芦，不宜同用。

11. 天柱芪升茶（天柱经验方）

【组方】黄芪 9g，升麻 6g，寸冬 3g，天柱花茶 3g。

【制作】黄芪春秋两季采挖。上药用 300ml 开水冲泡后饮用，冲饮至味淡。

【功效】益气升阳，透邪解毒。

【适应证】气虚炎症，口腔溃疡，低血压，免疫功能低下，白细胞下降。

【按语】黄芪归脾、肺经，能补气升阳、益卫固表、托毒生肌、利水退肿。用于治疗气虚乏力，中气下陷，久泻脱肛，便血崩漏，表虚自汗，痈疽难溃，久溃不敛，血虚萎黄，内热消渴，慢性肾炎，蛋白尿，糖尿病等；炙黄芪益气补中，生用固表托疮。现代医学研究表明，黄芪含皂苷、蔗糖、多糖、多种氨基酸、叶酸及硒、锌、铜等多种微量元素，有增强机体免疫功能、保肝、利尿、抗衰老、抗应激、降压和较广泛的抗菌作用。能消除实验性肾炎蛋白尿，增强心肌收缩力，调节血糖含量；黄芪不仅能扩张冠状动脉，改善心肌供血，提高免疫功能，而且能够延缓细胞衰老的进程。升麻性能升散，发表透疹、清热解毒、升阳举陷，可用于热毒所致的多种病证，如牙龈肿痛、口舌生疮等。本品补气升阳，易于助火，又能止汗，故凡表实邪盛、气滞湿阻、食积内停、阴虚阳亢、痈疽初起或溃后热毒尚盛等证，均不宜用。

12. 天柱甘麦茶（天柱经验方）

【组方】甘草 6g，麦冬 3g，天柱绿茶 3g。

【制作】甘草春秋采挖。上药用 300ml 开水冲泡后饮用，冲饮至味淡。

【功效】和中缓急，润肺解毒；镇痛，镇咳，利尿。

【适应证】脾胃气虚所致腹痛便溏、食少，劳倦发热，肺痿咳嗽，心悸，咽喉肿痛，消化性溃疡，药毒，食物中毒。

【按语】甘草性平，味甘，归十二经，有解毒、祛痰、止痛、解痉及抗癌等药理作用，能补脾益气、清热解毒、祛痰止咳、缓急止痛、调和诸药，用于脾胃虚弱，倦怠乏力，心悸气短，咳嗽痰多，脘腹、四肢挛急疼痛，痈肿疮毒，缓解药物毒性、烈性。甘草生用主治咽喉肿痛、痈疽疮疡、胃肠道溃疡，以及解药毒、食物中毒等；蜜炙主治脾胃功能减退，大便溏薄，乏力发热以及咳嗽、心悸等。本品味甘，能助湿壅气，令人中满，故湿盛而胸腹胀满及呕吐者忌服；甘草反大戟、芫花、海藻，不宜同用。使用时应注意，久服较大剂量的甘草，易引起水肿。

13. 天柱玄参麦冬茶（天柱经验方）

【组方】玄参、麦冬、山豆根、茅根各 15g，生地、银花、黄芩、北沙参各 9g，白毛藤、藕片、白花蛇舌草各 30g。

【制作】上药共研细末，加水煎取药液。

【功效】养阴清热，抗癌。

【适应证】癌症的辅助治疗。

【按语】方中玄参、麦冬、生地、沙参等养阴清热，山豆根、白花蛇舌草等均有抗肿瘤功效，可作为治疗肿瘤的辅助药。山豆根，清热解毒、消肿利咽，用于火毒蕴结，咽喉肿痛，齿龈肿痛。白花蛇舌草，清热、利湿、解毒，治肺热喘咳、扁桃体炎、咽喉炎、阑尾炎、痢疾、尿路感染、黄疸、肝炎、盆腔炎、附件炎、痈肿疔疮、毒蛇咬伤、肿瘤，亦可用于消化道癌症。代茶频服，每日 1 剂。孕妇慎用。

14. 天柱羊泉葎草茶（天柱经验方）

【组方】蜀羊泉 30g，葎草 15g，猫爪草 6g。

【制作】共制成粗末，煎水代茶频饮。

【功效】清热解毒。

【适应证】淋巴结核和肿瘤的防治。

【按语】《神农本草经》载，蜀羊泉"主头秃恶疮热气"，葎草则有清热、清瘀之功。《救荒本草》谓其"青杞"。《本草》中名"蜀羊泉"，今祥符县西田野中有之。苗高 70cm 左右，叶似菊叶稍长，花开紫色；子类枸杞子，生青熟红；根如远志，无心有掺。采嫩叶炸熟，水浸去苦味，淘洗净，油盐调食。体虚无湿热者忌用。

15. 天柱升麻绿茶（天柱经验方）

【组方】天柱绿茶 6g，升麻 15g，炙甘草 10g。

【制作】先将切碎的升麻加入煮热的蜂蜜后进行焙炒，炒至蜂蜜为升麻所吸收并呈红色时为止，然后将冷却后的蜜升麻和甘草、绿茶一起，用水煎服。

【功效】抗癌，清热解毒，抗过敏。

【适应证】癌症，过敏体质。

【按语】茶叶具有提神清心、清热解暑、消食化痰、去腻减肥、清心除烦、解毒醒酒、生津止渴、降火明目、止痢除湿等作用；升麻，味辛、微甘，性微寒，可发表透疹、清热解毒，用于热毒斑疹、牙龈腐烂恶臭、口舌生疮、咽喉肿痛、疮疡等；炙甘草，味甘，性温，偏于补中益气、缓急止痛。诸药合用可疏解肌表风热，补益中气以提高抗病能力，对过敏体质、癌症患者体力低下能有良好改善。日服 1 剂。

16. 天柱夏蒜茶（天柱经验方）

【组方】天柱绿茶 5g，大蒜头 30g，夏天无 9g，红糖 25g。

【制作】先将大蒜头剥皮捣泥，然后加夏天无、茶和糖再捣，用开水冲饮温服。

【功效】抗癌，抗菌消炎，清热解毒。

【适应证】癌症。

【按语】大蒜能促进新陈代谢，降低胆固醇和甘油三酯（三酰甘油）的含量，并有降血压、降血糖的作用，故对高血压、高脂血症、动脉硬化、糖尿病等有一定疗效。大蒜外用可促进皮肤血液循环，去除皮肤的老化角质层，软化皮肤并增强其弹性，还可防日晒，防黑色素沉积，去色斑增白。近年来国内外研究证明，大蒜可阻断亚硝胺类致癌物在体内的合成，它所具有的 100 多种成分中，有几十种成分都有单独的抗癌作用。日服 1 剂。

17. 天柱甘石茶（天柱经验方）

【组方】甘草 10g，石斛 6g，天柱山茶 6g。

【制作】甘草、石斛煮汤后冲茶饮。

【功效】清热解毒。

【适应证】防治癌症。

【按语】《本草汇言》："甘草，和中益气，补虚解毒之药也。健脾胃，固中气之虚羸，协阴阳，和不调之营卫。故治劳损内伤，脾气虚弱，元阳不足，肺气衰虚，其甘温平补，效与参、芪并也。"甘草是中药中的一味调和药物，还具有清热解毒的作用。甘草长期服用可出现水肿，故水肿者不可长期服用。

18. 天柱郁芩茶（出自《太平圣惠方》）

【组方】郁金 6g，黄芩 6g，赤芍 3g，枳壳 3g，生地 3g，天柱花茶 3g。

【制作】郁金多于冬季或早春挖取块根，洗净后煮熟晒干；黄芩春秋两季采挖。用上药的煎煮液 400ml 泡茶饮用。

【功效】清热除湿，疏肝解郁，祛瘀。

【适应证】湿热郁结胁痛，口苦，烦渴，小便赤灼疼痛，肺癌。

【按语】郁金活血止痛、行气解郁、凉血清心；黄芩具有抗病原体、抗炎、调节免疫功能、解热、镇静、保肝、利胆等功效；赤芍行瘀止痛、凉血消肿；枳壳行气宽中除胀。气血虚而无瘀滞及阴虚失血者禁服，孕妇慎服。

19. 天柱蒲黛茶（天柱经验方）

【组方】蒲黄 9g，青黛 3g，三七 3g，天柱花茶 3g。

【制作】蒲黄 5 ～ 6 月采收。上药用 300ml 开水冲泡后饮用，冲饮至味淡。

【功效】清经止血。

【适应证】肺热衄血，吐血泻血，经量过多。

【按语】蒲黄止血、化瘀、通淋，用于吐血、衄血、咯血、崩漏、外伤出血、闭经、痛经、脘腹刺痛、跌打肿痛、血淋涩痛、阴下湿痒。蒲黄长于涩敛，止血作用较佳，对各种出血病证均可应用。《本草纲目》："凉血活血，止心腹诸痛。生则能行，熟则能止。"青黛清热解毒、凉血散肿，可去肝、肺、胃诸经郁热。用于热毒发斑及血热妄行的吐血、咯血、衄血等。蒲黄、青黛布包。

20. 天柱郁桃茶（天柱经验方）

【组方】郁金 9g，桃仁 3g，瓜蒌 6g，石斛 3g，天柱花茶 3g。

【制作】郁金，冬季或早春挖取块根，洗净后煮熟晒干。桃仁，果实成熟后收集果核，除去果肉及核壳，取出种子，晒干。瓜蒌，秋末果实变为淡黄时采收，阴干。用上药的煎煮液 350ml 泡茶饮用，冲饮至味淡。

【功效】解郁通滞。

【适应证】肠梗阻，便秘，肺癌。

【按语】郁金具活血止痛、行气解郁、凉血清心之功；桃仁能活血祛瘀、润肠通便、止咳平喘，可治经闭、肠燥便秘等；瓜蒌，清热涤痰、宽胸散结、润燥滑肠。瓜蒌恶干姜，畏牛膝、干漆，反乌头。脾胃虚寒、食少便溏及寒痰、湿痰者慎服。

21. 天柱银花茶（天柱经验方）

【组方】天柱绿茶 3g，金银花 30g，甘草 6g，猫爪草 6g，天柱山石柏 3g。

【制作】金银花、甘草、猫爪草煮汤后泡茶温服。

【功效】抗癌，清热解毒。

【适应证】癌症。

【按语】金银花自古被誉为清热解毒的良药，其甘寒清热而不伤胃，芳香透达又可祛邪，善清解血毒，用于各种热性病证，如身热、发疹、发斑、热毒疮痛、咽喉肿痛等。《神农本草经》将金银花列为上品，并有

"久服轻身"的明确记载;《名医别录》记述了金银花具有治疗"暑热身肿"之功效。日服1剂。脾胃虚寒及气虚疮疡脓清者忌服。

22. 天柱天冬茶（天柱经验方）

【组方】天柱绿茶6g，天冬15g，橘红6g，甘草3g。

【制作】先用水煮沸天冬、橘红和甘草，然后加绿茶再煮沸，温饮。

【功效】养阴清热，生津润肺，抗癌。

【适应证】癌症。

【按语】天冬有增加血细胞、增强网状内皮系统吞噬功能和延长抗体存在时间的作用。《名医别录》载其："去寒热，养肌肤，益气力。"《日华子本草》载其："镇心，润五脏，益皮肤，悦颜色。"能使肌肤艳丽，保持青春活力，日服1剂。饮用本茶期间忌食鲤鱼，寒性病证及泄泻患者忌用本茶。

23. 天柱二菱茶（天柱经验方）

【组方】菱茎叶、菱角壳各60g，薏苡仁30g，柚子皮9g。

【制作】上药煎水，代茶频饮。菱茎叶、菱角壳，秋末采集，晒干，生用，亦可用鲜品。薏苡仁，秋季果实成熟后，割取全株，晒干，打下果实，除去外壳及黄褐色外皮，去净杂质，收集种仁，晒干。

【功效】健胃，止痢，抗癌。

【适应证】胃溃疡、食道癌及胃癌的辅助治疗。

【按语】菱角的故乡在中国，关于它的记载始见于汉末《名医别录》。宋代苏颂的《图经本草》赞誉菱角"食之尤美"，并说"果中此物最治病"。《齐民要术》中说菱能"安神强志，除百病，益精气"。《食疗本草》说它"有消渴、醒酒、通乳、利尿之功效"。近代研究证实，菱角有抗癌强体的功效。《本草纲目》谓其："嫩时剥食甘美，老则蒸煮食之，野人曝干，剁米为饭为粥，为糕为果，皆可渡荒歉。盖泽农有利之物也。"据《中药大辞典》归纳，菱肉可治"一切腰腿筋骨疼痛，周身四肢不仁，风湿入窍之症"和"醒脾、解酒、缓中"；菱叶可以"擦小儿走马疳、小儿头疮和增加视力"；菱壳治"泄泻、脱肛、痔疮、痈肿、黄水疮、天疱疮"；菱茎治"胃溃疡"及"多发性疣赘"；菱粉可"补脾胃、强脚膝，健力益气，行水，解毒"。这些虽然未用于中医方剂，但是多见于民间偏方、验方、秘方，有些是很有效的。脾胃虚弱者及孕妇忌用。

24. 天柱菱角茶（天柱经验方）

【组方】菱角 60g，薏米 30g，三七 6g，天柱山茶 3g。

【制作】先将菱角、薏米、三七煎汤，然后泡茶饮服。

【功效】抗癌，益气健脾。

【适应证】食管癌，胃癌，子宫癌。

【按语】菱角含有丰富的淀粉、蛋白质、葡萄糖、不饱和脂肪酸及维生素 B_1、维生素 B_2、维生素 C 等多种维生素，胡萝卜素及钙、磷、铁等微量元素，古人认为多吃菱角可以补五脏、除百病，且可轻身。《本草纲目》中说：菱角能补脾胃，强股膝，健力益气，菱粉粥有益胃肠，可解内热，老年人常食有益。菱角进食过多易损伤脾胃，宜煮熟吃。本茶日服 1 剂，一般人群均可食用。

25. 天柱四君子茶（出自《太平惠民和剂局方》）

【组方】人参 3g，白术 3g，茯苓 3g，甘草 3g，天柱花茶 3g。

【制作】人参秋季茎叶将枯萎时采挖；白术农历十月采收。用前四味药的煎煮液 350ml 泡茶饮用，冲饮至味淡。

【功效】补脾益气。

【适应证】脾胃气虚，症见面色㿠白、食少便溏、四肢无力、精神倦怠等。

【按语】人参大补元气、补脾益肺、生津止渴，用于脾气不足。脾胃为后天之本、生化之源，脾气不足，生化无力，则可出现倦怠无力、食欲不振、上腹痞满、呕吐泄泻等。白术补气健脾、燥湿利水，用于脾气虚弱，运化失常所致的病证，白术为补气健脾的要药。茯苓能健脾，与白术、甘草同用，用于脾虚证。甘草补脾益气，与人参、白术、茯苓同用，补气健脾。本茶中含人参，凡实证、热证而正气不虚忌服。人参反藜芦，畏五灵脂，恶皂荚。

26. 天柱参麦茶（天柱经验方）

【组方】人参 3g，甘草 3g，五味子 3g，麦冬 3g，天柱花茶 3g。

【制作】人参秋季茎叶将枯萎时采挖；甘草春秋采挖。上药用300ml开水冲泡后饮用，冲泡至味淡。

【功效】大补元气，生津。

【适应证】脾胃气虚，精神欠佳，伤神耗气，暑热伤津耗气。

【按语】人参大补元气、补脾益肺、生津止渴，用于脾气不足和气虚欲脱。人参能益气生津止渴，适用于热病气津两伤，身热而渴，汗多，脉大无力等。同时，人参大补元气，凡失血、吐泻及一切疾病因元气虚脱出现体虚之证，人参均可挽救虚脱。甘草补脾益气、润肺止咳，用于脾胃虚弱，中气不足，气短乏力，食少便溏，与人参相伍，更能益气健脾。本茶含人参，实证、热证而正气不虚忌服。人参反藜芦，畏五灵脂，恶皂荚。甘草反大戟、芫花、海藻。久服较大剂量甘草，易引起水肿，使用时应注意。

27. 天柱黄芪山药茶（天柱经验方）

【组方】黄芪9g，山药6g，青皮3g，天柱花茶3g。

【制作】黄芪春秋两季采挖。以上三味用300ml开水冲泡后饮用，冲饮至味淡。

【功效】补气益阴。

【适应证】脾胃气弱诸症，糖尿病，慢性肠炎，慢性胃及十二指肠溃疡。

【按语】黄芪味甘，性微温，归脾、肺经，能补气升阳、益卫固表、托毒生肌、利水退肿，用于治疗气虚乏力，中气下陷，久泻脱肛，便血崩漏，表虚自汗，痈疽难溃，久溃不敛，血虚萎黄，内热消渴，慢性肾炎，蛋白尿，糖尿病等。炙黄芪益气补中，生用固表托疮。现代医学研究表明，黄芪含皂苷、蔗糖、多糖、多种氨基酸、叶酸及硒、锌、铜等多种微量元素，有增强机体免疫功能、保肝、利尿、抗衰老、抗应激、降压和较广泛的抗菌作用，能消除实验性肾炎蛋白尿，增强心肌收缩力，调节血糖含量。黄芪不仅能扩张冠状动脉，改善心肌供血，提高免疫功能，而且能够延缓细胞衰老的进程。山药益气养阴、补脾肺肾，既补脾气，又益脾阴，且兼涩性，能止泻，同时能补肾固涩。本茶补气升阳，易于助火，又能止汗，故凡表实邪盛、气滞湿阻、食积内停、阴虚阳亢、痈疽初起或溃后热毒尚盛等证，均不宜用。

28. 天柱猕猴桃红茶（天柱经验方）

【**组方**】天柱红茶 3g，猕猴桃 100g，大枣 30g。

【**制作**】先将猕猴桃、大枣煎汤，然后加红茶再煮。

【**功效**】健脾，抗癌。

【**适应证**】最适用于胃癌及维生素 C 缺乏症。

【**按语**】猕猴桃，调中理气、生津润燥、解热除烦，可生食，或去皮后和蜂蜜煎汤服，用于消化不良，食欲不振，呕吐，烧烫伤。猕猴桃红茶汤，可温饮，日服 1 剂。猕猴桃的维生素 C 含量较高，不能和牛奶同时食用。猕猴桃性寒，脾胃虚弱者不宜久服。

29. 天柱白术茶（天柱经验方）

【**组方**】白术 15g，人参 3g，天柱山茶 3g，甘草 3g。

【**制作**】白术、甘草煎汤后泡茶温服。

【**功效**】抗癌，健脾燥湿。

【**适应证**】癌症，脾虚食少，腹胀泄泻等。

【**按语**】消化不良者可去绿茶改为红茶，生甘草改为炙甘草，另加生姜 5g；气虚自汗者可加黄芪 15g，浮小麦 25g；水肿者可加姜皮、茯苓皮各 5 ～ 10g。白术，《神农本草经》记载："气味甘温，无毒，治风寒湿痹、死肌、痉、疸，止汗、除热、消食。"阴虚燥渴、气滞胀闷者忌服。

30. 天柱茯苓茶（天柱经验方）

【**组方**】茯苓 30g，白花蛇舌草 15g，半枝莲 15g，天柱山茶 3g，蜂蜜 30g。

【**制作**】先将茯苓研末后加入上药煎汤，边煮边搅，免其结底，待煮沸后，加入绿茶、蜂蜜泡饮。

【**功效**】抗癌，健脾胃，利尿消肿。

【**适应证**】癌症，脾胃虚弱所致的水肿等。

【**按语**】古人称茯苓为"四时神药"，因为它功效非常广泛，不分四季，将它与各种药物配伍，不管寒、温、风、湿诸疾，都能发挥其独特功效。茯苓味甘、淡，性平，入药具有利水渗湿、益脾和胃、宁心安神之功用。现代医学研究证实茯苓能增强机体免疫功能，茯苓多糖有明显的抗肿瘤及保肝脏作用。本茶日服 1 剂。阴虚而无湿热、虚寒滑精、气虚下陷者慎服。

31. 天柱白花茯苓茶（天柱经验方）

【组方】甘草 9g，白花蛇舌草 100g（或鲜品 250g），茯苓 30g，天柱山花 3g。

【制作】先将甘草、白花蛇舌草、茯苓用水浸透，然后用文火煎汤，冲茶饮服。

【功效】抗癌，清热解毒。

【适应证】癌症，咽喉肿痛，肠痈，疔肿疮疡，毒蛇咬伤等。

【按语】白花蛇舌草为全草类药用植物，具有清热解毒、利尿消肿、活血止痛等功效，近年医学研究又证实其具有抗癌、清热解毒等功效。本茶不宜用于阳虚寒盛患者。

32. 天柱猪苓茶（天柱经验方）

【组方】猪苓 30g，甘草 6g，白花蛇舌草 30g，三七 6g，天柱山茶 3g。

【制作】先将猪苓捣碎，与上药加水煮沸，再加绿茶冲泡饮服。

【功效】抗癌，利尿消肿。

【适应证】癌症，小便不利，水肿等。

【按语】《本草求真》载："猪苓，凡四苓、五苓等方，并皆用此，性虽有类泽泻，同入膀胱、肾经，解热除湿，行窍利水，然水消则脾必燥，水尽则气必走。"猪苓利水渗湿，治小便不利、水肿、泄泻、淋浊、带下。它不仅具有利尿和抗菌作用，经研究发现还有抗癌作用。日服 1 剂。不宜久服，久服必损肾气。

33. 天柱百韦茶（天柱经验方）

【组方】石韦 30g，白花蛇舌草 30g，六月雪 30g，天柱山茶 3g，冰糖 30g。

【制作】先用水将石韦等药煮沸，然后加绿茶和冰糖再煮沸，需温服。

【功效】清热解毒，利湿通淋。

【适应证】癌症，肾炎，泌尿系感染，水肿，慢性气管炎等。

【按语】石韦，《本草纲目》载其"主崩漏，金疮，清肺气"，有镇咳、祛痰、平喘、利水通淋、清肺泄热的作用。阴虚及无湿热者忌服。

34. 天柱葵金茶（天柱经验方）

【组方】向日葵杆内髓芯30g，三七3g，海金沙6g。

【制作】上药煎水代茶频饮。

【功效】抗癌，利尿通淋。

【适应证】癌症的辅助治疗。

【按语】向日葵一身是药，其种子、花盘、茎叶、茎髓、根、花等均可入药。种子油可作为软膏的基础药，茎髓为利尿消炎剂，叶与花瓣可作为苦味健胃剂，果盘（花托）有降血压作用，茎髓可健脾利湿止带。向日葵茎内白髓适量，水煎服，可治疗白带清稀，腰膝酸软。向日葵茎髓20g，灯心草、竹叶、通草各5g，水煎服，可治疗淋证、前列腺炎，可辅助治癌症。无湿邪者不宜多用。

35. 天柱麦芽红茶（天柱经验方）

【组方】天柱红茶　g，麦芽30g（或用谷芽），夏天无15g，三七3g。

【制作】先将麦芽等药物煮沸，然后加红茶再煮，温服；或先将麦芽炒黄、研末，然后和红茶一起煮服。

【功效】健胃消食，下气，回乳。

【适应证】乳房胀滞。

【按语】麦芽，消食、和中、下气，治食积不消，脘腹胀满，食欲不振，呕吐泄泻，乳胀不消。《日华子本草》载其"温中，下气，开胃，止霍乱，除烦，消痰，破癥结，能催生落胎"。麦芽与红茶相配，能健胃、回乳。煎汤服用，日服1剂。哺乳期妇女不宜服用。

36. 天柱蒲公英茶（天柱经验方）

【组方】蒲公英30g，甘草3g，天葵子9g，天柱山茶3g，蜂蜜15g。

【制作】先加水将蒲公英、甘草、天葵子煮沸，然后去渣冲绿茶、蜂蜜温饮。

【功效】清热解毒，消痈散结，抗癌。

【适应证】癌症，胃炎，乳腺炎，乳痈。

【按语】据《本草纲目》记载，蒲公英性平，味甘微苦，有清热解毒、消肿散结及催乳作用，对治疗乳腺炎十分有效。无论煎汁口服，还是捣泥外敷，皆有效验。此外，蒲公英还有利尿、缓泻、退黄疸、利胆等功效，被广泛应用于临床。尿黄赤者可加白茅根30g；急性结膜炎者可加菊花15g；胃炎及消化性溃疡患者可加赤芍15g。本茶日服1剂。阳虚外寒、脾胃虚弱者忌用。

37. 天柱参三七茶（天柱经验方）

【组方】人参3g，升麻3g，黄芪6g，三七3g，天柱花茶3g。

【制作】人参秋季茎叶将枯萎时采挖。上药用300ml开水冲泡后饮用，或用上药的煎煮液泡茶饮用。

【功效】补气升阳，托透邪毒。

【适应证】白细胞减少，气虚低热所致顽固性口腔溃疡久不愈合，直肠癌，乙状结肠癌，低血压，眩晕，崩漏，尿毒症。

【按语】人参大补元气、补脾益肺、生津止渴、安神增智，用于劳伤虚损、食少、倦怠、反胃吐食、大便滑泄、虚咳喘促、自汗暴脱、惊悸、健忘、眩晕头痛、阳痿、尿频、消渴、妇女崩漏、小儿慢惊及久虚不复，一切气血津液不足之病证。古代人参的雅称为黄精、地精、神草，是驰名中外、老幼皆知的名贵药材。黄芪补气升阳、益卫固表、托毒生肌、利水退肿，用于脾肺气虚或中气下陷之证。升麻，升阳举陷，用于中气虚弱或气虚下陷之证。本茶含人参，实证、热证而正气不虚忌服。人参反藜芦，畏五灵脂，恶皂荚。黄芪补气升阳，易于助火，又可止汗，故凡表实邪盛、气滞湿阻、食积内停、阴虚阳亢、痈疽初起或溃后热毒尚盛等证，均不宜用。

38. 天柱竹茅茶（天柱经验方）

【组方】淡竹叶、白茅根各10g，陈皮3g。

【制作】淡竹叶，5～6月未开花时采收，切除须根，晒干。白茅根，春秋采挖，除去地上部分及泥土，洗净、晒干后，揉去须根及膜质叶鞘。淡竹叶、白茅根各10g，制成粗末，与陈皮一同放入保温杯中，沸水冲泡代茶饮，加盖闷30分钟。

【功效】清热利尿，凉血止血。

【适应证】白血病，尿血明显者。

【按语】淡竹叶，清心火、除烦热、利小便，治热病口渴，心烦，小便赤涩，淋浊，口糜舌疮，牙龈肿痛。《本草纲目》谓其："去烦热，利小便，清心。"白茅根，凉血、止血、清热、利尿。治热病烦渴，吐血，衄血，肺热喘急，胃热哕逆，淋病，小便不利，水肿，黄疸。《神农本草经》谓其"主劳伤虚羸，补中益气，除瘀血、血闭寒热，利小便"。两药相配，对于白血病、尿血者有治疗作用。脾胃虚寒、溲多不渴者忌服。

39.天柱赤芍茶（天柱经验方）

【组方】赤芍30g，甘草6g，三七3g，大枣3枚，天柱山茶3g。

【制作】先将赤芍、甘草等药煎汤，然后泡茶温服。

【功效】抗癌，凉血祛瘀，消肿止痛。

【适应证】白血病，脾气虚，胃癌腹痛等。

【按语】赤芍，《神农本草经》："主邪气腹痛，除血痹，破坚积，寒热疝瘕，止痛，利小便，益气。"白血病、脾气虚者可加党参15g，大枣25g，黄芪15g；胃癌腹痛者可加白芍15～25g，香附25g，甘草10g。本茶日服1剂。无瘀血患者慎服。

40.天柱花生衣红茶（天柱经验方）

【组方】花生衣15g，大枣30g，三七6g，天柱红茶3g。

【制作】先将剖开的大枣和花生衣一起和上药加水煎汤，然后泡茶饮。

【功效】收敛止血。

【适应证】血证，如再生障碍性贫血和出血。

【按语】花生衣，止血、散瘀、消肿，用于血友病，类血友病，原发性及继发性血小板减少性紫癜，肝病出血，术后出血，癌肿出血，胃、肠、肺、子宫等出血。代茶饮，日服 1 剂，1 个月为 1 疗程。

41. 天柱生七红枣茶（天柱经验方）

【组方】花生米（连衣）90g，大枣 30g，三七 6g，藕节 30g，红糖适量。

【制作】先将花生米在温水中浸泡半小时，取皮，晒干备用。大枣洗净后温水泡开去核，与三七、藕节酌加清水煎煮半小时后拣去花生衣，加适量红糖，分次饮汁并吃枣。

【功效】补血止血。

【适应证】血小板减少性紫癜及各种出血后贫血，肿瘤患者经放疗、化疗后血小板及粒细胞减少。

【按语】方中主药花生衣为落花生的红色种皮，是近代发现的止血新药，研究认为，花生衣能对抗纤维蛋白的溶解，能促进骨髓制造血小板，并改善血小板质量，缩短出血时间，加强毛细血管的收缩功能，改善凝血因子的缺陷等，对血小板减少性紫癜、血友病、先天性遗传性毛细血管扩张出血等不但有止血作用，而且对原发病亦有一定的治疗作用。大枣能养血、补益脾胃，可增强机体对血液的生成和固摄能力。红糖为补中活血之品。方中三物同用，共收养血补虚、收敛止血之效。每日 1 剂，连服 10 ~ 15 日。凡有湿痰、积滞、齿病、虫病者，均不宜饮用此茶。

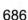

后　记

　　《中国天柱养生茶文化》的出版发行，得到了中央文史研究馆领导的关心重视。中央文史馆副馆长，中国文联副主席、党组成员、书记处书记，博士研究生导师，冯远教授为本书题写书名。本书的编辑在安徽省政府参事室，安徽省文史研究馆，安徽省潜山市委、市政府，天柱山管委会领导以及安徽中医药大学，安徽省中医药科学院养生研究所，安徽省医学保健养生研究会，安徽省刘少雄博爱基金会，医学专家、学者的关心支持下，本着致力于中华养生文化的弘扬、传承和发展，使全社会共同树立起文化自觉，实现文化自信，以文化凝聚民心、汇集民智，服务于《健康中国行动（2019~2030 年）》的健康中国建设，造福于人民的健康事业。

　　养生茶文化是我国传统医学中的瑰宝，是我国独特的卫生资源、优秀的文化资源、具有原创优势的养生保健科学资源，是医学保健养护生命治未病的预防医学资源，更是潜力巨大的经济资源和重要的绿色生态资源。纵观天柱养生茶文化的发展史，养生文化的精神伴随着天柱养生茶的发展始终，是渗透到中华传统文化骨子里的文化基因。特别是传统的"食药同源"天柱养生茶，是勤劳聪慧的中华儿女在几千年生产生活实践中，与疾病作斗争的过程中，创造的独具特色养生保健茶的科学文化。它有着浓郁的民族特色，深厚的文化底蕴和严谨的科学内涵。经过一代又一代儒、释、道修炼高士对茶文化的经验积累，一辈又一辈茶学家、中医药茶养生家的实践探索、薪火传承、总结完善、创新发展，逐步形成了系统的养生茶文化理论体系。其独特的养生茶，丰富了人民"治未病"的预防医学文化，其实用的保健茶功效，具有医学不可替代的确切疗效。由于天柱养生茶的应用安全，老少妇幼皆可因人而宜选择而用。在人

后
记

687

们日常生活中，天柱养生茶具有灵活、普适简廉和预防保健的作用，以及显著的养生优势，在世界医学保健养生茶文化方面独树一帜。它为人类养生茶文化的进步与医药保健事业的发展，已经并正在作出积极的贡献。《中国天柱养生茶文化》一书的问世，将为人类的健康事业服务，中华传统养生茶文化的应用传承，将使这一宝贵的天柱养生茶文化、保健成就和精神财富发扬光大，千古流芳。

当然，在编写《中国天柱养生茶文化》的过程中，作者的主观愿望或许与客观效果存在些许差异。由于本书的内容涉及面广泛，有些资料难免有不完善或疏漏之处，敬请专家学者及广大读者批评指正！特别要说明的是本书所引用的有关文选及作者在此不一一标明，谨向相关的仁者致以衷心的谢意！

中国天柱养生茶文化